慢性病患者连续护理

主 编 陈海花 张 岚

副主编 赵 毅 张冬梅 梁瑛琳

编 者（以姓氏笔画为序）

马凤霞	王 芳	王 荃	王 斐
王 慧	王会接	王秀虹	王晓伟
方娇娇	付晓红	冯 军	朱 丽
朱玲玲	刘春芝	刘晓联	许秀萍
李慧莉	杨红梅	吴佩佩	张 岚
张冬梅	张亚楠	陈海花	青 华
赵 毅	姜伟娜	姚婉晴	钱 程
徐 威	徐 燕	徐丹丹	郭子静
龚丽娟	梁瑛琳	滑 霏	解 丽
翟晋慧	薛 景		

人民卫生出版社

图书在版编目（CIP）数据

慢性病患者连续护理/陈海花,张岚主编.—北京:人民卫生出版社,2017

ISBN 978-7-117-25187-7

Ⅰ.①慢…　Ⅱ.①陈…②张…　Ⅲ.①慢性病-护理
Ⅳ.①R473.2

中国版本图书馆 CIP 数据核字（2017）第 237663 号

人卫智网	www.ipmph.com	医学教育、学术、考试、健康，购书智慧智能综合服务平台
人卫官网	www.pmph.com	人卫官方资讯发布平台

慢性病患者连续护理

主　　编：陈海花　张　岚
出版发行：人民卫生出版社（中继线 010-59780011）
地　　址：北京市朝阳区潘家园南里 19 号
邮　　编：100021
E - mail：pmph @ pmph. com
购书热线：010-59787592　010-59787584　010-65264830
印　　刷：三河市尚艺印装有限公司
经　　销：新华书店
开　　本：710×1000　1/16　印张：30　插页：1
字　　数：571 千字
版　　次：2017 年 11 月第 1 版　2017 年 11 月第 1 版第 1 次印刷
标准书号：ISBN 978-7-117-25187-7/R·25188
定　　价：78.00 元

打击盗版举报电话：010-59787491　E - mail：WQ @ pmph. com
（凡属印装质量问题请与本社市场营销中心联系退换）

前　言

　　随着医疗卫生体制改革的不断深化，全国卫生与健康大会明确提出推进健康中国建设，树立大卫生、大健康的观念，把以治病为中心转变为以人民健康为中心，关注生命全周期、健康全过程。"2015 全球老龄事业观察指数"报告显示，全球 60 岁及以上人口约 9.01 亿，占世界人口 12.3%，到 2030 年这一比例将达到 16.5%，中国是世界老龄人口最多的国家之一，面临着人口老龄化的严峻挑战。为积极应对人口老龄化及慢性病患者大幅增多的现况，使慢性病患者得到不间断的专业照护，需打破医疗机构单一护理的界限，为慢性病患者提供连续护理，将护理服务领域逐步从医疗机构向社区和家庭拓展，服务内容从疾病的临床治疗向慢性病管理、老年护理、长期照护、康复促进、安宁疗护等方面延伸，努力满足人民群众连续护理的健康需求。

　　护理服务于人的生命全过程，在满足人民群众生理、心理、社会的整体需求方面发挥着重要作用。《慢性病患者连续护理》突破传统的慢性病患者出院后连续护理观念，将连续护理干预点前移至患者入院时，强调慢性病患者在住院期间形成疾病自我管理意识并掌握相关知识和技能，提高对慢性病自我管理的能力。全书以前瞻的理论知识和扎实的实践经验为基础，对反映慢性病患者护理的先进性、科学性和实用性方面做了努力。在世界经济论坛评估报告的人类五大慢性病基础上增加了消化、骨科及肾脏病系统，针对八大系统慢性病患者在入院阶段、住院期间以及出院后全程的专业化护理为思路，分别描述了各系统疾病症状及体征、治疗原则、护理原则、连续护理等内容，既考虑到知识的全面性，又突出慢性病患者连续护理的重点，旨在为广大护理人员提供一本具有实用性的慢性病患者连续护理指导用书。

　　由于健康观念的转变和护理学科的迅速发展，在慢性病患连续护理领域还有很多方面需要不断探索和研究，希望本书可以起到抛砖引玉的作用，进一步唤起社会及医务工作者对慢性病患者连续护理的重视，进一步形成完善的连续护理工作机制，规范慢性病连续护理内容，提高医疗护理质量，改善患者生活品质。

陈海花

2017 年 10 月

目 录

第一章

绪　　论

第一节　慢性病患者连续护理的概念及演变

随着老龄人口的增加，导致慢性病患者增多，同时也带来了医疗费用上涨的问题。由于医疗资源及患者经济能力等原因，部分患者只能在急性期住院，一些仍需要治疗的慢性病患者出院后得不到适当的治疗和护理。目前，美国、英国、日本等国家为应对人口老龄化，控制公共医疗开支，同时保证健康服务质量，不断强调连续护理等概念以便合理有效利用卫生资源。慢性病的治疗与康复所需时间长，患者长期住院存在一定的困难，且不现实，需要社区和家庭的持续治疗和护理。连续护理打破传统护理服务界限，拓展护理服务范围，被认为是合理利用医疗资源、有效降低医疗成本，进而提高患者生活质量、保证患者生命安全的重要方式，因此，为患者提供综合的连续护理服务是一种必然趋势。

一、连续护理的概念

1976 年，Shortell 将连续护理定义为患者所接受的照护服务，此照护理念的提出满足了需要复杂护理或长期患有疾病患者的要求。1980 年，Rogers 将连续护理阐述为当实施医疗照护时，至少有一个元素包含以前相关知识的其他方面。然而，当时上述连续护理的实践主要依靠私人护理提供者。此后，连续护理的概念不断发展和演变，至 21 世纪初，连续护理的概念得到进一步发展和确认。2001 年 6 月，由加拿大相关组织针对连续护理的定义和评估方法进行文献系统回顾和专家咨询，明确提出连续护理定义的两大核心要点，一是注重个体化护理；二是随时间推移的护理过程，二者必须同时具备，缺一不可；同时，连续护理强调患者与护理人员之间的互动。2005 年美国家庭医生研究院将连续护理定义为患者和医务人员共同参与卫生保健管理的过程，其目标为实现高质量的卫生保健服务，并且能有效降低医疗成本。我国学者大多认为连续护理是从医院到家庭的延续，包括由医院制订的出院计划、转诊、患者回归家庭或社区后的持续随访与指导。此外，由于护理的对象不同，角度也就各不相同，对连续护理概念的理解也会有所不同。住院患者对连续护理概念理解是指患者在医院内不同科室间过渡过程中由医护人员在其中协调服务的一种形式；出院患者则认为连续护理是患者出院后，通过信息化工具所接受的具有连续和协调性的照护服务。直至目前为止，国际上对连续护理的概念仍没有明确界定。但可以肯定的是，针对个体的卫生服务和时间上的连续护理是区别连续护理与其他卫生服务的两条重要指标。

二、连续护理的演变

目前在卫生保健领域，关于患者护理服务的协调性和连续性问题越来越受到重视。连续护理被广泛认为是高质量的卫生服务所必不可少的要素，对医疗服务提供者、患者及其家属都至关重要。国外的一些研究表明，连续护理能够改善患者的健康结果，减少患者对急诊的使用次数，降低其急性住院后的再入院率。通过调查及查阅文献发现，目前，国外对连续护理的研究与应用基本处于成熟阶段，一些较为成熟的连续护理模式经过几年的发展已经得到应用，被证实可对患者进行更好的连续护理，并取得了积极的成果。20 世纪 80 年代，美国老年患者及慢性病患者不断增多，相应医疗负担和医疗费用呈现不成比例的高速增长，为解决这一问题，政府决策者、纳税人及其他利益相关机构开始致力于协调健康服务的改革。美国宾夕法尼亚护理学院（University of Pennsylvania，School of Nursing）率先开展了一项为提早出院的老年患者提供连续护理干预的临床试验，取得了减少患者返院次数和降低医疗费用的显著效果，由此，连续护理逐渐应用于临床。近 10 年，我国内地连续护理的开展已具雏形。

第二节 慢性病患者连续护理的特点与应用模式

连续护理（continuous nursing）是将医院内疾病、手术、康复、心理、药物等规范护理理念经医院护理人员通过随访指导的形式延续到院外，即家庭和社区，患者在家就能享受医院规范的护理服务。护理服务不受患者出院的限制，随着患者回归社会而延伸到社区、家庭，对出院后的患者给予连续性护理是"全人全程"护理的要求。患有慢性病且出院后需要继续接受治疗的患者，连续性护理的需求尤为突出。连续护理是随着医疗模式转变而出现的，突破医院局限，将护理服务延伸到社区，将服务内容从单纯治疗拓展到康复、心理、社会支持等方面，以切实提高患者生活质量作为最终目标。

一、连续护理的特点

近年来，心血管疾病已成为我国高病死率、高致残率、高医疗风险和高医疗费用的第一大慢性疾病，如何切实提高心血管疾病患者护理服务质量，降低病死率，提高患者生活质量成为亟待解决的问题。大量研究针对社区或居家阶段，涉及脑卒中患者、初产妇、糖尿病患者等，证实连续护理对于提高患者生存质量等方面具有重要意义。连续护理是医院护理的延伸和拓展，经济、方便、快捷、实用。尤其是对慢性心血管疾病患者来讲，连续护理对于监督患者遵医行为、督促家属积极参与、节约医疗成本具有重要意义。连续护理将专业化的服务从医院延伸到社区，服务对象由患者扩展到社会支持系统，打破了医院与社区间的界限，实现无缝衔接，既能把新的健康信息传递给患者及其照顾者，又可以及时得到患者的反馈，根据患者出现的新情况及时调整健康指导的内容、方式与方法，实现护患双方的互动，更有助于健康服务网络化的实现。

二、连续护理的应用模式

1. 高级护士实践连续护理模式　美国宾夕法尼亚护理学院通过实验发展出一种以高级实践护士（advanced practice nurse，APN）为主导的连续护理模式，其服务对象是因各种内、外科疾病住院治疗后回家中休养的慢性病患者，通过制订综合性的出院计划及出院后的随访计划，使患者在出院后能够得到适当的护理服务，从而降低了再入院率及家属的照顾压力。其特点是：①担任连续护理护士需具有丰富的专科知识，并进行过专业技能培训；②针对具体疾病制订一套系列的、以实证为基础的连续护理方案；③建立以护士为主的多学科专业团队为患者提供干预，出院前进行综合性护理评估，出院后执行电话随访和家庭访视，访视期间及时进行护理评估，协调解决患者的健康问题；④建立护士、患者及照顾者的沟通渠道，重视三者之间的协调、合作。

2. 连续护理干预模式　此模式由美国科罗拉多大学丹佛分院的连续护理项目发展而来，2000年后开始进行的"老年患者连续护理干预"的系列研究项目之一。内容如下：①指导教会患者掌握药物自我管理知识与技能：通过健康教育使患者理解药物自我管理的重要性，并掌握相应的知识和技能；②动态记录以个人为中心的健康状况：指导患者运用个人健康状况记录单动态记录个人健康状况，促进连续护理期间的护患交流，保持护理计划的连续性和协调性；③出院随访：患者出院后转入到社区初级卫生保健机构，由社区保健医生和专业人员参与出院后的随访；④早期识别和有效应对病情恶化的迹象及其应对方法。

3. "4C"连续护理模式　"4C"指全面性（comprehensiveness），即系统

性评估个人的健康问题，并预见个人的健康需求，包括客观健康评价、主观健康需要及心理社会方面需求；协调性（coordination），即多专业不同层次的照顾；延续性（continuity），即规律地、主动地、持续地进行护理追踪；协作性（collaboration），即不同专业间的协作，包括健康服务提供者及接受者之间的协作。该模式最早在我国香港地区实施，王少玲、黄金月等针对糖尿病、肾病晚期、慢性阻塞性肺疾病、冠心病等慢性病患者的多个延续护理项目发展而来。在国外及我国香港对连续性护理研究的背景下，2007年起我国内地探索将连续护理模式应用于临床实践，主要针对心血管、呼吸、消化、内分泌、肿瘤等慢性病患者，由此说明连续护理越来越受到广大护理人员的重视。

第三节　连续护理在慢性病领域的应用

慢性病的有效管理一直是护理界研究的热点，传统的慢性病管理包括院内管理与出院后的社区（家庭）管理两方面，但传统慢性病管理模式存在医院与社区（家庭）服务衔接不顺畅，各学科间照护服务不整合等缺点。随着护理学科的不断发展以及健康老龄化战略的提出，连续护理概念已经被广泛应用，连续护理模式是慢性病患者管理的一种新型模式，在改善慢性病患者的生活质量，提高生存率等方面效果显著。

一、国外连续护理在慢性病领域中的应用现状

1. 实践形式

（1）延续护理模式（Transitional Care Model，TCM）：该模式主要由高级实践护士（APN）领导的多学科专业团队（由药师、营养学家、社会工作者、物理治疗师、临床专家等组成）对患者进行个案管理，具体包括：APN在医院内与患者建立信任关系，对有认知障碍的患者采取降低风险的措施，与医生合作建立并执行护理计划，对再住院高风险者进行管理，执行循证护理指南及对有多种并发症者进行综合管理。

（2）护理转移干预模式（the Care Transitions Intervention，CTI）：是由转移辅导员（由经过良好培训的高级实践护士、注册护士、社区人员、社会工作者等组成）授权与支持老年慢性病患者发挥其在自身健康管理中的积极作用，以降低其再住院率。转移辅导员在患者出院前进行医院内访视，在患者出院后24~72小时内进行家庭访视，家庭访视后2天、1周、2周进行3次电话随访，为期4周。该模式的干预内容主要强调：患者出院后由社区保健医生和专业人员及时随访，同时专业人员指导患者进行药物自我管理和书写健康记录，使患者能早期识别和有效应对自身病情恶化的危险因素。

（3）老年人安全转移优化效果模式（Better Outcomes for Older Adults through Safe Transitions，BOOST）：该模式的参与者有药师、护士、老年学家与患者的支持者，干预内容包括 5 个关键要素：①基于循证的综合干预：包括采用风险评估工具评估患者出院后可能发生的不良事件，确认患者再入院的风险，并对高风险者采用"回教"的方法进行指导，发送方与接收方的医生联系，并在 72 小时内对患者进行电话随访。②实施指导：由多学科团队进行计划、执行及评估其干预。③纵向技术支持：提供面对面的帮助及为期 1 年的专家指导。④BOOST 协作：允许实施该模式的医院互相沟通与协作。⑤建立 BOOST 在线资源中心。

（4）远程医疗监控模式：在慢性心力衰竭患者出院前，由医院向其发放家庭远程监测设备，该设备由平板电脑（PAD）、蓝牙无线网关、体质量秤和血压计构成，可置于家中的任何地方，插电即用。科研护士在患者出院前对其进行设备使用指导，患者出院后被要求每天用 PAD 编辑记录自己的体质量、血压和心率，同时回答该设备提出的三个疾病症状问题，为避免重复，有两组疾病症状问题可供患者选择性回答。PAD 将收集到的患者健康信息通过蜂窝宽带传入中央呼叫中心，由医院护士接收并给予相应处理。当患者的疾病症状达到 PAD 设定的报警值时，该设备会迅速发出警报并提示患者与医务人员联系，而中央呼叫中心护士也会在收到患者健康信息后联系患者并给予相应指导。

2. 实施内容 1989 年，美国的宾夕法尼亚大学率先开展了对出院老年患者提供连续护理干预的临床试验，主要对心力衰竭、心绞痛、心肌梗死、心脏瓣膜置换术后的患者进行出院后电话随访和家庭护理。在国家资助下成立了研究小组，建立了 TCM，并将该模式在多个国家和地区进行推广和发展。干预的内容包括综合性评价健康需求；引导患者及照顾者积极参与；协助患者管理患者症状；健康教育提高自我护理能力；提供协调、持续的健康支持；多学科专业团队支持。2000 年后美国科罗拉多大学开始对"老年患者延续护理干预"进行系列研究，实施干预以 APN 为主导，多学科专业团队相互配合执行一系列护理活动，团队主要由基本团队、资源团队和社区团队组成。基本团队评估患者的连续护理需求，制订和实施护理计划；资源团队由专业人员组成，为另外两个团队提供意见和建议；社区团队负责指导出院计划的落实。

3. 实施效果 一方面，连续护理通过为患者提供全程的追踪护理，提高了患者的自我护理能力，并帮助患者应对出院后的健康问题，提高了患者的总体满意度，缩短了患者住院时间并延长了患者再入院时间，有效地改善了患者出院后的健康状况和生活质量。另一方面，连续护理的实施，降低医疗费用、节省了人力资源、减轻了医院的负担、减少了医疗资源的浪费。

二、我国连续护理在慢性病领域中的应用现状

1. 实践形式 我国内地慢性病连续护理处于探索阶段，对慢性病连续护理服务的提供者、实施对象、内容、方式等还没有统一的标准，主要通过以下形式实现。

（1）成立延续护理中心：暨南大学附属第一医院于 2007 年 9 月成立了"出院患者延续护理服务中心"，其成员一般由资深主治医师及专业知识全面、沟通能力强的护理人员构成，其主要工作内容包括负责出院患者的治疗、护理、随访等。通过调研发现，延续护理中心的形成对提高慢性病患者生活质量起到积极促进作用。

（2）开设护士门诊：连续护理的服务对象通常为行动不便需卧床休息的老年人、患有慢性病人群及不能按时到医院复诊的患者。因此，培养专科护士开设门诊为患者提供专业的护理服务已越来越受到患者及家属的欢迎。医院开设护士连续护理门诊，由专业护士为咨询患者提供建议和帮助，根据病情提出合理专业的处理方式。目前，国内开设的护士门诊已取得了良好的护理效果，深受患者及家属的好评。

（3）电话随访或家庭访视：电话随访指护士在患者出院 1 周内与患者通 1 次电话，询问评估患者的情况并提供适当的专业性意见。实践证明患者对经济、方便、高效的电话随访满意度较高。而家庭访视一直被认为是出院患者连续护理最直接有效的方式。在我国，研究者通过每月一次的家庭访视，针对慢性病患者社会心理、生理、健康相关领域等问题实施为期 6 个月的连续护理干预，提高了慢性病患者治疗行为依从性，有效控制了出院慢性病患者的病情。

（4）基于网络平台的健康教育：医院通过申请微信公众号和 QQ 群，添加患者或其家属为好友，指定高年资护士每天为患者提供在线咨询、预约门诊、病情和用药指导以及多样化科普宣传教育等连续护理服务。目前，基于网络平台的即时通信成为了慢性病出院患者连续护理的新方式。

（5）建立患者俱乐部：患者俱乐部是由某个专科或单病种的医务人员组织的患者互助小组，由医护人员、患者、家属、社会志愿者共同参与，在相关医护人员的组织下，组织患者定期活动，对有关疾病的诊治、康复、自我护理组织小组讨论，或开展知识竞赛，同时进行经验交流，使患者可以相互支持，共同分享成功或分担苦恼，体会到社会的关心和支持，对疾病的恢复具有积极的作用。

2. 实施内容 随着经济的发展和人们生活水平的提高，慢性病的危害日益突出，我国针对慢性病开展的连续护理主要在社区或居家阶段。2002 年，香港理工大学黄金月教授将连续护理模式引入香港，采取出院前健康教育和出

院后护理随访的干预方案，并提出全面性、协调性、延续性、协作性的"4C"模型。主要通过电话随访和家庭访视对出院后的糖尿病、冠心病、肾功能衰竭晚期、慢性阻塞性肺疾病等慢性病患者进行干预。但由于我国相关法规不完善，主管医生参与率低，护理人员缺乏慢性病连续护理观念，在一定程度上影响了连续护理服务质量。社区资源不足，医院与社区连接严重脱节，患者对社区卫生服务机构缺乏信任，我国内地现在仅对冠状动脉旁路移植术后、慢性阻塞性肺疾病、脑卒中、高血压、2型糖尿病患者进行疾病知识健康教育和行为干预。

3. 实施效果　我国通过对慢性病患者提供连续护理能提高慢性病患者的疾病认知水平，并提高了患者自我管理行为的依从性，同时帮助患者树立了战胜疾病的信心，提高了患者的生活质量，并降低了患者再次住院率，从而减少了医疗资源的浪费。

三、连续护理在我国的发展前景

目前，全球约63%的死亡是死于慢性病，中国所占比例更高，未来我国即将面临巨大的慢性病风险，呈现"发病增长快，疾病负担重"的状况。因此，连续护理在我国慢性病领域的应用需求和发展空间非常大。

1. 连续护理机制规模化　近年来，国家对慢性病和养老问题日益关注，不断加大卫生和疾病预防控制投入，并纳入五年发展计划。连续护理依托慢性病防控体系，逐渐形成分级联动实施机制，但是在病种、专科、区域等方面仍体现出较大的局限性，亟待探索能够满足多病种、跨专业的规模化连续护理运行机制，落实慢性病三级防控机制，加大基层卫生机构连续护理力度，发挥一级预防效能，合理利用医疗资源，控制医疗成本和支出。可借鉴国外经验，健康服务供应商作为医疗机构的补充，帮助患者制订健康管理个人计划，促进自我管理，提高生活质量。同时，呼吁保险行业就慢性病人群治疗做出反应，设立相应险种加大对慢性病患者的支持。

2. 连续护理资源共享化　慢性病患者健康档案在连续护理实施过程中发挥了重要作用，为今后连续护理研究的深化提供了思路。考虑将互联网慢性病产业与互联网养老产业协同发展，共享资源与成果，将相对分散的资源集中化；在慢性病管理系统行业研究结论的基础上，结合我国慢性病管理系统行业发展现状，通过资深研究团队对慢性病管理系统各类资讯进行整理分析，并依托国家权威数据资源和长期市场监测的数据库，对慢性病管理系统进行全面、细致的调研和数据整理分析、共享。

3. 连续护理运行数据化　移动互联网技术快速发展，国民素质提高，互联网利用率大幅增加，对于利用互联网实施慢性病管理的意识也显著提高，促使慢性病研究重点由诊疗转向健康管理。国家积极推进"互联网+"以及医药体制改革的不断深化，云计算技术、可穿戴和智能硬件技术的发展，实现了患者健康数据记录与病情监控、病历管理、药品管理和提醒、患者在线咨询和病友间的疾病讨论、情感交流、数据经验分享，通过可穿戴传感器进行体征监测，收集数据，为后续研发更高级的定制化服务提供条件。

目前，我国在连续护理方面尚处于起步和探索阶段，但随着科学的发展、社会的老龄化、人们健康观念的更新，以及医学模式的转变和医疗制度的改革，都对护理工作提出了新的要求。在我国进行连续护理，正是适应上述变化，将健康照顾从医院走向社区、走向家庭，在提高患者的生命和生活质量的同时，缓解医疗费用高涨与保障"人人健康"目标的矛盾和压力。但连续护理管理模式仍需要进一步完善，在加强人员培训、护理质量控制的同时，进一步提高连续护理的管理水平，形成完善的管理模式，为连续护理对象提供优质的护理服务。

参考文献

1. Shortell SM. Continuity of medical care：conceptualization and measurement. Med Care，1976，14（59）：377-391.

2. Rogers J，Curtis P. The concept and measurement of continuity in primary care. BMJ，1980，70（2）：122-127.

3. Reid R，Haggerty J，McKendry R. Defusing the confusion：Concepts and measures of continuity of health care. Ottawa：Canadian Health Services Research Foundation，2002：1.

4. American Academy of Family Physicians. Continuity of care［EB/OL］.（2005-2-15）. http：//www. aafp. org/x6694. xml.

5. 栾变. 社区开展延续性护理的现状及对策. 卫生职业教育，2012，21（32）：4322-4324.

6. 包萍. 社区护理工作中的问题及对策. 中国医学创新，2012，6（31）：87-89.

7. 罗常春. 延续性护理干预对糖尿病患者血糖及并发症的影响. 浙江医学教育，2012，54（6）：69-71.

8. Van Walraven C，Oake N，Jennings A，et al. The association between continutity of care and outcomes：a ayatematic and critical review. J Eva Clini Pract，2010（16）：947-956.

9. Popejoy LL，Moylan K，Galambos C. A review of discharge planning research of older adults 1990-2008. Wes J Nur Resea，2009，31（7）：923-947.

10. Kietzman KG，Pincus HA，Huynh PT. Coming full circle：Planning for future pathways of transitions of care for older adults. New York：Springer，2011.

11. Naylor MD，Brooten DA，Campbell RL，*et al*. Transitional care of older adults hospitalized with heart failure：a randomized，controlled trial. J Am Geriatr Soc，2004，52（5）：675-684.

12. 钱源. 延续性护理模式的研究进展. 当代护士，2014，（11）：13-16.

13. Coleman EA，Min SJ，Chomiak A，et al. Posthospital care transitions：Patterns，complica-tions，and risk identification. Health Serv Res，2004，39（5）：1449-1465.

14. 王少玲，黄金月，周家仪. 建立慢性阻塞性肺疾病延续性护理的循证实践. 中华护理杂志，2009，44（5）：431-434.

15. 孔灵芝. 关于当前我国慢性病防治工作的思考. 中国卫生政策研究，2012，5（1）：2-5.

16. 陈曦，毕越英，陈海花. 连续护理的国内外研究现状及展望. 中华护理杂志，2012，47（8）：758-760.

17. Carroll A，Dowling M Discharge planning：communication，education And patient participation. Br J Nurs，2007，16（14）：882-886.

18. 付伟，李萍，钟银燕. 延续性护理研究综述. 中国实用护理杂志，2010，26（4）：27-30.

19. 毛惠娜，刘雪琴. 出院患者延续护理服务模式的探讨. 护理研究，2005，19（20）：1294.

20. 赵岳. 连续护理过程中护士的团队合作. 中国护理管理，2007，7（9）：77-78.

21. 徐娟，徐斌，文町宁，等. 延续护理对慢性心力衰竭患者预后的影响. 中国现代药物应用，2012，36（23）：467-468.

22. 蔡秀群，陈素兰，陈美华. 电话随访时间在急性脑血管病患者院外延伸护理中的影响. 护理实践与研究，2010，7（15）：11-13.

23. 杨琴，袁丽. 社区老年慢性病家庭访视的研究进展. 护理学杂志，2009，24（21）：93-95.

第二章

心血管系统疾病患者的连续护理

第一节　概　　述

心血管疾病主要指涉及心脏及相关血管的一系列循环系统疾病，包括高血压、冠心病、心律失常、急性心肌梗死、心力衰竭、先天性心脏病以及心肌病、风湿性心脏病等疾病。心血管疾病具有病情复杂多变、猝死率高等特点，严重危害人们的身心健康。目前，心血管疾病已经成为 21 世纪威胁人类生命的"头号杀手"，根据世界卫生组织报告，每年全球因心血管疾病死亡的人数占比最高。随着经济和医疗水平的提高，人们对生活质量的要求也在提高，患者能够及时进行正规治疗以及配合相应护理干预，会有效降低患者死亡率，大幅度提高患者的生活质量。

【症状及体征】

1. 心悸　心悸是患者的主观感觉及客观检查的综合体现，患者自感心脏跳动快速、不整齐或搏动有力。客观检查可闻心跳频率过快、过缓或不齐及出现心律的变化。

2. 胸痛　胸痛是患者冠状动脉供血不足的主要症状，为胸骨后压迫或紧缩性痛，向左肩及上肢放射，严重时右胸和右臂也可受累，发作前常有诱因。

3. 呼吸困难　主要表现为患者感觉呼吸费力，呼吸次数增多，呼吸快而幅度大。心源性呼吸困难多为渐进性，逐步加重，主要表现为原发性心脏病导致肺部淤血或胸腔积液。急性左心衰可导致急性肺水肿出现最严重的呼吸困难，甚至危及患者生命，需要急救处理。

4. 水肿　为组织间隙水分含量过多所致，一般指皮下水肿，呈凹陷性。心源性水肿常从下肢开始，一般是对称的。

5. 发绀　发绀是体征，末梢皮肤呈青紫色。体内还原血红蛋白（即无氧血红蛋白）绝对值超过 5%（6~7vol% 的不饱和度）。发绀的机制为缺氧血红蛋白过多。发绀可分为心型及周边型两种。

6. 眩晕　眩晕是人体对于空间关系的定向感觉障碍或平衡障碍，患者自觉周围景物或自身在摇晃。眩晕发作时常出现站不稳、恶心、呕吐、面色苍白、大汗淋漓、心动过缓、血压下降等自主神经功能紊乱症状。

7. 晕厥　晕厥是由于一过性广泛的脑缺血缺氧，导致大脑皮质一过性功能障碍，引起突然可逆的短暂性功能障碍的一种临床症状。在发生意识丧失前常伴有面色苍白、恶心、呕吐、头晕、出汗等自主神经功能紊乱现象。心血管疾病常见的心源性晕厥主要是因为心输出量突然减少而发生的晕厥。常见原因：①心律失常，常有房室传导阻滞、病窦综合征、阵发性心动过速、室扑、室颤等。②心脏搏出障碍，如急性心脏压塞、急性心肌梗死与心绞痛、左房黏液瘤、主动脉或颈动脉高度狭窄等。

8. 猝死　由于严重冠心病、急性心肌梗死、重度心力衰竭、突发恶性心律失常等原因导致的突然死亡。

【治疗原则】

1. 药物治疗　根据不同疾病临床常规使用调节心率、强心、利尿、扩血管等降压、降脂药物有效地降低心血管疾病患者的并发症和再缺血事件的发生，改善临床症状。

2. 介入手术治疗

（1）经皮冠状动脉腔内成形术：应用特制的带气囊导管，经外周动脉（股动脉或桡动脉）送置冠脉狭窄处，充盈气囊可扩张狭窄的管腔，改善血流，并在已扩开的狭窄处放置支架，预防再次狭窄。还可结合血栓抽吸术、旋磨术。适用于药物控制不良的稳定型心绞痛、不稳定型心绞痛和心肌梗死患者。

（2）射频消融术：用于室上性心动过速、室速、房颤等疾病。

（3）永久起搏器植入术：用于房室结传导阻滞、窦房结综合征等疾病。

3. 手术治疗

（1）冠状动脉旁路移植术：通过恢复心肌血流的灌注，缓解胸痛和局部缺血、改善患者的生活质量，以延长患者的生命。适用于严重冠状动脉病变的患者，不能接受介入治疗或治疗后复发的患者。

（2）人工心脏瓣膜置换或瓣膜成形术。

（3）其他应用于先天性心脏病、心脏瓣膜病、主动脉夹层等患者的手术。

【护理原则】

1. 环境　保持病室安静舒适，温度适宜。各项检查、治疗、护理安排有序，保证患者休息和睡眠。

2. 氧疗护理　一般患者遵医嘱给予间断低流量吸氧；急性心肌梗死患者给予持续低流量吸氧；急性肺水肿患者采用高流量氧气吸入（4~6L/min），湿化瓶选择 30%~50%的酒精；合并呼吸功能不全者使用面罩吸氧，必要时行机械通气。

3. 心电监护　按护理等级严密观察心律、血压等生命体征变化，危重患者严密观察病情变化及出入量、意识、瞳孔变化并做好记录。

4. 疼痛护理　对于发作心绞痛或急性心肌梗死患者遵医嘱给予口服或静脉给硝酸酯类药物对症处理，必要时遵医嘱给予吗啡注射液皮下注射。

5. 体位护理　根据患者病情需要分别采取卧位、半坐位、侧卧位等体位，病情较轻者可适当活动。

6. 饮食护理　常规给予低盐低脂饮食，合并糖尿病患者给予糖尿病饮食。

7. 排泄护理　鼓励卧床患者多食蔬菜水果及富含纤维素食物，养成每日排便的习惯，便秘者可予缓泻剂或灌肠处理。

8. 用药护理　指导患者按医嘱正确服用扩血管、降压、降脂等药物，并告知药物不良反应，临床观察药物疗效及不良反应。

9. 穿刺部位护理　术后观察动静脉穿刺部位有无出血，是否发生血肿，同时监测血压、心律有无变化。

10. 心理护理　心脏病患者的心理问题较广泛，心理因素对疾病的预后有着重要意义，正确适宜的心理护理有利于疾病的康复。具体包括以下几方面：①接待患者要主动、热情、真诚，让患者感受到温暖和被重视，有一个良好的开端。②了解患者的生活习惯、兴趣爱好、性格特征、知识基础以及对疾病的认知，可以进一步了解对疾病的态度是紧张、害怕、恐惧还是乐观，有无战胜疾病的信心，进而有效地做好患者的思想工作，消除消极因素，处于良好的心理状态，为治疗疾病做好心理上的准备。③根据患者的不同情况进行健康宣教，讲清楚疾病的诱因及相关注意事项让患者了解和重视。④护士在做护理操作前应向患者说明操作的目的、步骤以及在操作中可能产生的不适，消除患者紧张情绪取得其配合。⑤鼓励患者增强治愈疾病的信心，遵医嘱坚持治疗，调动患者积极的心理因素，提高内在的自身康复能力，使患者从身体和心理两方面得到最满意的康复。⑥开设"双心"门诊，住院患者请心理科会诊给予主动积极的治疗。

【连续护理】

循环系统疾病通过连续护理对患者进行不间断的护理干预，帮助患者完善从医院到家庭的自我管理过渡，有针对性地进行健康知识宣教，帮助患者及其家属深刻了解此疾病的基础知识、注意事项，合理安排作息时间，加强体育锻炼和饮食搭配，按时随诊及复查。

（一）多专业支持

因患者多为老年人，多种慢性病并存，故在治疗过程中，患者常需要内分泌科、心理科、呼吸内科、神经内科等专科的配合。患者在出院以后，需要社区医疗机构等相关人员指导，建立心内科与其他医学专科和社会保障服务提供机构之间的网络式联合，共同满足心内科患者的多维度需求。

（二）连续护理程序

1. 综合护理评估　评估患者的一般资料，如性别、年龄、职业等，以及疾病的既往史、治疗方法及效果、家族史、合并症等情况。

（1）健康状况评估：对患者进行体格检查，了解患者心电图、X线胸片、心率、血压等检查结果对疾病进行确诊分级，评估患者疾病发作时的状况。

（2）疾病相关评估：常规按疾病分类行心电图、X线胸片、超声心动图、冠状动脉CT作为早期筛查。常规采血测定血脂、血糖等指标，评估冠心病的危险因素。心肌损伤标志物（目前临床中以心肌肌钙蛋白为主）可诊断和鉴别诊断急性心肌梗死。

（3）心理社会评估：应用症状自评量表等工具，从感觉、意识、行为等多角度评估患者的心理状态，有无焦虑、恐惧等负面情绪。

2. 连续护理方案　心血管系统疾病的病程较长，需要整个心血管系统专业人员及社区卫生服务人员共同完成。实现患者自我管理支持、服务系统支持、慢性病患者照护决策支持及临床信息支持的统一。开展心血管内科连续护理，需要具备完善并积极实践的心血管内科医疗护理团队和知情并主动参与的患者。患者需要在社区建立健康档案，记录患者的健康变化、疾病治疗情况。患者发现疾病症状后，经过社区医生的诊断，根据病情需要，到综合或专科医院接受手术及其他治疗。出院后居家康复，接受社区医生的指导，患者也可通过信息平台，与治疗的医生及护士保持联系，确保康复。遇到疾病变化及其他症状，再回到医院接受诊疗，形成社区-医院-社区的循环。心血管内科护士是连续护理过程中的参与者及协调者，独立或与其他医疗团队的成员合作，完成患者的评估、健康教育、手术的护理、心血管内科疾病档案的管理等工作。

3. 连续护理实施　在心血管内科疾病康复的过程中，专业的医护团队和配合的心内科患者是开展的核心。患者需要学会观察功能状况，克服康复过程中的困难，形成健康的生活习惯从而发挥身体功能。患者在接诊、住院及出院前后，进行如下的连续护理措施。

（1）入院时：了解患者基本情况，包括既往史、疾病相关信息、生活习惯等。所有患者进行身体基础状况的评估，心理及社会相关信息的登记，并根据需要，进行相关的实验室、影像学的检查。对患者进行心内科疾病相关的健康宣教。安排患者的住院相关事宜。

（2）住院时：主管医生按依照治疗方案开展治疗，责任护士负责患者心理护理、术前护理、术后护理、病情观察、用药观察等。

（3）出院前：主管医生及护士共同确定患者的出院计划，责任护士教会患者掌握包括：服药时间、复查时间、科室联系方式，监测血糖、血压，自测脉搏的方法，疾病出现紧急情况的处理方法，影像学资料的保存方法等。随访护士记录患者和家属的联系方式及地址。

（4）出院后：责任护士及随访护士按复查时间联系患者复查，或根据主管医生的告知，进行电话随访。完成患者心血管内科疾病相关的健康档案，为社区健康服务人员提供依据。同时，患者在出院后，突发的病情变化可联系随访护士或者主管医生，及时安排处理。

（三）院外延伸护理

心血管疾病是慢性疾病，根据所患疾病及个体差异的不同，治疗效果及好转时间长短不一。患者出院后，主要依靠门诊复查及电话随访。大多数医院心血管内科的医疗资源，尚不能实现医护人员的定期入户随访。目前可以配合网络平台、手机客户端等途径，补充患者对心内科连续护理的需求。

心血管疾病患者，遵医嘱用药和定期复查是治疗护理的重点：①用药：坚持按医嘱服药，不要随意调节药物的种类及剂量，不能随意停药，要做定期的监测，如血压、血脂、血糖情况。②二级预防：有效地控制血压、血糖，是预防和治疗心血管疾病的重要措施。③避免诱因：如情绪不佳（生气、激动）、饮食不节（暴饮暴食、饮酒不当）、过度劳累、超量运动、突然坐起等体位改变、便秘等。④改变不良生活方式：注意劳逸结合，戒烟限酒，避免单独外出和过度疲劳，发现胸闷、胸痛、心悸、晕厥等症状，及时就医。

（四）评价工具

以下评估工具，普遍适用于心血管疾病患者，可根据需要选择对应量表进行评估。

1. 心血管疾病患者认知问卷　评估心血管疾病患者需求，参考生活质量综合评定量表、生活事件量表等，结合文献检索，制订包括3个一级维度、14个二级维度和68个三级维度的出院患者连续护理知识测评指标，非常熟悉得5分，比较熟悉得4分，熟悉得3分，稍有了解得2分，完全不知道得1分，见表2-1。

表2-1 心血管疾病患者连续护理认知问卷

一级维度	二级维度	三级维度	选项				
			非常熟悉	比较熟悉	熟悉	稍有了解	完全不知道
治疗相关知识	用药	知道常用药物的名称、剂量、服用方法、注意事项	□	□	□	□	□
		知道服用药物的价格	□	□	□	□	□
		知道服用药物不良反应的表现以及如何处理	□	□	□	□	□
		在医师指导下,知道调整服药剂量的时间、方法	□	□	□	□	□
		知道服药剂量不足(过量)的指征以及如何处理	□	□	□	□	□
		知道药物保存方法、失效指征	□	□	□	□	□
	复诊	知道复诊的时间	□	□	□	□	□
		知道复诊的地点	□	□	□	□	□
		知道复诊前的准备工作,如:禁食水、服药等	□	□	□	□	□
		知道复诊的项目	□	□	□	□	□
		知道复诊携带的资料	□	□	□	□	□
		知道急诊就诊的指征	□	□	□	□	□
		知道绿色通道就诊的条件,如:心绞痛频繁发作,心前区疼痛不缓解	□	□	□	□	□
	伤口护理	知道拆线的时间	□	□	□	□	□
		知道伤口发生感染的指征	□	□	□	□	□
		知道伤口的消毒方法	□	□	□	□	□
		知道特殊情况下伤口护理的注意事项,如:洗澡、穿紧身衣裤等	□	□	□	□	□
		知道伤口裂开、红肿、化脓等常见意外情况及如何紧急处理	□	□	□	□	□

续表

一级维度	二级维度	三级维度	选项				
			非常熟悉	比较熟悉	熟悉	稍有了解	完全不知道
治疗相关知识	病情评估	知道发病的典型症状，如：胸痛、胃痛、左侧牙痛以及机体左侧肩背、上肢疼痛	☐	☐	☐	☐	☐
		知道发病时不能步行入院	☐	☐	☐	☐	☐
		知道发病时的注意事项，如：活动、情绪波动等	☐	☐	☐	☐	☐
	疼痛护理	知道疼痛时的卧位，如：就地平卧	☐	☐	☐	☐	☐
		知道疼痛时的用药，如：舌下含化硝酸甘油	☐	☐	☐	☐	☐
		知道疼痛时的就医方法，如：拨打120、999急救电话	☐	☐	☐	☐	☐
康复相关需求	饮食与排便	知道所患疾病的理想食谱	☐	☐	☐	☐	☐
		知道需要摄入食物量及营养素要求	☐	☐	☐	☐	☐
		知道不良饮食的指征及注意事项	☐	☐	☐	☐	☐
		知道不良饮食习惯的指征及如何通过饮食调节排便情况	☐	☐	☐	☐	☐
		知道良好排便习惯的重要性	☐	☐	☐	☐	☐
		知道排便的注意事项，如：采取蹲式排便，便后需缓慢起立，防止便秘、用力屏气排便、"排便性晕厥"等	☐	☐	☐	☐	☐
	睡眠	知道如何评价睡眠质量，如：每天有效睡眠时间、入睡时间等	☐	☐	☐	☐	☐
		知道睡眠障碍的指征，如：做噩梦、入睡困难	☐	☐	☐	☐	☐
		知道睡眠障碍的应对方法	☐	☐	☐	☐	☐
	心理	知道如何与家人、同事、领导友好相处	☐	☐	☐	☐	☐
		知道对待疾病的正确态度	☐	☐	☐	☐	☐

续表

一级维度	二级维度	三级维度	选项				
			非常熟悉	比较熟悉	熟悉	稍有了解	完全不知道
康复相关需求	心理	知道如何化解生活中出现的不愉快事情	□	□	□	□	□
		知道如何简单评估自己的焦虑、抑郁情况	□	□	□	□	□
		知道出现焦虑、抑郁时如何处理	□	□	□	□	□
	康复锻炼	知道如何正确把握锻炼的进度	□	□	□	□	□
		知道如何正确把握锻炼的强度，如：心功能达到几级可以进行哪些锻炼	□	□	□	□	□
		知道如何正确选择锻炼形式和方法	□	□	□	□	□
		知道如何正确把握锻炼时机与适宜的天气	□	□	□	□	□
	活动时间	知道首次床上坐起和床边站立的时间、条件	□	□	□	□	□
		知道在协助下行走的时间、条件	□	□	□	□	□
		知道短时间独立行走的时间、条件	□	□	□	□	□
		知道他人陪伴下外出行走较长距离的时间、条件	□	□	□	□	□
		知道独自离家外出的时间、条件	□	□	□	□	□
		知道停止活动的指征，如：心绞痛、胸闷、喘憋、疼痛等	□	□	□	□	□
	康复知识	掌握康复基本知识、技能，如：自测心率、血压的方法，能够测试体质指数（体重/身高）	□	□	□	□	□
		能够简单判断心功能	□	□	□	□	□
		知道体内安装起搏器的康复注意事项，如：安装起搏器、冠脉支架术后远离磁场，不能进行核磁检查等	□	□	□	□	□
		知道如何循序渐进地进行康复活动（按照活动进阶表）	□	□	□	□	□

续表

一级维度	二级维度	三级维度	选项				
			非常熟悉	比较熟悉	熟悉	稍有了解	完全不知道
社会生活需求	医疗保障	知道自己所患疾病治疗的相关政策、规定	☐	☐	☐	☐	☐
		知道自己检查、用药的保障范围及标准	☐	☐	☐	☐	☐
		知道自己所在部队的直接体系医院	☐	☐	☐	☐	☐
		知道如何预约挂号	☐	☐	☐	☐	☐
		知道就诊的流程，如：逐级就诊原则（初诊-转诊）本单位卫生机构—体系医院—上级医院	☐	☐	☐	☐	☐
		知道就诊相关手续，如：持有军人保证卡、有效证件、转诊信；军、师级干部、实报实销首长"一卡通"功能	☐	☐	☐	☐	☐
		知道随军家属享受的医疗待遇	☐	☐	☐	☐	☐
		特殊情况者的特定康复需求，如：空巢老人家庭、临终关怀者	☐	☐	☐	☐	☐
	回归社会	知道自己适合从事的工作岗位，如：心肌梗死患者不能从事驾驶、重体力工作	☐	☐	☐	☐	☐
		已经开始从事适宜劳动强度的工作	☐	☐	☐	☐	☐
		恢复适宜的娱乐休闲	☐	☐	☐	☐	☐
		积极参加病友联谊会	☐	☐	☐	☐	☐
	疾病转归	知道病危时患者有权选择治疗方案及方式	☐	☐	☐	☐	☐
		知道病危患者的治疗愿望应该受到尊重	☐	☐	☐	☐	☐
		尊重临终患者对医疗机构的选择	☐	☐	☐	☐	☐
		知道患者病危抢救时，患者及家属应当履行的义务	☐	☐	☐	☐	☐

2. 疼痛评估尺　综合数字等级评分法（numerical rating scale，NRS）、视觉类似评分法（visual analogue scale，VAS）、Wong-Banker 疼痛面部表情评估法（Wong-Banker pain faces scale）及语言等级评分法（verbal rating scale，

VRS），制订疼痛评估尺，见图 2-1。

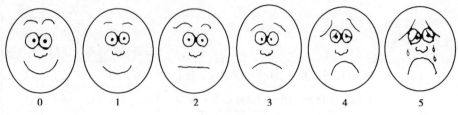

图 2-1 疼痛评估尺

3. 症状自评量表（symptom checklist 90，SCL-90） 从感觉、情感、思维、意识、行为到生活习惯、人际关系、饮食睡眠等多种角度，评定一个人是否有某种心理症状及其严重程度如何。其对有心理症状，即有可能处于心理障碍或心理障碍边缘的人有良好的区分能力。适用于测查某人群中哪些人可能存在心理障碍，心理障碍类型及其严重程度。量表作者未提出分界值，按全国常规结果，总分超过 160 分，或阳性项目数超过 43 项，或任一因子分超过 2 分，需考虑筛选阳性，需进一步检查。严重得 5 分，偏重得 4 分，中等得 3 分，很轻得 2 分，从无得 1 分。见表 2-2。

表 2-2 症状自评量表（SCL-90）

项目	严重	偏重	中等	很轻	从无
1. 头痛					
2. 神经过敏，心中不踏实					
3. 头脑中有不必要的想法或字句盘旋					
4. 头晕或晕倒					
5. 对异性的兴趣减退					
6. 对旁人责备求全					
7. 感到别人能控制您的思想					
8. 责怪别人制造麻烦					
9. 忘性大					
10. 担心自己的衣饰整齐及仪态的端正					
11. 容易烦恼和激动					
12. 胸痛					
13. 害怕空旷的场所或街道					

续表

项目	严重	偏重	中等	很轻	从无
14. 感到自己的精力下降，活动减慢					
15. 想结束自己的生命					
16. 听到旁人听不到的声音					
17. 发抖					
18. 感到大多数人都不可信任					
19. 胃口不好					
20. 容易哭泣					
21. 同异性相处时感到害羞不自在					
22. 感到受骗，中了圈套或有人想抓住您					
23. 无缘无故地突然感到害怕					
24. 自己不能控制地大发脾气					
25. 怕单独出门					
26. 经常责怪自己					
27. 腰痛					
28. 感到难以完成任务					
29. 感到孤独					
30. 感到苦闷					
31. 过分担忧					
32. 对事物不感兴趣					
33. 感到害怕					
34. 您的感情容易受到伤害					
35. 旁人能知道您的私下想法					
36. 感到别人不理解您、不同情您					
37. 感到人们对您不友好，不喜欢您					
38. 做事必须做得很慢以保证做得正确					
39. 心跳得很厉害					
40. 恶心或胃部不舒服					
41. 感到比不上他人					

续表

项目	严重	偏重	中等	很轻	从无
42. 肌肉酸痛					
43. 感到有人在监视您、谈论您					
44. 难以入睡					
45. 做事必须反复检查					
46. 难以做出决定					
47. 怕乘电车、公共汽车、地铁或火车					
48. 呼吸有困难					
49. 一阵阵发冷或发热					
50. 因为感到害怕而避开某些东西、场合或活动					
51. 脑子变空了					
52. 身体发麻或刺痛					
53. 喉咙有梗塞感					
54. 感到前途没有希望					
55. 不能集中注意力					
56. 感到身体的某一部分软弱无力					
57. 感到紧张或容易紧张					
58. 感到手或脚发重					
59. 想到死亡的事					
60. 吃得太多					
61. 当别人看着您或谈论您时感到不自在					
62. 有一些不属于您自己的想法					
63. 有想打人或伤害他人的冲动					
64. 醒得太早					
65. 必须反复洗手、点数					
66. 睡得不稳不深					
67. 有想摔坏或破坏东西的想法					
68. 有一些别人没有的想法					
69. 感到对别人神经过敏					

续表

项目	严重	偏重	中等	很轻	从无
70. 在商店或电影院等人多的地方感到不自在					
71. 感到任何事情都很困难					
72. 一阵阵恐惧或惊恐					
73. 感到公共场合吃东西很不舒服					
74. 经常与人争论					
75. 单独一人时神经很紧张					
76. 别人对您的成绩没有做出恰当的评价					
77. 即使和别人在一起也感到孤单					
78. 感到坐立不安心神不定					
79. 感到自己没有什么价值					
80. 感到熟悉的东西变成陌生或不像是真的					
81. 大叫或摔东西					
82. 害怕会在公共场合晕倒					
83. 感到别人想占您的便宜					
84. 为一些有关性的想法而很苦恼					
85. 您认为应该因为自己的过错而受到惩罚					
86. 感到要很快把事情做完					
87. 感到自己的身体有严重问题					
88. 从未感到和其他人很亲近					
89. 感到自己有罪					
90. 感到自己的脑子有毛病					

4. Barthel 指数（Barthel index，BI）及改良 Barthel 指数（modified Barthel index，MBI）　Barthel 指数评定简单、可信度高、灵敏性高，是目前临床应用最广泛、研究最多的一种日常生活活动的评定方法，它不仅可以用来评定治疗前后的功能状况，而且可以预测治疗效果、住院时间及预后。根据是否需要帮助及其帮助程度分为 0、5、10、15 分 4 个等级，总分 100 分（表 2-3）。60 分以上者虽有轻度残疾，但是生活基本自理；40~60 分者为重度残疾，生活需要帮助；20~40 分者为重度残疾，生活需要很大帮助；20 分以下者完全残疾，

生活完全依赖。虽然 Barthel 指数有较高的信度和效度，评定简单易行，临床应用广泛，但也有一定缺陷，后有学者在 Barthel 指数的基础上进行改良，称为改良 Barthel 指数，评定项目与每项的满分值不变，而将每一项的评定进一步细化，见表 2-4。

表 2-3 Barthel 指数评定内容及与评分标准

ADL 项目	自理	稍依赖	较大依赖	完全依赖
进食	10	5	0	0
洗澡	5	0	0	0
修饰（洗脸、梳头、刷牙、剃须）	5	0	0	0
穿衣	10	5	0	0
控制大便	10	5	0	0
控制小便	10	5	0	0
上厕所	10	5	0	0
床椅转移	15	10	5	0
行走（平地 45m）	15	10	5	0
上下楼梯	10	5	0	0

表 2-4 改良 Barthel 指数评定内容与评分标准

ADL 项目	完全依赖	较大帮助	中等帮助	最小帮助	完全独立
进食	0	2	5	8	10
洗澡	0	1	3	4	5
修饰（洗脸、梳头、刷牙、剃须）	0	1	3	4	5
穿衣	0	2	5	8	10
控制大便	0	2	5	8	10
控制小便	0	2	5	8	10
上厕所	0	2	5	8	10
床椅转移	0	3	8	12	15
行走（平地 45m）	0	3	8	12	15
使用轮椅 *	0	1	3	4	5
上下楼梯	0	2	5	8	10

* 只有在行走评定为完全依赖时，才评定轮椅使用

第二节　原发性高血压患者的连续护理

原发性高血压（primary hypertension）是以体循环动脉压升高为主要临床表现的心血管综合征，通常简称为高血压。高血压是多种心、脑血管疾病的重要病因和危险因素，影响重要脏器如心、脑、肾的结构与功能，最终可导致这些器官的功能衰竭。目前我国采用国际上统一的高血压诊断标准，即收缩压≥140mmHg和（或）舒张压≥90mmHg即诊断为高血压。根据血压升高的水平，可进一步分为高血压1、2、3级（表2-5）。

表2-5　血压水平定义和分类

类型	收缩压（mmHg）		舒张压（mmHg）
正常血压	<120	和	<80
正常高值	120~139	和（或）	80~89
高血压	≥140	和（或）	≥90
1级高血压（轻度）	140~159	和（或）	90~99
2级高血压（中度）	160~179	和（或）	100~109
3级高血压（重度）	≥180	和（或）	≥110
单纯收缩期高血压	≥140	和	<90

【疾病特点】

（一）病因

1. 遗传因素　父母均患高血压者，其子女患高血压的概率较高。

2. 环境因素　不同地区人群的血压水平和高血压患病率与钠盐的平均摄入量呈正比，高盐低钾饮食可使血压升高，长期精神过度紧张是诱发高血压的重要危险因素。

3. 其他因素　肥胖、吸烟、饮酒、年龄、服用避孕药、糖尿病、阻塞性睡眠呼吸暂停综合征也可能与高血压的发生有关。

（二）症状及体征

高血压通常早期无症状，大部分为体检时发现血压升高。常见是头痛、头晕、眩晕、颈项板紧、疲劳、心悸、耳鸣等症状，也可能出现视力模糊、鼻出血等较重症状。随着病情发展血压持续性升高，可出现脑、心、肾、眼底等器质性功能损害。

【治疗原则】

（一）非药物治疗

控制体重、限制钠盐摄入、平衡饮食、合理营养、适量运动、保持健康心态、戒烟限酒等。

（二）药物治疗

利尿剂、β受体拮抗剂、钙通道阻滞剂、血管紧张素转换酶抑制剂、血管紧张素Ⅱ受体拮抗剂。

【连续护理】

高血压是一种慢性病，病程长，患者往往需要终身服药控制病情。部分患者出院后依从性差，不坚持服药，再次出现血压控制不佳；不良的生活习惯可导致血压升高，血压的不稳定给患者增加了精神和心理压力。连续护理是面向有医疗护理需求的患者提供的服务，督促患者按时服药，进行有效的健康指导，给患者提供出院后的连续护理。通过院外的延续护理服务，能够了解患者出院后的服药情况，有效控制血压的波动，降低住院率，提高患者的生存质量。

（一）综合护理评估

1. 健康基本情况评估

（1）一般情况评估：评估患者意识状态，有无注意力不集中，倦怠等表现；评估心率，双侧肢体血压变化；评估体重、腹围、腰围、BMI、膳食结构、有无水肿；评估患者排泄型态、睡眠形态是否改变。

（2）病史评估：排除因继发因素引发的血压升高；评估患者是否由于紧张、抑郁、情绪激动及精神创伤而引起血压升高；评估患者有无心血管疾病危险因素、既往是否有高血压病史、药物过敏史；评估患者的生活方式；了解患者有无烟酒嗜好等。

2. 疾病相关评估

（1）测量基础血压值及血压波动范围，评估患者高血压分级；评估患者此次发病的经过，有无头晕、搏动性头痛、耳鸣等症状，有无靶器官损害的表现。

（2）评估患者对疾病认知；患者是否了解目前服药的种类及剂量；询问患者是否会正确测量血压；评估自我保健知识掌握程度；了解家属对高血压病的认识及对患者给予的理解和支持情况。

3. 心理社会评估 高血压的患者常因血压控制不佳，加之并发症或其他疾病的出现，常常感到悲观、失望。评估患者心理状态，如存在心理问题应及时采取专业心理治疗。同时，鼓励患者，使之保持健康积极的心理状态，积极配合治疗，有利于疾病的康复。

（二）连续护理措施

根据高血压常规护理，患者对高血压的认知，心理状态，身体健康状态实施护理措施，医护人员追踪患者的服药情况，观察血压的波动，良好的控制血压，提高患者的生活质量。

1. 入院时　患者血压升高时，会出现头晕、头痛、情绪激动，焦虑、精神紧张等负面情绪，正确测量血压，观察血压的变化，安慰患者，通知医生，由医生给予治疗方案，有效的控制血压波动。

（1）治疗相关方面：询问患者是否建立健康档案，对社区建立健康档案的患者，了解患者的健康信息。对患者的既往史，身体心理及社会状态进行评估，协助患者完成常规检查：检测血压、体重、血常规、尿常规、肾功能、血糖、血脂、血钾、心电图、心脏超声，动态血压。

（2）护理相关方面

1）饮食指导：告知患者劳逸结合，低盐饮食（<5g/d），避免情绪激动，减轻体重，戒烟限酒，选择适宜的体育锻炼（如散步）是高血压患者康复的关键。

2）用药指导：遵医嘱给予药物治疗，避免随意增减药量或停药，高血压患者终身服药，突发的低血压立即通知医生。

（3）社会心理方面：告知患者高血压的危险因素，焦虑和情绪激动都是高血压的危险因素，要对患者积极进行心理疏导，缓解紧张、激动的情绪，减少患者因知识缺乏造成恐惧，引起血压的波动，必要时请心理医生治疗。

2. 住院时　密切观察患者的血压变化，晨起患者未起床测量血压，并做好记录。

（1）治疗相关方面：根据医嘱应用降压药物，对患者进行口服及静脉输液治疗；遵医嘱监测血压的同时，对患者预防脑血管意外的注意事项及观察重点进行健康宣教；保证患者充足的睡眠，以良好的状态进行治疗。

（2）护理相关方面

1）用药指导：①遵医嘱给予降压药物，向患者讲解降压药的剂量，不良反应，用药期间，嘱患者不得自行增减和撤换药物，必须坚持长期服药，即使血压已降至正常，也应服用维持量，终身服药。②告知患者某些降压药可能导致直立性低血压，改变体位时动作要缓慢，以免发生意外；当出现头晕、眼花、恶心、眩晕时，应立即平卧，以增加回心血量，改善脑部血液供应。③注意观察药物不良反应：如排钾利尿剂和保钾利尿剂，主要不良反应是低钾血症和影响血脂、血糖、血尿酸代谢；保钾利尿剂，则可引起高血钾。β 受体拮抗剂的主要不良反应是心动过缓、传导阻滞、低血压。当心率低于 50 次/分，应停止给药。钙通道阻滞剂的主要不良反应是心率增快、面部潮红、头痛和下肢水肿等；血管紧张素转换酶抑制药的主要不良反应是刺激性干咳和血管性水肿，停用后可消失。

2) 饮食指导：合理饮食，减少动物脂肪的摄入量，限盐<5g/d。多食水果、蔬菜，减少食物中饱和脂肪酸的含量和脂肪总量，保持大便通畅，必要时使用缓泻剂。肥胖患者控制体重。

3) 病情观察：高血压急症的处理：①绝对卧床休息，取半卧位或抬高床头30°，安抚情绪，避免搬动、不良刺激和不必要的活动、避免用力呼吸和用力排便。②监测生命体征，严密观察神志、瞳孔、血压、心率、心律、呼吸频率。③保持呼吸通畅，吸氧2~3L/min。④迅速建立静脉通道，遵医嘱使用降压药，严格按剂量调节滴速，监测血压，防止血压骤降，降压不宜过快过低，避免发生脑供血不足和肾血流量下降，如出现心悸、头痛、出汗、烦躁不安、胸骨后疼痛，应立即停止用药。⑤脑水肿患者使用甘露醇静脉治疗时，全速放开，并防止药液外渗。⑥对躁动患者进行护理约束，防止坠床，抽搐患者注意防止唇舌咬伤。

（3）社会心理方面：高血压患者需要保持稳定乐观的情绪，劳逸结合，充足的睡眠，家属应给予支持与理解。

3. 出院前 患者血压得到有效的控制，告知患者坚持服药的必要性。

（1）治疗相关方面：告知患者服药的名称，剂量，时间，强调按时按医嘱口服降压药物的重要性，使其积极配合治疗。

（2）护理相关方面

1) 用药指导：①遵医嘱坚持用药，不可随意停药或改变药物剂量。②可使用平稳的长效药物，保证24小时内血压稳定于目标范围内。③服用一种降压药物血压控制不佳，可增加2种或2种以上药物联合用药。④服用降压药物期间，定时测量血压、脉搏，当血压突然升高或降低时要及时就医。服用利尿剂的患者要定时复查血钾、血钠、血氯等血生化指标。

2) 生活指导：①养成良好的生活习惯，情绪稳定，劳逸结合，避免熬夜，自我调节。减少钠盐的摄入，多食瘦肉蔬菜、水果，戒烟限酒，控制体重（体质指数为18.5~23.9kg/m²）、血糖、血脂控制在正常范围。②教会患者正确自测血压方法，告诉患者定时间，定体位，取坐位，测量前30分钟内无剧烈活动，测量前5分钟绝对安静休息。

3) 运动指导：根据年龄、身体状况、经济条件选择运动的种类、强度、频度和运动时间。对于中、重度高血压患者不宜选择过于强烈的运动，运动频度3~5次/周，每次持续30~50分钟，运动中注意血压变化，如有不适应及时休息。血压持续升高或出现头晕、头痛、恶心、呕吐等症状时及时就医。

（3）社会心理方面：保持心情舒畅，不宜激动，调动患者自身的积极心理状态。

4. 出院后　患者在院期间血压得到良好的控制，出院后若不坚持服药，血压还会波动，脑中风、冠心病并发症发生率会增高，因此督促患者一定按时服药。

（1）治疗相关方面：指导患者每天坚持并按时、按量服药，不能擅自停药、换药，药物的增减与更换应咨询专科医生。按时监测血压，一旦出现血压异常，请及时就诊。

（2）护理相关方面

1）用药指导：①遵医嘱坚持用药，告知患者所服药的名称，不可擅自换药或停药，用药期间观察有无药物的副作用，出现头晕、头痛、恶心、呕吐、心悸、胸闷等情况时，应尽快去医院接受治疗。②告知患者定期到门诊复查，定时复查血钾、血钠、血氯等血生化指标。

2）生活指导：①晨起不起床先自测血压，定位置，血压计，肘部与心脏在同一水平线上（血压袖带的气囊要压在肱动脉上，肱动脉在上臂肘部的内侧；气囊的下边在肘弯上 2cm 处，以插进两指为宜）。晨起活动不易过快过猛，防止体位性低血压发生。②戒烟、戒酒，控制体重、血糖、血脂在正常范围。③根据自身体质选择运动，如慢跑、健身操、气功等有氧运动。对于中、重度高血压患者不宜选择过于强烈的运动，运动中注意血压变化，如有不适应及时休息；血压持续升高或出现头晕、头痛、恶心、呕吐等症状时及时就医。

（3）社会心理方面：患者在日常生活中遇事，不急不躁，避免情绪激动，保持心情愉快，学会自我调节，多与家人沟通，转移注意力。

（三）院外延伸护理

高血压患者在用药，饮食，心理等方面的指导下，血压得到了有效的控制。出院后，高血压患者需要社区或随访医护人员给予连续护理，可以督促患者按时服药，长期服药，不能擅自停药，随意增减药物的剂量。教会患者自测血压，告知患者测量血压的注意事项，定期检测血压。出院后分别于 1、3、6、12 个月门诊复查，不适随时复诊。

第三节　冠心病患者的连续护理

冠状动脉粥样硬化性心脏病（coronary heart disease，CHD）是指冠状动脉粥样硬化使血管腔狭窄或阻塞，或（和）因冠状动脉功能性改变造成心肌缺血、缺氧或坏死而导致的心脏病，常简称为"冠心病"，是动脉粥样硬化导致器官病变的最常见类型。

【疾病特点】

（一）病因

1. 可改变的危险因素 主要有高血压、吸烟、血脂异常、糖尿病、超重/肥胖，控制四大危险因素（高血压、吸烟、血脂异常、糖尿病）可使缺血性心血管病发病率减少80%，重点防治高血压和戒烟可使缺血性心血管发病的危险性降低2/3。

2. 不可改变的危险因素 性别、年龄、家族史。冠心病的发作常常与季节变化、情绪激动、体力活动增加、饱食、大量吸烟和饮酒等有关。

（二）症状及体征

1. 阵发性的前胸压榨性疼痛感，主要位于胸骨后，可放射于心前区和左上肢尺侧，常发生于劳力负荷增加时，持续数分钟，休息或含服硝酸甘油后缓解。

2. 发生心肌梗死时胸痛剧烈，持续时间长（常常超过半小时），硝酸甘油不能缓解，并可有恶心、呕吐、出汗、发热，甚至发绀、血压下降、休克、心衰。

3. 部分患者的症状并不典型，仅仅表现为心前区不适、心悸或乏力，或以胃肠道症状为主。

心绞痛的分级：国际上一般采用加拿大心血管协会分级法。

Ⅰ级：日常活动，如步行，爬梯，无心绞痛发作。

Ⅱ级：日常活动因心绞痛而轻度受限。

Ⅲ级：日常活动因心绞痛发作而明显受限。

Ⅳ级：任何体力活动均可导致心绞痛发作。

4. 可伴有全身症状，如发热、出汗、惊恐、恶心、呕吐等。

5. 心绞痛发作时可出现心音减弱，心包摩擦音，并发室间隔穿孔，乳头肌功能不全者，可于相应部位听到杂音。心律失常时听诊心律不齐。

【治疗原则】

（一）非手术治疗

临床常用药物治疗：抗血栓（抗血小板、抗凝），减轻心肌氧耗（β受体拮抗剂），缓解心绞痛（硝酸酯类），调脂稳定斑块（他汀类调脂药）。

1. 硝酸酯类药物 本类药物主要有：硝酸甘油、硝酸异山梨酯（消心痛）、单硝酸异山梨酯等。

2. 抗血栓药物 包括抗血小板和抗凝药物。抗血小板药物主要包括阿司匹林、氯吡格雷（波立维）、替罗非班等，可以抑制血小板聚集，避免血栓形成而堵塞血管。抗凝药物包括普通肝素、低分子肝素、磺达肝癸钠等注射液。通常用于不稳定型心绞痛和心肌梗死的急性期，以及介入治疗术中。

3. β受体拮抗剂　β受体拮抗剂既有抗心绞痛作用，又能预防心律失常。常用药物有：美托洛尔、阿替洛尔、比索洛尔和兼有α受体拮抗作用的卡维地洛、阿罗洛尔（阿尔马尔）等。

4. 钙通道阻滞剂　可用于稳定型心绞痛的治疗和冠状动脉痉挛引起的心绞痛。常用药物有：维拉帕米、硝苯地平控释剂、氨氯地平、地尔硫䓬等。

5. 肾素血管紧张素系统抑制剂　包括血管紧张素转换酶抑制剂（ACEI）、血管紧张素Ⅱ受体拮抗剂（ARB）以及醛固酮拮抗剂。常用ACEI类药物有：依那普利、贝那普利、雷米普利、福辛普利等。ARB类药物有：缬沙坦、替米沙坦、厄贝沙坦、氯沙坦等。

6. 调脂治疗　调脂治疗适用于所有冠心病患者。常用药物有：洛伐他汀、普伐他汀、辛伐他汀、氟伐他汀、阿托伐他汀等。

（二）手术治疗

1. 经皮冠状动脉腔内成形术（PTCA）　应用特制的带气囊导管，经外周动脉（股动脉或桡动脉）送置冠脉狭窄处，充盈气囊可扩张狭窄的管腔，改善血流，并在已扩开的狭窄血管处放置支架，预防再狭窄。还可结合血栓抽吸术、旋磨术。适用于药物控制不良的稳定型心绞痛、不稳定型心绞痛和心肌梗死患者。

2. 冠状动脉旁路移植术（简称冠脉搭桥术，CABG）　通过恢复心肌血流的灌注，缓解胸痛和局部缺血、改善患者的生活质量，以延长患者的生命。适用于严重冠状动脉病变的患者，不能接受介入治疗或治疗后复发的患者。

【连续护理】

冠心病患者出院后，药物、运动、饮食成为术后常规治疗中不可缺少的部分。患者术后依从性差，服药未按医嘱执行，部分患者仍有不良的饮食习惯，摄入胆固醇和食盐过多诱发冠心病；有些家庭过分谨慎，导致患者角色不能很好转变；在家庭中，这些方面难以得到有效的保证，影响预期疗效。连续护理是面向有医疗护理需求的出院患者提供医疗护理、康复促进、健康指导等服务，是住院护理的延续。通过院外延伸护理服务，能够了解患者出院后心功能的完全恢复状况预防冠心病的复发，及时给予指导，提高老年人对疾病不良预后认识，提高服药的依从性，提高生活质量。

（一）综合护理评估

1. 健康基本情况评估

（1）一般情况评估：评估患者精神状态、体力活动、饮食状况及自理能力；评估患者体质指数（BMI）、腰围、腹围；评估患者体温、血压、脉搏、呼吸、意识、末梢循环情况。

（2）病史评估：评估患者有无冠心病的主要危险因素，如肥胖、高血脂、高血压及糖尿病，是否有家族史、既往史、吸烟等因素。评估有无引起冠心病的诱发因素，如激动、劳累、寒冷等。

2. 疾病相关评估

（1）症状评估：评估疼痛的具体部位、相关因素、疼痛时间、静息痛或活动后疼痛，评估疼痛性质是锐痛、钝痛、压榨样疼痛、持续疼痛还是间断疼痛。特别要记录引起疼痛的动作和生活习惯、有无近期加重、疼痛持续时间、放射部位、有无大汗、胸闷、呼吸短促、疲倦、晕厥等情况。可用疼痛评估尺评估患者的疼痛程度（见图 2-1）。评估患者心绞痛发作的频次、诱因及发作时疼痛的部位、性质、持续时间、缓解方式、伴随症状、服药种类以及服药后的反应。

（2）评估患者对疾病的认知程度：评估患者对疾病知识及诱因相关知识的掌握程度、对治疗及护理的配合程度、经济状况等。

3. 心理社会评估　此类患者多具有性情急躁、竞争心过强、工作专心而不注意休息、强制自己为成功而奋斗的心理行为。病情发作时使患者精神紧张不安，发作后又易产生焦虑担忧和疑虑多梦等情况。了解评估患者对疾病情况、手术方式、麻醉及手术后可能出现的并发症及预后的认知程度和心理承受能力，家庭对手术费用的承受能力并给予相应的护理。

（二）连续护理实施

根据冠心病患者临床治疗护理常规，心功能分级及心绞痛分级制订连续护理方案。使患者掌握术前、术中、术后注意事项，预防和减少并发症的发生。指导患者保存术前、术后及复查的影像学资料，医护人员追踪患者术后恢复情况，提高冠脉搭桥血管使用年限。

1. 入院时　患者一旦发病，其心理变化十分复杂，情绪极不稳定。针对患者这一心理状态，提早做好宣教工作，讲解情绪与疾病的关系，让其了解激动、紧张等负面情绪能导致冠状动脉痉挛恶化，可加速病情发展。

（1）治疗相关方面：对社区建立健康档案的患者，护士要全面了解患者的既往健康信息。对患者的身体、心理及社会状况进行评估。协助患者完成必需的检查项目：血常规、尿常规、便常规、肝肾功能、电解质、血糖、血脂、血沉、C 反应蛋白、凝血功能、肌钙蛋白、血型、胸片、心电图；动态心电图。告知患者检查注意事项。

（2）护理相关方面：对于冠心病患者，适量活动、饮食、呼吸道准备、用药指导是术后康复的关键，从患者入院起护士要开始指导患者进行针对性的练习，可根据患者的具体情况调整，因人而异，循序渐进。以下内容，患者在入院时就要开始学习并掌握。

1）活动方面：注意休息，预防感冒、戒烟。保持情绪稳定和充足的睡眠，必要时临睡前口服安眠药。

2）饮食方面：饮食不要过饱，多食高蛋白、高维生素、低脂肪、低胆固醇的食物，保持大便通畅，避免大便用力，以免诱发心绞痛，锻炼床上大小便。

3）呼吸锻炼：练习深呼吸及有效的咳嗽方式。

（3）社会心理方面：告知患者冠心病是一种自身疾病，焦虑和抑郁情绪障碍已成为冠心病的独立危险因素，要对患者积极进行心理疏导，缓解紧张、焦虑情绪，减少患者因知识缺乏造成恐惧。

2. 住院时 对冠心病患者开展积极的治疗及护理。

（1）治疗相关方面：根据医嘱应用强心、利尿、补钾、抗菌药物，对患者进行口服及输液治疗；术后在监测生命体征的同时，对患者预防心力衰竭、低心排、肺部感染的注意事项及观察重点进行健康教育；协助患者翻身叩背，利于排痰，保证充足的睡眠，以良好的状态进行康复锻炼。

（2）护理相关方面

1）介入手术前护理：①术前配合医生完成血常规、尿常规、便常规、肝功能、凝血功能及感染性疾病筛查。②检查双侧桡动脉及股动脉有无异常。③左上肢留置静脉套管针，观察患者术前有无体温升高。④术前告知患者及家属备好便器，教患者练习床上大小便。⑤备皮：双侧腹股沟备皮或双上肢备皮，术前清洗手术部位的皮肤。⑥告知患者介入术前可以正常饮食，但应是易消化饮食，注意不要吃太饱，避免术中恶心、呕吐。⑦术前保证睡眠质量，必要时可遵医嘱给予镇静药。⑧术前按时服用常规药物，不应暂停或漏服，控制好血压。⑨遵医嘱口服阿司匹林及氯吡格雷。

2）支架术后的护理：①及时询问患者的感受。②严密观察有无出血。经桡动脉穿刺者，术后给予止血器加压包扎，每隔1小时根据患者出血情况给予放松止血器，6小时后根据情况给予撤除止血器，禁止术侧手腕部活动，其他肢体无限制。如经股动脉穿刺者，术后沙袋压迫6小时，弹力绷带加压包扎，如无血管并发症24小时后可下床活动。③密切检查足背动脉搏动是否减弱或消失，观察肢体皮肤颜色与温度，感觉与运动功能有无变化等。④如留有动脉鞘管，拔管时术后伤口局部加压后易引发迷走神经反射，应备好急救药品

（阿托品、多巴胺）及器械（除颤仪），密切观察血压、心率变化。⑤按时巡视病房，严密观察穿刺处有无出血、渗血及远端血管搏动情况。⑥术后告知多饮水，以便促进造影剂排出，告知进食清淡易消化的食物。⑦术后做心电图，甲级心电监护，监测生命体征。⑧术后出现排尿困难，可在医务人员指导下进行排尿，如仍有排尿困难，可行导尿处理。⑨维持静脉通路，术后根据医嘱，服用抗血小板凝聚的药物至少一年，定期复查肾功能及电解质。

3）冠脉搭桥术后：恢复循环功能和呼吸功能是术后康复的关键。

功能训练：指导患者学会术后必须实施的活动，如练习有效的咳嗽、深呼吸、翻身及肢体运动等以减少术后并发症。①深呼吸训练：术后正确的呼吸方式是横膈-腹部的呼吸。指导患者经鼻慢慢吸气，使腹部膨起，然后从嘴慢慢吐出。其做法：患者取坐位或仰卧位，屈膝以放松腹部肌肉—双手放在腹部中的外侧—经鼻吸气使上腹部向外膨胀—由嘴呼气并收缩腹肌将气体排出。②咳嗽训练：患者取坐位或半卧位，上身稍向前倾，双手手指交叉按在胸壁伤口部位，咳嗽时以手支托伤口，令患者做深呼吸，张嘴将气体呼出，连做3次短呼吸，干咳一声，嘴保持微张，快速深呼吸后用力咳嗽1~2次。可将腹式呼吸和有效咳嗽的练习结合起来进行，先让患者练习腹式呼吸，在患者无不适的情况下，练习有效咳嗽，既节省时间，又增强训练效果。③翻身和起床：在床上的移动和翻身可预防肺部并发症的发生，并能刺激肠蠕动减少胀气痛。④床上排泄练习：训练床上使用便器，以免术后因卧位不习惯而导致排尿困难或尿潴留。保持大便通畅，指导患者在床上对腹部进行顺时针按摩，利于消除患者心理压力，消除排尿、排便困难的顾虑。

饮食指导：改变对病情不利的生活习惯：①研究结果显示胆固醇增高每年可导致400万患者死亡。故将脂肪与胆固醇的食量摄入量控制在总热量30%以下至关重要，推荐大豆蛋白，因为含豆固醇可降低胆固醇。②水果、蔬菜含丰富的膳食纤维，可促进胃肠蠕动，降低胆固醇、预防便秘；黑木耳、洋葱、大蒜、香菇、海藻等有不同程度的降脂作用，并能扩张冠状动脉、降压、利尿、镇静，利于预防冠心病。③碳水化合物的摄入量占总热量的60%~70%，对肥胖者、高甘油三酯更应限制，保证食物的多样性。④戒烟、限酒是一个反复渐进的过程，帮助患者逐渐适应，酗酒者应戒酒或限制酒量，强调禁饮烈酒，可少量饮用红葡萄酒、啤酒，饮酒量应少于20g/d。调味品：盐、酱油的摄入量与高血压成正比，建议摄入钠盐3~5g/d，酱油也不宜多用，红茶、绿茶等都可降低胆固醇，对预防粥样硬化有益。⑤水和矿物质：适量增加有益的无机盐和微量元素，能降低冠心病的发病率。

用药指导：①术前长期服用的抗凝药物如阿司匹林、华法林应在手术前1周停服，如果必须持续抗凝者（不稳定型心绞痛）可改用低分子肝素钠注射液。②长期使用利尿药者在术前数日停用，否则会影响对血容量和血清钾的控制。③糖尿病患者术前 12 小时停服降糖药。④高血压患者降压药可用到术前，特别是严重高血压者，不能轻易停药以免发生意外。⑤为保证充足的睡眠，术前晚需口服镇静药物。

血糖的监测：因手术本身可引起应激性血糖升高，加之术后气管插管、呼吸机辅助呼吸，患者处于禁食水状态，均可导致糖代谢紊乱。因此，冠心病患者常合并糖尿病。体外循环下冠状动脉旁路移植术后应常规监测血糖变化。对以往糖尿病患者，术前应调整降糖药物或胰岛素的用量，将血糖控制在正常范围内（空腹血糖 4.4~6.7mmol/L；餐后血糖 6.7~8.3mmol/L）。

患肢的护理：注意观察并记录患肢的温度、颜色以及有无水肿及静脉炎。制订个体详细的训练计划，轮流抬高、活动下肢，做好患侧脚掌、脚趾的锻炼，促进静脉液回流，有助于侧支循环的建立。保持局部清洁干燥，不要随意抓挠；禁止患肢穿刺或输液。

（3）社会心理方面：冠脉搭桥术后患者常因疼痛、无效的咳嗽等因素，出现失眠、焦虑、恐惧等心理，应积极给予干预。心理干预治疗可通过调整患者对手术和疼痛的焦虑和恐惧程度来减少手术并发症。动员患者的亲朋好友及同事来关心、开导患者；热情、耐心地解释各种检查及治疗方法；说明现代医学诊断和治疗冠心病的先进手段；通过真实的病例，增强他们战胜疾病的信心；针对患者的性格特点、心理状况进行因势利导的心理护理，调动患者自身的积极心理。

3. 出院前　观察患者病情是否稳定，外科术后患者伤口疼痛、卧床等原因不能按时、按需进行深呼吸、咳嗽、翻身叩背，不能控制饮水量等，护士要根据病情需要讲解预防肺不张、减轻心脏负担的重要性和必要性，使其积极配合治疗。

（1）治疗相关方面：指导患者掌握疾病的基本知识，如心绞痛发作后立即停止活动，保持冷静，坐下或者躺下，含服药物，采用放松技术，如深呼吸、机体放松，如不缓解立即就医。

（2）护理相关方面：患者在康复过程中，要逐步恢复心肺功能，运动、饮食是护士健康教育的重点。主要掌握以下两个方面。

运动：告知患者活动量要循序渐进，以自己能够耐受为准。如果出现胸痛、气短、哮喘和疲劳应立即停止，若症状消失，可以较慢地开始恢复活动，医生依据患者术后的运动平板试验开具运动处方。

饮食：术后患者饮食，主要应降低饱和脂肪酸和胆固醇的摄入量，应用控制总热量和增加体力活动的方法达到热量平衡。

（3）社会心理方面：减轻心理压力，如引导患者调整好心态，增强战胜疾病的信心。

4. 出院后 患者由于术后活动力弱、康复意愿低、缺少家庭成员的监督和支持等原因放弃康复训练或不按正确的方法锻炼，延缓康复进程，出现术后切口感染、低心排血量综合征等术后并发症，需要加强相关指导。

（1）治疗相关方面：指导患者每天坚持并按时、按量服药，不能擅自停药、改药，药物的增减与更换应咨询专科医生。介入支架术后服用抗凝、抗血小板药物（如阿司匹林，氯吡格雷）时，应注意观察是否有血尿、黑便、难以止住的牙龈及鼻腔出血；服用他汀类药物时，应注意观察是否有肌痛、恶心等症状，一旦有上述情况，请及时就诊。日常生活中，特别是外出时，要携带冠心病急救药物。

（2）护理相关方面：

1）运动指导：恰当锻炼身体，避免剧烈运动，指导患者根据身体状况及运动耐受程度合理选择有氧运动方式，如慢跑、步行、骑车、游泳、打太极拳等，每周至少 3 次，每次运动时间为 30 分钟，运动后最大心率不高于 170 次/分；冠心病患者保持科学的睡眠十分重要，良好的睡眠，充分的休息能预防心绞痛、心肌梗死的发生，睡前不宜过多进食，多饮水，温水泡脚，按时就寝，采用头高脚低右侧卧位，早晨醒后仰卧 5~10 分钟，每日午睡 30 分钟。

2）饮食指导：良好的生活习惯，不宜过度劳累，避免酗酒吸烟。饮食上要少食多餐，避免过饱，不饮浓茶、含咖啡的饮料，要严格控制胆固醇的摄入。尽量不要选用肥肉、动物油、巧克力等食物，维生素可减少胆固醇在肠内的吸收，有利于预防冠心病，还可以防止便秘。

3）用药指导

速效救心丸、硝酸甘油：最重要的是"药不离身"，确保药物质量，两种急救药交替使用，在心绞痛发作时先嚼后再压在舌下含服，则效果更好。用药数分钟后心绞痛若不缓解，应隔 5~10 分钟后再服 1 次，如此重复2~3次，若仍然无效，就应考虑有心肌梗死或其他疾病的可能，应立即去医院诊治。

强心类药物：主要为洋地黄类（如毛花苷丙、地高辛），有效的指标为心率减慢，肺部啰音减少或消失，呼吸困难减轻。中毒表现：①胃肠道表现为恶心、呕吐，食欲减退；②心脏表现为心率<60 次/分，心律失常；③神经系统表现为头痛头晕、视物模糊、黄视、绿视等。洋地黄类药物有效剂量和中毒剂量极为相近，故用药期间要严防洋地黄中毒，必须遵医嘱定时定量口服，定时检测血液洋地黄浓度，若出现上述中毒症状应立即停药就医。

利尿类药物：遵医嘱尽量白天使用，以免影响夜间休息，服药期间，定期监测血离子水平，尤其是钾离子，记录 24 小时尿量。

降压药：必须遵医嘱定时定量服用，每日监测血压，若出现头晕恶心等低血压征象，应立即取坐位休息，并及时就医，查找原因。

（3）社会心理方面：保持乐观情绪，避免紧张焦虑和情绪激动，多参加益于健康的娱乐活动，保持身心轻松、愉快。避免过度劳累和用脑过度，生活有规律，保证充足睡眠。介入支架术后活动应循序渐进，从轻工作逐渐过渡到较重工作，最大工作量最好不要超过术前的 70%~80%，因为减少精神和体力的负荷对防治冠心病非常重要。

（三）院外延伸护理

冠状动脉搭桥术患者，在用药、饮食、活动量等方面的指导，对预防冠心病复发至关重要，需要心外科医务人员给予连续护理。建立冠脉搭桥术患者的随访档案，可及时记录病情，有效预防伤口感染、血栓、低心排等并发症。冠脉搭桥术患者，需要观察冠脉搭桥血管通畅程度、心功能情况：①术后恢复：患者出院后一个月，需要门诊复查伤口愈合，肢体血管恢复情况。②X 线检查：X 线片可以显示患者植入血管的通畅程度，患者需要在入院时，出院前及手术后的 1 个月、3 个月、6 个月、1 年及每年复查 X 线片，每次门诊复查时需要携带之前的 X 线片，作为病情变化的参考。③生存质量评分：在每次随访时，医护人员根据健康调查简表（SF-36）（表 2-6）和西雅图心绞痛量表（SAQ）（表 2-7）进行评估并记录，随时改进康复计划。④其他：如果有伤口感染、血栓以及异常恢复状况的患者，随时接受相关的检查，由随访团队追踪进行指导。

表 2-6　健康调查简表（SF-36）

1. 总体来讲，您的健康状况是	①非常好　②很好　③好　④一般　⑤差
2. 跟 1 年前比您觉得自己的健康状况是	①比 1 年前好多了　②比 1 年前好一些　③跟 1 年前差不多　④比 1 年前差一些　⑤比 1 年前差多了
3. 以下这些问题都和日常生活有关。请您想一想，您的健康状况是否限制了这些活动？如果有限制程度如何？ ①限制很大　②有些限制　③毫无限制（权重或得分依次为 1，2，3） （1）重体力活动。如跑步举重、参加剧烈运动等 （2）适度的活动。如移动一张桌子、扫地、打太极拳、做简单体操等 （3）手提日用品。如买菜、购物等 （4）上几层楼梯 （5）上一层楼梯 （6）弯腰、屈膝、下蹲 （7）步行 1500 米以上的路程 （8）步行 1000 米的路程 （9）步行 100 米的路程 （10）自己洗澡、穿衣	

4. 在过去 4 个星期里，您的工作和日常活动有无因为身体健康的原因而出现以下这些问题？ ①是 ②不是（权重或得分依次为 1，2） （1）减少了工作或其他活动时间 （2）本来想做的事情只能完成一部分 （3）想要干的工作或活动种类受到限制 （4）完成工作或其他活动困难增多（比如需要额外的努力）
5. 在过去 4 个星期里，您的工作和日常活动有无因为情绪的原因（如压抑或焦虑）而出现以下这些问题？ ①是 ②不是（权重或得分依次为 1，2） （1）减少了工作或活动时间 （2）本来想要做的事情只能完成一部分 （3）干事情不如平时仔细
6. 在过去 4 个星期里您的健康或情绪不好在多大程度上影响了您与家人、朋友、邻居或集体的正常社会交往？ ①完全没有影响 ②有一点影响 ③中等影响 ④影响很大 ⑤影响非常大 （权重或得分依次为 5，4，3，2，1）
7. 在过去 4 个星期里，您有身体疼痛吗？ ①完全没有疼痛 ②有一点疼痛 ③中等疼痛 ④严重疼痛 ⑤很严重疼痛 （权重或得分依次为 6，5.4，4.2，3.1，2.2，1）
8. 在过去 4 个星期里，您的身体疼痛影响了您的工作和家务吗？ ①完全没有影响 ②有一点影响 ③中等影响 ④影响很大 ⑤影响非常大 （如果 7 无 8 无，权重或得分依次为 6，4.75，3.5，2.25，1.0；如果为 7 有 8 无，则为 5，4，3，2，1）
9. 以下这些问题是关于过去 1 个月里您自己的感觉，对每一条问题所说的事情，您的情况是什么样的？ ①所有的时间 ②大部分时间 ③比较多时间 ④一部分时间 ⑤小部分时间 ⑥没有这种感觉 （1）您觉得生活充实（权重或得分依次为 6，5，4，3，2，1） （2）您是一个敏感的人（权重或得分依次为 1，2，3，4，5，6） （3）您的情绪非常不好，什么事都不能使您高兴起来 （权重或得分依次为 1，2，3，4，5，6） （4）您的心理很平静（权重或得分依次为 6，5，4，3，2，1） （5）您做事情精力充沛（权重或得分依次为 6，5，4，3，2，1） （6）您的情绪低落（权重或得分依次为 1，2，3，4，5，6） （7）您觉得精疲力尽（权重或得分依次为 1，2，3，4，5，6）

（8）您是个快乐的人（权重或得分依次为6，5，4，3，2，1）

（9）您感觉厌烦（权重或得分依次为1，2，3，4，5，6）

10. 不健康影响了您的社会活动（如走访亲友）：

①所有的时间 ②大部分时间 ③比较多时间 ④一部分时间 ⑤小部分时间 ⑥没有这种感觉

（权重或得分依次为1，2，3，4，5）

总体健康情况：

11. 请看下列每一条问题，哪一种答案最符合您的情况?

①绝对正确 ②大部分正确 ③不能肯定 ④大部分错误 ⑤绝对错误

（1）我好像比别人容易生病（权重或得分依次为1，2，3，4，5）

（2）我跟周围人一样健康（权重或得分依次为5，4，3，2，1）

（3）我认为我的健康状况在变坏（权重或得分依次为1，2，3，4，5）

（4）我的健康状况非常好（权重或得分依次为5，4，3，2，1）

表 2-7 西雅图心绞痛量表

	重度受限	中度受限	轻度受限	稍受限	不受限	因其他原因受限
自己穿衣	1	2	3	4	5	6
室内走路	1	2	3	4	5	6
沐浴	1	2	3	4	5	6
爬坡或楼梯（三层，不停）	1	2	3	4	5	6
户外活动或提杂物	1	2	3	4	5	6
轻快步行一段路（1km）	1	2	3	4	5	6
慢跑（1km）	1	2	3	4	5	6
提起或移动重物	1	2	3	4	5	6
剧烈运动（如游泳或打球）	1	2	3	4	5	6

项目	评分
与4周前比较，做最大强度活动时，胸痛、胸部紧榨感和心绞痛的发作情况	1. 明显增加
	2. 轻微增加
	3. 相同
	4. 轻微减少
	5. 明显减少

项目	评分
过去4周内，胸痛、胸部紧榨感和心绞痛的平均发作次数	1. ≥4 次/日
	2. 1~3 次/日
	3. ≥3 次/周
	4. 1~2 次/周
	5. <1 次/周
	6. 无发作
过去4周内，胸痛、胸部紧榨感和心绞痛服用硝基类药物（如硝酸甘油）平均次数	1. ≥4 次/日
	2. 1~3 次/日
	3. ≥3 次/周
	4. 1~2 次/周
	5. <1 次/周
	6. 没使用
因胸痛、胸部紧榨感和心绞痛遵医嘱服药带来的烦恼	1. 严重
	2. 中度
	3. 轻微
	4. 极少
	5. 无
	6. 医生未给药
对治疗胸痛、胸部紧榨感和心绞痛的各种措施满意程度	1. 不满意
	2. 大部分不满意
	3. 部分满意
	4. 大部分满意
	5. 高度满意
对医生就胸痛、胸部紧榨感和心绞痛解释的满意程度	1. 不满意
	2. 大部分不满意
	3. 部分满意
	4. 大部分满意
	5. 高度满意

项目	评分
对目前胸痛、胸部紧榨感和心绞痛的治疗满意程度	1. 不满意
	2. 大部分不满意
	3. 部分满意
	4. 大部分满意
	5. 高度满意
过去4周内，胸痛、胸部紧榨感和心绞痛影响生活乐趣的程度	1. 不满意
	2. 大部分不满意
	3. 部分满意
	4. 大部分满意
	5. 高度满意
在您未来生活中如果还有胸痛、胸部紧榨感和心绞痛，您会感觉怎样	1. 不满意
	2. 大部分不满意
	3. 部分满意
	4. 大部分满意
	5. 高度满意
对心脏病发作和突然死亡的担心程度	1. 不满意
	2. 大部分不满意
	3. 部分满意
	4. 大部分满意
	5. 高度满意

总评分：_____

逐项评分，总分为100分，评分越高患者生活质量及机体功能状态越好

第四节　急性冠脉综合征患者的连续护理

急性冠脉综合征（acute coronary syndromes，ACS）是心肌缺血急性发作的一组综合征，包括急性 ST 段抬高性心肌梗死（STEMI）、急性非 ST 段抬高性心肌梗死（NSTEMI）和不稳定型心绞痛（UA）。ACS 的发生是由于冠状动脉硬化斑块破裂，血小板黏附、聚集和释放，凝血系统激活形成血栓，同时可伴血管痉挛，引起血管腔明显狭窄，甚至完全堵塞，从而出现心肌缺血缺氧，严重的出现心肌坏死，临床表现为胸痛胸闷、心律失常、心率衰竭、甚至猝死。ACS 是国际公认的急性心血管疾病，发生率随着年龄增长而增高，其病情急骤，病死率高，预后差，尤其伴有糖尿病、高血压、脑血管病更易发生无胸痛 ACS。

【疾病特点】

（一）病因

1. 冠状动脉粥样硬化斑块形成，导致管腔严重破裂，斑块破裂和急性血栓形成。

2. 冠状动脉病变部位严重狭窄和持续性血管痉挛导致冠状动脉闭塞。

3. 冠状动脉发生严重持续痉挛闭塞（持续 15~20 分钟）或急性血栓形成。

（二）症状及体征

1. 持续剧烈胸痛伴呼吸困难、恶心、呕吐、面色苍白、大汗、头晕、心悸、紧缩压榨感或压迫感、烧灼感，可向左上臂、下颌、颈、背、肩部或左前臂尺侧放射，呈间断性或持续性，伴有出汗、恶心、呼吸困难、窒息感、甚至晕厥，持续大于 10~20 分钟，含服硝酸甘油不能完全缓解。但症状不典型者也不少见，尤其在老年人、糖尿病患者中多见。

2. 心电图表现异常 Q 波，ST 段持续升高或下降，或 T 波倒置。

3. 伴有低血压或休克。

4. 神志障碍。

5. 胃肠道症状，表现为恶心、呕吐、腹胀等，下壁心肌梗死患者更常见。

【治疗原则】

（一）非手术治疗

溶栓、抗血小板、抗凝、甲级心电监护、卧床休息、吸氧、镇痛、调脂、预防并发症等治疗。

（二）手术治疗

1. 经皮腔内冠状动脉介入（PCI）和冠状动脉内支架植入术。

2. 冠状动脉搭桥术。

【连续护理】

急性冠脉综合征患者出院后，健康教育对改善 ACS 防治及再入院率具有积极影响。健康宣教涵盖了用药依从性、运动、饮食、健康生活方式等，是 ACS 常规治疗的重要组成部分。患者出院后需长期服药，适量运动，改变不良生活方式，有的患者因高龄记忆力减退、独居，缺少社会、家庭支持；有的患者术后不适症状得到极大改善，从而忽略了医护人员在出院时告知的医嘱及宣教，导致患者疾病复发短时间内再次入院。因而连续护理在此显得尤为重要，是住院护理的延续。通过院外延续性护理，可以提高患者的用药依从性，改变不良生活方式，促进健康饮食，增加心理上的安全感，减少疾病复发及并发症的发生。

（一）综合护理评估

1. 健康基本情况评估

（1）一般情况评估：评估患者心绞痛发作史、疼痛加重的临床表现特点，疼痛发作诱因、部位、程度、发作频率、疼痛是否放射以及伴随症状，评估心律失常的潜在可能性。

（2）病史评估：询问患者有无药物过敏史；评估患者有无药物不良反应；评估患者既往史及家族史；评估患者有无晕厥史。

2. 疾病相关评估

（1）评估患者的疼痛情况：急性心肌梗死病的患者约 15%～65% 有疼痛前驱症状，如有下列情况应动态观察心电图及血清酶学变化：①首次心绞痛发作，持续 15～30 分钟或更久，含硝酸甘油效果不佳；②心绞痛今日发作次数、程度及持续时间均明显加重；③疼痛伴有恶心、面色苍白、大汗、头晕、心悸；④疼痛伴有 ST 段明显抬高或降低，T 波高尖或倒置；⑤发作时伴有血压剧增或剧降、心律失常、左心功能不全。

（2）评估患者对疾病的认知：评估患者的知识水平和学习能力，特别要评估患者对该病的了解程度，如特点、促发因素、临床表现和体征、治疗方法等，特别是评估患者对用药原则和药物的不良反应是否了解。根据评估结果，遵循满足患者需要和循序渐进的原则，制订因人而异的健康教育计划。

3. 心理社会评估　了解患者对疾病的认识程度，出院后对长期服用药物的依从性及经济承受能力，家庭成员是否能提供帮助进行评估。

（二）连续护理实施

根据急性冠脉综合征患者临床治疗护理常规制订连续护理方案，使患者掌握 PCI 手术后注意事项，健康饮食，以及出院后对用药的依从性等，预防和减少高危患者并发症的发生和短时间内再入院率。指导患者保存术前、术后及复查资料，医护人员追踪患者术后用药的规范性、活动量、出血倾向、心电图等的变化，做好心脏病的二级预防，减少冠脉综合征的再发率。

1. 入院时　患者从社区的疾病预防及健康观察，转到医院的治疗阶段。主要由社区医生、心内科医生及责任护士参与，根据心电图 ST 段是否抬高，分为 ST 段抬高型 ACS 和非 ST 段抬高型 ACS。明确患者急性冠脉综合征分型，选择治疗方案。

（1）治疗相关方面：护士要全面了解患者的既往史。协助患者完成必需的检查项目：血常规、尿常规、便常规、心肌酶、肝肾功能、电解质、血糖、血脂、血沉、C 反应蛋白、甲状腺功能、凝血功能、感染性疾病筛查、X 线胸片、心电图、心脏超声检查等，告知患者检查注意事项。根据患者的健康状况及检查结果，全面评估其手术适应能力。

（2）护理相关方面：患者应在监护室卧床休息，保持环境安静，减少探视，防止不良刺激。吸氧，在最初 2~3 日内，持续通过鼻导管或面罩吸氧，氧流量为 3~5L/min。卧床休息，给予患者低盐、低脂、清淡易消化饮食，进食不宜过饱，少食多餐，多吃富含维生素 C 的食物。保持大便通畅，如便秘可给予缓泻剂。

（3）社会心理方面：ACS 患者发病急，病情不稳定，疼痛难忍，所以患者经常出现恐惧、紧张、烦躁的情绪，护士要选择适当的语言安慰患者，耐心解释有关病情变化，以稳定患者情绪，使患者对医护人员充分信任，增加其安全感。

2. 住院时　按照急性冠脉综合征诊疗指南，对患者进行治疗。

（1）治疗相关方面：卧床，给予甲级心电监护，遵医嘱应用抗凝、抗血栓药物，吸氧，注意并发症的观察。

1）动脉穿刺部位护理观察：穿刺处股动脉或桡动脉有无渗血、血肿及足动脉或桡动脉搏动情况，以及远端肢体皮肤颜色、温度和感觉变化。注意保护局部皮肤，防止张力性水疱的发生，保持穿刺部位局部清洁干燥。

2）严格记录出入量。

3）注意观察有无出血倾向：重点观察皮肤、黏膜、消化道、颅内。

4）注意有无胸痛，如有胸痛立即行心电图检查。

（2）护理相关方面：药物保守治疗的活动指导：病情稳定时需要卧床 24 小时，24 小时以后鼓励患者床上进行肢体活动，关节被动与主动运动。若无低血压，第 5 日可床旁活动。对有心力衰竭、休克、严重心律失常等并发症及病情不稳定的患者，应适当延长卧床时间。PCI 术后第 1 日卧床休息，被动肢体活动 5 次/日，6~10 分/次，第 2 日可床上洗漱、主动肢体活动，第 3 日可床上坐起、进餐，第 4 日主动坐起、进餐，第 5 日可下床排便，第 6 日可床旁适量活动，第 7 日可在室内缓步走动。

（3）社会心理方面：患者康复过程中在相当长的时间内，患者仍有一定的心理变化，有的可表现为严重抑郁、焦虑、全神贯注于自己的症状，虽然遵从康复计划，但被动依赖、心境低沉、绝望等。不良的恶性情绪反应可进一步加重冠状动脉痉挛，综合心理干预能够改善心肌梗死患者的心功能及伴发的情绪障碍，有助于提高患者治疗效果。保持患者治疗的环境安静、舒适，对患者进行有关急性冠脉综合征的相关知识宣教，消除其对疾病的恐惧感，保持良好的情绪，能促进身体机能代谢，因此应开导患者时刻保持乐观心态，树立战胜疾病的信心，这是有望提高生活质量的关键。

3. 出院前　患者主动参与对疾病和身心康复有积极作用，在患者由监护病房转入普通病房准备出院的过渡时期，护士需要对患者进行健康指导，要根据患者个体差异进行宣教，使其积极配合。

（1）治疗相关方面：宣教药物的名称、作用、服用时间及方法、药物不良反应。增强患者用药的依从性。保持血压、血糖、血脂、体重。进行平板运动实验。出院时复查时间，复查资料保存的注意事项。告知患者门诊复查时间、携带资料，联系医生及随访护士的方法。

（2）护理相关方面：帮助患者制订康复活动计划。讲解疾病相关知识，分析发病诱因，减少再次发病率。改变不良的生活方式，提供饮食指导，戒烟、限酒。

（3）社会心理方面：患者出院前情绪上会有不同程度的波动，有些人会担心疾病复发，或心功能降低，影响生活、工作。教会患者如果发生症状该如何应对，应该随身携带哪些急救药物，学会控制情绪，避免情绪波动，保持良好心态。取得家庭支持，使患者增强战胜疾病的信心。

4. 出院后　患者出院后因症状得以缓解，对疾病的了解欠缺，出现擅自停药、改变服药剂量、漏服等现象，回归不良生活方式的做法，导致患者疾病复发，因此，出院后的连续护理可以有效降低患者短时间内再入院率。

（1）治疗相关方面：常规出院后 1、3、6、12 个月及每年进行门诊复查，不适及时就诊。患者需要做心电图，心脏超声，检查血常规、血生化、离子，其他时间由随访护士与患者联系，对患者进行健康宣教。

（2）护理相关方面：提醒患者按时按量服药，在医生指导下调整用药，详细讲解药物的不良反应，应对措施。指导患者进行适度活动。

（3）社会心理方面：护士与患者、患者家属以及患者家属之间的相互沟通。随访护士向患者及家属了解患者用药依从性以及活动后有无不适，根据患者的生理、心理状态进行有针对的指导。

（三）院外延伸护理

建立出院患者随访档案。记录患者住院期间的疾病情况，疾病恢复程度，患者的家庭居住地址，联系方式，主要家庭成员的联系方式等，出院一周首次对患者进行电话随访，了解其出院后的活动、用药、生活方式、情绪等情况。有无心前区不适症状。指导患者选择清淡、易消化饮食，少食多餐，按时复查，活动循序渐进，以不出现不适症状为宜。后期可1、3、6、12个月及每年进行随访。连续性护理可以使医院对患者的服务延续到出院后，对 ACS 患者的康复起到极大的促进作用。

第五节 主动脉夹层患者的连续护理

主动脉夹层（aortic dissection，AD）又叫主动脉夹层血肿，本病系主动脉内的血液经内膜撕裂口流入囊样变性的中层，形成夹层血肿，随血流压力的驱动，逐渐在主动脉中层内扩展，是主动脉中层的解离过程。主动脉夹层最常用的分型方法为 DeBakey 分型，根据夹层的起源及受累部位分为 3 型。Ⅰ型：夹层起源于升主动脉，扩展超过主动脉弓到降主动脉，甚至腹主动脉，此型最多见。Ⅱ型：夹层起源并局限于升主动脉。Ⅲ型：病变起源于降主动脉左锁骨下动脉开口远端，并向远端扩展，可直至腹主动脉。病变涉及升主动脉的约占夹层的2/3，即 DeBakey Ⅰ、Ⅱ型，又称 Stanford A 型，病变不涉及升主动脉的约占夹层的1/3，即 DeBakey Ⅲ型，又称 Stanford B 型。以升主动脉涉及与否的 Stanford 分型有利于治疗方法的选择。主动脉夹层凶险度远远超过任何肿瘤，破裂后引起猝死，24 小时内破裂者 50% 的患者迅速死亡，1 周内死亡率 70%，1 个月内死亡率 90%，1 年内能够幸存患者不到 1%。因此，早发现、早治疗极其重要。

【疾病特点】

（一）病因

1. 高血压 长期高血压可引起平滑肌细胞肥大、变性及中层坏死。

2. 主动脉中层囊样退行性病变 即胶原和弹力组织退化变质，常伴囊性改变。

3. 结缔组织遗传性疾病 如马方综合征。

4. 医源性损伤 如：安置主动脉内球囊泵，主动脉内造影剂注射误伤内膜，妊娠，严重外伤，重体力劳动也是常见原因。

5. 外伤　直接外伤可引起主动脉夹层，钝挫伤可致主动脉局部撕裂、血肿而形成主动脉夹层。

（二）症状及体征

1. 疼痛　为本病突出的特征性的症状，表现为突发、急起、剧烈而持续且不能耐受的疼痛，与心肌梗死不同的是疼痛逐渐加重但不如其剧烈。

2. 高血压　患者因剧痛而有休克表现，焦虑不安、大汗淋漓、面色苍白、心率加速，但血压常不低或反而升高，约有80%～90%以上的远端夹层和部分近端夹层有高血压。部分原有高血压患者起病后疼痛使血压更高。低血压多数是心脏压塞或急性重度主动脉瓣关闭不全所致。两侧肢体血压及脉搏明显不对称，通常高度提示主动脉夹层。

3. 其他系统损害　由于夹层血肿的扩展可压迫邻近组织或波及主动脉大分支，从而出现不同的症状与体征，致使临床表现错综复杂。

（1）心血管系统：包括最常见主动脉瓣关闭不全和心力衰竭；心肌梗死；心脏压塞。

（2）其他：神经、呼吸、消化及泌尿系统均可受累，昏迷、瘫痪，声音嘶哑，胸腹腔积血，大量咯血或呕血，这种情况常在数分钟内死亡，肠坏死急腹症、急性腰痛、血尿，急性肾功能衰竭或肾性高血压，下肢缺血以致坏死。

【治疗原则】

（一）非手术治疗

1. 降压可静滴硝普钠。

2. β受体拮抗剂。

3. 严密监测血流动力学指标　监测中心静脉压、肺毛细血管嵌压和心排血量。

4. 其他　绝对卧床休息，强效镇静与镇痛，必要时静脉注射较大剂量吗啡或冬眠治疗。

（二）手术治疗

外科手术治疗或介入。

【连续护理】

主动脉夹层患者，因病情复杂、病程长，靠短期住院治疗不能提高其自我管理能力。出院后患者需药物控制血压，避免剧烈运动和过度劳累，合理饮食。如得不到持续的护理指导，可能会出现依从性降低。不能按时服药，持续高血压导致其他部位血管病变，患者多数为 50 岁左右壮年，手术后不适症状减轻，心存侥幸心理，过度劳累导致心功能衰竭，部分患者仍有不良饮食习惯，影响预期疗效，甚至导致再住院的风险。因此对主动脉夹层患者实施延续性护理服务尤为重要。

（一）综合护理评估

1. 健康基本情况评估

（1）疼痛：升主动脉夹层多为胸前区疼痛，胸降主动脉夹层多为肩胛区和背部疼痛，腹主动脉夹层疼痛位于腰部。疼痛剧烈，难以忍受，呈撕裂、切割样疼痛。

（2）患者疾病认知度：评估患者对自身疾病的了解程度，用药情况，对治疗的依从性等。

（3）辅助检查：X 线、心电图、超声心动图、CT 血管造影、螺旋 CT 及磁共振血管造影检查、数字减影血管造影（DSA）、主动脉逆行造影。

2. 疾病相关评估

（1）血压：接诊时患者血压正常或较高，外周末梢灌注差。出现心脏压塞、主动脉破裂（患者可在数分钟内死亡）、主动脉瓣关闭不全、急性心力衰竭时血压下降。如果原发病及血压控制不佳，需要评估血管破裂出血的风险。

（2）外周脉搏：相应部位的脉搏减弱或消失提示该动脉受阻。无名动脉或右锁骨下动脉阻塞表现为右上肢脉搏减弱，左锁骨下动脉受阻左上肢动脉搏动减弱，股动脉或髂动脉受阻单侧股动脉搏动减弱，阻塞部位在髂动脉分叉以上时双侧股动脉搏动减弱。入院后触摸四肢大动脉脉搏并详细记录。注意观察下肢动脉搏动，血运情况，腹部症状等，防止血栓形成或栓塞。

3. 心理社会评估　评估患者对疾病的认知，对大手术的承受能力，患者接受手术的心理准备。家庭成员能否为患者提供术后照护及手术费用的承受能力。

（二）连续护理实施

制订连续护理方案使主动脉夹层患者术后更好地恢复，预防减少并发症的发生，指导患者或家属保留手术前后及复查的影像学资料，医护人员追踪患者术后感染指标、心功能变化，使其恢复正常生活。

1. 入院时　评估患者的疼痛程度、性质、部位，了解患者对疾病及相关治疗的认知水平，由医生和护士共同参与，完成其治疗过程。

（1）治疗相关方面：评估患者的知识水平，认知能力，对疾病的了解程度，根据评估结果制订教育计划。协助患者完成相关检查，如超声心动图、心电图、X 线胸片、CT、MRI 等。鉴别诊断急性心肌梗死和急性肺栓塞。

（2）护理相关方面：指导患者戒烟。急性期患者卧床休息，缓慢改变体位。应用气垫床，预防压疮。每 2 小时协助患者进行下肢被动功能锻炼，防止血栓形成。指导患者低盐低脂易消化饮食，患者出现腹部、胸部剧烈疼痛伴有恶心、呕吐症状时禁食，疼痛缓解时给予流质饮食，血压平稳后逐渐过渡到半流质饮食。多食新鲜蔬菜、水果，保持尿便通畅。出现便秘及时处理，切忌用力排便，可用开塞露塞肛或低压灌肠，必要时用手抠出粪块。

（3）社会心理方面：主动脉夹层患者多为突发胸、背、肩胛剧烈疼痛而急诊入院，常有恐惧、焦虑、无助。入院后各种的诊疗操作及治疗，加重患者的心理负担。护理人员加强操作前的告知及操作后的宣教，根据患者性格、文化程度，给予心理疏导和关怀。

2. 住院时　医疗团队由主管医生及护士组成。按照诊疗指南，对患者进行手术治疗。

（1）治疗相关方面：使用镇静药物，保证患者良好的休息和睡眠，使其情绪稳定，同时保持大便通畅。控制血压，急性期准确控制血压，给予心电监护，密切监测血压计饱和度。遵医嘱泵入降压药物。难控制型高血压选用硝普钠泵入，口服普萘洛尔或美托洛尔，使心率控制在 60~70 次/分。

（2）护理相关方面

1）生命体征：每日测量四肢血压，上臂血压有明显差别或上下肢血压差距减小提示瘤体堵塞，明显升高易引起破裂。当出现洪脉、皮肤湿冷、夜间呼吸困难，高度怀疑合并左心衰及时报告医生。

2）神经系统：观察神志、眼球活动及肌体的肌张力等。瘤体累及交感神经节时患者出现霍纳综合征，认知障碍提示脑灌注不良，对脑缺血昏迷者做好脑组织保护，头部置冰袋或冰帽。

3）泌尿系统：记录出入量，预防肾功能衰竭。肾脏灌注不良时，监测每小时尿量，每 1~2 天检验尿常规、肾功能。腹主动脉瘤破裂时可能出现无少尿、无尿、血尿等情况。

4）疼痛：首发症状集中在胸腹中线，疼痛多剧烈，呈撕裂样、烧灼样，观察镇静药物的效果。

5）周围血管：观察四肢动脉（桡动脉、股动脉、足背动脉）和颈动脉波动情况，动脉搏动消失、左右搏动不对称，提示动脉堵塞或动脉夹层的扩展。

6）加强预见性观察：出现剧烈咳嗽、活动幅度过大、情绪波动、便秘等情况需提高警惕。及早发现诱因，给予处理。

7）记录 24 小时出入量，控制饮水量。术后翻身叩背 1 次/2 小时，指导患者有效咳嗽。

8）引流管妥善固定，防止拔脱。保持引流通畅，避免受压、扭曲或打折。患者清醒、循环稳定后取半坐卧位，以利呼吸和引流。减少探视防止感染。

9）早期活动，不仅对心肺功能、胃肠道功能及关节功能的恢复有积极意义，还能激励患者恢复健康的信心。根据心功能情况制订活动计划，下床活动时活动量不宜太大，以不引起胸闷、心慌等为宜。

（3）社会心理方面：护理人员向患者及家属讲解术后注意事项，随时为患者及家属提供康复指导。

3. 出院前 住院治疗转到居家康复的过渡阶段，护理人员需要对患者进行详尽的康复指导，预防肺部感染、减轻心脏负担，控制血压的重要性和必要性，使其积极配合治疗。

（1）治疗相关方面：告知患者复查时间、饮食方法、活动量、保存复查资料，医生及随访护士的联系方法。建立主动脉夹层患者健康档案。

（2）护理相关方面：帮助患者制订康复计划，指导患者正确活动时间、方式、活动量，以有氧运动为主。

（3）社会心理方面：护士向患者介绍延续性护理的目的及出院后康复指导，取得患者的配合。帮助患者或其照护者了解疾病的相关知识，从而促进疾病的康复，提高患者生活质量。

4. 出院后 患者手术后能改善近期预后，一般不会复发，但本病不能终生治愈，因此指导患者充分了解药物控制血压的目的，活动与疾病的关系就显得尤为重要。

（1）治疗相关方面：指导患者正确服用降压药物，避免剧烈活动及重体力劳动，保持情绪稳定。监测四肢脉搏、血压的变化，控制血压在正常范围，定期复查主动脉 CT 等。

（2）护理相关方面：指导患者出院后仍以休息为主，活动循序渐进，劳逸结合。低盐低脂饮食，戒烟限酒，多食新鲜水果、蔬菜及富含粗纤维的食物，以保持大便通畅。保持心情舒畅，避免情绪激动。按时服药，控制血压。教会患者自测心率、脉搏，有条件者自备血压计，定时测量，定期复诊。若出现胸、腹、腰痛症状随时就诊。

（3）社会心理方面：患者出院后的生活仍需要家人的支持和配合，指导患者家属给患者创造一个良好的身心修养环境。

（三）院外延伸护理

主动脉夹层不能终生治愈，在用药、饮食、活动量等方面的指导，对预防主动脉夹层复发至关重要，需医务人员给予连续护理。建立主动脉夹层术后患者的随访档案，可及时记录病情，有效预防其他血管发生病变。及时追踪指导，解除患者出院后遇到的难题，减少患者痛苦。主动脉夹层患者出院后，需观察伤口情况及监测血压。患者出院分别于 1 个月、3 个月、6 个月、1 年及每年需要门诊复查主动脉 CTA。主动脉 CTA 可以显示假腔闭合情况，有无内漏。每次门诊复查时需要携带之前的主动脉 CTA，作为病情变化的参考。如果有伤口感染、胸背痛时，随时接受相关的检查，由随访团队追踪进行指导。

第六节　心脏瓣膜病患者的连续护理

心脏瓣膜病（valvular heart disease）是指二尖瓣、三尖瓣、主动脉瓣和肺动脉瓣的瓣膜因风湿热、黏液变性、退行性变、先天畸形、缺血性坏死、感染或创伤等出现了病变，影响血流的正常流动，从而造成心脏功能异常，最终导致心力衰竭的单瓣或多瓣的病变。在我国 30% 的心脏瓣膜病是由风湿热所致。

【疾病特点】

（一）病因

1. 遗传性结缔组织病。
2. 先天畸形。
3. 炎性或免疫性疾病　系统性红斑狼疮。
4. 抗磷脂综合征。
5. 心内膜疾病。
6. 心肌功能障碍。
7. 老年退行性病变。
8. 药物及物理因素等。

（二）症状及体征

1. 病变早期可无临床症状，当出现心律失常、心力衰竭或发生血栓栓塞时出现相应的临床症状。常表现为活动后心慌、气短、疲乏和倦怠，活动耐力明显减低，稍作运动便出现呼吸困难（即劳力性呼吸困难），严重者出现夜间阵发性呼吸困难甚至无法平卧休息。

2. 部分患者可有咯血，二尖瓣狭窄患者多见此症状。由于长时间的肺部淤血导致患者频发支气管炎。

3. 有些患者（多为主动脉瓣狭窄者），可出现心前区不适或心绞痛，有时会在活动后出现头晕、黑蒙甚至晕厥。

4. 查体时可见心脏扩大，听诊有心脏杂音，二尖瓣狭窄时为心尖部舒张期隆隆样杂音，二尖瓣关闭不全时为心尖部收缩期吹风样杂音，主动脉瓣关闭不全时为胸骨左缘 3~4 肋间的舒张期哈气样杂音，主动脉瓣狭窄者在胸骨右缘第 2 肋间可闻及收缩期吹风样杂音等。

【治疗原则】

（一）非手术治疗

常给予强心、利尿、补钾、抗凝、抗感染、纠正心衰、营养支持等方式治疗。

（二）手术治疗

手术治疗是心脏瓣膜病的根治方法，多采用人工心脏瓣膜置换或瓣膜成形术。

【连续护理】

心脏瓣膜置换术，虽然能矫正瓣膜病变，恢复心脏功能，其毕竟是一种异物，血液容易在瓣膜及其周围发生凝固形成血栓，使瓣膜功能发生障碍，若血栓脱落又可造成栓塞，影响周围器官功能，因此瓣膜置换术后必须进行抗凝治疗，以保证瓣膜的功能正常。因此，通过连续护理，及时给予指导，解除患者出院后恢复过程的盲目状态，避免或减少患者的并发症。

（一）综合护理评估

1. 健康基本情况评估

（1）活动能力评估：评估患者心功能，同时进行血气分析。

（2）身体情况：如有无高血压、糖尿病、吸烟史、肥胖症等。

（3）辅助检查：X 线胸片、心电图、多普勒超声心动图。

2. 疾病相关评估　了解患者是否有发热、关节疼痛不适、皮肤出现环形红斑、皮下结节等风湿活动的表现。是否呼吸困难、乏力、食欲减退、腹部不适、尿少、肺部湿啰音、下肢水肿等心力衰竭的症状及体征，是否并发心律失常、栓塞和感染性心内膜炎。

3. 心理社会评估　由于该病病程较长，许多患者经过反复的思考仍无法接受外科治疗，或对手术顾虑重重，有精神过度紧张及恐惧感，个别患者甚至出现心律失常或心脏骤停等病情变化。医护人员仔细了解患者的心理状态，耐心地讲解手术的相关知识，置换机械瓣膜后终身抗凝的重要性，帮助患者树立战胜疾病的信心，以消除恐惧心理，进而主动配合治疗。同时还要积极做好术前健康教育，配合术前和术后的治疗和护理。

（二）连续护理实施

制订连续护理方案使风心病患者更好地恢复，预防并发症的发生，指导患者家属保留手术前后及复查影像学资料，医护人员追踪患者术后感染指标、心功能变化，使其恢复正常人的生活。

1. 入院时　患者在医院治疗阶段，了解患者对疾病及相关治疗的认知水平，由医生及护士共同参与，完成其治疗过程。

（1）治疗相关方面：评估患者的知识水平，认知能力，对疾病的了解程度，如心脏病的病因、预防方法，治疗手段及术后患者的生活质量。根据评估结果制订教育计划。协助患者完成必需的检查项目：多普勒超声心动图见心脏瓣膜病变的特点，即使在临床症状出现之前也可据此做出诊断。心电图和 X 线胸片可作为辅助诊断依据。

（2）护理相关方面：对于心脏瓣膜病患者，适量活动、饮食、呼吸道准备、用药指导是术后恢复的关键，从患者入院起护士要开始指导患者进行针对性的练习，可根据患者的具体情况调整，因人而异，循序渐进。

1）活动方面：注意休息，预防感冒，戒烟。保持情绪稳定和充足的睡眠，必要时睡前口服安眠药。

2）饮食方面：控制高脂肪食物，限制盐的摄入，少食多餐，保持大便通畅，避免大便用力，以免增加心脏负担，锻炼床上大小便。

3）做深呼吸及有效的咳嗽锻炼。

（3）社会心理方面：护士应主动热情接待患者，送至病床，介绍病室环境，同时向家属了解患者的生活习惯、心理特征、性格、爱好等，为患者入住后的心理护理打下基础，并使患者感到受尊重，受重视，密切护患关系。

2. 住院时　医疗团队由主管医生及护士组成，对患者进行手术治疗及护理。

（1）治疗相关方面：抗凝药物：血栓栓塞是瓣膜置换术最常见也是最严重的并发症，所以机械瓣术后需终身抗凝，生物瓣术后需抗凝半年。术后拔除胸腔引流管后开始使用抗凝药，最常用的是华法林口服，首次 3~5mg，以后每天化验凝血功能，主要是 PT（凝血酶原时间）和 INR（国际标准化比值），以调整抗凝药剂量，至药物控制稳定后，改为每周检查 2~3 次。PT>22 秒和（或）INR>3.0，说明抗凝过度；PT<18 秒和（或）INR<2.0 为不足，再结合临床表现调整抗凝药物剂量。

过量服用或用药不足都会导致严重后果，故指导患者自我监控至关重要：

1）严格按照医嘱定时定量服用抗凝药物，不得自行调节。

2）熟知影响抗凝药效果的因素：降低抗凝药药效者如菠菜、番茄、菜花等食物及复合维生素、维生素 K、口服避孕药等药物，增强药物抗凝作用者如阿司匹林、保泰松、吲哚美辛等，须在医生指导下慎重使用。如服用抗凝药过程中出现血尿、黑便、牙龈出血、皮下淤血、咯血、妇女月经量过多等可能是抗凝药过量，而胸闷、偏瘫、失语，则可能是抗凝不足，均需及时就诊。

3）强心药物指导：主要为洋地黄类（如毛花苷丙、地高辛），有效的指标为心率减慢，肺部啰音减少或消失，呼吸困难减轻。药物不良反应的表现：①胃肠道表现为恶心、呕吐，食欲减退。②心脏表现为心率<60 次/分，心律失常。③神经系统表现为头痛头晕、视物模糊、黄视、绿视等，洋地黄类药物有效剂量和中毒剂量极为相近，故用药期间要严防洋地黄中毒，必须遵医嘱定时定量口服，若出现上述中毒症状应立即停药就医。

4）利尿类药物：服用时，遵医嘱尽量白天使用，以免影响夜间休息。服药期间，定期监测血离子水平，尤其是钾离子，记录 24 小时尿量。

（2）护理相关方面

1）术后功能锻炼：手术后首先可以在床上活动，1~2 日之内可以坐在椅子上甚至可以在病房中走动，并逐步增加运动总量至身体完全恢复。由于开胸的缘故，常会出现背部肌肉拉伤痛，开始可由家属由轻到重给予环形按摩，以放松肌肉增加血供促进恢复，后期可做伸展上肢，活动肩部的活动，自行锻炼背部肌肉。在手术后的 6~8 周内，不要搬动或者抬举 5kg 以上的重物，以免损伤愈合中的胸骨。

2）饮食指导

①限制钠盐的摄入量：心脏瓣膜病易发生水肿，因而必须限制钠的摄入量，以防水肿加重，增加心脏负担。一般来说，风心病患者每天应限制食盐的摄入量在 1~5g 之间，除此还要少吃含钠丰富的食品如香蕉等。

②减少高脂肪饮食：高脂肪饮食摄入后不易消化，会增加心脏负担，有的还会诱发心律失常，所以要少食或禁食高脂肪食物。

③缓进饮料：一次饮用大量的水、茶、汤、果汁、汽水或其他饮料时，会迅速增加血容量，进而增加心脏负担。因此进饮不要一次太多，要少量多次，最好一次不超过 500ml。

3）用药指导

①戒刺激性饮食和兴奋性药物：刺激性饮食如辣椒、生姜、胡椒、烟、酒、浓茶等，兴奋性药物如咖啡因、苯丙胺等，患者心功能较差时应当特别注意避免食用。

②抗凝药物的使用：服用抗凝药物时，需注意菠菜、番茄、菜花等食物及复合维生素、维生素 K、口服避孕药等药物可降低抗凝药的药效，而阿司匹

林、吲哚美辛等可增加药物抗凝作用，须在医生指导下慎重食用。

（3）社会心理方面：患病后患者最关心的是疾病的转归及预后，根据患者个人承受能力，向患者解释说明，同时介绍同种疾病患者恢复较好的情况，消除思想顾虑，并及时告诉患者治疗效果及身体恢复情况，使他们看到疾病治愈的希望，增强战胜疾病的信心。

3. 出院前 尽快恢复正常的作息时间，养成良好的生活习惯，保证充足睡眠，出院3个月活动量不宜过大，以活动后感到不累为宜，可以在室内走动，活动量渐进增加，做一些简单的家务，第1次复查后，根据心功能情况决定是否可以参加工作和学习。

（1）治疗相关方面：是否按医嘱定时定量服用，抗凝药物的使用中自我监测重点，影响抗凝药物效果的食物和药品，凝血功能化验的频次，洋地黄类药物的有效指征和中毒指征，利尿药的使用时间，记录尿量的方法，以及离子监测要求等。

（2）护理相关方面

1）活动和休息：活动有利于心功能恢复。应尽早活动，术后清醒后即可进行床上活动，拔除引流管后，即可下床活动，必须循序渐进，由家属陪同。出院前后活动的方式，应避免剧烈活动，采用有氧运动，避免负重。停止活动的指征：如心律、心率、血压突然变化较大，或感到不适，停止活动。需保证充足的睡眠时间。

2）伤口的护理：伤口发生感染的指征，伤口的清洗消毒方法，伤口被汗液、污染水打湿之类的不良情况的处理方法，伤口出现红肿、化脓、甚至裂开等意外状况的紧急处理方法。

（3）社会心理方面：根据患者所患疾病和文化层次讲解治疗和康复保健知识，并向家属交待患者住院期间的心理活动及护理效果，以及出院后护理措施，使心理护理不间断，以利于患者的康复。

4. 出院后 了解患者及家属对风湿性心瓣膜病的认识程度，是否了解疾病的原因、预后即合理治疗的重要性，是否清楚使用强心利尿、抗风湿药物的注意事项，是否掌握合理饮食、作息及预防风湿复发的措施，适合何种教育方法。

（1）治疗相关方面：出院后仍需服用强心利尿药，一般为6~12个月，需教会患者监测脉搏，若P<60次/分应停药，并立即就诊，积极补钾，严防洋地黄类药物中毒，准确记录24小时尿量，观察尿的颜色，注意观察有无水肿及体重的变化，保持出入量基本平衡。

（2）护理相关方面

1）日常生活指导：术后3~6个月是手术创伤复原的重要阶段，注意加强营养，避免过饱，少食多餐，禁烟戒酒，避免食用咖啡和刺激性食物。规律作息，可在日常活动中遵循"三个半小时、三个半分钟"，即每天上午步行半小时，中午午睡半小时，晚餐后步行半小时，夜间醒来静卧半分钟，再坐起半分钟，双下肢下垂半分钟后再下床。注意防寒保暖，预防感冒。若发生皮肤炎症、外伤感染等要及时就诊，遵医嘱使用抗生素，及早控制感染，对育龄期女患者，应做好避孕，以免妊娠加重心脏负担。

2）坚持定期复查：出院后及时复查 PT、INR。术后半年 1~2 周复查 1 次，连续 2 次稳定后，可延长为每月 1 次，半年后可改为 2~3 个月复查 1 次，1 年后可 3~6 个月复查 1 次，如化验值变化明显，则随时复查。术后半年复查 X 线、心电图、心脏彩超声，听诊心音、心律。

（3）社会心理方面：建立计算机、手机等网络信息平台，为护士及医生与患者、患者家属以及患者家属之间的相互沟通提供平台。随访护士向患者及家属了解患者居家恢复的情况及出现的问题，根据患者的生理、心理状态及心功能情况酌情调整方案。心脏瓣膜手术对患者来说是一次大手术，承担了很大的风险，不仅经历了身体上的痛苦，精神压力也很大，护士应指导患者术后建立健康的生活方式，保持良好的心态，稳定的情绪，避免大喜大悲，引导患者以积极乐观的态度对待疾病，家属应尽量给患者营造良好的生活环境。

（三）院外延伸护理

瓣膜置换患者，在用药、饮食、活动量等方面的指导，对瓣膜置换患者康复至关重要，需要心外科医务人员给予连续护理。建立瓣膜置换患者的随访档案，可及时记录病情，有效预防伤口感染、血栓、出血等并发症。瓣膜置换术后患者，需要观察凝血功能、心功能情况：①术后恢复：患者出院后 1 个月，需要门诊复查伤口愈合，瓣膜功能状况及心功能情况。②X 线、超声心动图及凝血功能检查：X 线片可以显示患者肺功能恢复情况，辅助检查心功能情况。超声心动图可显示心功能恢复情况及人工瓣膜的功能状况，凝血功能反映患者服用抗凝药剂量是否合适。患者出院后及时复查 PT、INR。术后半年 1~2 周复查 1 次，连续 2 次稳定后，可延长为每个月 1 次，半年后可改为 2~3 个月复查 1 次，1 年后可 3~6 个月复查 1 次，如化验值变化明显，则随时复查。术后半年复查 X 线胸片、心电图、心脏彩超及各项离子，听诊心音、心律。每次门诊复查时需要携带之前的 X 线、超声心动图及凝血功能检查报告单，作为病情变化的参考。③生存质量评分：在每次随访时，医护人员根据健康状况调查量表进行评估并记录，随时改进康复计划。④其他：如果有伤口感染、胸闷、偏瘫、失语等症状的患者，随时接受相关的检查，由随访团队追踪进行指导。

第七节　心功能不全患者的连续护理

心功能不全，是指在静脉回流正常的情况下，由于心肌收缩力减弱或舒张功能障碍，心排血量下降或相对减少，以至于组织和器官灌注量不足的一种综合征。临床上以肺循环或（和）体循环淤血以及组织灌注不足为主要特征。

【疾病特点】

（一）病因

1. 原发性心肌损害

（1）心肌病变：心肌炎、心肌病、先心病、心内膜炎、严重心律失常。

（2）心肌缺血：冠心病、贫血、低血压。

（3）心肌代谢障碍性疾病：糖尿病心肌病、维生素 B_1 缺乏。

2. 心脏负荷过重

（1）压力负荷过重：高血压、主动脉狭窄、肺动脉高压。

（2）容量负荷过重：各瓣膜关闭不全、房间隔或室间隔伴左或右分流。

（二）症状及体征

1. 症状

（1）消化道症状：胃肠道及肝脏淤血引起腹胀、食欲减退、恶心、呕吐等是右心衰最常见的症状。

（2）劳力性呼吸困难：继发于左心衰的呼吸困难。单纯性右心衰为分流性先天性心脏病或肺部疾患所致，均有明显的呼吸困难。

2. 体征

（1）水肿：体静脉压力升高使皮肤等软组织出现水肿，其特征为首先出现于身体最低垂的部位，常为对称性可压陷性。

（2）颈静脉征：颈静脉搏动增强、充盈、怒张是右心衰时的主要体征，肝颈静脉反流征阳性则更具特征性。

（3）肝脏肿大：肝脏因淤血肿大常伴压痛，持续慢性右心衰可致心源性肝硬化，晚期可出现黄疸、肝功能受损及大量腹水。

（4）心脏体征：除基础心脏病的相应体征之外，右心衰时可因右心室显著扩大而出现三尖瓣关闭不全的反流性杂音。

【治疗原则】

（一）一般治疗

1. 去除病因 针对基础心脏病进行治疗，如控制高血压，增加缺血心肌的血供，矫正瓣膜结构的异常等，同时注意消除心功能不全的诱因，感染、快速心律失常和治疗不当是最常见的诱因，应注意识别和治疗。

2. 吸氧 吸氧可缓解患者胸闷、憋气的症状。合理的吸氧浓度，也是最符合肺泡中氧交换的浓度是24%～33%，因此建议，无论是治疗还是保健流量都不要超过5L/min。

3. 饮食 适当的热量摄入，以防发生肥胖；控制水及钠盐的摄入，对严重心功能不全者24小时液体摄入量应<1000～1500ml。

4. 休息 避免体力过劳和精神刺激，但不宜长期卧床，应进行适量的活动。

（二）药物治疗

1. 使用利尿剂。

2. 使用β受体拮抗剂。

3. 使用血管紧张素转换酶抑制剂。

4. 使用洋地黄制剂。

5. 使用血管扩张剂。

6. 使用非洋地黄正性肌力药物。

7. 心衰治疗药物的新进展 ARB（高血压治疗药物之一）是目前最常用的高血压一线治疗药物之一，较大剂量可能对心衰治疗更为有效。

【连续护理】

心功能不全是慢性病的一种。因此，患者需要连贯持续的护理照顾，连续护理更为有效地提高了患者及其家属的护理水平，提高了患者在出院后的生活质量。出院计划是整个连续护理工作的重中之重，合理的出院计划将有效提高患者对疾病的认知度并使健康状况得到保证。连续护理模式无疑是将医院、社区和家庭紧密连接在了一起，这样的护理模式将大大提高患者的生活质量。

（一）综合护理评估

1. 健康基本情况评估

（1）一般情况评估：神志与精神状况；生命体征、如体温、呼吸状况、心律、心率、有无交替脉和血压降低等；体位，是否采取半卧位或端坐位；水肿的部位及程度，有无胸腔积液、腹腔积液；营养及饮食情况；液体摄入量、尿量、近期体重变化；睡眠情况；皮肤完整性，有无发绀，有无压仓、破溃等。

（2）病史评估：评估患者既往发作情况，有无过敏史、家族史、有无烟酒嗜好。

2. 疾病相关评估

（1）评估患者本次发病的诱因、呼吸困难的程度，咳嗽、咳痰的情况，劳累及水肿的程度，心功能分级见表2-6；评估消化系统症状，如食欲缺乏、腹胀、恶心、呕吐、上腹痛；评估患者泌尿系统症状，如夜尿增多、尿少、血肌酐升高等；评估有无发绀、心包积液、胸腔积液、腹腔积液等；评估目前的检查结果、治疗情况及效果、用药情况及有无不良反应。

（2）评估患者对疾病的认知：经济状况、合作程度、有无焦虑、悲观情绪。

3. 心理社会评估　评估患者的认知水平和学习能力，特别要评估患者对该病的了解程度，如该病的特点，发病原因，流行病学的情况，有哪些临床表现和体征，治疗方法等，特别是评估患者对用药原则和药物的不良反应是否了解。根据评估结果，遵循满足患者和循序渐进的原则，制订因人施教的健康教育计划。

可应用社会普遍采用的一些简单的自评量表进行科学有效的自我评估，如焦虑自评量表（SAS）、抑郁自评量表（SDS）和症状自评量表（SCL-90）等，根据评估结果，了解自己的心理健康情况，准确评估是否存在心理问题，以及问题的轻重程度，采取自我调节或请专业人士帮助调节的方法，来缓解心理压力，保持健康积极的心理状态，有利于疾病得到恢复。

（二）连续护理实施

根据心衰患者临床治疗护理常规，制订合理的连续护理方案。使患者清楚心衰病症注意事项，预防和减少高危患者并发症发生的可能。医护人员追踪患者术后恢复情况，提供了一整套完善的服务机构。

1. 入院时　患者从社区的疾病预防及健康观察，转到医院的治疗阶段。主要由社区医生、骨科医生及护士参与，明确心衰的分型，选择治疗方案。

（1）治疗相关方面：对社区建立健康档案的患者，责任护士要全面了解患的既往健康信息。对所有患者应用心内科患者连续护理认知问卷对身体、心理及社会状况进行评估。协助患者完成必需的检查项目：血常规、尿常规、便常规；肝肾功能、电解质、血糖、血脂；血沉、C反应蛋白；凝血功能、血型；感染性疾病筛查；X线胸片、心电图；心脏彩超；颈动脉超声。告知患者检查注意事项。

（2）护理相关方面：患者入院时，院方制订一套详细的阶段性治疗方案，根据方案，按步骤相应的处理病患，并依据病患具体情况，相应的调整。对护理人员进行相应的专业技能培训，使护理团队清楚地认识到心衰的病因、发病机制、诱因以及临床表现。这既体现了医疗机构的专业性，也增加了患者对疾病康复的信心。

（3）社会心理相关方面：加强与患者的宣教，指导患者入院前的注意事项，减轻患者因对陌生住院环境及对疾病的担忧产生焦虑，鼓励患者积极配合治疗，增强战胜疾病的信心。

综上所述，体现了院方对病患积极负责的态度。对于改善护理人员的职业环境有积极的作用，并且增强了社会支持力度，以提高整体护理的质量。

2. 住院时

（1）治疗相关方面：首先是针对病因的治疗，包括冠心病、心瓣膜病、心肌炎等；其次是一般治疗，包括调整利尿剂的应用剂量，限钠限水，氧气疗法等；三是药物治疗，包括应用利尿剂、洋地黄类药物、ACEI 类、抗凝药物、抗血小板药物等。

（2）护理相关方面

1）用药指导：①利尿剂：呋塞米、氢氯噻嗪等药物，需准确记录出入量，观察水肿消退情况，以判断利尿效果。注意有无电解质紊乱。②β 受体拮抗剂：美托洛尔、比索洛尔、卡维地洛，教会患者自测心率，观察有无心率减慢、房室传导阻滞。注意水钠潴留情况，注意有无高血糖、高血脂、支气管痉挛情况发生。③使用血管紧张素转换酶抑制剂卡托普利、依那普利、福辛普利、培哚普利，可以引起干咳、低血压、高血钾、肾功能衰竭及血管水肿。④使用洋地黄制剂地高辛，嘱患者定期检查血药浓度，用药时先测心率，<60次/分或节律不齐时应暂停服药并告诉医生。观察有无药物不良反应，恶心、呕吐、视力模糊、黄视、绿视等。⑤使用血管扩张剂硝普钠、硝酸甘油、硝酸异山梨酯、酚妥拉明，需严密观察血压，心率及药物不良反应，如直立性低血压、头痛、干渴、皮疹等，出现晕厥、恶心、乏力时，立即平卧，取头低足高位，以促进静脉回流，增加脑组织血流量，指导患者改变体位时动作要缓慢。⑥使用非洋地黄正性肌力药物多巴胺、多巴酚丁胺、米力农，应短期应用。长期用非洋地黄正性肌力药物可引起心律失常，应严密观察心律变化，发现异常应及时处理。

2）生活指导：心功能不全影响患者的生活质量，住院治疗后，需要患者养成健康生活方式，因此，患者在今后的生活中，要注意以下几方面：①每日晨起着上次测量体重的衣服自测体重，一周内无饮食变更时，体重增加超过3kg 及时报告医生。②保持低盐饮食，包括低钠食物，忌食含钠量高的食物。③严格按处方服用所有药物，了解心功能不全的症状，及时报告呼吸困难、疲乏、踝部水肿或发生上呼吸道感染等症状。

3）运动康复指导：①心功能Ⅰ、Ⅱ级患者的康复运动：应先行步行运动法，逐渐过渡到其他强度较大的运动，如医疗体操，打太极拳，舞蹈等。②心功能Ⅲ级患者的康复运动：应先行床边做立法，2次/日，每次10~30分钟，逐渐增加活动量，直至步行，爬楼梯等肢体运动。③心功能Ⅳ级患者的康复运动：每日被迫运动肢体，定时协助患者翻身。

患者处于病情稳定状态时应进行体力和休闲活动，这些活动以不引起症状为准，心功能分级参照表2-8。

表2-8　心功能分级（NYHA，1928年）

心功能分级	依据及特点
Ⅰ级	患者患有心脏病，但日常活动量不受限制，一般活动不引起疲乏、心悸、呼吸困难或心绞痛
Ⅱ级	体力活动轻度受限。休息时无自觉症状，但平时一般活动下可出现上述症状，休息后很快缓解
Ⅲ级	体力活动明显受限，休息时无症状，低于平时一般活动量时即可引起上述症状，休息较长时间后症状方可缓解
Ⅳ级	不能从事任何体力活动。休息时亦有心衰的症状，体力活动后加重

4）饮食指导：在饮食方面，应进食低热量、低盐、低蛋白、高维生素、高纤维素、清淡的食物。少食多餐，不宜过饱，否则会加重心脏负担，诱发心力衰竭。根据患者情况限制每日食入液体量；限制钠盐及高钠食品。

（3）社会心理方面：加强与患者的沟通，指导患者进行自我心理调整，减轻因长期疾病带来的焦虑，对患者积极配合治疗给予鼓励，增强战胜疾病的信心。

3. 出院前

（1）治疗相关方面：对患者进行详细的检查，并积极与患者沟通，讲述相关病症的专业知识，使患者对自己疾病有一个详细的了解。

（2）护理相关方面：与患者进行交流互动，对他们进行相应的指导。

1）用药指导：患者出院后遵医嘱按时、按量服用药物，例如利尿、扩张血管、洋地黄类药物。

2）复查指导：常规出院后1、3、6、12个月进行门诊复查，出现不适症状即可随诊。如特殊情况不能门诊复查，可由护士进行电话随访，及时沟通指导。

3）运动指导：①所有的练习均应循序渐进，从少至多，从易至难，规律运动。②可增加体力耐受性15%~25%，改善心功能Ⅱ~Ⅲ级心功能不全患者的症状，提高生活质量。

（3）社会心理方面：保持乐观情绪，避免紧张焦虑和情绪激动，多参加益于健康的娱乐活动，保持身心轻松、愉快。避免过度劳累和用脑过度，生活有规律，保证充足睡眠。

4. 出院后

（1）治疗相关方面：患者出院时，医生与患者进行详细沟通，与家属进行互动，及时了解患者出院后的康复情况。

（2）护理相关方面：护理人员应充分利用各种方法，包括入户随访，电话，QQ 等形式进行连续性护理，通过利用社交软件群，方便护理人员和广大病友随时进行交流。

（3）社会心理方面：在医患关系紧张的情形下，提高患者的满意度是一项艰巨的任务，合理的连续性护理措施提高了医院的社会公信力，提高了患者对医院的信任。只有心与心的交流才能唤起患者的理解，这让患者真正体会到院方的爱心和关心，也无形中提升了患者对院方的满意度。

（三）院外延伸护理

首先，建立心力衰竭患者的随访档案，可以及时记录病情，有效预防心肌梗死、血栓栓塞等风险因素。主管医生是随访的主导因素，随访护士是患者规律复查、病情及时反馈的关键因素。通过住院期间对患者的健康教育及功能指导，在随访过程中，对患者的康复情况、康复锻炼、观察基本的病情变化等知识进行评价，及时发现康复状况中发现患者薄弱环节、现存在的护理问题进行连续的护理指导。其次，出院前对实施疾病相关知识教育内容进行效果评价，评价分为 5 个等级，即：非常熟悉、比较熟悉、熟悉、稍有了解和不了解，根据效果做好下一步的出院指导。让患者了解心功能分 4 级（表 2-8），到哪级可以进行哪些运动。病情观察：知道发病的典型症状及注意事项，如：呼吸困难、水肿、咯血等。最后，通过整体评估患者情况，对患者及照顾者进行疾病相关知识宣教。随访护士定期电话指导，社区医生根据需要进行家庭访视，社区建立联网档案，由心内科专家给予定期针对性指导，可在今后逐渐完善，实现医院—社区—家庭相互联系的统一整体，使心衰患者能够得到连续、专业的指导。

第八节　心律失常患者的连续护理

心律失常（arrhythmia）是由于窦房结激动异常或激动产生于窦房结以外，激动的传导缓慢、阻滞或经异常通道传导，即心脏活动的起源和（或）传导障碍导致心脏搏动的频率和（或）节律异常。按其发生原理，可分为冲动形成异常和冲动传导异常两大类。

1. 冲动形成异常

（1）窦性心律失常：①窦性心动过速；②窦性心动过缓；③窦性心律不齐；④窦性停搏。

（2）异位心律

1）被动性异位心律：逸搏心律（房性，房室交界区性，室性）。

2）主动性异位心律：①期前收缩（房性，房室交界区性，室性）；②阵发性心动过速（房性，房室交界区性，室性）；③扑动，颤动（心房，心室）。

2. 冲动传导异常

（1）生理性：干扰房室分离。

（2）病理性：①窦房传导阻滞；②房内传导阻滞；③房室传导阻滞；④束支或分支阻滞（左右束支及左束支传导阻滞）或室内阻滞。

（3）房室间传导途径异常（又称捷径传导）：预激综合征。

此外，临床根据心律失常发作心率的快慢可分为快速性心律失常和缓慢性心律失常。前者包括期前收缩、心动过速、扑动和颤动，后者包括窦性心动过缓、房室传导阻滞等。

【疾病特点】

（一）病因

心律失常可见于各种器质性心脏病，其中以冠状动脉粥样硬化性心脏病（简称冠心病），心肌病，心肌炎和风湿性心脏病（简称风心病）为多见，尤其在发生心力衰竭或急性心肌梗死时，发生在基本健康者或自主神经功能失调患者中的心律失常也不少见，其他病因尚有电解质或内分泌失调，麻醉，低温，胸腔或心脏手术，药物作用和中枢神经系统疾病等，部分病因不明。

（二）症状及体征

1. 冠状动脉供血不足的表现　各种心律失常均可引起冠状动脉血流量降低，各种心律失常虽然可以引起冠状动脉血流降低，但较少引起心肌缺血，然而，对有冠心病的患者，各种心律失常都可以诱发或加重心肌缺血，主要表现为心绞痛、气短、周围血管衰竭、急性心力衰竭、急性心肌梗死等。

2. 脑动脉供血不足的表现　不同的心律失常对脑血流量的影响也不同。脑血管正常者，上述血流动力学的障碍不至于造成严重后果，倘若脑血管发生病变时，则足以导致脑供血不足，其表现为头晕、乏力、视物模糊、暂时性全盲，甚至于失语、瘫痪、抽搐、昏迷等一过性或永久性的脑损害表现。

3. 肾动脉供血不足的表现　心律失常发生后，肾血流量也发生不同程度的减少，临床表现有少尿、蛋白尿、氮质血症等。

4. 肠系膜动脉供血不足的表现　快速心律失常时，血流量降低，肠系膜动脉痉挛，可产生胃肠道缺血的临床表现，如腹胀、腹痛、腹泻、甚至发生出血、溃疡或麻痹。

5. 心功能不全的表现　主要为咳嗽、呼吸困难、倦怠、乏力等。

【治疗原则】

（一）药物治疗

主要针对自律性异常，触发机制和折返数量达到减慢舒张期除极。提高阈电位，从而降低心肌细胞的自律性，可通过超级化膜电位。抑制因早后除极和晚后除极导致的触发性心律失常。

（二）非药物治疗

主要包括体外电复律和电除颤，导管射频消融术，器械植入及直接对心律失常的外科手术。

体位电复律和电除颤：将一定强度的电流通过心脏，使心脏全部或绝大部分心肌纤维在瞬间立即去极化，造成心脏短暂停搏。然后由窦房结或心脏其他自律性高的起搏点重新主导心脏起搏。

导管消融治疗：阻断引起心动过速的折返环路，消除异位兴奋灶。

器械植入：包括心脏起搏器治疗和植入型心律转复除颤器（ICD）。通过发放电脉冲或电击心脏达到治疗的目的。

外科手术：通过外科手术切除异位兴奋灶或心动过速生成，维持与传播的组织，从而根治某些心律失常。

【连续护理】

心律失常主要表现为气急、憋闷、心悸、眩晕等，该病可表现为神志不清，也可无临床表现，仅在检查心电图时发现。由于部分患者不了解心律失常相关的疾病相关知识，患者对心律失常病因、治疗、用药、诱因缺乏了解，出现疾病时不知如何应对。此时，护士应当向患者和家属详细讲述心律失常的相关知识，告诉患者需要自测脉搏，特别是在出现不适时更需要测量脉搏，同时要做好记录。跟随患者健康照护场所的变动，而相应调整信息。在门诊医生向患者讲解清楚住院的重要性并收入院后，对于患者要进行连续性的健康教育，讲解健康的生活方式及注意事项。入院后，护士要向患者介绍医院的环境，并再次向患者介绍心律失常的预防知识和生活饮食注意事项，以此形成根据患者健康照护场所变动给予动态的持续性护理，使患者大脑形成持续的信息。此环节还包括，对患者社区医疗机构的帮助，待患者出院后，所在社区医院亦能为患者提供医疗护理服务。

（一）综合护理评估

1. 健康基本情况评估

（1）一般情况评估：评估患者意识状态，观察脉搏，呼吸、血压有无异常。询问患者饮食习惯与嗜好，饮食量和种类。评估患者有无水肿，水肿部位、程度；评估患者皮肤有无破溃、压仓、手术伤口及外伤等。

（2）病史评估：询问患者有无明确药物过敏史；评估患者有无药物不良反应；评估患者既往史及家族史；询问患者有无跌倒史。

2. 疾病相关评估

（1）①评估患者心律失常的类型、发作频率、持续时间等；询问患者有无心悸、胸闷、乏力、头晕、晕厥等伴随症状。②评估患者此次发病有无明显诱因：体力活动、情绪波动、饮茶、喝咖啡、饮酒、吸烟，应用肾上腺素、阿托品等药物。③评估患者有无引起心律失常的基础疾病：甲状腺功能亢进、贫血、心肌缺血心力衰竭等可引起窦性心动过速；甲状腺功能减退、严重缺氧、颅内疾病等可引起窦性心动过缓；窦房结周围神经核心肌的病变、窦房结动脉供血减少、迷走神经张力增高等可导致窦房结功能障碍。

（2）评估患者对疾病的认知：评估患者对疾病知识的了解程度，对治疗及护理的配合程度、经济状况等，评估患者的交流、抑郁程度。

2. 疾病相关评估　常规行心电图、X 线胸片、超声心动图、24 小时动态心电图作为早期筛查，心内电生理检查，可明确进一步手术。常规采血测定生化、甲状腺功能、血常规等指标，评估心律失常的危险因素。

3. 心理社会评估　大部分心律失常会影响血流动力学，使患者有各种不适的感受，严重者有濒死感，从而产生焦虑、恐惧及挫败感。因此，要评估焦虑、恐惧及挫败感的程度，另外还要评估患者的应急能力及适应情况。可应用症状自评量表（见表 2-2）。

（二）连续护理实施

根据心律失常患者临床治疗护理常规，射频消融术及起搏器植入术术前、术后护理制订连续护理方案。使患者掌握术前、术中、术后注意事项，预防和减少高危患者并发症的发生。指导患者保存术前、术后及复查的影像学资料，医护人员追踪患者术后恢复情况，减少心律失常复发率及术后并发症发生率。

1. 入院时　患者从社区的疾病预防及健康观察，转到医院的治疗阶段。主要由社区医生、心内科医生及护士参与，明确患者心律失常分型及发病的原因，了解患者在家中服药的情况及患者的心理情绪状态。

（1）治疗相关方面：对社区建立健康档案的患者，护士要全面了解患者的既往健康信息。对所有患者应用心内科患者连续护理认知问卷对身体、心理及社会状况进行评估。协助患者完成必需的检查项目：血常规、尿常规、便常规；肝肾功能、电解质、血糖、血脂；血沉、C反应蛋白；凝血功能、血型；感染性疾病筛查；X线胸片、心电图；24小时动态心电图。告知患者检查注意事项。

（2）护理相关方面：对某些功能性心律失常的患者，应鼓励其维持正常规律的生活和工作，注意劳逸结合。对严重心律失常患者疾病发作时，嘱患者绝对卧床休息。饱食、饮用刺激性饮料（浓茶、咖啡等）、吸烟、酗酒均可诱发心律失常，应予以避免，指导患者少食多餐，选择清淡、易消化、低盐低脂和富含营养的饮食。心功能不全的患者应限制钠盐的摄入，对服用利尿剂的患者应鼓励多食用富含钾的食物，如橘子、香蕉等，避免出现低血钾而诱发的心律失常。

（3）社会心理方面：患者入院后，责任护士要建立良好的护患关系，使其以更加积极和健康的心态面对疾病，积极进行心理疏导，缓解紧张、焦虑的情绪。告知患者手术及麻醉方式，减少患者因知识缺乏造成的恐惧，必要时遵医嘱可用镇静药物。

2. 住院时　医疗团队由主管医生、护士组成。按照诊疗指南，对患者进行手术及非手术治疗。

（1）治疗相关方面：护士根据医嘱应用抗心律失常药物，对患者进行输液治疗；术后在监测患者心律的同时，对患者预防出血的注意事项及观察重点进行健康宣教，告知患者饮食注意事项，预防患者术后消化道反应。协助患者练习床上大小便、保证充足的睡眠。

（2）护理相关方面

1）抗心律失常药物护理：严格遵医嘱给予抗心律失常药物，注意给药途径、剂量、给药速度等。口服给药应按时按量服用，静脉注射时应在心电监护下缓慢给药，观察用药中及用药后的心率、心律、血压、脉搏、呼吸、意识变化，观察疗效和药物不良反应，及时发现药物引起的心律失常。

2）介入治疗的护理：射频消融术护理：①伤口的护理：患者回病房后测血压1次/小时，连续测6次，动脉穿刺口，沙袋加压6小时，严密观察穿刺部位有无渗血、渗液及双下肢足背动脉搏动情况，观察双下肢皮肤温度、色泽有无异常变化，如有异常及时通知医生。②体位的护理：嘱患者患侧肢体制动，卧床休息12小时；穿刺侧肢体术后伸直，制动10~12小时（动脉穿刺时）或6小时（静脉穿刺时），平卧位休息，保持髋关节制动，可进行足部的屈曲、后伸、内旋、外旋等；术后12小时（动脉穿刺）或6小时（静脉穿刺）解绷带，解绷带前1小时可下床活动。③饮食要求：患者至解除制动之前，进食软食、半流质饮食，避免辛辣、产气多的食物，进食时头偏向一侧。

④病情观察：出现特殊情况，及时和医生取得联系处理，心电监护24小时，严密观察生命体征及病情变化，观察有无心律失常的发生，对于室性期前收缩的射频消融治疗术后尤其要观察有无室性心动过速，同时给予24小时动态心电图监测，观察有无心律失常的发生及心律失常的形态，经常巡视患者，询问有无胸闷、心悸等不适症状，做好患者生命体征的监护。

3）永久性人工起搏器植入术的护理

①伤口护理：穿刺点用0.5kg沙袋压迫4~6小时，观察伤口有无渗血，可在相应部位重新加压包扎，每日换药时，注意观察伤口皮肤色泽、有无血肿形成。若皮下脂肪少，皮肤伤口张力较大，沙袋可采用简短压迫，术后静脉输液治疗，并注意观察体温变化，连续测体温3日，4次/日，同时注意伤口有无感染现象。一般术后7~9日拆线。②体位护理：手术后取平卧位或左侧卧位，动作轻柔不宜翻动体位，以免电极导管移位，24小时禁止翻身，协助其在床上大小便。24小时后指导患者可在床上轻度活动，72小时后可在床边轻度活动，不要过度向前弯腰，活动时指导患者要循序渐进，由肢端关节活动开始。避免用力搓擦，避免用力上举术侧手臂，避免突然弯腰、甩手、振臂等动作。③心电监护：术后心电监护36~48小时，严密观察起搏心电图，观察起搏的感知和起搏功能，并每日描记全导联心电图1次，尤其注意观察是否为有效起搏心律，以便尽早发现电极移位。

（3）社会心理方面：射频消融术及起搏器植入术术后患者常因疼痛、强迫体位等因素，出现失眠、焦虑、恐惧等，应积极给予干预，告知患者可能出现疼痛的时间、程度，护士根据疼痛评估尺（图2-1），给予患者减轻疼痛的措施，可以让患者的注意力集中于某项活动，如听轻音乐、阅读、看电视等，形成疼痛以外的专注力，也可进行放松疗法，依次放松各个部位肌肉，体验全身肌肉紧张和放松的感觉。指导患者多食用一些高热量、高蛋白、高纤维素、富含胶原蛋白、微量元素、维生素A及维生素C的易消化吸收食物，注意补充水量，保持体内的水和电解质平衡。

3. 出院前 在住院治疗转到居家康复的过渡阶段，心内科护士需要对患者进行心理指导：护士要根据病情需要讲解按时复查和按时服药的重要性和必要性，使其积极配合。

（1）治疗相关方面：指导患者掌握疾病的基本知识，教会患者及家属饮食管理，起搏器监测的时间及方法，告知患者及家属出院时门诊复查时间，饮食的控制、锻炼的注意事项，复查资料保存的注意事项、联系医生及随访护士的方法。护士建立心律失常患者健康档案，医院保留患者家庭住址及联系方式，教会患者自测脉搏的方法以及指导患者及家属学习心肺复苏相关知识。

（2）护理相关方面

1）射频消融术：①告知患者出院后穿刺点局部保持干燥，在穿刺点长好以前尽量避免沾水，如果穿刺点出现红、肿、热、痛，就提示发生了感染，应及时就医；②患者出院后1周内避免抬重物及特殊劳动如给自行车打气，这样可以有效地预防渗血的发生；③术后1~2周即可进行相对正常的生活和工作，但应避免重体力劳动或运动，1~2个月后可恢复完全正常的生活和工作；④出院后1~2周复查心电图1次，以后1~3个月复查心电图1次直到半年，必要时复查X线胸片、超声心动图及动态心电图。

2）永久性人工起搏器植入术：①教会患者学会自测脉搏，2次/日，每次至少3分钟，取其每分钟的平均值并记录，如果每分钟少于预置心率5次即为异常，应及时到医院就诊。②用半导体收音机检测起搏器的功能，此方法适用于无自身心率的患者，具体方法：首先打开收音机，选择中波波段没有播音的区域，然后把收音机放在起搏器埋藏区，可听到规律的脉冲信号，根据信号的频率自测起搏频率。③避免接触高压电、内燃机、雷达、微波炉等强磁性物体；随身携带起搏器识别卡，写明何时安装起搏器及其类型，以便就医或通过机场安全门时，顺利通过检查。④告知患者出院后伤口局部保持干燥，在伤口愈合前尽量避免沾水，如伤口出现红、肿、热、痛，提示发生了感染，应及时就医。

心内科护士建立射频消融术及起搏器植入术术后患者健康档案，医院保留患者家庭住址及联系方式。

（3）社会心理方面：指导患者及家属掌握本病的康复治疗知识与自我护理方法，帮助分析和消除不利于疾病康复的因素，解除患者的心理负担，调整好睡眠，保证患者休息。

4. 出院后　患者出院后出现心律失常复发及起搏器异位、感染等术后并发症，会严重影响治疗效果，甚至危及患者生命，需要加强相关护理。

（1）治疗相关方面：复诊指导，射频消融术出院后1~2周复查心电图1次，以后每1~3个月复查心电图1次直到半年，必要时复查X线胸片、超声心动图及动态心电图；永久性起搏器植入术术后复查原则，3个月内每半月随访1次，3个月后每月随访1次，以后每半年随访1次。待接近起搏器限定年限时，要缩短随访时间。若自觉心悸、胸闷、头晕、黑蒙或自测脉搏缓慢，应立即就医。

（2）护理相关方面

1）饮食指导：合理的饮食可使病情得到控制，预防并发症的发生。饮食宜低盐、低脂、清淡、易消化、高纤维素，多食新鲜蔬菜和水果，保持大便通畅，忌饱餐，宜少食多餐，每顿七八分饱，每日可增至5餐。忌刺激性饮料，如浓茶、咖啡等，嗜烟酒等均可诱发心律失常。合并心力衰竭及使用利尿剂时应限制钠盐的摄入，多进含钾的食物，以减轻心脏负荷和防止低血钾症而诱发心律失常。

2）活动指导：保持良好的心情，改善生活方式，注意生活细节，促进身心休息。无器质性心脏病者应积极参加体育锻炼，调整自主神经功能，器质性心脏病患者可根据心功能情况适当活动，注意劳逸结合，避免情绪激动、过度兴奋或悲伤。最好由医生根据病情制订运动处方，选择正确的运动方式、强度、频率及时间，一般以太极拳、慢跑、步行等为主，3~4次/周，每次30分钟。

3）用药指导：①快钠通道阻滞剂：常用的有奎尼丁、普鲁卡因胺等。常见的不良反应有恶心、呕吐、腹泻，视觉、听觉障碍，窦性停搏、房室传导阻滞等。指导患者饭后服用，学会自测脉搏，服药期间勿驾驶、高空操作，避免靠近火源等。②β受体拮抗剂：常用的有普萘洛尔、美托洛尔等。可减慢心率，常见的不良反应有心动过缓、窦性停搏、房室传导阻滞、乏力、胃肠不适、加重胰岛素的低血糖及停药综合征等，应注意不要突然停药。③钾通道阻滞剂：常用的有胺碘酮、索他洛尔等。常见的不良反应有转氨酶增高，角膜色素沉着，心动过缓，最严重的心外毒性为肺纤维化。指导患者定期检查，按医嘱服药，逐渐减量，复查肝功能。④钙通道阻滞剂：常用的有维拉帕米、地尔硫䓬等。常见的不良反应有低血压、心动过缓、房室传导阻滞等。指导患者体位改变时应缓慢，如睡醒后先躺一会儿，然后再慢慢坐起，定期检查心电图。

（3）社会心理方面：保持乐观情绪，避免紧张焦虑和情绪激动，多参加益于健康的娱乐活动，保持身心轻松、愉快。避免过度劳累和用脑过度，生活有规律，保证充足睡眠。随访护士可通过计算机、微信等网络信息平台与患者及其家属之间相互沟通。随访护士向患者及家属了解患者疾病控制情况、生活方式改变情况及出现的问题，督促患者按时复查，根据患者的生理、心理状态酌情调整护理方案。

（三）院外延伸护理

延续性护理是通过一系列的行动设计以确保患者在不同的健康照护场所（如从医院到家庭）及同一健康照护场所接收到不同水平的协作性与连续性照护，通常是指从医院到家庭的延续，包括经由医院制订出院计划、转诊、患者回归家庭或社区后的持续性随访与指导，心律失常患者，接受手术或非手术治疗后，因为起搏器的植入和长期服药，需要心内科医护人员给予连续护理。建立患者的随访档案，可以及时记录病情，有效预防并发症的发生。主管医生是随访的主导因素，随访护士是患者规律复查观察病情，及时反馈的关键因素。没有开展心律失常患者连续护理的医院，患者可以自行保存治疗相关资料，还可通过互联网平台、手机客户端、电话沟通等多媒体方式与主管医生或心内科专业人员保持联系，随时接受指导。

随访时间：①起搏器植入术随访时间：植入后1、3、6个月进行随访；此后每3~6个月随访1次；电池耗竭是每个月随访1次。②心律失常射频消融术随访时间：1~2周复查心电图1次，以后每1~3个月复查心电图1次直到半年，必要时复查X线胸片，超声心动图及动态心电图；服用抗凝药物遵医嘱随访。

随访内容：①起搏器植入术随访内容：包括全身情况和症状：如原有的头晕、黑蒙、晕厥等是否消失；患者的主要体征：如血压、心脏大小、有无杂音等；患者心功能状态是否有改善；起搏心电图观察起搏器的感知功能和起搏功能是否正常；有无合并症包括局部伤口愈合情况及其他合并症。②心律失常射频消融术后随访内容：心悸、心慌等症状是否消失；1~2周复查心电图1次，以后1~3个月复查心电图1次直到半年，必要时复查X线胸片，超声心动图及动态心电图；24小时动态心电图是否正常。

随访方式：设定专人负责定期拨打随访电话或门诊复查。

射频消融术及起搏器植入术是逐渐发展起来的一种治疗心律失常的技术，可延长患者的寿命，改善生活质量。随着技术的成熟及普遍的开展，越来越多的术后患者需要更长期、更广泛的连续护理服务，对护理工作也提出更高的要求，也是我们今后完善的目标。社区—家庭相互联系的统一整体，使心律失常患者能够得到连续、专业的指导。

第九节　先天性心脏病患者的连续护理

先天性心脏病（先心病）是指出生时即存在的心血管异常，是胎儿时期心血管发育异常或发育障碍以及出生后应该退化的组织未能退化所造成的心血管畸形。婴幼儿最常见的心血管畸形是室间隔缺损。心血管的发生、演变和生成过程在妊娠2~3个月期间完成，妊娠第5~8周为心血管发育、演变的最活跃时期。先天性心脏病分类，见表2-9。

表2-9　先天性心脏病分类

非青紫型	青紫型
左向右分流型	右向左分流型
房间隔缺损	法洛四联症
室间隔缺损	完全性大动脉错位

续表

非青紫型	青紫型
动脉导管未闭	
无分流型	
肺动脉狭窄	
主动脉缩窄	

【疾病特点】

（一）病因

1. 胎儿周围环境及母体的因素　包括羊膜的病变、胎儿周围局部机械性压迫、母体的营养和维生素缺乏、母亲妊娠最初3个月内患病毒性感染、在妊娠早期服用某些药物，如镇静药、四环素或大量奎宁等可导致胎儿先天性畸形。

2. 遗传因素　同一家庭成员中，有同患先天性心脏病者，则先天性心血管畸形几率高。

3. 其他因素　宫内缺氧可增加心血管畸形几率，因此高原地区动脉导管未闭及房间隔缺损的发病率较高。高剂量的放射线不仅影响孕妇，而且对妇女以后的生育均会产生影响。

（二）症状和体征

1. 呼吸急促　患儿进食时吸吮乏力，吮奶未完即因气促而弃奶喘息，吸几口就停一下，满头大汗。

2. 反复呼吸道感染或肺炎　这是最常见的症状，因肺部充血，轻度呼吸道感染就易引起支气管肺炎，甚至出现心功能不全等症状。

3. 生长发育迟缓　由体循环血流量及血氧供应不足所致，生长发育比同龄小儿迟缓，其体重落后比身长落后更明显。

4. 水肿　当发现患儿出现尿少、下肢凹陷性水肿时，则表示心力衰竭。

5. 蹲踞　是婴儿先天性心脏病法洛四联症的常见表现，患儿活动量不大，走不远就感乏力，自动采取蹲下姿势或取胸膝卧位，休息片刻后再站起来活动。

6. 昏厥　又称缺氧性发作。往往发生在哺乳、啼哭、排便时，因缺氧，突发呼吸困难，发绀加重，失去知觉甚至抽搐。

7. 杵状指（趾）　法洛四联症经常出现，因长期缺氧指（趾）端软组织增生，使手指、足趾呈鼓槌样改变，临床上往往会在婴儿2~3岁后出现。

【治疗原则】

（一）非手术治疗

自愈（自然闭合），部分（20%~50%）膜部和肌部室间隔缺损能在 5 岁以内自行愈合。高位室间隔缺损不能自愈。

（二）手术治疗

外科手术治疗、介入治疗。

【连续护理】

先心病一般是无法自行愈合的，均需通过手术或者介入的方法治疗。外科手术治疗创伤大，患儿家属往往难以接受。由于患者多为婴幼儿和学龄儿童，对将来升学、就业、婚姻有一定影响，现在手术技术相对成熟，有些家长会选择手术治疗。外科手术治疗时间较长，患儿家属对术前术后情况认知欠缺，担心术后恢复情况及伤口美观程度，连续护理对先心病患儿术后转归有重要影响，避免和减少患儿痛苦和并发症。

（一）综合护理评估

1. 健康基本情况评估

（1）缺氧状况：患儿日常活动是否有四肢口唇发绀现象，哪些情况可诱发或加重发绀缺氧症状，如哭闹、活动、进食，哪些情况下会出现憋闷现象。

（2）生长发育：与同龄儿相比患儿是否有身高体重发育滞后现象。

（3）心功能：日常活动或剧烈活动后是否有突然停止活动或蹲踞现象。

（4）辅助检查结果：心电图、X 线检查、多普勒超声心动图、心导管、血气分析、四肢血氧饱和度等检查有助于先心病的诊断、分型及手术方式的确定。

2. 疾病相关评估

（1）缺氧状况评估：入院时观察其四肢末端及口唇有无发绀；测量四肢血氧饱和度，正常值 95%~100%，低于 94% 即为供氧不足；抽取动脉血检测动脉氧分压（PO_2），轻度缺氧 50~70mmHg，中度缺氧 35~50mmHg，重度缺氧 35mmHg 以下。

（2）生长发育：先心病患儿生长发育的速度明显滞后于同龄小儿，评估标准参照中国儿童标准身高体重对照表（表 2-10）。

表 2-10　0~10 岁儿童体重身高参考值

年龄	体重（kg）		身高（cm）	
	男	女	男	女
出生	2.9~3.8	2.7~3.6	48.2~52.8	47.7~52.0
1 个月	3.6~5.0	3.4~4.5	52.1~57.0	51.2~55.8
2 个月	4.3~6.0	4.0~5.4	55.5~60.7	54.4~59.2
3 个月	5.0~6.9	4.7~6.2	58.5~63.7	57.1~59.5
4 个月	5.7~7.6	5.3~6.9	61.0~66.4	59.4~64.5
5 个月	6.3~8.2	5.8~7.5	63.2~68.6	61.5~66.7
6 个月	6.9~8.8	6.3~8.1	65.1~70.5	63.3~68.6
8 个月	7.8~9.8	7.2~9.1	68.3~71.6	66.4~71.8
10 个月	8.6~10.6	7.9~9.9	71.0~76.3	69.0~74.5
12 个月	9.1~11.3	8.5~10.6	73.4~78.8	71.5~77.1
15 个月	9.8~12.0	9.1~11.3	76.6~82.3	74.8~80.7
18 个月	10.3~12.7	9.7~12.0	79.4~85.4	77.9~84.0
21 个月	10.8~13.3	10.2~12.6	81.9~88.4	80.6~87.0
2 岁	11.2~14.0	10.6~13.2	84.3~91.0	83.3~89.8
2.5 岁	12.1~15.3	11.7~14.7	88.9~95.8	87.9~94.7
3 岁	13.0~16.4	12.6~16.1	91.1~98.7	90.2~98.1
3.5 岁	13.9~17.6	13.5~17.2	95.0~103.1	94.0~101.8
4 岁	14.8~18.7	14.3~18.3	98.7~107.2	97.6~105.7
4.5 岁	15.7~19.9	15.0~19.4	102.1~111.0	100.9~109.3
5 岁	16.6~21.1	15.7~20.4	105.3~114.5	104.0~112.8
5.5 岁	17.4~22.3	16.5~21.6	108.4~117.8	106.9~116.2
6 岁	18.4~23.6	17.3~22.9	111.2~121.0	109.7~119.6
7 岁	20.2~26.5	19.1~26.0	111.6~126.8	115.1~126.2
8 岁	22.2~30.0	21.4~30.2	121.6~132.2	120.4~132.4
9 岁	24.3~34.0	24.1~35.3	126.5~137.8	125.7~138.7
10 岁	26.8~38.7	37.2~40.9	131.4~143.6	131.5~145.1

（3）心功能：6分钟步行试验，方法是在平坦的地面画一条100英尺直线，两端各置一坐椅，受试者沿直线尽可能快速行走，直到6分钟停止，测量步行距离。

注意事项：①正式行走前可先试走2次，并休息1小时，再行走2次，如果4次行走距离的差距小于10%，则以4次结果的平均值为准，否则再增加1次；②行走时沿直线尽可能快速行走，避免快速转身和走环形路线；③在6分钟内如果患者出现疲乏、头晕、心绞痛、呼吸困难、出冷汗、颜面苍白则停止试验；④试验前后研究者应记录患儿的血压和心率以及呼吸次数，有条件时也可同步检测血氧饱和度；⑤环境安静、通风良好、温度适宜。

6分钟步行试验的判别标准：6分钟步行距离越长提示运动耐量越大，心功能越好。6分钟步行试验的结果分为4级，这种分级与心功能分级正好相反，即级别越低，心功能越差，见表2-11。

表2-11 6分钟步行试验分级

分级	步行距离（m）
Ⅰ	<300
Ⅱ	300~375
Ⅲ	375~450
Ⅳ	>450

（4）心脏听诊：胸骨左缘3~4肋间闻及粗糙的全收缩期杂音，向心前区及背部传导，常伴震颤，缺损较大导致左向右分流量较大时，心尖部可闻及相对性二尖瓣狭窄的舒张期杂音。

3. 心理社会评估　先心病对患儿家长和成年患者经常会带来一些心理负担，对其评价可采用明尼苏达心力衰竭生活质量问卷调查表（表2-12）进行评估，心理问题的产生，多是因为对疾病的不正确认知和对未来的担忧，我们视心理问题的轻重分别采取宣教疏导和专业人士干预调节方案。重点是向患者讲解良好心态对疾病康复的重大影响。

表2-12 明尼苏达心力衰竭生活质量问卷调查表

项目	评价					
最近一个月内，您的心力衰竭对您的生活的影响	无	很少	少	一般	多	很多
您的踝关节或腿出现肿胀	0	1	2	3	4	5
使您在白天被迫坐下或躺下休息	0	1	2	3	4	5

续表

项目	评价					
使您步行或上楼梯困难	0	1	2	3	4	5
使您在家中或院子里工作困难	0	1	2	3	4	5
使您离开家出门困难	0	1	2	3	4	5
使您晚上入睡困难	0	1	2	3	4	5
使您和您的朋友或家人一起做事困难	0	1	2	3	4	5
使您做获得收入的工作困难	0	1	2	3	4	5
使您做娱乐、体育活动或喜好的事情困难	0	1	2	3	4	5
使您对您喜欢的食物也吃得很少	0	1	2	3	4	5
使您有呼吸困难	0	1	2	3	4	5
使您疲劳、乏力或没有精力	0	1	2	3	4	5
您在医院住院	0	1	2	3	4	5
使您因就医花钱	0	1	2	3	4	5
使您因为治疗出现了不良反应	0	1	2	3	4	5
使您觉得自己是家人或朋友的负担	0	1	2	3	4	5
使您觉得不能控制自己的生活	0	1	2	3	4	5
使您焦虑	0	1	2	3	4	5
使您不能集中注意力或记忆力下降	0	1	2	3	4	5
使您情绪低落	0	1	2	3	4	5

（二）连续护理实施

制订连续护理方案使先心病患儿更好地恢复，减少并发症的发生，指导患者家属保留手术前后及复查的影像学资料，医护人员追踪患者术后感染指标和心功能变化，使其恢复正常人的生活。

1. 入院时　先心病患儿的一般健康状况评估主要有缺氧状况评估，生长发育、心功能、听诊心脏杂音情况。上述内容患儿入院时可由主治医师和责任护士共同完成。

（1）治疗相关方面：评估患儿或家属对疾病的认知水平，认知能力，了解程度，如心脏病的病因、预防方法、治疗手段及术后患儿的生活质量。根据评估结果制订教育计划。协助患儿完成必需的检查项目：X 线、心电图、超声、血常规、尿常规、便常规、肝肾功能、电解质、血沉、C 反应蛋白、凝血功能、血型、感染性疾病筛查。

（2）护理相关方面：术前饮食指导：由于患儿生长发育滞后，正确指导患儿及家长合理饮食，每天有计划地补充营养和增加饮食保证患儿有足够的营养能耐受手术，提高机体的抵抗力，减少术后并发症发生，以卧床休息为主，间断性吸氧。

（3）社会心理方面：学龄前期（1~6岁）患儿对疾病的认识仅局限于疾病本身对机体损害而产生的不适和痛苦，他们对周围环境的适应能力差。术前选择适当时间与患儿接触，陪伴玩耍，逐步缩短与患儿之间的距离，并配合治疗护理，消除患儿对手术的恐惧心理。学龄期（7~14岁）患儿对疾病和治疗表现为恐惧、担忧和考虑后果。由于耽误学业，加重了思想负担。根据患儿的个性特征，采取不同的方法进行说明引导工作，用患儿能听懂并能接受的语言让其了解一些疾病和手术的知识，说明手术的意义和必要性，耐心解释患儿提出的各种问题，正确疏导，以减轻患儿的心理疑虑和紧张心理，使患儿增强战胜疾病的信心，以良好心境配合手术治疗。家长在心理和精神上产生极大的忧虑和压力，父母担心手术和麻醉出现意外而焦虑不安，对此，医护人员要做好家长的思想工作，对人们提出的问题要耐心、细致地解答，说明手术治疗的目的，使他们对手术和麻醉有足够的认识和充分的思想准备。以热情、周到、负责的态度取得家长的信任，消除其后顾之忧，更好地配合我们的工作。

2. 住院时 主管医生及责任护士对患儿进行术后恢复的针对性指导和健康宣教。

（1）治疗相关方面

1）饮食指导：术后患儿的消化器官尚处于恢复调整阶段，消化功能较弱。初期进食流质及软食，1周内应当适当控制饮食，不宜盲目进补。每天的饮食中注意荤素搭配、粗细均衡，病情严重者应注意：进食量应该掌握在平时进食量的一半即可。病情平稳后逐渐增加食物。多进食清淡可口、易消化、高蛋白食物，注意营养补充，忌食油腻、酸辣刺激性食物。控制饮水量，进入体内的水分掌握在每24小时60~80ml/kg，要记录每天的出入量。

2）用药指导：服用药物主要有强心、利尿、补钾等药物，特别是口服地高辛患儿，严格掌握服药剂量，每次服药前要测量脉搏，2岁以内的患儿脉搏少于90次/分或2岁以上的患儿脉搏少于80次/分应停服1次，下次服药前仍需要测量脉搏。服用血管活性药物后注意有无头晕等低血压症状。服用阿司匹林等抗凝药物者告知其用药不良反应为出血，如发现患儿有牙龈、口腔、鼻腔出血、黑便、血尿等立即处理。

（2）护理相关方面

1）开胸手术后护理：术后除密切关注饮食护理外其余指导有：①体位、

活动：交替使用平卧和半卧位，利于呼吸、引流、减轻伤口疼痛。术后宜早期开始活动，以增加肠蠕动，增进食欲及伤口愈合，活动宜循序渐进。②伤口、引流管：保持伤口的敷料清洁干燥，平常注意观察伤口外观，若出现红肿、化脓、渗血、渗液等情况应及时向医生、护士反映，陪护人员尽量固定，减少探视防止交叉感染。引流管未拔除者应妥善固定，防止意外脱管引起气胸，患儿清醒、循环稳定后取半坐卧位，以利呼吸和引流。③咳嗽、咳痰：术后翻身、叩击胸背部 1/2 小时，鼓励指导患儿进行有效咳嗽、咳痰。叩背咳痰在餐前或餐后 2 小时为宜，以免引起患儿呕吐、误吸。④重视保温：盖好被子，四肢末端穿袜保暖。保持室内恒温，26~28℃。体温过高时首选物理降温。

2）活动和功能锻炼：早期活动对心肺功能、胃肠道功能及关节功能的恢复均有积极意义，且早期活动能激励患儿对恢复健康产生信心。术后根据心功能恢复情况制订活动计划，拔除胸管（心包、纵隔引流管）后，患儿即可下床活动，注意活动量不宜太大，以不引起胸闷、心慌等为宜。

（3）社会心理方面：术后向家长及患儿讲解饮食原则、活动方法、伤口保护等注意事项并阐述原理，使患儿及家长能遵照医嘱，做好患儿术后恢复。详细介绍先心病介入及开胸手术的适应证及各种手术优势，积极消除顾虑。

3. 出院前　住院期治疗转到居家康复的过渡阶段，心外科护士需要对患儿及家属进行心理指导：患儿因术后伤口疼痛、卧床等原因不能按时、按需进行深呼吸、咳嗽、翻身叩背，不能控制饮水量等，护士要根据病情需要讲解预防肺不张、减轻心脏负担的重要性和必要性，使其积极配合治疗。

（1）治疗相关方面：告知患儿家属出院后复查时间、饮食指导、适当活动、复查资料保存的注意事项。告知其联系医生及随访护士的方法。心外科护士建立先心病患儿健康档案，医院保留患儿家庭住址及联系方式。

（2）护理相关方面：合理安排患儿活动时间、方式，活动量增加时机，停止活动的时机、回归社会指征。

1）日常护理：如何定期复诊，使患儿安全达到适合手术的年龄。平时注意增强体质，纠正不良习惯，预防呼吸道、肠道病毒感染，避免剧烈运动、情绪激动，指导家属如何观察心力衰竭、脑缺氧的表现。

2）教会患儿及家属 6 分钟步行试验检测方法：术后 2 周、3 个月、半年、1 年各检测 1 次。

（3）社会心理方面：出院前由护士向患者介绍出院后连续性护理的目的、具体内容，使患儿做好心理准备，同时要求家属一同参与教育指导，为患儿提供疾病相关信息、活动、饮食及日常生活指导。

4. 出院后　患儿缺乏便捷、有效的康复知识，建立连续护理，避免患儿出现心功能衰竭等并发症，避免再次入院，因此连续护理的实施至关重要。

（1）治疗相关方面

1）服药原则：患儿出院后可能继续要服用强心、利尿、补钾等药物，必须遵医嘱定时服用，不可随意中断、换药或增减药量，并在用药时注意自我观察。

2）复查原则：患儿康复出院后3个月、半年、1年复查，如有特殊情况（活动后出现心慌气短、呼吸困难、发绀、尿少、眼睑水肿等症状）应随时就诊。

（2）护理相关方面

1）合理安排生活作息，保证良好休息与睡眠，室内经常开窗通风，保持空气新鲜，注意饮食卫生，少去人员拥挤的公共场所，防止交叉感染，如遇感冒、发热及时就诊。

2）预防感冒、适当体育锻炼。运动前做好准备工作，运动后放松，逐渐增加活动量，在患儿能耐受情况下不要过度限制患儿活动，活动后出现乏力、心慌等不适立即停止活动。心脏病术后早期避免剧烈活动。心脏畸形修补需要3~6个月才能牢固愈合，1年内避免劳累。先天性心脏病患儿康复期间，特别是在早期保健期间，需要避免接触放射线及一些有害物质，同时注意积极预防风疹、流行性感冒、腮腺炎等病毒感染。

3）日常工作学习中保持良好情绪，避免情绪紧张激动，并学会倾诉感受。

4）饮食上注意少食多餐，切忌暴饮暴食，适当增加营养，多吃高蛋白、高维生素食物，心功能较差的患儿限制液体摄入量和钠盐的摄入。可以多补充含钾较高的食物，如菠菜、苦瓜、橙汁、木瓜、柠檬汁、香蕉、柑橘等。

5）保持大便通畅，心功能不全和应用利尿剂的患儿要注意监测尿量和体重的变化，保持摄入量和尿量的基本平衡。

6）胸部切口手术的患儿注意防止胸廓隆起变形和驼背含胸。

（3）社会心理方面：建立计算机手机网络信息平台，使随访患儿及家属能够与主管医生及责任护士沟通，了解康复中出现的问题。

（三）院外延伸护理

先心病患儿，在用药、饮食、活动量等方面的指导，对促进先心病患儿康复、并发症的预防至关重要，需要心外科医务人员给予连续护理。建立先心病患儿的随访档案，可及时记录病情，有效预防心功能衰竭、心律失常、传导阻滞等并发症。

先心病术后患儿，需要观察心功能、肺功能情况：

1. 术后恢复　患儿出院后1个月，需要门诊复查伤口愈合、心脏畸形矫正情况及肺功能恢复情况。

2. X线及超声心动图检查　X线片可以显示患儿胸腔有无积气积液及肺功能情况，超声心动图可显示心脏畸形矫正情况，需要在入院时、出院前及手术后的 1 个月、3 个月、6 个月、1 年及每年复查 X 线片及超声心动图,每次门诊复查时需要携带之前的 X 线片及超声心动图,作为病情变化的参考。

3. 生存质量评分　在每次随访时,医护人员根据健康状况调查量表(表 2-6)进行评估并记录,随时改进康复计划。

4. 心功能评分　6 分钟步行试验检测方法,术后 2 周、3 个月、半年、1 年各检测 1 次。

5. 其他　如果有伤口感染、心慌气短、呼吸困难、发绀、尿少、眼睑水肿等症状,患儿随时接受相关的检查,由随访团队追踪进行指导或到医院及时就诊。

参考文献

1. 李慧敏. 先天性心脏病的护理研究进展. 当代护士,2012,6:22-24.

2. 张萍. 六分钟步行试验及在心功能评价中的作用. 中华临床医师杂志,2007,1(4):10-11.

3. 潘舒萍. 小儿先天性心脏病护理中的健康教育. 心血管病防治知识,2013,11:50-52.

4. 陆再英,钟南山. 内科学. 北京:人民卫生出版社,2011.

5. Csaba BM. Anxiety as an independent cardiovascular risk. Neuropsy chopharmacol Hung,2006,8(1):5-11.

6. 沈幸. 主动脉夹层动脉瘤围手术期护理. 河北医学,2011(2):251-253.

7. 周丽娟,梁英. 心血管专科护士培训教程. 北京:人民卫生出版社,2010.

8. 陈茂蓉,王槐蒂,龙恩武. 机械心脏瓣膜置换术后华法林抗凝治疗的医学监护. 中国药师,2009,12(4):492-494.

9. 吴逢波,徐珽,陈泽莲,等. 心脏机械瓣膜置换术后华法林抗凝观察. 中国药房,2008,19(14):1093-1094.

10. 熊渺丽,胡野荣,黄琼. 主动脉夹层术后患者的社区护理干预. 中华护理杂志,2011,46(9):864.

第三章

呼吸系统疾病患者的连续护理

第一节 概 述

呼吸系统疾病是一种常见病、多发病，主要病变在气管、支气管、肺部及胸腔，病变轻者多咳嗽、胸痛、呼吸受影响，重者呼吸困难、缺氧，甚至呼吸衰竭而致死。在城市的死亡率占第3位，在农村则位居首位。更应重视的是由于大气污染、吸烟、人口老龄化及其他因素，使国内外的慢性阻塞性肺疾病（简称慢阻肺，包括慢性支气管炎、肺气肿、肺心病）、支气管哮喘、肺癌、肺部弥散性间质纤维化，以及肺部感染等疾病的发病率、死亡率有增无减。

【症状及体征】

呼吸系统的咳嗽、咳痰、咯血、气急、哮鸣、胸痛等症状，虽为一般肺部疾病所共有的表现。但仍各有一定的特点，主要症状和体征如下。

1. 咳嗽 急性发作的刺激性干咳常为上呼吸道炎引起，若伴有发热、声嘶，常提示急性病毒性咽、喉、气管、支气管炎等呼吸系统疾病。慢性支气管炎，咳嗽多在寒冷天发作，气候转暖时缓解。体位改变时咳痰加剧，常见于肺脓肿、支气管扩张。支气管癌初期出现干咳，当肿瘤增大阻塞气道，出现高音调的阻塞性咳嗽。阵发性咳嗽可为支气管哮喘的一种表现，晚间阵发性咳嗽可见于左心衰竭患者。

2. 咳痰 痰的性质（浆液、黏液、黏液脓性、脓性）、量、气味，对诊断有一定帮助。慢性支气管炎咳白色泡沫或黏液痰。支气管扩张、肺脓肿的痰呈黄色脓性，且量多，伴厌氧菌感染时，脓痰有恶臭。肺水肿时，咳粉红色稀薄泡沫痰。肺阿米巴病呈咖啡色，且出现体温升高，可能与支气管引流不畅有关。咳绿色痰见于铜绿假单胞菌感染。痰白黏稠且牵拉成丝难以咳出，见于真菌感染。咳铁锈色痰见于肺炎球菌肺炎。

3. 咯血 出血前有咳嗽、喉部痒感、胸闷感，咯出血液为鲜红色。肺结核、支气管肺癌以痰血或少量咯血为多见；支气管扩张的细支气管动脉形成小动脉瘤（体循环）或肺结核空洞壁动脉瘤破裂可引起反复、大量咯血，24小时达 300ml 以上。此外，咯血应与口鼻喉和上消化道出血相鉴别。

4. 呼吸困难　按其发作快慢分为急性、慢性和反复发作性。急性气急伴胸痛常提示肺炎、气胸、胸腔积液，应注意肺梗塞，左心衰竭患者常出现夜间阵发性端坐呼吸困难。慢性进行性气急见于慢性阻塞性肺疾病、弥散性肺间质纤维化疾病。支气管哮喘发作时，出现呼气性呼吸困难，且伴哮鸣音，缓解时可消失，再次发作时又出现。呼吸困难可分吸气性呼吸困难、呼气性呼吸困难和混合性呼吸困难 3 种。如喉头水肿、喉气管炎症、肿瘤或异物引起上气道狭窄出现吸气性喘鸣音，哮喘或喘息性支气管炎引起下呼吸道广泛支气管痉挛，则引起呼气性哮鸣音。

5. 胸痛　肺和脏层胸膜对痛觉不敏感，肺炎、肺结核、肺梗塞、肺脓肿等病变累及壁层胸膜时，方发生胸痛。胸痛伴高热，考虑肺炎。肺癌侵及壁层胸膜或骨，出现隐痛，持续加剧，乃至刀割样痛。亦应注意与非呼吸系统疾病引起的胸痛相鉴别，如心绞痛、纵隔、食管、膈和腹腔疾患所致的胸痛。

6. 由于病变的性质、范围不同，胸部疾病的体征可完全正常或出现明显异常。气管支气管病变以干湿啰音为主；肺部炎变有呼吸音性质、音调和强度的改变，如大片炎变呈实变体征；胸腔积液、气胸或肺不张可出现相应的体征，可伴有气管的移位。

7. 胸部疾患可伴有肺外的表现，常见的有支气管-肺和胸膜化脓性病变的杵状指（趾），某些支气管肺癌所致的肺性骨关节病、杵状指，还有因异位内分泌症群等副癌综合征。

【治疗原则】

1. 一般治疗　休息，加强营养，预防感染/吸氧。

2. 对症治疗/药物治疗

（1）抗感染治疗：使用广谱抗生素或联合用药。

（2）抗结核治疗：早期、适量、联合、规律、全程。

（3）抗休克：扩容，使用血管活性药物。

（4）控制咯血：垂体后叶素。

（5）解热、止咳、平喘、祛痰。

（6）纠正酸碱平衡失调。

3. 肿瘤（肺癌）

（1）手术治疗：肺癌手术切除的原则为：彻底切除原发灶和胸腔内有可能转移的淋巴结，且尽可能保留正常的肺组织，全肺切除术宜慎重。肺癌手术切除有下列几种方式：袖状肺叶切除和楔形袖状肺叶切除术：这种术式多应用于右肺上、中叶肺癌，如癌瘤位于叶支气管，且累及叶支气管开口者，可行袖状肺叶切除；如未累及叶支气管开口，可行楔形袖状肺叶切除。全肺切除（一般尽量不作右全肺切除）：凡病变广泛，用上述方法不能切除病灶时，可慎重考虑行全肺切除。

（2）辅助治疗：放疗、化疗、免疫治疗、中医中药联合治疗。

【护理原则】

呼吸系统疾病大多数是老年患者，病情迁延不愈，护理过程中，不仅要求功能的康复，还需要身体、心理、社会适应等方面的恢复。呼吸系统疾病多见于气管、支气管、肺部及胸腔病变，病变轻者多咳嗽、咳痰、呼吸困难、发热、咯血、胸痛、缺氧，长期处于紧张、压迫等状态。患者在饱尝疾病折磨的同时，也给家人和社会带来许多负担。如果得不到及时治疗会造成长期的痛苦，降低生活质量。针对呼吸系统疾病，应注意观察患者意识状态、呼吸状况、咳嗽情况、咳痰情况等。呼吸肌活动度的练习，日常生活的适应，并发症的规避，健康活动方式的调整及养成等，都需要长期的专业指导。目前呼吸科护理工作在院期间开展完善，但是，没有全面建立起从呼吸疾病预防、入院治疗、出院康复和健康习惯养成的不间断护理模式，这对保障呼吸系统健康，提高患者生活质量都有重大影响，因此，需要形成呼吸内科规范、合理的连续护理模式。

【连续护理】

呼吸系统疾病患者出院后还需要心理及康复指导，监测相关检查结果，养成健康的生活方式，呼吸功能锻炼、预防跌倒及相关并发症等。因此，患者从入院到出院居家康复，需要连续的病情观察，首先要完善患者健康档案，全程记录患者的健康信息，包括入院时安全隐患护理、心理护理、呼吸道护理、急性发作护理、药物护理、住院期间的治疗及效果、出院时的状态，随访的时间及观察重点内容，居家康复阶段的病情及转归情况。连续护理能够巩固患者的治疗效果，预防并发症，处理新出现的呼吸内科疾病症状。

（一）多专业支持

在治疗和康复过程中，患者需要心脏内科、神经内科、肾脏内科、营养科等各科的配合；若伴随其他并发症，如胃出血等，还需要消化内科等专科参与。患者在出院以后，需在社区医疗机构、家庭医生、健康管理师等相关人员的指导下，建立起呼吸内科与其他医学专科和社会保障服务提供机构之间的网络式联合，共同满足呼吸内科患者的医疗需求。

（二）连续护理程序

1. 综合护理评估　评估患者的一般资料，如性别、年龄、职业等，以及呼吸科疾病的既往史、治疗方法及效果、家族史、合并症情况等。

（1）健康状况评估：对患者进行体格检查，了解患者 X 线片、CT、MRI等检查结果，对呼吸内科疾病进行确诊分级。利用呼吸症状量表（表 3-1）、症状自评量表（表 2-2）、慢性阻塞性肺疾病生活质量问卷（表 3-2）、哮喘控制测试问卷（表 3-3）了解呼吸症状及躯体特殊感觉、生活质量、哮喘控制及缓解的措施、效果。

（2）疾病认知评估：应用呼吸科患者连续护理认知问卷（表 3-4），对患者治疗相关知识、康复相关需求、社会生活需求等进行评估。

（3）心理社会评估：应用焦虑自评量表（SAS）（表 3-5）、抑郁自评量表（SDS）（表 3-6）等工具，从感觉、意识、行为等多角度评估患者的心理状态，有无焦虑、恐惧等负面情绪。

2. 连续护理方案　呼吸科疾病的病程较长，需要整合呼吸科专业人员及社区卫生服务人员共同完成。实现患者自我管理支持、服务提供系统支持、慢性病照护决策支持及临床信息支持的统一。开展呼吸科连续护理，需要呼吸科医疗护理团队的积极实践和呼吸病患者主动参与。患者需要在社区建立健康档案，记录患者的健康变化、疾病治疗情况。患者发现呼吸科疾病症状后，经过社区医生的诊断，根据病情需要，到综合或呼吸科专科医院接受治疗。出院后居家康复，接受社区医生的指导。同时患者可通过信息平台，与经治的呼吸科医生及护士保持联系确保康复。遇到疾病变化及其他症状，再回到医院接受诊疗，形成社区-医院-社区的循环过程。呼吸科护士是连续护理过程中的参与者及协调者，通过独立或与其他医疗团队成员的合作，完成患者的评估、健康教育、护理、呼吸科疾病档案的管理等工作。

3. 连续护理实施　在呼吸科疾病康复的过程中，专业的医护团队和配合的呼吸疾病患者是开展的核心。患者需要学会自查身体状况，克服康复过程中的困难，形成健康的生活习惯而恢复身体功能。患者在接诊、住院及出院前后，需进行如下连续护理措施。

（1）入院时：了解患者基本情况，包括既往病史、疾病相关信息、生活习惯等。所有患者进行身体基础状况的评估，心理及社会相关信息的登记。并根据需要进行相关的实验室、影像学的检查。对患者进行呼吸科疾病相关的健康宣教。安排患者的住院相关事宜。

（2）住院时：主管医生依照治疗方案开展治疗，责任护士负责监测病情变化、患者心理护理、饮食护理、氧疗及机械通气护理、排痰护理、口腔及药物治疗护理、环境护理、并发症预防等。

（3）出院前：主管医生根据患者病情确定患者出院日期及呼吸功能锻炼计划，并由责任护士指导患者掌握包括：氧疗时间、功能锻炼强度、复查时间、科室联系方式、哮喘急性发作处理方法、影像学资料的保存方法等。随访护士记录患者和家属的联系方式及地址。

（4）出院后：责任护士及随访护士按复查时间联系患者复查，或根据主管医生的告知进行电话随访。完善患者呼吸科疾病相关的健康档案，为社区健康服务人员服务提供依据。患者在出院后，出现突发病情变化可联系随访护士或者主管医生及时进行处理。

（三）院外延伸护理

呼吸科疾病主要影响患者的呼吸功能，因为所患呼吸科疾病的不同，康复时间长短不一，不能保证患者均在医院得到全面康复。目前没有普遍开展呼吸科疾病的家庭病床，患者出院后，主要依靠门诊复查及电话随访。大多数医院呼吸科的医疗资源，尚不能实现医护人员的定期入户随访。医护人员可以配合网络平台、手机客户端等途径，补充患者对呼吸科连续护理知识的需求。呼吸科疾病患者氧疗是治疗护理重点，包括以下方面：①氧疗：根据病情需要随时评估。教会患者正确使用氧疗装置，说明使用时的注意事项、可能遇到的问题，说明长期吸氧的重要性，提高用氧的依从性。②体位引流：原则上应使病变部位处于高处，引流支气管开口在下，利于痰液流入大支气管和气管。③呼吸生理治疗：鼓励和协助患者咳嗽、用力呼气，以促进痰液的排出；指导患者做缩唇呼吸，增加气道内压力，以抵抗气道外的动力压迫，使等压点移向中央大气道，可防止气道于呼气时过早闭合。④肌肉训练：全身性活动锻炼，包括步行、登楼、踏车等。呼吸肌锻炼，教会患者做深而慢的腹式呼吸，降低呼吸阻力，增加潮气量，减少无效腔通气，使气体分布均匀。评估患者通气-血流比例失调是否得到改善。⑤高热：诊断未明确前，不能过多使用退热药；体温在 39.5℃以上者，给予物理降温，用酒精或温水擦浴，高热无汗患者不宜冷敷；体温骤退时，予以保温，及时测血压、脉搏、体温，注意病情变化并记录。

（四）评价工具

以下评估工具，普遍适用于呼吸科疾病患者，可根据需要选择对应量表进行评估。

1. 呼吸症状量表（Modified British Medical Research Council，MMRC）本量表为改良版英国医学研究委员会呼吸问卷对呼吸困难严重程度进行评估，MMRC 使用呼吸困难程度一项评价指标，因简单、方便，临床广泛应用。以呼吸困难分级评分，分值 0~4 级，级别越高呼吸困难程度越重，见表 3-1。

表 3-1　改良版英国医学研究委员会呼吸问卷

呼吸困难评价等级	呼吸困难严重程度
0 级	除非剧烈运动，无明显呼吸困难
1 级	当走或上缓坡时有气短
2 级	因呼吸困难而比同龄人步行慢，或者以自己的速度在平地上行走时需要停下来休息
3 级	在平地上步行走 100m 或数分钟后需要停下来呼吸
4 级	明显的呼吸困难而不能离开房间或者穿脱衣服即可引起气短

2. 症状自评量表　见表 2-2。

3. 慢性阻塞性肺疾病生活质量评估（COPD Assessment Test，CAT）问卷　CTA 问卷由琼斯（Jones PW）教授在 2009 年编制完成，它是一种全新的、由患者本人完成的测试问卷，用于对 COPD 患者健康状况进行简便可靠的评价。CAT 分值范围是 0~40 分。得分为 0~10 分的患者被评为 COPD "轻微影响"，11~20 分者为 "中等影响"，21~30 分者为 "严重影响"，31~40 分者为 "非常严重影响"，见表 3-2。

4. 哮喘控制测试（Asthma Control Test，ACT）问卷　国外于 1997 年设计了 QUALITY MERIC（QM），经过临床试验，发展为 ACT。经过 2001—2002 年及 2002—2003 年 2 次大规模多中心临床观察，ACT 被确认为是监测和评估哮喘病情的有效工具。问卷仅通过回答有关哮喘症状和生活质量的 5 个问题的评分进行综合判定，25 分为控制、20~24 分为部分控制、19 分以下为未控制，并不需要患者检查肺功能。通过长期连续检测维持哮喘控制，尤其适合在基层医疗机构推广。作为肺功能的补充，既适用于医生，也适用于患者自我评估哮喘控制。患者可以在家庭或医院，就诊前或就诊期间完成哮喘控制水平的自我评估，见表 3-3。

表 3-2　慢性阻塞性肺疾病生活质量评估（CAT）

问卷姓名：　　　　性别：　　年龄：　　床号：　　　住院号：　　　日期：

我从不咳嗽	0　1　2　3　4　5	我一直在咳嗽
我一点痰也没有	0　1　2　3　4　5	我有很多很多痰
我没有任何胸闷的感觉	0　1　2　3　4　5	我有很严重的胸闷感觉
当我爬坡或上一层楼梯时，我没有气喘的感觉	0　1　2　3　4　5	当我爬坡或上一层楼梯时，我感觉非常喘不过气来
我在家里能够做任何事情	0　1　2　3　4　5	我在家里做任何事情都很受影响

续表

尽管我有肺部疾病，但我对外出离家很有信心	0　1　2　3　4　5	由于我有肺部疾病，我对离家外出一点信心都没有
我的睡眠非常好	0　1　2　3　4　5	由于我有肺部疾病，我的睡眠相当差
我精力旺盛	0　1　2　3　4　5	我一点精力都没有
合计得分		
COPD CAT 分值范围是 0~40 分 评定：0~10 分，"轻微影响"；11~20 者为"中等影响"；21~30 分，"严重影响"；31~40 分者为"非常严重影响"		

注：请标记最能反映你当前情况的选项，在数字上打"√"。每个问题只能标记一个选项

表 3-3　哮喘控制测试（ACT）问卷

问题1	引用下方备注问题一①				
	所有时间　1	大多数时间　2	有些时候　3	很少时候　4	没有　5	得分
问题2	在过去 4 周内，您有多少次呼吸困难？				
	每天不止 1 次　1	每天 1 次　2	每周 3 至 6 次　3	每周 1 至 2 次　4	完全没有　5	得分
问题3	引用下方备注问题二②				
	每周 4 晚或更多 1	每周 2 到 3 晚　2	每周 1 次　3	1 至 2 次　4	没有　5	得分
问题4	在过去 4 周内，您有多少次使用急救药物治疗（如沙丁胺醇）？				
	每天 3 次以上　1	每天 1 至 2 次　2	每周 2 至 3 次　3	每周 1 次或更少　4	没有　5	得分
问题5	您如何评价在过去 4 周内，您的哮喘控制情况？				
	没有控制　1	控制很差　2	有所控制　3	控制很好　4	完全控制　5	得分

备注：①问题一：在过去的四周内，在工作、学习或家中，有多少时候哮喘妨碍您进行日常活动？
②问题二：在过去 4 周内，因为哮喘症状（喘息、咳嗽、呼吸困难、胸闷或疼痛），您有多少次夜间醒来或早上比平时早醒？

5. 呼吸科患者连续护理认知问卷　评估呼吸科疾病患者对连续性康复及护理知识和技能的掌握情况。应用呼吸科患者连续护理认知问卷，在连续护理的原则下，参考症状自评量表（SCL-90）、慢性阻塞性肺疾病生活质量评估（CAT）、哮喘控制测试（ACT）、焦虑自评量表（SAS）、抑郁自评量表（SDS），结合文献检索，制订了包括 3 个一级维度、14 个二级维度和 57 个三级维度的出院患者连续护理知识测评指标。非常熟悉得 5 分，比较熟悉得 4 分，熟悉得 3 分，稍有了解 2 分，完全不知道 1 分，见表 3-4。

表 3-4　呼吸科患者连续护理认知问卷

一级维度	二级维度	三级维度	选项				
			非常熟悉	比较熟悉	熟悉	稍有了解	完全不知道
治疗相关知识	用药	常用药物的名称、剂量、服用方法、服药时间、注意事项等	☐	☐	☐	☐	☐
		服用药物的价格	☐	☐	☐	☐	☐
		服用药物不良反应的表现以及处理	☐	☐	☐	☐	☐
		调整服药剂量的时机、方法	☐	☐	☐	☐	☐
		药物的保存方法	☐	☐	☐	☐	☐
	复诊	复诊时间	☐	☐	☐	☐	☐
		复诊地点	☐	☐	☐	☐	☐
		复诊项目	☐	☐	☐	☐	☐
		复诊前的准备工作，如：携带门诊病历、X 线片等	☐	☐	☐	☐	☐
		绿色通道，如：急诊入院	☐	☐	☐	☐	☐
		急诊就诊的指征，如：呼吸、体温、皮肤、循环等	☐	☐	☐	☐	☐
	呼吸状况	呼吸频率	☐	☐	☐	☐	☐
		节律	☐	☐	☐	☐	☐
		呼吸音	☐	☐	☐	☐	☐
		体位对呼吸的影响等	☐	☐	☐	☐	☐
		有无吸烟史，吸烟多长时间，每天吸多少	☐	☐	☐	☐	☐
	病情评估	发病的典型症状，如：呼吸困难、咳嗽、咳痰、咯血等	☐	☐	☐	☐	☐
		发病时的注意事项，如：活动、体位等	☐	☐	☐	☐	☐
康复相关需求	饮食与排便	所患疾病的饮食注意事项	☐	☐	☐	☐	☐
		需要摄入食物量、营养素要求	☐	☐	☐	☐	☐
		不良饮食习惯	☐	☐	☐	☐	☐

续表

一级维度	二级维度	三级维度	选项				
			非常熟悉	比较熟悉	熟悉	稍有了解	完全不知道
康复相关需求	饮食与排便	如何通过饮食调节排便情况	□	□	□	□	□
		排便的注意事项，如：坐便器的高度、关节屈曲的角度等	□	□	□	□	□
	睡眠	如何评价睡眠质量	□	□	□	□	□
		影响睡眠的因素，如：咳嗽与咳痰、体位等	□	□	□	□	□
		睡眠障碍的应对方法，如：调节体位、应用药物等	□	□	□	□	□
	心理	对待疾病的正确态度	□	□	□	□	□
		简单评估自己的焦虑、抑郁情况，如：情绪、判断能力等	□	□	□	□	□
		出现焦虑、抑郁时如何处理	□	□	□	□	□
	康复训练	深呼吸和有效咳嗽、呼吸操练习等	□	□	□	□	□
		胸部叩击、缩唇呼吸、腹式呼吸锻炼	□	□	□	□	□
		训练锻炼的进度、时机	□	□	□	□	□
		锻炼的强度、注意事项	□	□	□	□	□
	活动时间	首次床上坐起和床边站立的时间、条件	□	□	□	□	□
		在协助下行走的时间、条件。如：拔吸氧管、拔出引流管后行走等	□	□	□	□	□
		短时间独立行走的距离、条件。如：有人监护、平地行走	□	□	□	□	□
		他人陪伴下外出行走较长距离的时间、条件	□	□	□	□	□
		停止活动的指征，如：呼吸频率加快、运动耐力降低等	□	□	□	□	□
	康复知识	掌握康复基本知识、技能，如：呼吸肌康复训练包括缩唇呼吸、腹式呼吸等	□	□	□	□	□

续表

一级维度	二级维度	三级维度	选项				
			非常熟悉	比较熟悉	熟悉	稍有了解	完全不知道
康复相关需求	康复知识	正确进行家庭氧疗，每日坚持低流量吸氧 15 小时	□	□	□	□	□
		掌握吸入药物的方法以及 COPD 稳定期养护治疗科普知识	□	□	□	□	□
		循序渐进地执行康复计划表	□	□	□	□	□
社会生活需求	医疗保障	特殊医疗项目及大病用药医疗统筹经费补助申报手续（军队人员）	□	□	□	□	□
		检查、用药的保障范围及标准	□	□	□	□	□
		就诊的流程，如：逐级就诊原则（初诊-转诊）本单位卫生机构—体系医院—上级医院（军队人员）	□	□	□	□	□
		就诊相关手续，如：持有军人保障卡、有效证件、转诊信；师级以上"一卡通"门诊就诊（军队人员）	□	□	□	□	□
		随军家属享受的医疗待遇	□	□	□	□	□
		特殊情况者的特定康复需求，如：空巢老人家庭、临终关怀者	□	□	□	□	□
	回归社会	适合从事的工作岗位，如：支气管扩张咯血后不宜从事重体力工作	□	□	□	□	□
		可从事的劳动强度	□	□	□	□	□
	社会活动	增加疾病相关知识，如：疾病预防、治疗、康复等知识的讲座	□	□	□	□	□
		恢复适宜的娱乐休闲，如：太极拳、慢跑、骑自行车、游泳、钓鱼等	□	□	□	□	□
		积极参加病友联谊会	□	□	□	□	□
	疾病转归	疾病发展后患者有权选择治疗方案及手段	□	□	□	□	□

续表

一级维度	二级维度	三级维度	选项				
			非常熟悉	比较熟悉	熟悉	稍有了解	完全不知道
社会生活需求	疾病转归	疾病终末期患者的治疗愿望应该受到尊重	☐	☐	☐	☐	☐
		尊重疾病终末患者对医疗机构的选择,如:医院、家庭	☐	☐	☐	☐	☐
		患者病危抢救时患者及家属应当履行的义务	☐	☐	☐	☐	☐

6. 焦虑自评量表（Self-Rating Anxiety Scale，SAS） 焦虑自评量表由华裔教授 Zung 编制（1971 年），采用 4 级评分，主要评定症状出现的频度，其标准为："1"表示没有或很少时间有；"2"表示有时有；"3"表示大部分时间有；"4"表示绝大部分或全部时间都有。20 个条目中有 15 项是用负性词陈述的，按上述 1~4 顺序评分。其余 5 项（第 5，9，13，17，19）注*号者，是用正性词陈述的，按 4~1 顺序反向计分。按照中国常模结果，SAS 标准分的分界值为 50 分，其中 50~59 分为轻度焦虑，60~69 分为中度焦虑，70 分以上为重度焦虑，见表 3-5。

表 3-5 焦虑自评量表（SAS）

指导语：下面有 20 条文字，请仔细阅读每一条，把意思弄明白。然后根据您近一星期的实际感觉，在适当的方格里画一个"√"，每一条文字后有 4 个格，分别表示没有或很少时间有，小部分时间有，相当多时间有，绝大部分或全部时间有。

项目	没有或很少时间有	小部分时间有	相当多时间有	绝大部分时间有
1. 我觉得比平时容易紧张或着急	☐	☐	☐	☐
2. 我无缘无故在感到害怕	☐	☐	☐	☐
3. 我容易心里烦乱或感到惊恐	☐	☐	☐	☐
4. 我觉得我可能将要发疯	☐	☐	☐	☐
5. *我觉得一切都很好	☐	☐	☐	☐
6. 我手脚发抖打战	☐	☐	☐	☐

续表

项目	没有或很少时间有	小部分时间有	相当多时间有	绝大部分时间有
7. 我因为头疼、颈痛或背痛而苦恼	☐	☐	☐	☐
8. 我觉得容易衰弱或疲乏	☐	☐	☐	☐
9. * 我觉得心平气和，并且容易安静坐着	☐	☐	☐	☐
10. 我觉得心跳的很快	☐	☐	☐	☐
11. 我因为一阵阵头晕而苦恼	☐	☐	☐	☐
12. 我有晕倒发作，或觉得要晕倒似的	☐	☐	☐	☐
13. * 我吸气呼气都感到很容易	☐	☐	☐	☐
14. 我的手脚麻木和刺痛	☐	☐	☐	☐
15. 我因为胃痛和消化不良而苦恼	☐	☐	☐	☐
16. 我常常要小便	☐	☐	☐	☐
17. * 我的手脚常常是干燥温暖的	☐	☐	☐	☐
18. 我脸红发热	☐	☐	☐	☐
19. * 我容易入睡并且一夜睡得很好	☐	☐	☐	☐
20. 我做噩梦	☐	☐	☐	☐

注：* 为反向计分题

　　7. 抑郁自评量表（Self-Rating Depression Scale，SDS）　　抑郁自评量表有20个项目，分为4级评分的自评量表，原型是 Zung 抑郁量表（1965年）。其特点是使用简便，并能相当直观地反映抑郁患者的主观感受。主要适用于具有抑郁症状的成年人，包括门诊及住院患者。只是对严重迟缓症状的抑郁，评定有困难。同时，SDS 对于文化程度较低或智力水平稍差的人使用效果不佳。按照中国常模结果，SDS 标准分，轻度抑郁：53~62分；中度抑郁：63~72分；重度抑郁：>72分；分界值为53分。SDS 总粗分的正常上限为41分，分值越低状态越好。标准分为总分乘以1.25后所得的整数部分。我国以 SDS 标准分≥50为有抑郁症状。见表3-6。

表3-6 抑郁自评量表（SDS）

指导语：下面有20条文字，请仔细阅读每一条，把意思弄明白。然后根据您近一星期的实际感觉，在适当的方格里画一个"√"，每一条文字后有4个格，分别表示没有或很少时间有，小部分时间有，相当多时间有，绝大部分或全部时间有。

项目	没有或很少时间有	小部分时间有	相当多时间有	绝大部分时间有
1. 我觉得闷闷不乐，情绪低沉	☐	☐	☐	☐
2.* 我觉得一天之中早晨最好	☐	☐	☐	☐
3. 我一阵阵哭出来或觉得想哭	☐	☐	☐	☐
4. 我晚上睡眠不好	☐	☐	☐	☐
5. 我吃的跟平常一样多	☐	☐	☐	☐
6.* 我与异性密切接触时和以往一样感到愉快	☐	☐	☐	☐
7. 我发觉我的体重在下降	☐	☐	☐	☐
8. 我有便秘的苦恼	☐	☐	☐	☐
9. 我心跳比平时快	☐	☐	☐	☐
10. 我无缘无故感到疲乏	☐	☐	☐	☐
11.* 我的头脑跟平常一样清楚	☐	☐	☐	☐
12.* 我觉得经常做的事并没有困难	☐	☐	☐	☐
13. 我觉得不安而平静不下来	☐	☐	☐	☐
14.* 我对将来抱有希望	☐	☐	☐	☐
15. 我比平常容易激动	☐	☐	☐	☐
16.* 我觉得做出决定是容易的	☐	☐	☐	☐
17.* 我觉得自己是个有用的人，有人需要我	☐	☐	☐	☐
18.* 我的生活过得很有意思	☐	☐	☐	☐
19. 我认为如果我死了别人会生活得好些	☐	☐	☐	☐
20.* 我平常感兴趣的事我仍然照感兴趣	☐	☐	☐	☐

注：* 为反向计分题

93

第二节　支气管哮喘患者的连续护理

支气管哮喘（简称哮喘）是由多种细胞特别是肥大细胞、嗜酸性粒细胞和T淋巴细胞参与的慢性气道炎症；在易感者中此种炎症可引起反复发作的喘息、气促、胸闷或咳嗽等症状，多在夜间或凌晨发生；此类症状常伴有广泛而多变的呼气流速受限，但部分可自然缓解或经治疗缓解；同时伴有气道对多种刺激因子反应性增高。

【疾病特点】

（一）病因

哮喘的病因目前尚未清楚，大多认为是多基因遗传有关的变态反应性疾病，环境因素对发病也起重要作用。如遗传因素，促发因素包括：呼吸道感染、非特异性因素、过度劳累、精神原因、职业性原因、气候因素、运动因素、多雾、雾霾的环境、出入温差明显的空调房间等。

（二）症状及体征

1. 哮喘　表现为发作性咳嗽、胸闷及呼吸困难。发作时的严重程度和持续时间个体差异大，轻者仅有胸部紧迫感，持续数分钟，重者极度呼吸困难，持续数周或更长时间。发作常有一定的诱发因素，不少患者发作有明显的生物规律，每天凌晨2~6时发作或加重，一般好发于春夏交接时或冬天，部分女性（约20%）在月经前或期间哮喘发作或加重。

2. 缓解期可无异常体征　发作期胸廓膨隆，叩诊呈过清音，多数有广泛的呼气相为主的哮鸣音，呼气延长。严重哮喘发作时常有呼吸费力、大汗淋漓、发绀、胸腹反常运动、心率增快、奇脉等体征。

【治疗原则】

1. 尽可能控制症状，包括夜间症状。
2. 改善活动能力和生活质量。
3. 使肺功能接近最佳状态。
4. 预防发作及加剧。
5. 提高自我认识和处理急性加重的能力，减少急诊就诊率或住院率。
6. 避免影响其他医疗问题。
7. 避免药物不良反应。
8. 预防哮喘引起死亡。

【连续护理】

哮喘住院患者大多数病情重，治疗康复周期长，并发症多，出院时往往还会遗留有不同程度的功能障碍，照护方面必定面临许多实际问题。我国社会医疗保障体系正在不断完善中，医疗资源相对有限，哮喘患者后期的治疗及康复主要以家庭为主。哮喘急性期患者由于治疗抢救需要，行气管切开，由于呼吸功能损害严重，病程长，康复慢，出院时仍有患者不能拔管，带管出院回家康复，而管路居家护理必须要专业指导，才能保证患者的安全。连续护理是向有医疗护理需求的出院患者提供医疗护理、康复促进、健康指导等服务，是住院护理的延续。因此，为出院后的哮喘患者提供回归家庭后的连续护理干预，有针对性地给予疾病相关的康复指导，客观上有着重要意义。

（一）综合护理评估

1. 健康基本情况评估

（1）一般健康评估：意识、瞳孔、呼吸、血压、脉搏、呼吸、体温。呼吸症状量表见表3-1。

（2）病史评估：询问患者病史及起病原因，年龄、性别、气道高反应性、哮喘发作的程度和用药量、文化程度、社会经济状况、民族文化、哮喘相关知识教育情况。哮喘控制测试问卷见表3-3。

2. 疾病相关评估

（1）主要症状评估：哮喘患者多有哮喘病史，在活动中或情绪激动时突然起病，少数在安静状态下发病。患者一般无前驱症状，少数有喘憋、头痛及肢体无力等，发病后症状在数分钟、数小时达到高峰，发作时的严重程度和持续时间个体差异大，轻者仅有胸部紧迫感，持续数分钟。哮喘患者症状评估分为2个部分：①非急性发作期病情的评估（表3-7）；②哮喘急性发作时严重程度的评估（表3-8）。

（2）评估患者对疾病的认知：评估患者的知识水平和学习能力，特别要评估患者对该病的了解程度，如该病的特点、发病原因、流行病学的情况，有哪些临床表现和体征、治疗方法等，特别是评估患者对用药原则和药物的不良反应是否了解。根据评估结果，遵循满足患者需要和循序渐进的原则，制订因人施教的健康教育计划。

3. 社会心理评估　可应用社会普遍采用的一些简单的自评量表进行科学有效的自我评估，如焦虑自评量表（SAS）（表3-5）、抑郁自评量表（SDS）（表3-6）等，根据评估结果，了解自己的心理健康情况，准确评估是否存在心理问题，以及问题的轻重程度，采取自我调节或请专业人士帮助调节的方法，来缓解心理压力，保持健康积极的心理状态，有利于疾病的康复。

表 3-7　非急性发作期哮喘病情的评估

病情	临床特点	控制症状所需药物
间歇	间歇出现症状<每周 1 次，短期发作数小时，肺功能正常，PEF 或 FEV1≥80%预计值，PEF 变异率<20%	按需间歇使用快速缓解药，如吸入短效 β_2 肾上腺素受体激动剂治疗，用药强度取决于症状的严重程度，可能需要吸入糖皮质激素
轻度	发作时可能影响活动和睡眠，夜间哮喘症状 2 次/月，PEF 或 FEV_1≥80%预计值，PEF 变异率 20%~30%	用一种长期预防药物，在用抗炎药物时可以加用一种长效支气管舒张药（尤其用于控制夜间症状）
中度	每日有症状，发作影响活动和睡眠，夜间哮喘症状>1 次/周，PEF 或 FEV_1>60%，<80%预计值，PEF 变异率>30%	每日应用长期预防药物，如吸入糖皮质激素，吸入短效 β_2 肾上腺素受体激动剂和（或）长效支气管舒张剂（尤其用于控制夜间症状）
严重	症状频繁发作，夜间哮喘频繁发作，严重影响睡眠，体力活动受限，PEF 或 FEV_1<60%预计值，PEF 变异率>30%	每日应用多种长期预防药物，大剂量吸入糖皮质激素、长效支气管舒张药和（或）长期口服糖皮质激素

注：一名患者只要具备某级的一个特点并较严重，则可将其列入该级之中

表 3-8　哮喘急性发作分度的诊断标准

临床特点	轻度	中度	重度	危重
气短	步行或上楼时	稍微活动	休息时	
体位	可平卧	喜坐位	端坐呼吸	
讲话方式	连续成句	常有中断	单字	不能讲话
精神状态	可有焦虑或尚安静	时有焦虑或烦躁	常有焦虑与烦躁	嗜睡意识模糊
出汗	无	有	大汗淋漓	
呼吸频率	轻度增加	增加	常>30 次/分	

续表

临床特点	轻度	中度	重度	危重
辅助呼吸肌	常无	可有	常有	胸腹矛盾运动活动及三凹症
哮鸣音	散在呼气末期	响亮弥漫	响亮弥漫	减弱乃至无
脉率	<100 次/分	100~120 次/分	>120 次/分	>120 次/分或脉率变慢或不规则
收缩压下降	无（10mmHg）	可有（10~25mmHg）	常有（>25mmHg）	
使用 β_2 肾上腺素受体激动剂后 PEF 占正常预计或本人平均最高值	>70%	50%~70%	<50% 或 100L/min 或作用时间<2 小时	
PaO_2（吸空气）	正常	60~80mmHg	<60mmhg	
$PaCO_2$	<40mmHg	≤45mmHg	>45mmHg	
SaO_2（吸空气）	>95%	90%~95%	≤90%	
pH			降低	

（二）连续护理实施

根据呼吸系统疾病患者临床治疗护理常规，哮喘控制测试评分、呼吸科患者连续护理认知问卷制订连续护理方案。使患者及家属掌握哮喘发作后观察重点、卧位及康复训练的方法，预防和哮喘后并发症的发生。指导患者及家属保管好所有 CT 资料及血检结果，医护人员追踪患者语言恢复情况、肢体功能及肌力等的变化，提高哮喘患者的生活质量。

1. 入院时　患者由社区的疾病预防及健康观察，转到医院的治疗阶段。主要由社区医生、呼吸内科医生及护士参与，明确患者哮喘分期，制订治疗护理方案。

（1）治疗相关方面：对社区建立健康档案的患者，护士要全面了解患者的既往健康信息。对所有患者应用呼吸科患者连续护理认知问卷对身体、心理及社会状况进行评估。协助患者完成必需的检查项目：血常规、尿常规、便常规；肝肾功能、甲状腺功能、生化和离子、血糖、血脂；血沉、C 反应蛋白；凝血功能、血型；胸部 CT。告知患者检查注意事项。根据患者的健康状况及检查结果，全面评估其病情严重程度。

（2）护理相关方面

1）氧疗：一般氧流量为 2~4L/min，伴有高碳酸血症者应低流量吸氧。

2）通畅呼吸道：痰液黏稠者可进行雾化吸入，哮喘患者宜用超声雾化吸入，因颗粒过小，较多的雾滴易进入支气管使支气管痉挛导致哮喘加重，指导患者有效咳嗽，协助翻身、拍背或体位引流，无效者吸痰，病情危重者建立人工气道。

3）吸入器的使用：医护人员演示吸入器的正确使用方法。

4）卧床休息：使患者舒适坐位或半卧位，以利于呼吸。

5）脱离过敏原：不宜在室内放置花草。

6）忌食鱼、虾、蟹、蛋类、牛奶等易过敏食物，多饮水以补充丢失的水分。

7）保持环境安静、安全：严格限制探视，避免各种刺激，各项操作应集中进行。

（3）社会心理方面：向患者及家属介绍哮喘的临床表现、病程、时间及预后，让家属与患者认识到负面情绪对疾病的影响，使患者积极配合治疗。

2. 住院时　医疗团队由主管医生、护士组成。对哮喘重度发作，痰液黏稠不易咳出，阻塞支气管；严重缺氧，并发酸中毒；精神和体力上过度紧张，出现呼吸困难加重，伴喘鸣音、发绀、大汗淋漓、脉搏增快等患者，考虑气管插管，使用机械通气的方法治疗。

（1）治疗相关方面：护士遵医嘱及时建立静脉通道，根据所用药物调整滴速，注意配伍禁忌，观察输液情况，每日量 2000~3000ml，以 5% 葡萄糖为主，1/3 为葡萄糖盐水。在输液中将所需药物加入。首先加入支气管扩张剂氨茶碱 0.25~0.5g，本药系磷酸二酯抑制剂，可减慢环磷酸腺苷的水解速度，从而增加其在组织中的浓度，阻止过敏反应介质释放，促进支气管平滑肌舒张，解除痉挛，纠正酸中毒，改善呼吸，控制感染。

（2）护理相关方面

1）密切观察患者每天后半夜和清晨的呼吸状态。

2）哮喘发作时患者取端坐位。在哮喘发作间歇期尽量让患者静卧休息，以恢复体力。持续时间 24~48 小时的患者，给靠背架半卧位，改善患者呼吸，以减轻患者的呼吸困难。

3）汗多者，协助家属每天热水擦浴，病室设施及生活用品简洁，尽量避免过敏源如花草、地毯等，环境清洁、安静，减少尘螨滋生的机会。

4）做好口腔护理、皮肤护理和大小便护理，每天床上擦浴 1~2 次，每 2~3 小时更换体位 1 次，注意保持床单位整洁、干燥。

（3）社会心理方面：指导患者及家属掌握本病的康复治疗知识与自我护理方法，帮助分析和消除不利于疾病康复的因素，落实康复计划。鼓励患者树立信心，克服急于求成的心理，循序渐进，坚持锻炼。避免患者养成依赖心理。

3. 出院前 在住院治疗转到居家康复的过渡阶段，呼吸内科护士需要对患者进行心理指导，患者因康复训练效果缓慢、过分依赖等原因不能按时、按需进行功能锻炼，护士要根据病情需要讲解锻炼的重要性和必要性，使其积极配合。

（1）治疗相关方面：教会患者及家属卧位护理方法、饮食管理，在家休养避免跌倒、感染等意外的方法；告知患者及家属出院后门诊复查时间，哮喘的控制、锻炼的注意事项，复查资料保存的注意事项、联系医生及随访护士的方法。护士建立哮喘患者健康档案，医院保留患者家庭住址及联系方式。

（2）护理相关方面

1）协助患者寻找过敏原：采用不同方式，了解患者的生活习惯、职业、工种，以寻找引起哮喘发作的过敏原，采取相应的防范措施。遵医嘱正确服舒张支气管平滑肌的药，包括曲尼斯特、团替芬等抗组胺药及激素类药物如泼尼松、地塞米松等。

2）建立健康生活方式：保证充足睡眠，适当运动，避免体力、脑力的过度劳累和突然用力过猛；养成定时排便的习惯，保持大便通畅，避免用力排便；戒烟酒。

3）避免哮喘的诱发因素：避免摄入引起过敏的食物，如鱼、虾、蟹、蛋类等；室内不种花草、不养宠物；经常打扫房间，清洗床上用品；在打扫和喷洒杀虫剂时，让患者离开现场等；尽可能控制、消除症状，预防复发。

（3）社会心理方面：出院前由护士向患者介绍出院后延续护理的目的、具体内容，使患者提前做好心理准备。选择一名与患者长期共同居住的家属参与教育指导，并确保每次复诊有接受过教育的家属陪同。为患者家属提供疾病的相关信息、饮食及日常生活指导的健康宣教。

4. 出院后 哮喘患者，尤其是重症患者出院后合理调节室温：预防感冒，冬季室内温度不宜过高，否则与室外温差大，易患感冒。夏天，不宜贪凉，使用空调温度要适中，否则外出易患"热伤风"诱发支气管炎发作，流感流行季节，尽量少到人群中去，大量出汗不要突然脱衣，以防受凉，注意随季节改变增减衣服，老年人可注射流感疫苗，减少流感感染的机会。

（1）治疗相关方面：患者治疗从医院转到社区。出院后第1、3、6、12个月及每年，患者都需要到医院门诊复查，监测血压、血脂、生化等血液指标。呼吸内科医生评估肺功能、活动功能，查看 CT 检查结果，评估复发风险并预防。其他时间，由随访护士及社区医生与患者联系，对患者进行健康宣教追踪指导：康复期自我护理、哮喘控制情况、并发症的预防、门诊复诊提示、休息与活动、心理压力解压、情绪控制、语言训练、合理饮食、排便情况等。

（2）护理相关方面：因为患者存在个体差异，对哮喘患者出院后的要求也不尽相同，因此，应告知患者及家属一旦突发哮喘应采取的措施：

1）遵医嘱按时、按量服用药物。例如止痛药物、抗生素类可有效避免并发症，保障康复效果。

2）保持镇静并立即取端坐位，吸入气雾剂如布地奈德福莫特罗、沙美特罗替卡松、硫酸沙丁胺醇等显效迅速的药物，当出现先兆症状或有轻度发作时，及时喷吸，多能奏效。

3）迅速松解患者衣领和腰带，保持室内空气流通，天冷时注意保暖，天热时注意降温。

4）尽量避免长途转送或反复转送，力争就近治疗。

5）在患者病情稳定送往医院途中，车辆应尽量平稳行驶，以减少颠簸震动，并随时关注患者病情变化。

6）由一个医院向另一个医院转送时，最好有医务人员陪同，以便途中急救，也便于向上级医院介绍患者病情。

（3）社会心理方面：建立计算机、手机等网络信息平台，为护士、医生及康复师与患者、患者家属以及患者家属之间的相互沟通提供平台。随访护士向患者及家属了解患者居家康复锻炼的执行情况、哮喘控制情况、生活方式改变情况及出现的问题，根据患者的生理、心理状态及肢体功能情况酌情调整护理方案。

（三）院外延伸护理

哮喘患者因出现呼吸功能障碍、意识障碍等问题，需要呼吸内科医护人员给予连续护理。建立哮喘患者的随访档案，可以及时记录病情，随时掌握患者有关用药、哮喘管理、康复锻炼、心理等方面的情况。患者出院后在家中进行后期康复，通过连续护理，及时给予患者或其照顾者个体化的护理服务，会取得良好的效果，对患者康复尤为重要，并可增进医患之间的信任。①疾病知识指导，指导患者及家属了解本病的基本病因、主要危险因素和危害，告知本病的早期症状和就诊时机，掌握本病的康复治疗知识与自我护理方法，帮助分析和消除不利于疾病康复的因素，落实康复计划。②哮喘控制，教会患者及家属监测哮喘的办法及注意事项，指导患者坚持按医嘱服药，不要随意调节药物的种类及质量，不能随意停药。③患者出院后第 1、

3、6、12 个月及每年，需要门诊医生根据哮喘控制测试问卷评分复查哮喘控制情况（表 3-3）随时改进康复计划及训练重点。④避免诱因，指导患者尽量避免引起哮喘的各种因素，如保持情绪稳定和心态平衡，避免不良心理刺激。由随访护士追踪进行指导。

第三节　慢性阻塞性肺疾病患者的连续护理

慢性阻塞性肺疾病，是一种不可逆的慢性肺部疾病，包括慢性支气管炎和肺气肿。患病人数多，病死率高。由于其缓慢进行性发展，严重影响患者的劳动能力和生活质量。慢性阻塞性肺疾病患者在急性发作期过后，临床症状虽有所缓解，但其肺功能仍在继续恶化，并且由于自身防御和免疫功能的降低以及外界各种有害因素的影响，经常反复发作，而逐渐产生各种心肺并发症。

【疾病特点】

（一）病因

目前病因尚未清楚，可能与导致慢性支气管炎的因素有关，如吸烟、职业性粉尘和化学物质、空气污染、感染等。

（二）症状及体征

1. 慢性咳嗽、咳痰、气短或呼吸困难、喘息和胸闷、全身性症状。

2. 胸廓形态异常，包括胸部过度膨胀、前后径增大、剑突下胸骨下角（腹上角）增宽及腹部膨凸等；叩诊：由于肺过度充气使心浊音界缩小，肺肝界降低，肺叩诊可呈过清音；听诊：两肺呼吸音可减低，呼气相延长，平静呼吸时可闻干性啰音，两肺底或其他肺野可闻湿啰音。

【治疗原则】

（一）药物治疗

药物治疗用于预防和控制症状，减少急性加重的频率和严重程度，提高运动耐力和生活质量。根据疾病的严重程度，逐步增加治疗，如果没有出现明显的药物不良反应或病情恶化，应在同一水平维持长期的规律治疗。根据患者对治疗的反应及时调整治疗方案。

（二）氧疗

长期氧疗一般是经鼻导管吸入氧气，流量 1.0~2.0L/min，吸氧持续时间每天>15 小时。长期氧疗的目的是使患者在海平面水平，静息状态下，达到 $PaO_2 \geq 60mmHg$ 和（或）使 SaO_2 升至 90%，这样才可维持重要器官的功能，保证周围组织的氧供。

【连续护理】

慢性阻塞性肺疾病住院患者大多数病情重，治疗康复周期长，并发症多，出院时往往还会遗留有不同程度的功能障碍甚至残疾，照护方面必定面临许多实际问题。我国社会医疗保障体系正在不断完善中，医疗资源相对有限，慢性阻塞性肺疾病患者后期的治疗及康复主要以家庭为主。慢性阻塞性肺疾病急性期患者由于治疗抢救需要，行气管切开，由于呼吸功能损害严重，病程长，康复慢，出院时仍有患者不能拔管，带管出院回家调养，而管路居家护理必须要专业指导，才能保证患者的安全。连续护理是面向有医疗护理需求的出院患者提供医疗护理、康复促进、健康指导等服务，是住院护理的延续。因此，为出院后的慢性阻塞性肺疾病患者提供回归家庭后的连续护理干预，有针对性地给予疾病相关的康复指导，客观上有着重要意义。

（一）综合护理评估

1. 健康基本情况评估

（1）一般健康状况：意识、瞳孔、呼吸、肺功能是否存在合并症；血压、脉搏、呼吸、体温等。呼吸症状量表见表 3-1。

（2）病史评估：询问患者病史及起病原因，年龄、性别、气道高反应性、慢性阻塞性肺疾病发作的程度和用药、文化程度、社会经济状况、民族文化、慢性阻塞性肺疾病教育情况。呼吸症状量表见表 3-1、慢性阻塞性肺疾病生活质量问卷见表 3-2。

2. 疾病相关评估

（1）主要症状评估：慢性阻塞性肺疾病主要症状：①慢性咳嗽常为最早出现的症状，随病程发展可终身不愈，常晨间咳嗽明显，夜间有阵咳或排痰。当气道严重阻塞，通常仅有呼吸困难而不表现出咳嗽。②咳痰一般为白色黏液或浆液性泡沫痰，偶可带血丝，清晨排痰较多。急性发作期痰量增多，可有脓性痰。③气短或呼吸困难慢性阻塞性肺疾病的主要症状，早期在劳力时出现，后逐渐加重，以致在日常生活甚至休息时也感到气短。但由于个体差异，部分患者可耐受。④喘息和胸闷，部分患者特别是重度患者或急性加重时出现。⑤疲乏、消瘦、焦虑等常在慢性阻塞性肺疾病病情严重时出现。

（2）评估患者对疾病的认知：评估患者的知识水平和学习能力，首先评估患者对该病的了解程度，如该病的特点、发病原因、流行病学的情况，有哪些临床表现和体征、治疗方法等，特别是评估患者对用药原则和药物的不良反应是否了解。根据评估结果，遵循满足患者需要和循序渐进的原则，制订因人施教的健康教育计划。

3. 心理社会评估　可应用社会普遍采用的一些简单的自评量表进行科学有效的自我评估，如焦虑自评量表（SAS）（表 3-5）、抑郁自评量表（SDS）（表 3-6）等，根据评估结果，了解自己的心理健康情况，准确评估是否存在心理问题，以及问题的轻重程度，采取自我调节或请专业人士帮助调节的方法，来缓解心理压力，保持健康积极的心理状态，有利于疾病的康复。

（二）连续护理实施

1. 入院时　患者由社区的疾病预防及健康观察，转到医院的治疗阶段。主要由社区医生、呼吸内科医生及护士参与，明确患者慢性阻塞性肺疾病分期，制订治疗护理方案。

（1）治疗相关方面：对社区建立健康档案的患者，护士要全面了解患者的既往健康信息。对所有患者应用呼吸科患者连续护理认知问卷对身体、心理及社会状况进行评估。协助患者完成必需的检查项目：动脉血气分析、血常规、尿常规、便常规；肝肾功能；血沉、C 反应蛋白；胸部CT。告知患者检查注意事项。根据患者的健康状况及检查结果，全面评估其病情程度。

（2）护理相关方面

1）氧疗：一般氧流量为 2~4L/min，伴有高碳酸血症者应低流量吸氧。

2）通畅呼吸道：痰液黏稠者可进行雾化吸入，指导患者有效咳嗽，协助翻身、拍背或体位引流，无效者吸痰，病情危重者建立人工气道。

3）吸入器的使用：医护人员演示吸入器的正确使用方法。

4）卧床休息：使患者舒适坐位或半卧位，以利于呼吸。

5）心理调适：良好的心情将有利于患者积极面对疾病、增加治疗的依从性，并有利于建立良好的人际关系，这将更有利于疾病的恢复。

6）合理饮食：多吃水果和蔬菜，可以吃肉、鱼、鸡蛋、牛奶、豆类、荞麦。吃饭时少说话，呼吸费力时吃得慢些。体重超重患者合理饮食，体重过轻要加强营养，少食多餐。

7）保持环境安静、安全：严格限制探视，避免各种刺激，各项治疗护理操作应集中进行。

（3）社会心理方面：向患者及家属介绍脑出血慢性阻塞性肺疾病的临床表现、病程、时间及预后，让家属与患者认识到负面情绪对疾病的影响，使患者积极配合治疗。

2. 住院时　医疗团队由主管医生、护士组成。对慢性阻塞性肺疾病急性期痰液黏稠，不易咳出，阻塞支气管；严重缺氧，并发酸中毒；精神和体力上过度紧张出现呼吸困难加重，伴喘鸣音、发绀、大汗淋漓、脉搏增快等患者考虑气管插管，使用机械通气治疗。

（1）治疗相关方面：①护士遵医嘱及时建立静脉通道，根据所用药物调整滴速，注意配伍禁忌，观察输液情况。②联合应用支气管扩张剂如 β_2 受体激动剂、胆碱能受体阻断剂和甲基黄嘌呤，联合应用有协同作用。③吸入糖皮质激素出现反复病情恶化和严重气道阻塞，FEV_1＜50%预计值的患者吸入糖皮质激素。④应用抗氧化剂如 N-乙酰半胱氨酸、羧甲司坦等可稀化痰液，使痰液容易咳出，并减少疾病反复加重的可能。⑤全身糖皮质激素 2014 年 GOLD 指南更新版推荐甲泼尼龙，连续用药 5 天。

（2）护理相关方面：①密切观察患者每天后半夜和清晨的呼吸状态。②慢性阻塞性肺疾病急性期让患者静卧休息，以恢复体力。持续时间 24~48 小时的患者，给靠背架半卧位，改善患者呼气，以减轻患者的呼吸困难程度。③出汗较多者，协助家属每天为患者热水擦浴，病室设施及生活用品应简洁，尽量避免过敏源如花草、地毯等，环境清洁、安静，减少尘螨滋生的机会。④做好口腔护理、皮肤护理和大小便护理，每天床上擦浴 1~2 次，每 2~3 小时更换体位 1 次，注意保持床单位整洁、干燥。

（3）社会心理方面：指导患者及家属掌握本病的康复治疗知识与自我护理方法，帮助分析和消除不利于疾病康复的因素，落实康复计划。鼓励患者树立信心，克服急于求成的心理，循序渐进，坚持锻炼。避免患者养成依赖心理。

3.出院前　在住院治疗转到居家康复的过渡阶段，呼吸内科护士需要对患者进行心理指导：患者因康复训练效果缓慢、过分依赖等原因不能按时、按需进行功能锻炼，护士要根据病情需要讲解锻炼的重要性和必要性，使其积极配合。

（1）治疗相关方面：教会患者及家属卧位护理方法、饮食管理，在家休养避免跌倒、感染等意外的方法；告知患者及家属出院后门诊复查时间，慢性阻塞性肺疾病控制、锻炼的注意事项，复查资料保存的注意事项、联系医生及随访护士的方法。护士建立慢性阻塞性肺疾病患者健康档案，医院保留患者家庭住址及联系方式。

（2）护理相关方面

1）避免各种致病因素：特别是吸烟、环境污染、感冒等，避免粉尘、刺激性气体的吸入；注意保暖，改变不良的生活方式，有条件者改善生活环境。

2）预防感冒和慢支炎急性发作：遵医嘱合理用药，避免滥用药物。如呼吸困难、咳嗽、咳痰、发热等症状明显时，应该及时就诊。

3）制订呼吸功能锻炼方法：协助患者制订呼吸运动训练计划，指导患者呼吸功能训练法。腹式呼吸法：体位：取立位、坐位或平卧位，初学时，半卧位容易掌握，半卧时两膝半屈。方法：两手分别放于前胸部和上腹部，用鼻缓慢吸气时，腹部松弛（腹部手感向上抬起），胸部手在原位不动，抑制胸廓运动；呼气时，腹部收缩（腹部手感下降）。缩唇呼气法：呼气时腹部内陷，胸部前倾，将口缩小（呈吹口哨样），尽量将气呼出。吸气和呼气时间比为1∶2或1∶3，尽量深吸慢呼，7~8次/分，每次训练10~20分钟，训练2次/分。

4. 出院后　慢性阻塞性肺疾病患者，尤其是重症患者出院后合理调节室温，预防感冒，冬季室内温度不宜过高，否则与室外温差大，易患感冒。夏天，不宜贪凉，使用空调温度要适中，否则外出易患"热伤风"加重慢性阻塞性肺疾病，流感流行季节，尽量少到人群中去，大量出汗不要突然脱衣，以防受凉，注意随季节改变增减衣服，老年人可注射流感疫苗，减少流感感染机会。

（1）治疗相关方面：患者治疗从医院转到社区。出院后第1、3、6、12个月及每年，患者都需要到医院门诊复查，监测血压、血脂、生化等血液指标。呼吸内科医生评估肺功能、活动功能，查看CT检查结果，评估复发风险并预防。其他时间，由随访护士及社区医生与患者联系，对患者进行健康宣教追踪指导：康复期自我护理、慢性阻塞性肺疾病控制情况、并发症的预防、门诊复诊提示、休息与活动、心理压力解压、情绪控制、语言训练、合理饮食、排便情况等。

（2）护理相关方面：因患者存在个体差异，对慢性阻塞性肺疾病患者出院后的要求也不尽相同，因此，应告知患者及家属一旦慢性阻塞性肺疾病出现加重应采取的措施：

1）遵医嘱按时、按量服用药物。例如止痛药物、抗生素类可有效避免并发症，保障康复效果。

2）保持镇静并立即取端坐位，吸入气雾剂如布地奈德福莫特罗、沙美特罗替卡松、硫酸沙丁胺醇等显效迅速的药物，当出现先兆症状或有轻度发作时，及时喷吸，多能奏效。

3）迅速松解患者衣领和腰带，保持室内空气流通，天冷时注意保暖，天热时注意降温。

4）尽量避免长途转送或反复转送，力争就近治疗。

5）在患者病情稳定送往医院途中，车辆应尽量平稳行驶，以减少颠簸震动，并随时关注病情变化。

6）由一个医院向另一个医院转送时，最好选择急救车运送，有医务人员陪同，以便途中急救，另外也便于向上级医院介绍患者的病情。

（3）社会心理方面：建立计算机、手机等网络信息平台，为护士、医生及康复师与患者、患者家属以及患者家属之间的相互沟通提供平台。随访护士向患者及家属了解患者居家康复锻炼的执行情况、慢性阻塞性肺疾病控制情况、生活方式改变情况及出现的问题，根据患者的生理、心理状态及肢体功能情况酌情调整护理方案。

（三）院外延伸护理

慢性阻塞性肺疾病患者因为出现呼吸功能障碍、意识障碍等问题，需要呼吸内科医护人员给予连续护理。建立慢性阻塞性肺疾病患者的随访档案，可以及时记录病情，随时掌握患者有关用药、慢性阻塞性肺疾病管理、康复训练、心理等方面的情况。患者出院后在家中进行后期康复，通过连续护理，及时给予患者或其照顾者个体化的护理服务，会取得良好的效果，对患者康复尤为重要，还可增进医患之间的信任。①疾病知识指导：指导患者及家属了解本病的基本病因、主要危险因素和危害，告知患者及家属本病的早期症状和就诊时机，掌握本病的康复治疗知识与自我护理方法，帮助分析和消除不利于疾病康复的因素，落实康复计划。②慢性阻塞性肺疾病控制：教会患者及家属监测慢性阻塞性肺疾病的办法及注意事项，指导患者坚持按医嘱服药，不要随意调节药物的种类及质量，不能随意停药。③指导患者正确接受家庭氧疗，正确使用氧疗装置，向患者及家属说明长期家庭氧疗的必要性及益处，取得患者的积极配合。每日低流量吸氧 15 小时以上。④学会最基本的、切实可行的判断病情轻重的方法，如 6 分钟步行试验、登楼梯或峰流速测定。⑤增强或调整患者的机体免疫力，减少慢性阻塞性肺疾病的急性加重，如接种肺炎疫苗和每年接种 1 次流感疫苗。⑥患者出院后第 1、3、6、12 个月及每年需要门诊医生根据慢性阻塞性肺疾病控制测试问卷评分复查慢性阻塞性肺疾病控制情况（表3-3），随时改进康复计划及训练重点。⑦避免诱因：指导患者尽量避免引起慢性阻塞性肺疾病的各种因素，如保持情绪稳定和心态平衡，避免不良心理刺激。由随访护士追踪进行指导。

第四节　支气管扩张患者的连续护理

支气管扩张是由于支气管及其周围肺组织慢性化脓性炎症和纤维化，使支气管壁的肌肉和弹性组织破坏，导致支气管变形及持久扩张。典型的症状有慢性咳嗽、咳大量脓痰和反复咯血。

【疾病特点】

（一）病因

支气管扩张的主要发病因素为支气管-肺组织的感染和支气管阻塞感染引起管腔黏膜的充血、水肿，使管腔狭小，分泌物易阻塞管腔，导致引流不畅而加重感染；支气管阻塞引流不畅会诱发肺部感染。

（二）症状及体征

1. 典型症状为慢性咳嗽、咳大量脓痰、反复咯血。咳痰在晨起、傍晚和就寝时最多，每天可达 100~400ml。

2. 咳痰通畅时患者自感轻松；痰液引流不畅则感胸闷、全身症状亦明显加重。

3. 当支气管扩张并发代偿性或阻塞性肺气肿时，患者可有呼吸困难、气急或发绀，晚期可出现肺心病及心肺功能衰竭的表现。

【治疗原则】

1. 清除过多的分泌物　依病变区域不同进行体位引流，并配合雾化吸入。有条件的医院可通过纤维支气管镜行局部灌洗。

2. 抗感染　支气管扩张患者感染的病原菌多为革兰阴性杆菌，常见流感嗜血杆菌、肺炎克雷伯杆菌、铜绿假单胞菌等，可针对这些病原菌选用抗生素，应尽量做痰液细菌培养和药敏实验，以指导治疗。伴有基础疾病（如纤毛不动症）者，可根据病情，长期使用抗生素治疗。

3. 提高免疫力　低丙球蛋白血症、IgG 亚类缺乏者，可用丙种球蛋白治疗。

4. 手术治疗　病变部位肺不张长期不愈；病变部位不超过一叶或一侧者；反复感染药物治疗不易控制者，可考虑手术治疗。

【连续护理】

支气管扩张住院患者大多数病情重，治疗康复周期长，并发症多，出院时往往还会遗留有不同程度的功能障碍甚至残疾，照护方面必定面临许多实际问题。我国社会医疗保障体系正在不断完善中，医疗资源相对有限，支气管扩张患者后期的治疗及康复主要以家庭为主。支气管扩张急性期患者由于治疗抢救需要行手术治疗，由于呼吸功能损害严重，病程长，康复慢，出院时仍有患者不能拔管，带管出院回家调养，而管路居家护理必须要专业指导，才能保证患者的安全。连续护理是面向有医疗护理需求的出院患者提供医疗护理、康复促进、健康指导等服务，是住院护理的延续。因此，为出院后的支气管扩张患者提供回归家庭后的连续护理干预，有针对性地给予疾病相关的康复指导，客观上有着重要意义。

（一）综合护理评估

1. 健康基本情况评估

（1）一般健康状况：意识、瞳孔、呼吸、肺功能是否存在合并症；血压、脉搏、呼吸、体温等。呼吸症状量表见表3-1。

（2）病史评估：询问患者病史及起病原因，年龄、性别、幼年是否有诱发支气管扩张的呼吸道感染史，如麻疹、百日咳或流感后肺炎病史、肺结核病史、支气管扩张发作的程度和用药量、文化程度、社会经济状况、民族文化、支气管扩张教育。呼吸症状量表见表3-1、症状自评量表见表2-2。

2. 疾病相关评估

（1）主要症状评估：支气管扩张患者多有支气管扩张病史，在活动中或情绪激动时突然起病，少数在安静状态下发病。①轻度症状：病变局限于一个肺段或以上，但不超越一个肺叶。咳白色痰，偶有黄痰或痰中带血，除支气管碘油造影明确病变具体部位外，X线胸片仅表现局部非特异性纹理增多，体检常呈阴性或仅有局部干湿啰音。中药、西药或中西药结合治疗很易控制症状。②中度症状：病变可超越一个肺叶，但仅限于一侧肺，咳嗽、咳黄痰，时有不同程度的咯血，反复肺部感染，除支气管碘油造影可确定具体肺段的分支外，X线胸片亦能显示肺的病变部位有蜂窝状阴影，听诊可闻到湿性啰音，即使经过系统抗炎治疗，局部湿性啰音亦不易完全消失，可采取手术治疗。③重度症状：两侧肺皆可显示病变，发热咳嗽，咳黄脓性痰，有铜绿假单胞菌感染时可咳黄绿色痰液，胸闷气短，常有杵状指（趾），有不同程度的咯血，甚至大咯血，反复肺部感染，支气管碘油造影及胸部X线胸片皆可辨识本病，肺功能呈中重度损害，已丧失手术时机。

（2）评估患者对疾病的认知：评估患者的知识水平和学习能力，特别要评估患者对该病的了解程度，如该病的特点，发病原因，流行病学情况，有哪些临床表现和体征、治疗方法等，特别是评估患者对用药原则和药物的不良反应是否了解。根据评估结果，遵循满足患者需要和循序渐进的原则，制订因人施教的健康教育计划。

3. 心理社会评估　可应用社会普遍采用的一些简单的自评量表进行科学有效的自我评估，如焦虑自评量表（SAS）（表3-5）、抑郁自评量表（SDS）（表3-6）等，根据评估结果，了解自己的心理健康情况，准确评估是否存在心理问题，以及问题的轻重程度，采取自我调节或请专业心理治疗师帮助调节的方法，来缓解心理压力，保持健康积极的心理状态，有利于疾病的康复。

（二）连续护理实施

1. 入院时 患者由社区的疾病预防及健康观察，转到医院的治疗阶段。主要由社区医生、呼吸内科医生及护士参与明确患者支气管扩张，制订治疗护理方案。

（1）治疗相关方面：对社区建立健康档案的患者，护士要全面了解患者的既往健康信息。对所有患者应用呼吸科患者连续护理认知问卷对身体、心理及社会状况进行评估。协助患者完成必需的检查项目：血常规、尿常规、便常规；肝肾功能检查。告知患者检查注意事项。根据患者的健康状况及检查结果，全面评估其病情程度。

（2）护理相关方面：①活动期：急性期以卧床休息为主，减少消耗。②饮食：加强营养，进食高热量、高蛋白、高维生素的食物。③控制感染：根据症状及药敏试验选用敏感的抗生素，关注抗生素引起的不良反应。④咳嗽、咳痰的护理：祛痰止咳：常用化痰药物有沐舒坦（氨溴索）、标准桃金娘油（吉诺通）、糜蛋白酶、复方甘草合剂等。协助患者排痰，指导患者咳嗽时坐起，身体前倾，给患者拍背鼓励其将痰咳出。

（3）社会心理方面：向患者及家属介绍支气管扩张的临床表现、病程、时间及预后，让家属与患者认识到负面情绪对疾病的影响，使患者积极配合治疗。

2. 住院时 医疗团队由主管医生、护士及康复师组成。对支气管扩张的痰液黏稠，不易咳出，阻塞支气管；严重缺氧，并发酸中毒；精神和体力上的过度紧张出现呼吸困难加重，伴喘鸣音、发绀、大汗淋漓、脉搏增快等的患者考虑选择气管插管，使用机械通气治疗。

（1）治疗相关方面：护士遵医嘱及时建立静脉通道，根据所用药物调整滴速，注意药物配伍禁忌，观察静脉输液治疗情况，在输液中加入垂体后叶素（针剂）：是治疗支气管扩张大咯血最有效的止血药，可用 5~10U 加入 25% 葡萄糖 40ml 缓慢静注，持续 10~15 分钟，非紧急状态也可用 10~20U 加入 5% 葡萄糖 500ml 缓慢静滴。对垂体后叶素有禁忌的患者可采用酚妥拉明 10~20mg 加入 25% 葡萄糖 40ml 静注，持续 10~15 分钟或 10~20mg 加入 5% 葡萄糖 250ml 静滴（注意监测血压）。

（2）护理相关方面

1）密切观察患者的生命体征。保持室内环境安静、阳光充足、空气流通。给予高热量、高蛋白、高维生素、易消化的流质或半流质饮食。

2）支气管扩张发作时患者取端坐位。在支气管扩张发作间歇期尽量让患者卧床休息，以恢复体力。持续时间 24~48 小时的患者，给靠背架半卧位，改善患者呼气，以减轻患者的呼吸困难。

3）出汗较多的患者协助家属每天为患者热水擦浴，病室设施及生活用品应简洁，尽量避免过敏源如花草、地毯等，环境清洁、安静、减少尘螨滋生的机会。

4）做好口腔护理、皮肤护理和大小便护理，床上擦浴 1~2 次/日，2~3 小时更换体位 1 次，注意保持床单位整洁、干燥。

5）通畅呼吸道：痰液黏稠者可进行雾化吸入，指导患者效咳嗽，协助翻身、拍背或体位引流，无效者吸痰，病情危重者建立人工气道。

6）体位引流：①根据病变部位：原则上应使病变部位处于高处，引流支气管开口在下，利于痰液流入大支气管和气管。②引流时间：要视病变部位、患者身体状况而定，一般 1~3 次/日，1 次 15~30 分钟；在空腹下进行，餐前 1.5 小时前进行，咯血时不宜进行体位引流。③引流过程：要注意观察患者反应，如出现咯血、头晕、发绀、心悸、呼吸困难等情况，应及时停止引流。对于痰液黏稠者，可先用生理盐水雾化吸入。④引流后：协助患者休息，给予漱口，并记录痰量和性质，复查生命体征和肺部呼吸音及啰音变化。根据不同部位的病变进行体位引流，见图 3-1。

7）吸入器的使用：医护人员演示吸入器的正确使用方法。

8）做好术前准备：经内科治疗后仍反复咯血或反复感染发作，全身状况较好者，可行肺段或肺叶切除。

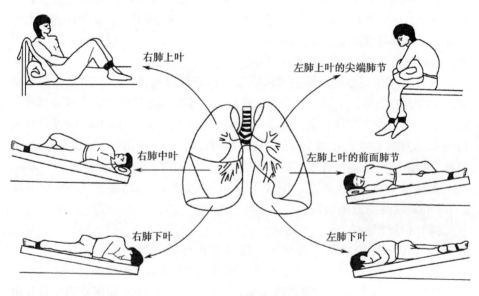

图 3-1　体位引流示意图

（3）社会心理方面：指导患者及家属掌握本病的康复治疗知识与自我护理方法，帮助分析和消除不利于疾病康复的因素，落实康复计划。鼓励患者树立信心，克服急于求成的心理，循序渐进，坚持锻炼。避免患者养成依赖心理。

3. 出院前　在住院治疗转到居家康复的过渡阶段，责任护士需要对患者进行心理指导：患者长时间的咳嗽消耗了大量的体力，需要一定的休息，此外还应该多进食一些高蛋白食物等。护士要根据病情需要讲解锻炼的重要性和必要性，制订有运动锻炼计划，如散步、慢跑等，以不感到疲劳为宜。加强耐寒训练，用冷水洗脸等，增强机体抵抗力。

（1）治疗相关方面：教会患者及家属卧位护理方法、饮食管理，在家休养避免跌倒、感染等意外的方法；告知患者及家属出院后门诊复查时间，支气管扩张的控制、锻炼的注意事项，复查资料保存的注意事项，联系医生及随访护士的方法。护士建立支气管扩张患者健康档案，医院保留患者家庭住址及联系方式。

（2）护理相关方面：①协助患者寻找原因：采用不同方式，了解患者的生活习惯、职业、工种，以寻找引起支气管扩张发作的原因，采取相应的防范措施。②建立健康的生活方式，保证充足睡眠，适当运动，避免体力、脑力的过度劳累和突然用力过猛；养成定时排便的习惯，保持大便通畅，避免用力排便；戒烟酒。③积极防治　如支气管肺炎，肺结核等呼吸道感染，注意防止异物误吸入气管，积极治疗慢性鼻窦炎和扁桃体炎，对预防支气管扩张有重要意义。

4. 出院后　支气管扩张患者，尤其是重症患者出院后合理调节室温：预防感冒，冬季室内温度不宜过高，否则与室外温差大，易患感冒。夏天，不宜贪凉，使用空调温度要适中，否则外出易患"热伤风"诱发支气管炎，流感流行季节，尽量少到人群较多的场所去，大量出汗不要突然脱衣，以防受凉，注意随季节改变增减衣服，老年人可注射流感疫苗，减少流感感染机会。

（1）治疗相关方面：患者治疗从医院转到社区。出院后第1、3、6、12个月及每年，患者都需要到医院门诊复查，监测血压、血脂、生化等血液指标。呼吸内科医生评估肺功能及躯体活动功能，查看 CT 检查结果，评估复发风险并预防。其他时间，由随访护士及社区医生与患者联系，对患者进行健康宣教追踪指导：康复期自我护理、支气管扩张控制情况、并发症的预防、门诊复诊提示、休息与活动、心理压力解压、情绪控制、语言训练、合理饮食、排便情况等。

（2）护理相关方面：因为患者存在个体差异，对支气管扩张患者出院后的要求也不尽相同，因此，应告知患者及家属一旦突发咯血应采取的措施。

1）遵医嘱按时、按量服用药物，如抗生素类，可有效避免并发症，保障康复效果。

2）保证足够的睡眠和良好的休息：采取侧卧位或平卧位，头偏向一侧，可减少患侧活动度，既防止病灶向健侧扩散，同时有利于健侧肺的通气功能。

3）保持室内空气流通，天冷时注意保暖，天热时注意降温保持室内空气：新鲜、无臭味，及时更换床单、被套等，每日咳嗽、咳痰后用生理盐水漱口。休息能减少肺活动度，避免因活动诱发咯血。小量咯血应静卧休息，大量咯血或者病情严重者应绝对卧床休息。

4）休息2~4周，至少3个月（3~6个月）内避免较剧烈和大量的活动，如上肢牵拉动作，扩胸运动等。

5）尽量避免长途转送或反复转送，力争就近治疗。

6）在患者病情稳定送往医院途中，车辆应尽量平稳行驶，以减少颠簸震动，并随时关注病情变化。

7）由一个医院向另一个医院转送时，最好有医务人员陪同，以便途中急救，另外便于向上级医院介绍患者的病情。

（3）社会心理方面：建立计算机、手机等网络信息平台，为护士、医生及康复师与患者、患者家属以及患者家属之间的相互沟通提供平台。随访护士向患者及家属了解患者居家支气管扩张控制情况、戒烟情况、呼吸肌功能锻炼情况、持续低流量吸氧情况、生活方式改变情况及出现的问题，根据患者的生理、心理状态及肢体功能情况酌情调整护理方案。

（三）院外延伸护理

支气管扩张患者因为出现呼吸功能障碍、意识障碍等问题，需要呼吸内科医护人员给予连续护理。建立支气管扩张患者的随访档案，可以及时记录病情，随时掌握患者有关用药、支气管扩张管理、康复锻炼、心理等方面的情况。患者出院后在家中进行后期康复，通过连续护理，及时给予患者或其照顾者个体化的有针对性的护理服务，会收到良好的效果，对患者康复尤为重要，还可增进医患之间的信任。①疾病知识指导：指导患者及家属了解本病的基本病因、主要危险因素和危害，告知本病的早期症状和就诊时机，掌握本病的康复治疗知识与自我护理方法，帮助分析和消除不利于疾病康复的因素，落实康复计划。②支气管扩张控制：教会患者及家属监测支气管扩张的办法及注意事项，指导患者坚持按医嘱服药，不要随意调节药物的种类及质量，不能随意停药。③患者出院后第1、3、6、12个月及每年需要门诊医生根据呼吸症状量表

（表 3-1）、症状自评量表（表 2-2）复查支气管扩张控制情况，随时改进康复计划及训练重点。④避免诱因：指导患者尽量避免引起支气管扩张的各种因素，如保持情绪稳定和心态平衡，避免不良心理刺激。由随访护士追踪进行指导。

第五节　胸膜炎患者的连续护理

胸膜炎又称"肋膜炎"，是胸膜的炎症。胸膜炎是致病因素（通常为病毒或细菌）刺激胸膜所致的胸膜炎症。胸腔内可有液体积聚（渗出性胸膜炎）或无液体积聚（干性胸膜炎）。炎症消退后，胸膜可恢复至正常，或发生两层胸膜相互粘连。由多种病因引起，如感染、恶性肿瘤、结缔组织病、肺栓塞等。

【疾病特点】

（一）病因

由多种病因引起，如感染、恶性肿瘤、结缔组织病、肺栓塞等。结核性胸膜炎是最常见的一种。

（二）症状及体征

1. 主要为胸痛、咳嗽、胸闷、气急，甚则呼吸困难。感染性胸膜炎或胸腔积液继发感染时，可有恶寒、发热。不同病因所致的胸膜炎可伴有相应疾病的临床表现。

2. 干性胸膜炎呼吸运动受限，局部压痛，呼吸音减弱，可闻及胸膜摩擦音。渗出性胸膜炎积液量多时患侧呼吸运动受限，甚则强迫体位，呼吸急促，心率加快，胸廓饱满，气管向健侧移位，叩诊呈实音，语颤、呼吸减弱或消失。

【治疗原则】

胸膜炎的治疗视其病因而定。细菌感染所致者，应给予抗生素治疗。病毒感染所致者，无须抗感染治疗。自身免疫疾病所致者，治疗基础疾病可使胸膜炎消退。

【连续护理】

胸膜炎住院患者大多数病情重，治疗康复周期长，出院时往往还会遗留有不同程度的功能障碍甚至残疾，照护方面必定面临许多实际问题。我国社会医疗保障体系正在不断完善中，医疗资源相对有限，胸膜炎患者后期的治疗及康复主要以家庭为主。部分胸膜炎患者由于病程长，康复慢，出院时仍有患者不能拔引流管，带管出院回家调养，而管路居家护理必须要专业指导，才能保证患者的安全。连续护理是面向有医疗护理需求的出院患者提供医疗护理、康复促进、健康指导等服务，是住院护理的延续。为出院后的胸膜炎患者提供回归家庭后的连续护理干预，有针对性地给予疾病相关的康复指导，客观上有着重要意义。

（一）综合护理评估

1. 健康基本情况评估

（1）一般健康状况：意识、瞳孔、呼吸、肺功能是否存在合并症；血压、脉搏、呼吸、体温。呼吸症状量表见表 3-1。

（2）病史评估：询问患者病史及起病原因，年龄、性别、气道高反应性、胸膜炎的程度和用药量、文化程度、社会经济状况、民族文化、胸膜炎教育。呼吸症状量表见表 3-1、症状自评量表见表 2-2。

2. 疾病相关评估

（1）主要症状评估：胸膜炎患者多有感染、恶性肿瘤、结缔组织病、肺栓塞等病史，在活动中或情绪激动时突然起病，少数在安静状态下发病。患者一般无前驱症状，少数有喘憋、头痛及肢体无力等，发病后症状在数分钟数小时达到高峰，发作时的严重程度和持续时间存在个体差异，轻者仅有胸部紧迫感，持续数分钟。胸膜炎患者症状评估分为 2 个部分。发作期病情的评估见表 3-1。

（2）评估患者对疾病的认知：评估患者的知识水平和学习能力，特别要评估患者对该病的了解程度，如该病的特点、发病原因、流行病学情况，有哪些临床表现和体征、治疗方法等，特别是评估患者对用药原则和药物不良反应是否了解。根据评估结果，遵循满足患者需要和循序渐进的原则，制订因人施教的健康教育计划。

3. 心理社会评估　可应用社会普遍采用的一些简单的自评量表进行科学有效的自我评估，如焦虑自评量表（SAS）（表 3-5）、抑郁自评量表（SDS）（表 3-6）等，根据评估结果，了解自己的心理健康情况，准确评估是否存在心理问题，以及问题的轻重程度，采取自我调节或请专业心理治疗师帮助调节的方法，来缓解心理压力，保持健康积极的心理状态，有利于疾病的康复。

（二）连续护理实施

1. 入院时　患者由社区的疾病预防及健康观察，转到医院的治疗阶段。主要由社区医生、呼吸内科医生及护士参与，明确胸膜炎分型，制订治疗护理方案。

（1）治疗相关方面：对社区建立健康档案的患者，护士要全面了解患者的既往健康信息。对所有患者应用呼吸科患者连续护理认知问卷对身体、心理及社会状况进行评估。协助患者完成必需的检查项目：血常规、尿常规、便常规；血沉检查。告知患者检查注意事项。根据患者的健康状况及检查结果，全面评估其病情严重程度。

（2）护理相关方面

1）氧疗：一般氧流量为 2~4L/min。

2）胸痛评估：患者是否常突然出现胸痛，程度是否差异较大，是否为不明确的不适或严重的刺痛，是否在患者深呼吸或咳嗽时出现，是否为持续存在并因深呼吸或咳嗽而加剧。

3）卧床休息：使患者取舒适坐位或半卧位，以利于呼吸。

4）保持环境安静、安全：严格限制探视，避免各种刺激，各项治疗护理操作应集中进行。

（3）社会心理方面：向患者及家属介绍胸膜炎的临床表现、病程、时间及预后，让家属与患者认识到负面情绪对疾病的影响，使患者积极配合治疗。

2. 住院时　医疗团队由主管医生、护士及康复师组成。鼓励患者按时、按量服用药物，禁止自行停药、减药。服用药物同时出现不良反应及时就医或向医师咨询，必要时由医生进行方案调整。

（1）治疗相关方面：护士遵医嘱给予：①抗结核药物治疗：适用于结核性干性或渗出性胸膜炎的治疗。异烟肼每日 300g 或利福平每日 0.45~0.60g，或乙胺丁醇每日 0.75~1g，一次顿服，连续服药 3 个月。链霉素 0.75~1g/d 肌内注射，1~2 个月，与口服药交替使用，总计疗程 6~9 个月。②非结核性胸膜炎：应针对原发病（如感染、肿瘤等）选择相应的药物治疗。③化脓性胸膜炎或结核性脓胸伴感染者：青霉素 C 每日 160~320U 分 4 次肌内注射，并可于胸腔内再注 807U。④激素治疗：与抗结核药物联用，对消除全身毒性症状，促进积液吸收，防止胸膜增厚粘连，有积极的治疗作用。可用泼尼松 15~30mg，分 3 次口服，待全身症状改善，积液明显吸收减少时，可逐渐减量，一般用药 4~6 周。⑤口服阿司匹林 0.6g 或吲哚美辛 50mg，3 次/日或可待因 15~30mg，3 次/日。

（2）护理相关方面

1）协助患者采取舒适卧位。采用放松疗法：教会患者自我放松技巧，如缓慢深呼吸、全身肌肉放松，听音乐、广播或看书、看报，以分散其注意力，减轻疼痛。如疼痛剧烈时可遵医嘱给予止痛剂。

2）呼吸困难明显：给予舒适体位，如抬高床头、半坐位或端坐位，有利于减轻呼吸困难。同时观察呼吸频率、深度及呼吸困难的程度。卧床时应取半卧位，见图 3-2、图 3-3。

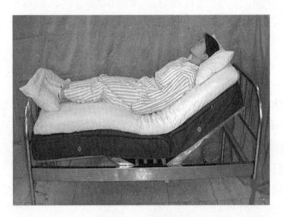

图 3-2 半坐位

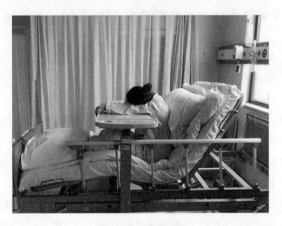

图 3-3 端坐位

3）吸氧：必要时遵医嘱给予鼻导管吸氧 1~2L/min，做好氧气装置的消毒工作，保持鼻导管通畅及鼻孔清洁。

4）行胸腔穿刺术：向患者说明穿刺目的和术中注意事项，嘱患者术中不能移动位置，勿深呼吸、说话和咳嗽，有不适感以手势表示。经 B 超确定穿刺点，准备好用物及药物，必要时提前遵医嘱做好麻醉药皮试，并将结果准确记录在病历上。协助患者反坐靠背椅上，双臂平放于椅背上缘。每次抽液不宜过多、过快，一次抽液量不宜超过 1000ml。

5）高热护理：当患者出现高热、寒战时，注意保暖并给予热水袋时防止烫伤。高热时采用酒精擦浴，冰袋、冰帽进行物理降温，预防惊厥。患者出汗时，及时协助擦汗、更衣，并避免其受凉。

6）做好口腔护理、皮肤护理和大小便护理，床上擦浴 1~2 次/日，2~3 小时更换体位 1 次，注意保持床单位整洁、干燥。

（3）社会心理方面：指导患者及家属掌握本病的康复治疗知识与自我护理方法，帮助分析和消除不利于疾病康复的因素，落实康复计划。鼓励患者树立信心，克服急于求成的心理，循序渐进，坚持锻炼。避免患者养成依赖心理。

3. 出院前 在住院治疗转到居家康复的过渡阶段，责任护士需要对患者进行心理指导：患者因康复训练效果缓慢、过分依赖等原因不能按时、按需进行功能训练。护士要根据病情需要讲解训练重要性和必要性，鼓励患者下床活动，增加肺活量。体育运动中的气功、太极拳、快走、慢跑等都适合胸膜炎的患者，动作要轻巧、柔和、呼吸要自然深沉，使其积极配合。

（1）治疗相关方面：教会患者及家属干性胸膜炎应向患侧卧，减少胸膜活动，减轻疼痛。发热时，据情况可给予退热治疗。观察胸痛与咳嗽、呼吸的关系。若咳嗽、呼吸时胸痛加剧，则避免过多侧转翻身，增加痛苦。大量积液，呼吸困难者，取半卧位，酌情给氧。饮食管理，在家休养避免跌倒、感染等意外的发生；告知患者及家属出院后诊复查时间，胸膜炎的控制、康复训练的注意事项，复查资料保存的注意事项、联系医生及随访护士的方法。护士建立胸膜炎患者健康档案，医院保留患者家庭住址及联系方式。

（2）护理相关方面

1）协助患者寻找原因：采用不同方式，了解患者的生活习惯、职业、工种，以寻找引起胸膜炎的原因，采取相应的防范措施。

2）建立健康的生活方式：保证充足睡眠，适当运动避免体力、脑力的过度劳累和突然用力过猛；养成定时排便的习惯，保持大便通畅，避免用力排便；戒烟酒。

3）掌握康复基本知识、技能：如用药的方法、时间，胸痛时卧位的具体体位、氧气吸入的目的、方法等。

4. 出院后 胸膜炎患者，尤其是重症患者出院后合理调节室温：预防感冒，冬季室内温度不宜过高，否则与室外温差大，易患感冒。夏天，不宜贪凉，使用空调温度要适中，否则外出易患"热伤风"，流感流行季节，尽量少到人群较多的场所中去，大量出汗不要突然脱衣，以防受凉，注意随季节改变增减衣服，老年人可预防注射流感疫苗，减少流感感染机会。

（1）治疗相关方面：患者治疗从医院转到社区。出院后第 1、3、6、12个月及每年，患者都需要到医院门诊复查，监测血压、血脂、生化等血液指标。并由呼吸内科医生评估肺功能，查看 CT 检查结果，评估复发风险并预防。其他时间，由随访护士及社区医生与患者联系，对患者进行健康宣教追踪指导：康复期自我护理、哮喘胸膜炎控制情况、并发症的预防、门诊复诊提示、休息与活动、心理压力解压、情绪控制、语言训练、合理饮食、排便情况等。

（2）护理相关方面：因为患者存在个体差异，对胸膜炎患者出院后的要求也不尽相同，因此，应告知患者及家属一旦突发胸膜炎应采取的措施。

1）遵医嘱按时、按量服用药物。例如止痛药物、抗生素类可有效避免并发症，保障康复效果。

2）缓解疼痛锻炼：协助患者做深呼吸运动，2次/日，每次10分钟，增加肺的通气、换气功能，听音乐等。

3）出院后：休息2~4周，至少3个月（3~6个月）内避免较剧烈和大量的活动，如上肢牵拉动作，扩胸运动等。

4）尽量避免长途转送或反复转送，力争就近治疗。

5）在患者病情稳定送往医院途中，车辆应尽量平稳行驶，以减少颠簸震动，并随时关注病情变化。

6）由一个医院向另一个医院转送时，最好选择专业救护车转运并有医务人员陪同，以便途中急救，另外也便于向上级医院介绍患者的病情。

（3）社会心理方面：建立计算机、手机等网络信息平台，为护士、医生及康复师与患者、患者家属以及患者家属之间的相互沟通提供平台。随访护士向患者及家属了解患者居家康复锻炼的执行情况、胸膜炎控制情况、排痰情况、饮食情况、生活方式改变情况及出现的问题，根据患者的生理、心理状态及肢体功能情况酌情调整护理方案。

（三）院外延伸护理

胸膜炎患者因出现呼吸功能障碍、意识障碍等问题，需要呼吸内科医护人员给予连续护理。建立胸膜炎患者的随访档案，可以及时记录病情，随时掌握患者有关用药、胸膜炎管理、康复锻炼、心理等方面的情况。患者出院后在家中进行后期康复，通过连续护理，及时给予患者或其照顾者个体化的护理服务，会取得良好的效果，对患者康复尤为重要，还可增进医患之间的信任。①疾病知识指导：指导患者及家属了解本病的基本病因、主要危险因素和危害，告知本病的早期症状和就诊时机，掌握本病的康复治疗知识与自我护理方法，帮助分析和消除不利于疾病康复的因素，落实康复计划。②胸膜炎控制：教会患者及家属监测胸膜炎的办法及注意事项，指导患者坚持按医嘱服药，禁忌随意调节药物的种类及质量，不能随意停药。③患者出院后第1、3、6、12个月及每年，需要门诊医生根据呼吸症状量表（表3-1）、症状自评量表（表2-2）评估胸膜炎控制情况，随时改进康复计划及训练重点。④避免诱因：指导患者尽量避免引起胸膜炎的各种因素，如保持情绪稳定和心态平衡，避免不良心理刺激。由随访护士追踪进行指导。

第六节　自发性气胸患者的连续护理

自发性气胸是指因肺部疾病使肺组织和脏层胸膜破裂，或靠近肺表面的细微气肿泡破裂，导致肺和支气管内空气逸入胸膜腔。多见于男性青壮年或患有慢支，肺气肿，肺结核者。是肺科急症之一，严重者可危及生命，及时处理可治愈。

【疾病特点】

（一）病因

分为特发性气胸和继发性气胸。特发性气胸多见于青少年，体形瘦高，在X线胸片上甚至在开胸手术直视下，脏层胸膜表面往往见不到明确的病灶。继发性气胸在中老年人多见，往往由于肺内原有的病灶破裂所致，如肺大疱、肺结核、肺脓肿、肺癌等。

（二）症状及体征

1. 呼吸困难　气胸发作时患者均有呼吸困难，其严重程度与发作的过程、肺被压缩的程度和原有的肺功能状态有关。

2. 胸痛　常在发生气胸时出现突然尖锐性刺痛和刀割痛。刺激性咳嗽：自发性气胸时偶有刺激性咳嗽。

3. 其他症状　气胸合并血气胸时，如出血量多，患者出现心悸、血压低、四肢发凉等。

【治疗原则】

1. 积气量少的患者，无须特殊处理，胸腔内积气一般在2周内可自行吸收。

2. 大量气胸须进行胸膜腔穿刺，抽尽积气，或行闭式胸腔引流术，以减轻积气对肺和纵隔的压迫，促进肺尽早膨胀，同时应用抗生素预防感染。

【连续护理】

自发性气胸住院患者大多数病情重，治疗康复周期长，并发症多，出院时往往还会遗留有不同程度的功能障碍甚至残疾，照护方面必定面临许多实际问题。我国社会医疗保障体系正在不断完善中，医疗资源相对有限，自发性气胸患者后期的治疗及康复主要以家庭为主。自发性气胸患者由于治疗抢救需要，行气管切开，由于呼吸功能损害严重，病程长，康复慢，出院时仍有患者不能拔管，带管出院回家调养，而管路居家护理必须要专业指导，才能保证患者的安全。连续护理是面向有医疗护理需求的出院患者提供医疗护理、康复促进、健康指导等服务，是住院护理的延续。因此，为出院后的自发性气胸患者提供回归家庭后的连续护理干预，有针对性地给予疾病相关的康复指导，客观上有着重要意义。

（一）综合护理评估

1. 健康基本情况评估

（1）一般健康状况：意识、瞳孔、呼吸、肺功能，是否存在合并症；血压、脉搏、呼吸、体温等。呼吸症状量表见表3-1。

（2）病史评估：询问患者病史及起病原因，年龄、性别、气道高反应性、自发性气胸发作的程度和用药量、文化程度、社会经济状况、民族文化、自发性气胸教育情况。呼吸症状量表见表3-1。

2. 疾病相关评估

（1）主要症状评估：自发性气胸患者多有自发性气胸病史，在活动中或情绪激动时突然起病，少数在安静状态下发病。患者一般无前驱症状，少数有喘憋、头痛及肢体无力等，发病后症状在6~8分钟至2~3小时达到高峰，发作时的严重程度和持续时间个体差异大，轻者仅有胸部紧迫感，持续数分钟。自发性气胸患者症状评估分为2个部分：①呼吸症状量表（表3-1）；②症状自评量表（表2-2）。

（2）评估患者对疾病的认知：评估患者的知识水平和学习能力，特别要评估患者对该病的了解程度，如该病的特点、发病原因、流行病学情况，有哪些临床表现和体征、治疗方法等，特别是评估患者对用药原则和药物不良反应是否了解。根据评估结果，遵循满足患者需要和循序渐进的原则，制订因人施教的健康教育计划。

3. 心理社会评估　可应用社会普遍采用的一些简单的自评量表进行科学有效的自我评估，如焦虑自评量表（SAS）（表3-5）、抑郁自评量表（SDS）（表3-6）等，根据评估结果，了解患者是否存在心理问题，以及问题的轻重程度，采取自我调节或请专业心理治疗师帮助调节的方法，缓解心理压力，保持健康积极的心理状态，有利于疾病的康复。

（二）连续护理实施

1. 入院时　患者由社区的疾病预防及健康观察，转到医院的治疗阶段。主要由社区医生、呼吸内科医生及护士参与，明确患者自发性气胸分期，制订治疗护理方案。

（1）治疗相关方面：对社区建立健康档案的患者，护士要全面了解患者的既往健康信息。对所有患者应用呼吸科患者连续护理认知问卷对身体、心理及社会状况进行评估。协助患者完成必需的检查项目：血常规、尿常规、便常规、肝肾功能；胸部 CT 检查。告知患者检查注意事项。根据患者的健康状况及检查结果，全面评估其病情程度。

（2）护理相关方面

1）氧疗：氧流量 3～5L/min，若有纵隔气肿，可给予高浓度吸氧。如基础病变为 COPD 者，可采用低流量吸氧，2～3L/min。气胸缝闭伤口者、肺压缩 30%～60% 以上的氧流量为 2～4L/min。

2）急性自发性气胸患者应绝对卧床休息。如肺压缩<20%，且为闭合性气胸，症状较轻，PaO_2>70mmHg，可卧床休息，避免用力、屏气、咳嗽等增加胸腔内压的活动。

3）血压平稳者取半卧位。卧床休息期间，协助患者翻身 1 次/2 小时。注意进食清淡、高热量、高蛋白、高纤维饮食，维持机体的正氮平衡，防止便秘。

4）通畅呼吸道：痰液黏稠者可进行雾化吸入指导患者有效咳嗽，协助翻身、拍背或体位引流。

（3）社会心理方面：向患者及家属介绍自发性气胸的临床表现、病程、时间及预后，让家属与患者认识到负面情绪对疾病的影响，使患者积极配合治疗。

2. 住院时　医疗团队由主管医生、护士及康复师组成。对自发性气胸重度发作，痰液黏稠，不易咳出，阻塞支气管；严重缺氧，并发酸中毒；精神和体力上的过度紧张出现呼吸困难加重，伴喘鸣音、发绀、大汗淋漓、脉搏增快等的患者考虑气管插管，使用机械通气治疗。

（1）治疗相关方面：护士遵医嘱及时建立静脉通道，根据所用药物调整滴速，注意配伍禁忌，观察输液情况在输液中将所需药物加入。改善呼吸，控制感染。

（2）护理相关方面

1）如果有明显的呼吸困难或胸痛，应给予半坐卧位，并给予吸氧，应用止痛剂等对症治疗，必要时给予排气治疗以减轻症状。

2）由其他病因引起的气胸，可给支气管扩张剂。控制呼吸道感染。避免接触呼吸道刺激物，避免劳累和负重。保持大便通畅，避免排便时用力。

3）慢性呼吸功能障碍患者并发气胸导致急性呼吸衰竭，可利用高频呼吸器进行治疗。

4）出汗较多的患者，协助家属每天为患者热水擦浴，病室设施及生活用品应简洁，尽量避免过敏源如花草、地毯等，环境清洁、安静、减少尘螨滋生的机会。

5）做好口腔护理、皮肤护理和大小便护理，每天床上擦浴 1~2 次，2~3 小时更换体位 1 次，注意保持床单位整洁、干燥。

（3）社会心理方面：指导患者及家属掌握本病的康复治疗知识与自我护理方法，帮助分析和消除不利于疾病康复的因素，落实康复计划。鼓励患者树立信心，克服急于求成的心理，循序渐进，坚持锻炼。避免患者养成依赖心理。

3. 出院前　在住院治疗转到居家康复的过渡阶段，责任护士需要对患者进行心理指导：患者因康复训练效果缓慢、过分依赖等原因不能按时、按需进行功能训练护士要根据病情需要讲解锻炼的重要性和必要性，使其积极配合。

（1）治疗相关方面：教会患者及家属卧位护理方法、饮食管理，在家休养避免摔倒、感染等意外的方法；告知患者及家属出院后门诊复查时间，自发性气胸的控制、锻炼的注意事项，复查资料保存的注意事项，联系医生及随访护士的方法。护士建立自发性气胸患者健康档案，医院保留患者家庭住址及联系方式。

（2）护理相关方面

1）协助患者寻找原因：采用不同方式，了解患者的生活习惯、职业、工种，以寻找引起自发性气胸发作的原因，采取相应的防范措施，遵医嘱正确进行氧疗。

2）建立健康的生活方式，保证充足睡眠，适当运动，避免体力、脑力的过度劳累和突然用力过猛；养成定时排便的习惯，保持大便通畅，避免用力排便；戒烟酒。

3）避免自发性气胸的诱发因素，如避免经常打扫房间，清洗床上用品；在打扫房间时，让患者离开现场等；尽可能控制引起刺激性咳嗽和复发的因素。

4. 出院后　自发性气胸患者，尤其是重症患者出院后合理调节室温：预防感冒，冬季室内温度不宜过高，否则与室外温差大，易患感冒。夏天，不宜贪凉，使用空调温度要适中，否则外出易患"热伤风"，流感流行季节，尽量少到人群中去，大量出汗不要突然脱衣，以防受凉，注意随季节改变增减衣服，老年人可注射流感疫苗，减少流感感染机会。

（1）治疗相关方面：患者治疗从医院转到社区。出院后第 1、3、6、12 个月及每年，患者都需要到医院门诊复查，监测血压、生化等血液指标。呼吸内科医生评估肺功能，查看胸部 X 线片影像结果，评估复发风险并预防。其他时间，由随访护士及社区医生与患者联系，对患者进行健康宣教追踪指导：康复期自我护理、自发性气胸控制情况、并发症的预防、门诊复诊提示、休息与活动、心理压力解压、情绪控制、合理饮食、排便情况等。

（2）护理相关方面：因为患者存在个体差异，对自发性气胸患者出院后的要求也不尽相同，因此，应告知患者及家属一旦突发自发性气胸应采取的措施：

1）遵医嘱按时、按量服用药物。如止痛药物、抗生素类可有效避免并发症，保障康复效果。

2）房间保持适宜的温度及湿度，温度在 18~20℃ 为宜，湿度应在 50%~70%，如果胸腔内气体量小，一般无明显呼吸困难，可不用吸氧，应以限制活动、卧床休息为主，避免过多搬动，气体可逐渐被吸收。

3）多食纤维丰富的食物，如蔬菜（芹菜、菠菜、白菜等），以防便秘。同时可采用食疗方法。桃仁红花羹：桃仁 15g，红花 10g，藕粉 100g。煎桃仁、红花药液 200ml，加入藕粉搅拌即成。橙汁：鲜橙去皮榨汁半碗，冲入米酒，每次 2~3 匙饮用 2 次/日，适用于肝郁气滞者。薏米粥：生薏米与白米以 1∶3 比例，先将薏米煮烂，后加入白米煮粥。适用于痰热壅肺者。五汁饮：鲜芦根、雪梨（去皮）、荸荠（去皮）、鲜藕各 500g，鲜麦冬 100g，榨汁混合，冷服或温服 2 次/日。适用于肺阴不足者。

4）尽量避免长途转送或反复转送，力争就近治疗。

5）在患者病情稳定送往医院途中，车辆应尽量平稳行驶，以减少颠簸震动，并随时注意病情变化。

6）由一个医院向另一个医院转送时，最好首选专业救护车有医务人员陪同，以便途中急救，另外也便于向上级医院介绍患者的病情。

（3）社会心理方面：建立计算机、手机等网络信息平台，为护士、医生及康复师与患者、患者家属以及患者家属之间的相互沟通提供平台。随访护士向患者及家属了解患者居家自我放松技巧掌握情况，如缓慢呼吸、全身肌肉放松、听音乐、看书、自发性气胸控制情况、生活方式改变情况及出现的问题，根据患者的生理、心理状态酌情调整护理方案。

（三）院外延伸护理

自发性气胸患者因为出现呼吸功能障碍、意识障碍等问题，需要呼吸内科医护人员给予连续护理。建立自发性气胸患者的随访档案，可以及时记录病情，随时掌握患者有关用药、自发性气胸管理、康复锻炼、心理等方面的情况。患者出院后在家中进行后期康复，通过连续护理，及时给予患者或其照顾者个体化的护理服务，会取得良好的效果，对患者康复尤为重要，还可增进医患之间的信任。①疾病知识指导：指导患者及家属了解本病的基本病因、主要危险因素和危害，告知本病的早期症状和就诊时机，掌握本病的康复治疗知识与自我护理方法，帮助分析和消除不利于疾病康复的因素，落实康复计划。②自发性气胸控制：教会患者及家属监测哮喘的办法及注意事项，指导患者坚持按医嘱服药，不要随意调节药物的种类及质量，不能随意停药。③患者出院后第1、3、6、12个月及每年，需要门诊医生根据呼吸症状量表（表3-1）、症状自评量表（表2-2），评估自发性气胸控制情况，随时改进康复计划及训练重点。④避免诱因：指导患者尽量避免引起自发性气胸的各种因素，如保持情绪稳定和心态平衡，避免不良心理刺激。由随访护士追踪进行指导。

第七节　肺源性心脏病患者的连续护理

慢性肺源性心脏病（简称肺心病）是由肺组织、肺动脉血管或胸廓的慢性病变引起肺组织结构和功能异常，产生肺血管阻力增加，肺动脉压力增高，使右心室扩张和（或）肥厚，伴或不伴右心衰竭的心脏病。它可以发生于老年人，但多数是从中年迁延发展而来。老年肺心病大多是从慢性阻塞性肺疾病发展而来。它的发病率很高，尤其在吸烟人群中，且呈逐年增高的趋势。

【疾病特点】

（一）病因

1. 支气管、肺疾病　以慢性支气管炎并发阻塞性肺气肿最为多见，其次为支气管哮喘、支气管扩张、重症肺结核、尘肺、慢性弥漫性肺间质纤维化、结节病、过敏性肺泡炎、嗜酸性肉芽肿等。

2. 胸廓运动障碍性疾病　较少见，严重的脊椎侧凸、脊椎结核、类风湿关节炎、胸膜广泛粘连及胸廓形成术后造成的严重胸廓或脊椎畸形，以及神经肌肉疾患如脊髓灰质炎。

3. 肺血管疾病　罕见。累及肺动脉的过敏性肉芽肿病，广泛或反复发生的多发性肺小动脉栓塞及肺小动脉炎，以及原因不明的原发性肺动脉高压症，发展成肺心病。

（二）症状及体征

1. 在代偿期肺源性心脏病的症状　咳嗽、咳痰、活动后心悸、气短、发绀、乏力等症状，即以原发胸肺疾患的表现及肺动脉高压、右心室肥大的体征为主。这时肺动脉瓣区第二心音亢进、剑突下有收缩期搏动。

2. 在失代偿期肺源性心脏病的症状　呼吸性酸中毒及呼吸衰竭、心悸、气促、恶心、呕吐、腹胀纳差、下肢水肿等。重者可有明显发绀、呼吸困难等症状，甚至出现嗜睡、谵妄、抽搐、昏迷等肺性脑病表现。

【治疗原则】

1. 急性加重期　①控制感染：参考痰菌培养及药物敏感试验选择抗生素。常用的有青霉素类、氨基糖苷类、喹诺酮类及头孢类抗生素。原则上选用抗菌谱窄谱抗生素为主，选用广谱抗生素时必须注意可能继发真菌感染。②氧疗：通畅呼吸道，纠正缺氧和二氧化碳潴留。③控制心力衰竭：肺心病患者一般在积极控制感染，改善呼吸功能后心力衰竭便能得到改善。患者尿量增多，水肿消退，肿大的肝脏缩小、压痛消失，不需加用利尿剂，但对治疗后无效的较重患者可适当选用利尿、强心或血管扩张药。④控制心律失常：一般心律失常经过治疗肺心病的感染、缺氧后可自行消失。如果持续存在可根据心律失常的类型选用药物。

2. 缓解期　采用中西药结合的综合措施，目的是增强患者的免疫功能，去除诱发因素，减少或避免急性加重期的发生，逐渐使肺、心功能得到部分恢复。

【连续护理】

肺源性心脏病住院患者大多数病情重，治疗康复周期长，并发症多，出院时往往还会遗留有不同程度的功能障碍甚至残疾，照护方面必定面临许多实际问题。我国社会医疗保障体系正在不断完善中，医疗资源相对有限，肺源性心脏病患者后期的治疗及康复主要以家庭为主。肺源性心脏病急性期患者由于治疗抢救需要，行气管切开，由于呼吸功能损害严重，病程长，康复慢，出院时仍有患者不能拔管，带管出院回家调养，而管路居家护理必须要专业指导，才能保证患者的安全。连续护理是面向有医疗护理需求的出院患者提供医疗护理、康复促进、健康指导等服务，是住院护理的延续。因此，为出院后的肺源性心脏病患者提供回归家庭后的连续护理干预，有针对性地给予疾病相关的康复指导，客观上有着重要意义。

（一）综合护理评估

1. 健康基本情况评估

（1）一般健康状况：咳嗽、咳痰、喘息、活动后感心悸、气短、乏力和劳动耐力下降、肺功能情况是否存在合并症；血压、脉搏、呼吸、体温。呼吸症状量表见表3-1。

（2）病史评估：询问患者病史及起病原因，年龄、性别、气道高反应性、肺源性心脏病发作的程度和用药量、文化程度、社会经济状况、民族文化、肺源性心脏病教育情况。呼吸症状量表见表3-1、慢性阻塞性肺疾病生活质量问卷见表3-2。

2. 疾病相关评估

（1）主要症状评估：肺源性心脏病患者多有慢性支气管炎并发阻塞性肺气肿病史，在活动中或情绪激动时突然起病，少数在安静状态下发病。患者一般无前驱症状，少数有喘憋、头痛及肢体无力等，发病后症状在数分钟或数小时达到高峰，发作时的严重程度和持续时间个体差异大，轻者仅有胸部紧迫感，持续数分钟。肺源性心脏病患者症状评估分为 2 个部分：①呼吸症状量表（表 3-1）；②症状自评量表（表 2-2）。

（2）评估患者对疾病的认知：评估患者的知识水平和学习能力，特别要评估患者对该病的了解程度，如该病的特点，发病原因，流行病学的情况，有哪些临床表现和体征，治疗方法等，特别是评估患者对用药原则和药物不良反应是否了解。根据评估结果，遵循满足患者需要和循序渐进的原则，制订因人施教的健康教育计划。

3. 心理社会评估　对患者存在的焦虑、抑郁情况进行评估并给予护理。可应用焦虑自评量表（SAS）（表 3-5）、抑郁自评量表（SDS）（表 3-6）等进行评估，根据评估结果及问题的轻重程度，采取自我调节或请专业人士帮助调节的方法，缓解心理压力，保持健康积极的心理状态，有利于疾病的康复。

（二）连续护理实施

1. 入院时　患者由社区的疾病预防及健康观察，转到医院的治疗阶段。主要由社区医生、呼吸内科医生及护士参与，明确患者肺源性心脏病分期，制订治疗护理方案。

（1）治疗相关方面：对社区建立健康档案的患者，护士要全面了解患者的既往健康信息。对所有患者应用呼吸科患者连续护理认知问卷对身体、心理及社会状况进行评估。协助患者完成必需的检查项目：血常规、尿常规、便常规；肝肾功能、血气；血沉、C 反应蛋白；CT 检查。告知患者检查注意事项。根据患者的健康状况及检查结果，全面评估其病情程度。

（2）护理相关方面

1）通畅呼吸道：为改善通气功能，应清除口咽部分泌物，防止胃内容物反流至气管，经常变换体位，鼓励用力咳嗽以利于排痰。久病体弱、无力咳痰者，咳嗽时用手轻拍患者背部协助排痰。

2）氧疗：缺氧不伴二氧化碳潴留（Ⅰ型呼衰）的氧疗应给予高流量吸氧（>35%），使 PaO_2 提高到 8kPa（60mmHg）或 SaO_2 达 90% 以上。吸高浓度氧时间不宜过长，以免发生氧中毒。缺氧伴二氧化碳潴留（Ⅱ型呼衰）的氧疗应予以低流量持续吸氧。氧疗可采用双腔鼻管、鼻导管或面罩进行吸氧，以 1~2L/min 的氧流量吸入。

3）卧床休息，使患者舒适坐位或半卧位，以利于呼吸。

4）保持环境安静、安全，严格限制探视，避免各种刺激，各项治疗护理操作应集中进行。

（3）社会心理方面：向患者及家属介绍肺源性心脏病的临床表现、病程、时间及预后，让家属与患者认识到负面情绪对疾病的影响，使患者积极配合治疗。

2. 住院时　医疗团队由主管医生、护士及康复师组成。对肺源性心脏病重度发作，痰液黏稠，不易咳出，阻塞支气管；严重缺氧，并发酸中毒；精神和体力上过度紧张出现呼吸困难加重，伴喘鸣音、发绀、大汗淋漓、脉搏增快等的患者考虑气管插管，使用机械通气治疗。

（1）治疗相关方面：护士遵医嘱及时建立静脉通道，根据所用药物调整滴速，注意配伍禁忌，观察输液情况，在输液中将所需药物加入，促进支气管平滑肌舒张，解除痉挛纠正酸中毒，改善呼吸，控制感染。

（2）护理相关方面

1）密切观察患者表情、精神、神志的变化、呼吸困难的程度、发绀情况、尿量、痰液的颜色、性质、气味和量、皮肤黏膜（水肿部位和程度）、有无肺性脑病的发生。

2）如通气严重不足、神志不清、咳嗽反射迟钝且痰多、黏稠、阻塞呼吸道者，应建立人工气道，定期吸痰。湿化气道及痰液，可用黏液溶解剂和祛痰剂。同时应用扩张支气管，改善通气的药物。

3）氧疗：长期氧疗对肺心病患者甚为重要。一般吸氧从 1L/min 流量开始，24 小时连续吸入，定期查血气，小幅度调节吸氧流量，以不超过 3L/min 为宜，其原因是若高浓度给氧可使动脉血氧迅速提高，从而解除了缺氧时呼吸中枢的刺激，导致呼吸抑制。吸氧时间不宜过长，病情稳定，可改为间歇吸氧，停氧时要逐渐减少吸氧时间。吸氧工具以鼻塞和双腔鼻导管为宜。湿化瓶每天更换消毒。通过观察呼吸困难程度、发绀和心率等指标，并结合血气监测综合判断氧疗效果。用氧过程要加强巡视，避免家属和患者自行调节吸氧量而造成危险。

4）休息及卧位：急性期应绝对卧床休息，患者往往坐起喘息，昼夜不能平卧，此时可让患者坐起，身体稍向前倾，将枕立起让患者俯在枕头上，以减少疲劳，并将床头抬高摇起成 65°~75°，使患者头也能向后仰，以其角度使患者感到舒适为宜，这样有利于痰液的咳出，呼吸困难的缓解，心脏负担的减轻。

5）定时被动翻身：定时给患者翻身可促进痰液的排出，防止肺泡萎缩和肺不张，益于肺部炎症吸收好转。翻身动作要慢，同时配合拍背，另外，定时翻身亦可防止压疮发生，1次/2小时。通过对胸部有节律震动，间接地使附着于肺泡周围、支气管壁的痰液松动、脱落，易于咳出。叩背操作时将五指并拢，掌指关节屈曲，指前部和大小鱼际与患者皮肤接触，腕关节均匀用力，自下而上，由外向内，同时嘱患者深呼吸，用力咳嗽。叩背时用力不宜过猛，要观察患者面色、呼吸、心率等情况。

　　6）背部叩击：叩背手法见图3-4。

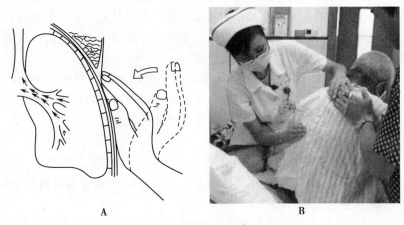

图3-4　叩背手法

　　7）做好口腔护理、皮肤护理和大小便护理，床上擦浴1~2次/日，换体位1次/2~3小时，注意保持床单位整洁、干燥。

　　（3）社会心理方面：由于慢性肺源性心脏病病程长、易反复发作，病情会逐渐加重，给患者及家属带来较大的经济负担和精神压力，使患者常常出现烦躁不安、情绪低落、失眠、抑郁、自卑等心理，应积极给予干预。主动关心患者，进行思想沟通，细心观察患者心理变化，耐心做好各项治疗的解释工作，帮助分析和消除不利于疾病康复的因素，落实康复计划。鼓励患者树立信心，克服急于求成的心理，循序渐进，坚持锻炼。

　　3. 出院前　在住院治疗转到居家康复的过渡阶段，呼吸内科护士需要对患者进行心理指导：患者因康复训练效果缓慢、过分依赖等原因不能按时、按需进行功能锻炼，护士要根据病情需要讲解锻炼的重要性和必要性，使其积极配合。

　　（1）治疗相关方面：教会患者及家属卧位护理方法、饮食管理，在家休养避免摔倒、感染等意外的方法；告知患者及家属出院后门诊复查时间，肺源性心脏病的控制、锻炼的注意事项，复查资料保存的注意事项、联系医生及随访护士的方法。护士建立肺源性心脏病患者健康档案，医院保留患者家庭住址及联系方式。

（2）护理相关方面

1）协助患者寻找原因：采用不同方式，了解患者的生活习惯、职业、工种，以寻找引起肺源性心脏病发作的原因，采取相应的防范措施。

2）建立健康的生活方式：保证充足睡眠，适当运动，避免体力、脑力的过度劳累和突然用力过猛；养成定时排便的习惯，保持大便通畅，避免用力排便；戒烟酒。

3）避免肺源性心脏病的诱发因素：避免摄入引起过敏的食物，如鱼、虾、蟹、蛋类等；室内不种花草、不养宠物；经常打扫房间，清洗床上用品；在打扫和喷洒杀虫剂时，让患者离开现场等；尽可能控制、消除症状和复发。

4. 出院后　肺源性心脏病患者，尤其是重症患者出院后合理调节室温：预防感冒，冬季室内温度不宜过高，否则与室外温差大，易患感冒。夏天，不宜贪凉，使用空调温度要适中，否则外出易患"热伤风"，流感流行季节，尽量少到人群较多的聚集场所中去，大量出汗时不要突然脱衣，以防受凉，注意随季节改变增减衣服，老年人可注射流感疫苗，减少流感感染机会。

（1）治疗相关方面：患者治疗从医院转到社区。出院后第1、3、6、12个月及每年，患者都需要到医院门诊复查，监测血压、血脂、生化等血液指标。呼吸内科医生评估肺功能，查看 CT 检查结果，评估复发风险并预防。其他时间，由随访护士及社区医生与患者联系，对患者进行健康宣教追踪指导：康复期自我护理、肺源性心脏病控制情况、并发症的预防、门诊复诊提示、休息与活动、心理压力解压、情绪控制、语言训练、合理饮食、排便情况等。

（2）护理相关方面：因为患者存在个体差异，对肺源性心脏病患者出院后的要求也不尽相同，因此，应告知患者及家属一旦肺源性心脏病患者突然加重应采取的措施：

1）遵医嘱按时、按量服用药物。例如止痛药物、抗生素类可有效避免并发症，保障康复效果。

2）氧疗：长期氧疗对肺心病患者甚为重要。一般吸氧 1~3L/min，每天不少于 15 小时。

3）预防上呼吸道感染：注意避免受凉、过度疲劳等感染诱因，气温变化时及时增减衣服，在感冒流行期间尽量避免出入公共场所。如果出现咳嗽、鼻塞、咽痒等上呼吸道感染症状应及时到医院就诊，避免感染加重。

4）锻炼：加强体育锻炼及肺功能锻炼，如早晚散步、练气功等。

5）戒烟：以控制肺心病的加重。

6）增强免疫力：进行防寒训练。方法是：春季，每天搓双手搓红后，搓头面部及四肢，每次 10 分钟，2~3 次/日，把全身暴露的部位搓红。夏季，每日用手捧凉水冲鼻腔。秋季，每天加用凉水洗脸直至冬天。加强保暖，冬季外出要戴帽子、围巾、口罩，穿厚鞋、袜。

7）尽量避免长途转送或反复转送，力争就近治疗。

8）在患者病情稳定送往医院途中，车辆应尽量平稳行驶，以减少颠簸震动，并随时关注病情变化。

9）由一个医院向另一个医院转送时，最好选择专业救护车有医务人员陪同，以便途中急救，另外也便于向上级医院介绍患者的病情。

（3）社会心理方面：建立计算机、手机等网络信息平台，为护士、医生及康复师与患者、患者家属以及患者家属之间的相互沟通提供平台。随访护士向患者及家属了解患者居家氧疗、呼吸肌锻炼、全身锻炼、御寒锻炼等康复锻炼的执行情况，肺源性心脏病控制情况，生活方式改变情况及出现的问题，根据患者的生理、心理状态及肢体功能情况酌情调整护理方案。

（三）院外延伸护理

肺源性心脏病患者因为出现呼吸功能障碍、意识障碍等问题，需要呼吸内科医护人员给予连续护理。建立肺源性心脏病患者的随访档案，可以及时记录病情，随时掌握患者有关用药、肺源性心脏病管理、康复锻炼、心理等方面的情况。患者出院后在家中进行后期康复，通过连续护理，及时给予患者或其照顾者个体化的护理服务，会取得良好的效果，对患者康复尤为重要，还可增进医患之间的信任。①疾病知识指导：指导患者及家属了解本病的基本病因、主要危险因素和危害，告知本病的早期症状和就诊时机，掌握本病的康复治疗知识与自我护理方法，帮助分析和消除不利于疾病康复的因素，落实康复计划。②肺源性心脏病控制：教会患者及家属监测肺源性心脏病的办法及注意事项，指导患者坚持按医嘱服药，不要随意调节药物的种类及剂量，不能随意停药。③患者出院后第 1、3、6、12 个月及每年，需要门诊医生根据肺源性心脏病控制情况、呼吸症状量表（表 3-1）、症状自评量表（表 2-2）随时改进康复计划及训练重点。④避免诱因：指导患者尽量避免引起肺源性心脏病的各种因素，如保持情绪稳定和心态平衡，避免不良心理的刺激。由随访护士追踪进行指导。

第八节 肺脓肿患者的连续护理

肺脓肿是由于多种病因所引起的肺组织化脓性病变。早期为化脓性炎症，继而坏死形成脓肿。多发生于壮年，男多于女。根据发病原因有经气管感染型、血源性感染型和多发脓肿及肺癌等堵塞所致的感染型 3 种。

【疾病特点】

（一）病因

肺脓肿发生的因素为细菌感染、支气管堵塞，加上全身抵抗力降低。原发性脓肿是因为吸入致病菌或肺炎引起，继发性脓肿是在已有病变（如梗阻）的基础上，由肺外播散、支气管扩张和（或）免疫抑制状态引起。

（二）症状及体征

1. 起病急骤，畏寒、高热，体温达 39～40℃，伴有咳嗽、咳黏液痰或黏液脓性痰。

2. 叩诊呈浊音或实音，听诊呼吸音减低，有时可闻湿啰音。可有杵状指（趾）。胸廓有塌陷畸形，活动差。

【治疗原则】

1. 抗生素　治疗急性肺脓肿的感染细菌包括绝大多数的厌氧菌都对青霉素敏感，疗效较佳，故最常用。

2. 痰液引流　祛痰药口服，可使痰液易咳出。痰浓稠者，可用气道湿化如蒸气吸入、超声雾化吸入等以利痰液的引流。

3. 外科治疗　支气管阻塞疑为支气管癌者；慢性肺脓肿经内科治疗 3 个月，脓腔仍不缩小，感染不能控制；或并发支气管扩张、脓胸、支气管胸膜瘘；大咯血危及生命时，需作外科治疗。

【连续护理】

肺脓肿住院患者大多数病情重，治疗康复周期长，并发症多，出院时往往还会遗留有不同程度的功能障碍甚至残疾，照护方面必定面临许多实际问题。我国社会医疗保障体系正在不断完善中，医疗资源相对有限，肺脓肿患者后期的治疗及康复主要以家庭为主。肺脓肿患者由于治疗抢救需要，行气管切开，由于呼吸功能损害严重，病程长，康复慢，出院时仍有患者不能拔管，带管出院回家调养，而管路居家护理必须要专业指导，才能保证患者的安全。连续护理是面向有医疗护理需求的出院患者提供医疗护理、康复促进、健康指导等服务，是住院护理的延续。因此，为出院后的肺脓肿患者提供回归家庭后的连续护理干预，有针对性地给予疾病相关的康复指导，客观上有着重要意义。

（一）综合护理评估

1. 健康基本情况评估

（1）一般健康状况：血压、脉搏、呼吸、体温等。

（2）病史评估：询问患者病史及起病原因，年龄、性别、肺脓肿发作的程度和用药量、文化程度、社会经济状况、民族文化、肺脓肿教育情况。呼吸症状量表见表3-1、症状自评量表见表2-2。

2. 疾病相关评估

（1）主要症状评估：肺脓肿患者多为细菌感染、支气管堵塞，加上全身抵抗力降低。患者一般无前驱症状，少数有喘憋、头痛及肢体无力等，发病后症状在数分钟或数小时达到高峰，发作时的严重程度和持续时间个体差异大，轻者仅有胸部紧迫感，持续数分钟。病情的评估见表3-1。

（2）评估者对疾病的认知：评估患者的知识水平和学习能力，特别要评估患者对该病的了解程度，如该病的特点、发病原因、流行病学情况，有哪些临床表现和体征、治疗方法等，特别是评估患者对用药原则和药物不良反应是否了解。根据评估结果，遵循满足患者需要和循序渐进的原则，制订因人施教的健康教育计划。

3. 心理社会评估　对患者存在的焦虑、抑郁情况进行评估并给予护理。可以用焦虑自评量表（SAS）（表3-5）、抑郁自评量表（SDS）（表3-6）。采取自我调节或请专业人士帮助调节的方法，来缓解心理压力，保持健康积极的心理状态，有利于疾病的康复。

（二）连续护理实施

1. 入院时　患者由社区的疾病预防及健康观察，转到医院的治疗阶段。主要由社区医生、呼吸内科医生及护士参与，明确引起患者肺脓肿的原因，制订治疗护理方案。

（1）治疗相关方面：对社区建立健康档案的患者，护士要全面了解患者的既往健康信息。对所有患者应用呼吸科患者连续护理认知问卷对身体、心理及社会状况进行评估。协助患者完成必需的检查项目：血常规、尿常规、便常规、肝肾功能；血沉、C反应蛋白；胸部CT检查。告知患者检查注意事项。根据患者的健康状况及检查结果，全面评估其病情程度。

（2）护理相关方面

1）休息：高热、中毒症状明显者应卧床休息。创造舒适的休息环境。保持病室空气清新。定时开窗通气。

2）饮食与营养：患者应增加营养，给予高蛋白、高维生素、高热量、易消化的食物。以增强机体抵抗力，对慢性肺脓肿有消瘦、贫血等表现的患者营养补充更为重要。

3）咳嗽、咳痰训练：训练前准备好接痰容器和手纸，并及时倾倒。训练时，注意观察判断患者的耐受能力。

4）氧疗：一般氧流量为 2~4L/min，伴有高碳酸血症者应低流量吸氧。

（3）社会心理方面：向患者及家属介绍肺脓肿的临床表现、病程、时间及预后，让家属与患者认识到负面情绪对疾病的影响，使患者积极配合治疗。

2. 住院时　医疗团队由主管医生、护士及康复师组成。对肺脓肿重度发作，痰液黏稠，不易咳出，阻塞支气管；严重缺氧，并发酸中毒；过度紧张出现呼吸困难加重，伴喘鸣音、发绀、大汗淋漓、脉搏增快等患者用机械通气治疗。

（1）治疗相关方面：护士遵医嘱及时建立静脉通道，根据所用药物调整滴速，注意配伍禁忌，观察输液情况，在输液中将所需药物加入。控制感染，改善呼吸。

（2）护理相关方面

1）高热中毒症状明显者：应卧床休息，体温超过 39℃应予以物理降温。创造舒适的休息环境，保持病室空气清新，定时开窗通气。

2）鼓励患者增加液体摄入量：每日水摄入量在 2000~3000ml，既有利于降温及排毒，同时促进体内的水化作用，使脓痰易于咳出。

3）胸痛患者可予局部固定：减少呼吸幅度，也可采用松弛法，如将身体保持松弛状态，集中注意自己的呼吸。呼吸要慢、均匀及顺其自然。吸气时默数：一、三、五、七、九、停，然后呼气：二、四、六、八、十、停，等减少疼痛。咳嗽时按压胸部以减轻疼痛。

4）指导患者每天漱口，一般 3 次/日以减轻口臭，对长期应用抗生素者应注意口腔真菌感染。可根据口腔状态选择有针对性的漱口液，如生理盐水或朵尔液等。

5）痰液引流：根据不同部位的病变作体位引流，原则上应使病变部位处于高处，引流支气管开口在下，利于痰液流入大支气管和气管。引流时间要视病变部位、患者身体状况而定，一般 1~2 次/日，1 次 15~30 分钟；餐前 1.5 小时前进行，咯血时不宜进行体位引流。引流过程中，注意观察患者反应，如出现咯血、头晕、发绀、心悸、呼吸困难等情况，应及时停止引流。对于痰液黏稠者，可先用生理盐水雾化吸入。引流后，协助患者休息，给予漱口，并记录痰量和性质，检测生命体征和听诊肺部呼吸音及啰音变化。

（3）社会心理方面：指导患者及家属掌握本病的康复治疗知识与自我护理方法，及时向患者及家属介绍病情，解释各种症状和不适的原因，说明各项诊疗、护理操作目的、操作程序和配合要点，增加患者治疗的依从性和信心。

3. 出院前　在住院治疗转到居家康复的过渡阶段，呼吸内科护士需要对患者进行指导：①增强机体抵抗力，在上呼吸道或呼吸道感染时及早治疗。注意口腔卫生。凡因各种病因导致神志异常，如意识模糊或昏迷患者，应防止胃内容物误吸入气管。②要注意让患者安静卧床休息，观察体温、脉搏变化，咳嗽情况，咳痰难易情况，痰的性状，并作好记录，要注意室内温度及湿度的调节，溃疡期要注意指导患者体位引流。③要警惕患者大咯血，准备支气管镜，以便气道被咯血阻塞时及时进行插管抽吸血液，防止窒息。④易进食高热量易消化的半流饮食，少油腻，忌辛辣食品，多吃水果等。

（1）治疗相关方面：教会患者及家属卧位护理方法、饮食管理，在家休养避免摔倒、感染等意外的方法；告知患者及家属出院时门诊复查时间，肺脓肿的控制、锻炼的注意事项，复查资料保存的注意事项、联系医生及随访护士的方法。护士建立肺脓肿患者健康档案，医院保留患者家庭住址及联系方式。

（2）护理相关方面

1）协助患者寻找原因：采用不同方式，了解患者的生活习惯、职业、工种，以寻找引起肺脓肿的原因，采取相应的防范措施。

2）建立健康的生活方式：保证充足睡眠，适当运动，避免体力、脑力的过度劳累和突然用力过猛；养成定时排便的习惯，保持大便通畅，避免用力排便；戒烟酒。

3）掌握用药的方法、时间，口腔护理的目的，上呼吸道及皮肤清洁卫生的重要性、方法，痰液引流的方法等。

4. 出院后　肺脓肿患者，尤其是重症患者出院后合理调节室温：预防感冒，冬季室内温度不宜过高，否则与室外温差大，易患感冒。夏天，不宜贪凉，使用空调温度要适中，否则外出易患"热伤风"，流感流行季节，尽量少到人群中聚集较多的场所去，大量出汗不要突然脱衣，以防受凉，注意随季节改变增减衣服，老年人可注射流感疫苗，减少流感感染机会。

（1）治疗相关方面：患者治疗从医院转到社区。出院后第1、3、6、12个月及每年，患者都需要到医院门诊复查，监测血压、血脂、生化等血液指标。呼吸内科医生评估肺功能，查看 CT 检查结果，评估复发风险并预防。其他时间，由随访护士及社区医生与患者联系，对患者进行健康宣教追踪指导：康复期自我护理、肺脓肿控制情况、并发症的预防、门诊复诊提示、休息与活动、心理压力解压、情绪控制、语言训练、合理饮食、排便情况等。

（2）护理相关方面：因为患者存在个体差异，对肺脓肿患者出院后的要求也不尽相同，因此，应告知患者及家属一旦突发肺脓肿应采取的措施：

1）遵医嘱按时、按量服用药物。如抗生素类可有效避免并发症，保障康复效果。

2）休息2~4周，至少3个月（3~6个月）内避免较剧烈和大量的活动，如上肢牵拉动作，扩胸运动等。

3）康复训练：打太极拳、练功、散步、骑自行车和慢跑等。患者通过参加一些轻松、娱乐性强的运动，在愉快的心境中达到锻炼身体的目的。

4）活动时间：一般1~3次/日，1次15~30分钟。当患者对一定的运动量适应之后再逐渐增加活动量。

5）饮食：宜常食猪肺汤、薏米粥、芦根或茅根茶，具有以形养形，排脓、清热作用。宜饮食清淡，多食新鲜蔬菜、豆类、水果，如菠菜、青菜、茼蒿菜、萝卜、黄豆、豆腐、橘子、枇杷、梨子、核桃等。忌食盐含量较多的食品。忌食一切辛辣刺激食物，如葱、蒜、韭菜、椒、姜。忌食海鲜等发物，如海鱼、虾、蟹等。忌烟、酒。忌食油腻燥热食物，以免生痰动火。

6）尽量避免长途转送或反复转送，首选就近医疗体系治疗。

7）在患者病情稳定送往医院途中，车辆应尽量平稳行驶，以减少颠簸震动，并随时注意病情变化。

8）由一个医院向另一个医院转送时，最好选择专业急救车有医务人员陪同，以便途中急救，另外也便于向上级医院介绍患者的病情。

（3）社会心理方面：建立计算机、手机等网络信息平台，为护士、医生及康复师与患者、患者家属之间的相互沟通提供平台。随访护士向患者及家属了解患者居家康复锻炼的执行情况、肺脓肿控制情况、生活方式改变情况及出现的问题，根据患者的生理、心理状态及肢体功能情况酌情调整护理方案。

（三）院外延伸护理

肺脓肿患者因为出现呼吸功能障碍、意识障碍等问题，需要呼吸内科医护人员给予连续护理。建立肺脓肿患者的随访档案，可以及时记录病情，随时掌握患者有关用药、肺脓肿管理、康复锻炼、心理等方面的情况。患者出院后在家中进行后期康复，通过连续护理，及时给予患者或其照顾者个体化的护理服务，会取得良好的效果，对患者康复尤为重要，还可增进医患之间的信任。①疾病知识指导：指导患者及家属了解本病的基本病因、主要危险因素和危害，告知本病的早期症状和就诊时机，掌握本病的康复治疗知识与自我护理方法，帮助分析和消除不利于疾病康复的因素，落实康复计划。②肺脓肿控制：教会患者及家属监测肺脓肿的办法及注意事项，指导患者坚持按医嘱服药，不要随意调节药物的种类及质量，不能随意停药。③患者出院后第1、3、6、12个月及每年，需要门诊医生根据症状自评量表（3-2）、肺脓肿控制情况随时改进康复计划及训练重点。④避免诱因：指导患者尽量避免导致肺脓肿的各种因素，如保持情绪稳定和心态平衡，避免不良心理刺激。由随访护士追踪进行指导。

参考文献

1. 中华医学会呼吸病学分会慢性阻塞性肺疾病学组. 慢性阻塞性肺疾病诊治指南（2013年修订版）. 中华结核和呼吸杂志, 2013, 36（1）: 255-264.

2. 慢性阻塞性肺疾病急性加重（AECOPD）诊治专家组. 慢性阻塞性肺疾病急性加重（AECOPD）诊治中国专家共识（草案）. 国际呼吸杂志, 2012, 32（2）: 1681-1691.

3. 姚婉贞, 路明. 慢性阻塞性肺疾病急性加重如何合理使用抗生素. 中国实用内科杂志, 2012, 32（7）: 558-560.

4. 周宇麒. 慢性阻塞性肺疾病急性加重病原学特征和诊断. 中国实用内科杂志, 2011, 31（10）: 810-812.

5. 姜纯国, 徐作军. 从GOLD治疗目标谈莫西沙星在慢性阻塞性肺疾病治疗中的作用. 中国实用内科杂志, 2012, 32（2）: 158-160.

6. 孙永昌. 莫西沙星治疗慢性阻塞性肺疾病急性加重最新临床试验（MAESTRAL研究）结果解读. 中国实用内科杂志, 2012, 32（3）: 239-240.

7. 吴艳, 惠复新, 赵寅滢, 等. 慢性阻塞性肺疾病患者病毒感染状况及与T淋巴细胞免疫功能的关系. 山东大学学报(医学版), 49（11）: 117-119.

8. 白晶. 从社会医学角度解读慢性阻塞性肺疾病诊治指南. 医学与社会, 2010, 23（7）: 30-31.

9. 周新. 慢性阻塞性肺疾病急性加重抗感染治疗国内外诊治指南比较与评价. 中国实用内科杂志, 2013, 33（11）: 910-912.

10. 胡世玲, 熊昊, 郭燕妮. 圣乔治呼吸问卷在COPD患者疗效评价中的应用. 西南国防医药, 2012, 22（2）: 231-232.

11. 方晓聪, 王向东, 白春学, 等. 慢性阻塞性肺疾病在中国的诊治现状. 国际呼吸杂志, 2011, 31（7）: 493-497.

12. 郑志宏, 王彩霞. 老年COPD患者生存质量及影响因素分析. 中华全科医学, 2011, 9（8）: 1279-1280.

13. 耿利琼. 呼吸训练对慢性阻塞性肺疾病患者肺功能的影响. 蚌埠医学院学报, 2010, 35（1）: 90-91.

14. 夏莹, 陈琰, 吴菊芬, 等. 班杜拉社会学习理论对慢性阻塞性肺疾病患者呼吸训练依从性的影响. 护士进修杂志, 2011, 26（2）: 137-138.

15. 李蓉蓉, 张军, 鲜于云艳, 等. 肺康复训练在慢性阻塞性肺疾病患者中应用效果的Meta分析. 中国实用护理杂志, 2012, 28（35）: 47-52.

16. 陈琰, 吴菊芬, 熊华, 等. 一体化护理模式对慢性阻塞性肺疾病患者呼吸训练依从性的影响. 护士进修杂志, 2013, 28（1）: 28-29.

17. 黄秀琴, 黄一奔, 陈瑞梅, 等. 多元呼吸康复训练对老年慢性阻塞性肺疾病的疗效. 实用医学杂志, 2013, 29（2）: 313-314.

18. 赵娟. COPD缓解期患者实施呼吸训练对改善肺功能及生存质量的影响分析. 成都医学院学报, 2012, 7（3）: 433-436.

19. 黄仕明，袁莉，邓仁丽，等. 多形式健康教育干预对老年 COPD 患者健康行为的影响. 中国医学创新，2013，（23）：49-51.

20. 于书慧，郭爱敏，张香娟. 自我管理干预对慢性阻塞性肺疾病患者生活质量的影响. 中华护理杂志 2013，48（10）：877-878.

第四章

消化系统疾病患者的连续护理

第一节　概　述

　　消化系统（digestive system）由消化道和消化腺两大部分组成。消化道包括口腔、咽、食管、胃、小肠（十二指肠、空肠、回肠）和大肠（盲肠、阑尾、结肠、直肠、肛管）等部分。临床上常把口腔到十二指肠的这一段称上消化道，空肠以下部分称下消化道。消化腺有小消化腺和大消化腺两种。小消化腺散在消化管各部的管壁内，大消化腺有三对唾液腺（腮腺、下颌下腺、舌下腺）、肝和胰。消化系统是人体九大系统之一，其基本生理功能是摄取、转运、消化食物和吸收营养、排泄废物，其生理的完成有利于整个胃肠道协调的生理活动、食物的消化和吸收、提供机体所需的物质和能量。食物中的营养物质除维生素、水和无机盐可以被直接吸收利用外，蛋白质、脂肪和糖类等物质均不能被机体直接吸收利用，需在消化管内被分解为结构简单的小分子物质，才能被机体吸收与利用。食物在消化管内被分解成结构简单、可被吸收的小分子物质的过程称为消化。这种小分子物质透过消化管黏膜上皮细胞进入血液和淋巴液的过程称为吸收。对于未被吸收的残渣部分，消化道则通过大肠以粪便形式排出体外。由消化腺所分泌的各种消化液，将复杂的各种营养物质分解为肠壁可以吸收的简单的化合物，如糖类分解为单糖，蛋白质分解为氨基酸，脂类分解为甘油及脂肪酸。然后这些分解后的营养物质被小肠（主要是空肠）吸收进入体内，进入血液和淋巴液。这种消化过程叫化学性消化。机械性消化和化学性消化两功能同时进行，共同完成消化过程。

【症状及体征】

　　1. 腹痛　腹痛是腹腔内脏器病变或功能紊乱的主要症状，腹痛是一种主观感觉，腹痛的性质和强度，不仅受病变情况和刺激程度影响，而且受神经和心理等因素的影响。即患者对疼痛刺激的敏感性存在差异，相同病变的刺激在不同的患者或同一患者的不同时期引起的腹痛性质、强度及持续时间不同。腹痛在临床上常分为急性与慢性两类。

2. 恶心与呕吐　引起恶心、呕吐的常见消化系统疾病包括胃肠疾病、肝胆胰疾病、腹膜及肠系膜疾病。恶心常为呕吐的前驱表现，伴有面色苍白、出汗、血压下降以及心动过缓等迷走神经兴奋症状。低位肠梗阻者呕吐常有粪臭味；幽门梗阻者常为宿食；含大量酸性液体者多有十二指肠溃疡。长期频繁呕吐可致脱水、代谢性碱中毒、电解质紊乱，老年、儿童以及意识障碍者易误吸而致肺部感染、窒息。恶心是一种特殊的主观感觉，表现为胃部不适和胀满感，常为呕吐的前奏，多伴有流涎与反复的吞咽动作；呕吐是一种胃的反射性强力收缩，通过胃、食管、口腔、膈肌和腹肌等部位的协同作用，能迫使胃内容物由胃、食管经口腔急速排出体外。

3. 腹泻　是一种常见症状，俗称"拉肚子"，指排便次数增多，粪便稀薄、水分增加，或带有未消化的食物、黏液、脓血。腹泻分急性和慢性两类，急性腹泻起病骤然，病程短，多为感染或食物中毒所致。慢性腹泻多见于慢性感染、非特异性炎症、吸收不良、肠道肿瘤或神经功能紊乱等。

4. 便秘　便秘是指排便频率减少，7天内排便次数少于2~3次，排便困难，粪便干结。功能性便秘发生原因有进食少或食物缺乏纤维素；环境改变、精神因素等导致排便习惯经常受干扰或抑制；结肠运动功能障碍；腹肌或盆腔肌张力不足，排便动力缺乏；或某些药物影响。器质性便秘多由于结肠良性或恶性肿瘤、各种原因引起的肠梗阻、肠粘连、腹腔或盆腔内肿瘤压迫及全身性疾病所致肠肌松弛，排便无力。

5. 黄疸　黄疸是由于血清中胆红素浓度增高，致皮肤、黏膜和巩膜发黄的症状和体征。凡能引起溶血的疾病均可产生溶血性黄疸；各种使肝细胞广泛损害的疾病可引起肝细胞性黄疸；肝内外胆汁淤积可引起胆汁淤积性黄疸。肝细胞性黄疸患者皮肤、黏膜浅黄至金黄色，常伴有乏力、食欲减退。胆汁淤积性黄疸多较严重，皮肤暗黄色，完全梗阻者可呈黄绿或绿褐色，尿液深如浓茶，粪便颜色变浅，典型者呈白陶土色，因血中胆盐潴留，可出现皮肤瘙痒及心动过缓等临床症状。

6. 呕血与黑便　呕血是指屈式韧带以上的消化器官出血，血液经口腔呕出，部分血液经肠道排出，因血红蛋白与肠道内硫化物结合形成黑色的硫化亚铁，形成黑便。呕血与黑便是上消化道出血的特征性表现。呕血与黑便的颜色取决于出血量、出血速度及血液在胃肠道停留时间的长短。急性失血可致失血性周围循环衰竭。

【治疗原则】

（一）非手术治疗

根据病变部位、病情轻重进行相应处理，如饮食营养、生活安排与精神心理治疗、针对病因或发病环节的治疗等。疼痛严重者遵医嘱使用镇痛、止吐、止泻及抗胆碱能药物治疗。

（二）手术治疗

手术治疗是消化系统疾病治疗的重要手段，对经内科治疗无效、疗效不佳或出现严重并发症的患者，手术切除病变部位是疾病治疗的根本办法或最终途径。

【护理原则】

消化系统疾病除消化系统本身症状及体征外，也常伴有其他系统或全身性症状，与其他系统疾病症状相比较，消化系统疾病的症状隐匿不突出，护理过程中，密切观察患者病情变化的同时，详细评估患者社会生活背景、既往史、过敏史及心理状况，特别关注与疾病相关的不良生活方式，如盒餐制、长期食用熏烤盐腌食品、吸烟者、酗酒、夜宵等；消化系统疾病治疗不仅需要医院药物治疗，更需要正确的生活方式改变的配合。因此，发展科学规范、合理的连续护理模式是适应消化系统疾病发展的需要。

【连续护理】

消化系统疾病患者出院后，强调患者饮食质量及饮食规律和节制烟酒；指导慢性消化系统疾病患者掌握发病的规律性，防止复发和出现并发症；对患者进行疾病有关的健康教育知识；说明坚持长期服药的重要性；指导患者保持情绪稳定。因此，患者从入院到出院居家康复，需要连续的病情观察，首先要完善患者健康档案。全程记录患者的健康信息，包括入院时全面系统而重点深入的查体极为重要，住院期间的治疗及效果，出院时的状态，随访的时间及观察重点内容，居家康复阶段的病情及转归。连续护理能够巩固患者的治疗效果，处理新出现的并发症。

（一）多专业支持

消化系统疾病的临床表现除消化系统本身症状及体征外，也常伴有其他系统或全身性症状，因此，认真收集临床资料，包括现病史、既往史、病史、体征、常规化验及其他的辅助检查结果，进行全面的分析与综合，为诊断提供依据。在治疗和康复过程中，患者住院期间依据患者所患疾病诊疗需求，需要肿瘤科、心血管科、呼吸科、营养科等专科的配合。患者在出院后，需要社区医疗机构、家庭医生、健康管理师等相关人员指导，建立消化科与其他医学专科、社会保障服务提供机构之间的网络式联合，共同满足消化科患者的多维度治疗与康复需求。

（二）连续护理程序

1. 综合护理评估　评估患者的一般资料，如性别、年龄、职业等，以及消化科疾病的既往史、治疗方法及效果，家族史，合并症情况。

（1）健康基本情况评估：对患者进行身体评估，了解患者 CT、胃镜报告、肠镜报告等检查结果，对消化系统疾病进行确诊分级。收集患者的健康史、病史、药物过敏史、心理社会病史、疼痛部位、性质及诱发、加重疼痛的因素对缓解的措施、效果进行评价，及时发现患者的薄弱、不足之处，如有饮食、生活习惯、环境因素、遗传以及胃肠道慢性病变，有针对性地进行指导。

（2）疾病认知评估：应用消化科患者连续护理认知问卷（表 4-1），对患者治疗相关知识、康复相关需求、社会生活需求等进行评估。

（3）心理社会评估：可使用焦虑自评量表（SAS）（表 3-5）、抑郁自测量表（SDS）（表 3-6）。对患者的抑郁、焦虑情况进行测评，根据测评分值有针对性地进行治疗和专业心理疏导。

2. 连续护理方案

（1）建立并完善医疗护理团队，使患者知情并主动参与。

（2）患者需在居住附近社区建立健康档案，记录患者的健康变化、疾病治疗情况。

（3）患者出现消化科疾病症状后，经过社区医生的诊断，根据病情需要，到综合或消化专科医院接受手术及其他治疗。

（4）患者出院后居家康复，接受社区医生的指导，也可通过信息平台，与住院经治医生及责任护士保持联系，确保康复。遇到病情变化及其他症状，再到医院接受诊疗，形成社区-医院-社区的循环过程。

（5）消化科护士是连续护理过程中的参与者及协调者，通过独立的或与其他医疗团队的成员合作，完成患者的评估、健康教育、消化科疾病档案的管理等工作。

3. 连续护理实施　在消化科疾病康复的过程中，专业的医疗团队和配合消化疾病患者是开展的核心。患者需要学会观察功能状况，克服康复过程中的困难，形成健康的生活习惯从而发挥身体功能。患者在就诊、住院及出院前后，进行如下连续护理措施。

（1）入院时：重点评估患者的主要临床症状和体征，以便明确护理问题，采取切实可行的护理措施，做好心理疏导，健康教育和康复护理，及时评价护理效果，做好护理记录。保持病室清洁、安静、舒适。病室开窗通风，2 次／日，每次 15~30 分钟。保持室温在 18~25℃，相对湿度为 50%~60%。遵医嘱给予饮食护理及合理膳食指导，保证患者适当的活动和充分的休息。做好晨晚间护理，保持床单位整洁和干燥，满足患者生活需求。

（2）入院后：密切观察患者的生命体征与临床表现，注意观察分泌物、排泄物、呕吐物的性质、气味、颜色及量，发现异常及时报告医师。准确执行医嘱，观察药物治疗的效果及不良反应。同时指导患者正确用药、用药期间重点关注的问题及出现药物不良反应后的处理方法等。遵医嘱给予分级护理。及时做好专科检查、治疗和护理的健康教育。

（3）出院前：急性发作期患者应注意适当休息及充足睡眠；恢复期应酌情增加活动，以增强体质。鼓励患者树立战胜疾病的信心，避免情绪波动，克服心理障碍，加强饮食管理，指导患者注意饮食卫生，定时、定量、少食或忌食生冷刺激性、油煎油炸食物。安排合理的生活作息。戒除酒、烟及浓茶嗜好，这些都需要得到长期的专业指导与干预。

（4）出院后：责任护士及随访护士按复查时间联系患者复查，或根据经治医生的告知，进行电话随访。完成患者消化科疾病相关的健康档案，为社区健康服务人员提供依据。同时，患者在出院后，指导患者保持情绪稳定，养成良好的饮食习惯，禁烟酒，遵医嘱长期服药，指导患者掌握发病的规律，防止复发和出现并发症，定期复查。预防胃肠道疾病，嘱患者如出现腹部症状，应及时就诊，突发的病情变化可联系随访护士或者经治医生，及时安排处置。

（三）院外延伸护理

消化科疾病主要影响患者的消化功能，根据所患消化科疾病的不同，康复时间长短不一，患者出院后，主要依靠门诊复查及电话随访。目前，大多数医院的医疗资源，尚不能实现医护人员的定期入户随访，可以配合网络平台、手机客户端等途径，补充患者对消化科连续护理知识的需求。对患者的心理状态进行准确的评估，可由心理医生进行针对性的专业心理干预。护士可通过观察法对患者的心理状态进行评估，观察患者的情绪变化、日常应对方式、对疾病的态度、对治疗的信心以及对医护的信任度等了解患者的心理状态，为医生的治疗提供信息。

消化系统疾病患者，遵医嘱用药和康复护理是治疗护理的重点。用药情况及效果评价，有无药物不良反应：①腹痛：是胃肠道常见症状。评估时应注意腹痛发作部位、性质、频率、持续时间、严重程度及伴随症状，有无诱发因素，加重及缓解因素，腹痛时伴随症状如恶心、呕吐、腹胀、腹泻等，以及腹痛对患者的心理影响，评估既往有无类似发作，腹痛有无节律性。若疼痛以通常方法处理仍不缓解反而加重，需观察有无并发症的可能，如穿孔、腹膜炎、肠梗阻等。②恶心、呕吐：是消化系统疾病常见症状之一。评估内容应明确呕吐发生的时间、频率、原因或诱因，与进食的关系；呕吐的特点及呕吐物的性质、量，呕吐后症状改善的情况；呕吐伴随的症状。③腹泻：腹泻发生的时间、起病原因或诱因、病程长短；粪便的性状、次数和量、气味和颜色；有无腹痛及疼痛的部位；有无里急后重、恶心、呕吐、发热等伴随症状；有无口渴、疲乏无力等脱水表现；有无精神紧张、焦虑不安等心理异常表现。急性严重腹泻时，应观察患者的生命体征、神志、尿量、皮肤弹性等。慢性腹泻时应注意患者的营养状况，有无消瘦、贫血的体征。肛周皮肤有无因排便频繁及粪便刺激，引起肛周皮肤糜烂。急性腹泻者注意监测血清电解质、酸碱平衡状况。④呕血与黑便：评估患者的出血方式，呕血前多有上腹部不适及恶心，一般呕血均伴有黑便，而黑便不一定有呕血。评估出血量，粪便隐血试验阳性提示每日出血量>5~10ml；出现成形黑便者，提示每日出血量在50~100ml；胃内积血量达250~300ml可引起呕血。

护士建立出院患者随访档案。患者出院前详细记录姓名、年龄、性别、文化程度、疾病诊断、出院时间、家庭住址、联系电话等内容，出院后由责任护士按计划进行随访。一般消化系统慢性病随访时间为出院后1、3、6个月各1次，如在此过程中患者不适可随时就诊。确定随访方式以电话、短信、电子邮件随访为主，由专门的护士负责。

（四）评估工具

以下评估工具，普遍适用于消化科疾病患者，可根据需要选择对应量表进行评估。

1. 消化科患者连续护理认知问卷　评估消化科疾病患者对连续性康复、护理知识和技能的掌握情况。消化科患者连续护理认知问卷，参考了功能性消化不良症状自评量表、反流性食管炎症状自评量表、慢性病患者的生活质量量表（QOL）、生活质量综合评定量表（SF-36）、生活应激事件量表、WHO疼痛等级评分标准、焦虑症状自评量表（SAS）、抑郁症状自评量表（SDS），并结合文献检索编制而成，包括3个一级维度、14个二级维度和67个三级维度。非常熟悉得5分，比较熟悉得4分，熟悉得3分，稍有了解得2分，完全不知道1分，见表4-1。

表 4-1　消化科患者连续护理认知问卷

一级维度	二级维度	三级维度	选项				
			非常熟悉	比较熟悉	熟悉	稍有了解	完全不知道
治疗相关知识	病情评估	知道疾病的主要症状及并发症，如：腹部不适、反酸、烧心、上腹痛、胸骨后疼痛、恶心、呕吐等	□	□	□	□	□
		知道发病时的入院方式，如：急救车、急诊绿色通道	□	□	□	□	□
		知道慢性疼痛的部位和性质、程度、时间，如：空腹或饭后痛，烧灼痛、隐痛等	□	□	□	□	□
		知道疾病复发的注意事项，如：消化性溃疡易在秋末冬初和早春季节复发	□	□	□	□	□
		知道疾病非典型症状，如：咽部异物感，慢性声音嘶哑、慢性咳嗽	□	□	□	□	□
	用药	知道常用药物的名称、剂量、服用方法、服药时间、注意事项等	□	□	□	□	□
		知道服用药物的价格	□	□	□	□	□
		知道服用药物不良反应的表现以及处理	□	□	□	□	□
		知道调整服药剂量的时机、方法，如：饭前、饭后、与饭同服、嚼服	□	□	□	□	□
		知道药物的保存方法和有效期	□	□	□	□	□
	伤口护理	知道伤口发生感染的指征，如：切口局部红肿热痛，体温≥38.5℃	□	□	□	□	□
		知道伤口的消毒的方法	□	□	□	□	□
		知道特殊情况下伤口护理的注意事项，如：洗澡、穿紧身衣等	□	□	□	□	□

145

续表

一级维度	二级维度	三级维度	选项				
			非常熟悉	比较熟悉	熟悉	稍有了解	完全不知道
治疗相关知识	伤口护理	知道伤口的常见意外情况以及如何紧急处理，如：伤口裂开、红肿、化脓等	□	□	□	□	□
	复诊	知道复诊时间	□	□	□	□	□
		知道复诊地点，如：各级卫生医疗机构	□	□	□	□	□
		知道复诊的项目	□	□	□	□	□
		知道复诊需携带的资料，如：门诊病历，各种影像学资料，胃、肠镜检查报告、病理结果等	□	□	□	□	□
		知道急诊就诊的指征，如：呕血、黑便或血便，出血量较大时	□	□	□	□	□
康复相关需求	饮食与排便	所患疾病的饮食注意事项	□	□	□	□	□
		需要摄入食物量、营养素要求	□	□	□	□	□
		不良饮食习惯	□	□	□	□	□
		如何通过饮食调节排便情况	□	□	□	□	□
		排便的注意事项，如：坐便器的高度、关节屈曲的角度、关节的活动程度等	□	□	□	□	□
	睡眠	如何评价睡眠质量	□	□	□	□	□
		影响睡眠的因素，如：疼痛、体位等	□	□	□	□	□
		睡眠障碍的应对方法，如：调节体位、应用药物等	□	□	□	□	□
	心理	对待疾病的正确态度	□	□	□	□	□
		简单评估自己的焦虑、抑郁情况，如：情绪、判断能力、恐慌等	□	□	□	□	□
		出现焦虑、抑郁时如何处理	□	□	□	□	□

续表

一级维度	二级维度	三级维度	选项				
			非常熟悉	比较熟悉	熟悉	稍有了解	完全不知道
康复相关需求	锻炼	正确选择辅助设施、锻炼的形式和方法,如:助行器、扶单拐、双拐	□	□	□	□	□
		锻炼的进度、时机	□	□	□	□	□
		锻炼的强度	□	□	□	□	□
	活动时间	首次床上坐起和床边站立的时间、条件	□	□	□	□	□
		在协助下行走的时间、条件。如:拔出引流管后、扶拐、助行器辅助行走等	□	□	□	□	□
		短时间独立行走的距离、条件。如:有人监护、平地行走、助行器辅助行走	□	□	□	□	□
		他人陪伴下外出行走较长距离的时间、条件	□	□	□	□	□
		停止活动的指征,如:关节肿胀、酸痛、活动度的改变等	□	□	□	□	□
	康复知识	掌握康复基本知识、技能,如:肌肉的锻炼方法,推髌骨练习等	□	□	□	□	□
		能够简单判断关节功能、疼痛评估	□	□	□	□	□
		安装内植物假体的康复注意事项	□	□	□	□	□
		循序渐进地执行康复计划表	□	□	□	□	□
社会生活需求	医疗保障	特殊医疗项目及大病用药医疗统筹经费补助申报手续(军队人员)	□	□	□	□	□
		检查、用药的保障范围及标准	□	□	□	□	□
		就诊的流程,如:逐级就诊原则(初诊-转诊)本单位卫生机构—体系医院—上级医院(军队人员)	□	□	□	□	□

续表

一级维度	二级维度	三级维度	选项				
			非常熟悉	比较熟悉	熟悉	稍有了解	完全不知道
社会生活需求	医疗保障	就诊相关手续，如：持有军人保障卡、有效证件、转诊信；师级以上"一卡通"门诊就诊（军队人员）	□	□	□	□	□
		随军家属享受的医疗待遇	□	□	□	□	□
		特殊情况者的特定康复需求，如：空巢老人家庭、临终关怀者	□	□	□	□	□
	回归社会	适合从事的工作岗位，如：人工关节置换后不宜从事重体力工作	□	□	□	□	□
		可从事的劳动强度	□	□	□	□	□
	社会活动	增加疾病相关知识，如：疾病预防、治疗、康复等知识的讲座	□	□	□	□	□
		恢复适宜的娱乐休闲，如：太极拳、慢跑、骑自行车、游泳、钓鱼等	□	□	□	□	□
		积极参加病友联谊会	□	□	□	□	□
	疾病转归	疾病发展后患者有权选择治疗方案及手段	□	□	□	□	□
		疾病终末期患者的治疗愿望应该受到尊重	□	□	□	□	□
		尊重疾病终末患者对医疗机构的选择，如：医院、家庭	□	□	□	□	□
		患者病危抢救时，患者及家属应当履行的义务	□	□	□	□	□

2. 疼痛评估尺，见图 2-1。

3. 症状自评量表（SCL-90），见表 2-2。

4. 抑郁自评量表（SDS），见表 3-6。

第二节　功能性消化不良患者的连续护理

功能性消化不良（functional dyspepsia，FD）指具有上腹痛、上腹胀、早饱、嗳气、食欲减退、恶心、呕吐等上腹不适症状，经检查排除了引起这些症状的胃肠道、肝胆道及胰腺等器质性疾病的一组临床综合征，症状可持续或反复发作，症状发作时间每年超过1个月。

【疾病特点】

（一）病因

1. 进食后胃底容受舒张功能发生障碍，胃窦、十二指肠运动协调紊乱及内脏高敏等因素与功能性消化不良发病有关。

2. 心理、环境及社会因素可影响、加重功能性消化不良患者的临床表现。

（二）症状及体征

主要症状包括上腹胀痛、早饱、嗳气、食欲减退、恶心、呕吐等，多起病缓慢，呈持续性或反复性发作。

1. 腹痛　上腹痛为常见症状，与进食有关，常餐后疼痛，部分患者可有上腹灼热感。

2. 餐后饱胀和早饱　可单独或以一组症状出现，伴或不伴有上腹痛。餐后饱胀指正常餐量即出现饱胀感，早饱指有饥饿感但进食后不久即有饱感，致摄入食物明显减少。

【治疗原则】

（一）一般治疗

建立良好的生活习惯，避免烟、酒及服用非甾体抗炎药，这类药物包括阿司匹林、对乙酰氨基酚、吲哚美辛、萘普生、萘普酮、双氯芬酸、布洛芬、尼美舒利、罗非昔布、塞来昔布等。避免个人饮食习惯中会诱发症状的食物如：辛辣食物、巧克力、柑橘汁、奶油土豆泥、生洋葱、冰激凌；注意根据患者不同特点进行心理治疗，减轻患者对所患疾病的恐惧和疑虑；失眠、焦虑者可于睡前口服适当镇静催眠药。

（二）药物治疗

1. 抑制胃酸分泌药　适用以上腹痛伴有反酸为主要症状者，可选择 H_2 受体拮抗剂或质子泵抑制剂，常用的药物有：奥美拉唑、兰索拉唑、泮托拉唑、雷贝拉唑、莱米诺拉唑、埃索美拉唑等。

2. 促胃肠动力药　适用于以餐后饱胀、早饱、嗳气为主要症状者。如多潘立酮、莫沙必利或依托比利，多潘立酮每次 10mg、3 次/日；莫沙必利常用剂量为每次 5mg，3 次/日，于餐前 1~2 小时服用。对疗效不佳者，抑制胃酸分泌药和促胃肠动力药可交替用或合用。

3. 助消化药　消化酶制剂可作为治疗消化不良的辅助用药，如多潘立酮、干酵母、乳酶生等，改善与进餐相关的上腹胀、食欲差等症状。

4. 抗抑郁药　上述治疗疗效欠佳且伴随明显焦虑、紧张、抑郁等症状者可试用抗抑郁药，如氟西汀、帕罗西汀、米氮平等，宜从小剂量开始，注意药物的不良反应。

【连续护理】

功能性消化不良患者出院后，注重日常饮食方面的护理，减少诱发本病的因素。嘱患者少吃油炸食物、腌制食物、生冷刺激食物，饮食要有规律，用餐要定时定量，食物温度正好，细嚼慢咽。患者出院后存在进餐不定时，可能暴饮暴食，肠胃分泌的消化液不够用，自然造成消化不良；引起消化不良的因素较多，如患者进食物过凉或过烫，对胃肠黏膜都有伤害；进食物咀嚼不充分，胃肠道消化起来困难，发生消化不良；缺少社会、家庭支持，失去信心；也有些家庭过分谨慎，导致患者营养不良。因日常饮食是长期、系统的过程，且主要是出院后在家庭进行，所以难以得到有效的保证，影响预期疗效。连续护理是面向有医疗护理需求的出院患者提供医疗护理、康复促进、健康指导等服务，是住院护理的延续。通过院外延伸护理服务，能够了解患者出院后消化功能效果和存在不足，及时给予指导，解除患者出院后康复过程的盲目状态，使患者早期康复，避免或减少患者的痛苦和并发症。

（一）综合护理评估

1. 健康基本情况评估

（1）一般社会资料：包括患者的年龄、性别、文化程度、婚姻状况、吸烟饮酒情况、个人饮食及生活习惯。

（2）护理病史：了解患者现病史、既往史及家族史，是否为初次发病或疾病复发，治疗经过，用药情况及效果评价，有无药物不良反应。

（3）辅助检查：检查 X 线片、血象、胃肠镜检查等。

2. 疾病相关评估

（1）评估患者腹胀情况，食欲感，是否为餐后饱胀，排便及排气是否通畅，每日排便的次数；评估有无腹痛，腹痛的部位、性质及持续时间，是否有规律性。

（2）观察全身情况，有无早饱、嗳气症状，有无摄入食物明显减少，有无持续性进餐后加重的症状，观察是否伴有失眠、焦虑、抑郁、头痛、注意力不集中等精神症状。

3. 心理社会评估　了解患者对疾病的态度、对治疗的信心、对外界刺激情感及反应强烈度、家庭关系及支持度，有无因疾病迁延不愈和生活质量下降导致的焦虑、抑郁，是否存在怀疑、悲观、无奈等情绪反应。可采用焦虑自评量表（SAS）（表3-5）、抑郁自测量表（SDS）（表3-6），对患者的焦虑、抑郁状态进行评估。

（二）连续护理程序

根据功能性消化不良患者临床治疗护理常规，抑郁自测量表（SDS）、焦虑自评量表（SAS）制订连续护理方案。使患者掌握日常饮食方面的注意事项、功能锻炼的方法，预防和减少高危患者并发症的发生。指导患者保存检查X线片、血常规结果、胃肠镜检查报告等，医护人员追踪患者的生活质量、消化功能情况。

1. 入院时　患者从社区的疾病预防及健康观察，转到医院的治疗阶段。主要由社区医生、消化科医生及护士参与，选择治疗方案。

（1）治疗相关方面：采用消化科患者连续护理认知问卷对患者进行身体、心理及社会状况的评估。协助患者完成必要的检查项目：①实验室检查：血常规、尿常规、便常规；肝肾功能；血生化、血沉等检验。②影像学检查：超声、X线、CT、磁共振。③内镜检查，告知患者检查前注意事项。根据患者的健康状况及检查结果，全面评估。

（2）护理相关方面：在功能性消化不良疾病中占重要地位，告知患者规律饮食、少食多餐、戒烟、限酒。饮食以软食为主，忌食酸辣、生冷、油炸、坚硬等刺激性食物或饮料。食物以清淡、营养丰富、易消化为主。生活规律，合理饮食，注意劳逸结合，适当体育锻炼及娱乐活动，避免劳累，保持乐观情绪，避免精神过度紧张和焦虑、愤怒。

（3）社会心理方面：功能性消化不良患者具有持续性或反复性的上腹胀、上腹痛、嗳气、食欲减退、烧心、恶心、呕吐等上腹不适症状，患者心理压力较大，入院后处于一种紧张焦虑的状态，医护人员应主动热情，和蔼可亲，与患者建立平等的关系，关注患者最关心的疾病问题，积极进行心理疏导，缓解紧张、焦虑的情绪。

2. 住院时　医疗团队由主管医生、护士及营养师组成。按照诊疗指南，对患者进行治疗。

（1）治疗相关方面：护士根据医嘱应用抑制胃酸分泌药、促胃肠动力药、助消化药物，对患者进行静脉输液治疗；必要时遵医嘱行胃镜检查，对患者讲解胃镜的注意事项及健康教育；保持患者大小便正常，防止便秘，保证充足的睡眠，以良好的状态进行治疗。

（2）护理相关方面：评估患者腹胀情况，食欲感，是否为餐后饱胀，排便及排气是否通畅，每日排便的次数；评估有无腹痛，腹痛的部位、性质及持续时间，是否有规律性。观察全身情况，有无早饱、嗳气症状，有无摄入食物明显减少，有无持续性进餐后加重的症状，观察是否伴有失眠、焦虑、抑郁、头痛、注意力不集中等精神症状。

（3）社会心理方面：消化不良患者常因腹痛、腹胀等因素，伴有焦虑、抑郁等负性情绪，因此医护人员应倾听患者内心的痛苦和心理感受，减轻其心理负担；找出引起患者心理异常的错误思维方式，用通俗易懂的语言及恰当的医学知识，实事求是地为患者分析病情，向其介绍合理饮食、起居方法及最佳治疗方案；耐心开导患者，使患者掌握良好的应对技巧，学会如何控制和转移负面情绪，以化解患者不必要的负性情绪；鼓励患者树立战胜疾病的信心，要有积极乐观的态度。

3. 出院前　在住院治疗转到居家康复的过渡阶段，消化科护士需要对患者进行心理指导：告知患者引起腹痛、腹胀等不适的原因，根据病情讲解按时长期服药的重要性和必要性，使其积极配合。

（1）治疗相关方面：告知患者按时服药，指导日常饮食，教授患者在家休养预防早饱、嗳气、食欲减退、恶心、呕吐等并发症的方法。出院后复查时间、腹痛腹胀的控制、饮食的注意事项、复查资料保存的注意事项。告知患者门诊复查需携带的资料，联系医生及随访护士的方法。消化科护士建立消化不良患者健康档案，医院保留患者家庭住址及联系电话。

（2）护理相关方面：指导患者定时饮食；进食时要集中精力，在舒适的环境中缓慢进食；进食要细嚼慢咽；少吃难以消化的食物，高脂肪、高蛋白的食物需要较长时间的消化，胃部蠕动缓慢，增加胃的负担；避免进食刺激性食物；不要暴饮暴食，每餐以七分饱为宜；戒烟戒酒；肥胖者适当减肥；忌食易致胀气的食物，如干豆类、洋葱、土豆、红薯以及甜食，以免影响胃的运化，而加重症状。患者掌握药物的服用方法、注意事项及可能出现的不良反应，能够按医嘱正确服药，不擅自更改或停药。

（3）社会心理方面：出院前由消化科护士向患者介绍出院后延续性护理的目的、具体内容，使患者提前做好心理准备。为患者家属提供疾病相关的信息、饮食及日常生活指导的健康宣教。

4. 出院后　患者出院后缺乏有效、便捷的途径获取康复知识，导致居家康复形成盲区。患者由于腹痛腹胀、不注意饮食、未按时服药、缺少家庭成员的监督和支持等原因放弃治疗，错过最佳康复时机，延缓康复进程，出现恶心、呕吐等并发症，严重者需进行手术治疗，给患者及家庭带来沉重的经济与心理负担，因此，出院后连续护理实施至关重要。

（1）治疗相关方面：患者治疗从医院到社区。出院后第 1、3、6、12 个月及每年，患者都需要到医院门诊复查，并携带 X 线片、血常规检查结果、胃肠镜检查报告。并由消化科医生评估消化功能情况，积极预防功能性消化不良，由随访护士及社区医生与患者联系，对患者进行健康宣教追踪指导。

（2）护理相关方面：少吃油炸食物，因为这类食物不容易消化，会加重消化道负担，多吃会引起消化不良，还会使血脂增高；少吃腌制食物，这些食物中含有较多的盐分及某些致癌物，不宜多吃；少吃生冷、刺激性食物，生冷和刺激性强的食物对消化道黏膜具有较强的刺激作用，容易引起腹泻或消化道炎症。规律饮食：研究表明，有规律地进餐，定时定量，可形成条件反射，有助于消化腺的分泌，更利于消化。

1）定时定量：要做到每餐食量适度，每日三餐定时，到了规定时间，不管肚子饿不饿，都应主动进食，避免过饥或过饱。

2）温度适宜：饮食的温度应以"不烫不凉"为度。

3）细嚼慢咽：以减轻胃肠负担。对食物充分咀嚼次数愈多，随之分泌的唾液也愈多，对胃黏膜有保护作用。

4）饮水择时：最佳的饮水时间是晨起空腹时及每次进餐前 1 小时，餐后立即饮水会稀释胃液，用汤泡饭也会影响食物的消化。

5）注意防寒：胃部受凉后会使胃的功能受损，故要注意胃部保暖，不要受寒。

6）几种改善消化不良食物：大麦及大麦芽；酸奶；苹果；西红柿；橘皮；鸡肫皮又称鸡内金，为鸡胃的内壁；番木瓜；白菜。

（3）社会心理方面：建立计算机、手机等网络信息平台，为护士、医生及营养师与患者、患者家属以及患者家属之间的相互沟通提供平台，消除家属在指导日常饮食过程中的顾虑。随访护士向患者及家属了解患者居家康复执行情况及出现的问题，根据患者的生理、心理状态情况酌情调整方案，保证患者安全。

（三）院外延伸护理

根据患者的情况制订个体化行为指导计划，协助患者建立良好的饮食规律和睡眠习惯，戒烟、酒，少吃刺激性强和生、冷、硬食物，循序渐进地增加日常活动量。评估患者的心理状态，指导患者自己认识和找出不良想法、感觉和行为，充分了解应激、情绪和症状之间的关系，辅导患者进行自我心身调养，使其逐渐向理性方向发展：①建立出院患者随访档案：出院时通过和患者及家属进行交谈，了解患者的家庭状况，包括家庭成员、经济状况、家庭成员对功能性消化不良知识的了解程度及对患者的照顾程度。同时对家庭进行健康教育。②制订随访计划：随访时间，一般于患者出院后 1、3、

6、12 个月随访。③随访内容：根据患者的心理状态、身体状况、文化层次、民族及方言等选择适宜的交谈方式，创造轻松的谈话氛围，态度温和，通过交谈引导患者说出对人和物的看法，了解患者的思想、感受及出院后的治疗效果、病情变化和恢复情况，对患者出院后的不良行为加以告知，对患者现存的健康问题进行客观评估，解答患者出院后的问题，并给予相应的健康教育指导。④随访方式：采用电话、短信、电子邮件、门诊等方式进行随访。⑤负责人记录各随访对象出院后的病情变化，及时记录患者出院后的信息反馈，给予患者相应的护理指导。

第三节　溃疡性结肠炎患者的连续护理

溃疡性结肠炎（ulcerative colitis，UC）是一种病因不明的直肠和结肠慢性非特异性炎症性疾病。病变主要限于大肠黏膜和黏膜下层。临床表现主要为腹泻、黏液脓血便、腹痛和里急后重。本病可发生于任何年龄，以 20~40 岁为多见，呈反复发作或长期迁延的慢性过程，男女发病率无明显差别。

【疾病特点】

（一）病因

1. 免疫因素　在部分患者血清中检测到抗结肠上皮细胞抗体，故认为本病与自身免疫反应有关，且还可能存在对正常肠道菌丛的免疫耐受缺失。

2. 环境因素　饮食、吸烟或尚不明确的因素可能起一定的作用。

3. 遗传因素　目前认为本病为多基因病，且不同人由不同基因引起。

4. 感染因素　一般认为感染为继发或为本病的诱发因素。

5. 神经精神因素　精神紧张、过劳可诱发本病发作，而焦虑、抑郁等也可能是本病反复发作的继发表现。

（二）症状及体征

1. 消化系统症状

（1）腹泻：根据病变的部位和轻重不同可表现为稀便、黏液便、水样便、血便、黏液血便等，是由于炎症刺激使肠蠕动增加及肠腔内水、钠吸收障碍所致。

（2）腹痛：轻型或病变缓解期可无腹痛，或呈轻度至中度隐痛，少数绞痛，多局限于左下腹及下腹部，也可全腹痛，有疼痛—便意—便后缓解的规律，常伴有腹胀。

2. 全身表现　急性期可有低度或中度发热，重症可有高热及心动过速，病程发展中可出现消瘦、衰弱、贫血、水与电解质失衡及营养不良等表现。

3. 肠外表现　部分患者可出现皮肤结节样红斑、外周关节炎、口腔复发性溃疡等肠外症状，这些症状在结肠炎控制或结肠切除后可缓解或恢复。

【治疗原则】

（一）一般治疗

急性发作期，特别是重型和爆发型应住院治疗，卧床休息，及时纠正水与电解质平衡紊乱，若有显著营养不良性低蛋白血症者可输全血或血清白蛋白。

（二）药物治疗

1. 柳氮磺吡啶一般作为首选药物。

2. 肾上腺糖皮质激素。

3. 免疫抑制剂。

4. 微生态制剂。

5. 灌肠治疗。

（三）手术治疗

对内科治疗无效，有严重合并症者，应及时采用外科治疗。

【连续护理】

溃疡性结肠炎是一种慢性消化道疾病，从治疗到完全康复时间漫长，患者往往注重疾病活动期的治疗而忽视缓解期的治疗和护理，表现为不注意规律生活、饮食调理及情绪调节，症状好转或出现药物不良反应后自行停药、减药、换药等，导致疾病易反复发作。延续性护理将对患者的护理从医院延伸到院外，使患者出院后能得到持续的疾病相关指导，对提高患者的疾病知识水平、自我管理能力、生活质量及减少疾病复发有着重要意义。

（一）综合护理评估

1. 健康基本情况评估　收集患者一般资料，包括年龄、性别、文化程度、婚姻状况、吸烟饮酒情况、个人饮食习惯以及生活习惯。了解患者现病史、既往史及家族史，是否为初次发病或疾病复发，治疗经过，用药情况及效果评价，有无药物不良反应。

2. 疾病相关评估

（1）评估患者腹泻情况，根据病变部位和轻重不同可分为稀便、黏液便、水样便、血便、黏液血便等，每日排便的次数；评估有无腹痛、腹胀，腹痛的部位、性质及持续时间，是否有疼痛—便意—便后缓解的规律。以 Southerland 疾病活动指数（DAI）评估患者溃疡性结肠炎的分型，见表 4-2。

表 4-2　Southerland 疾病活动指数（DAI）

项目	0 分	1 分	2 分	3 分
腹泻	正常	1~2 次/天	3~4 次/天	5 次/天
便血	无	少许	明显	以血为主
黏膜表现	正常	轻度易脆	中度易脆	重度易脆伴渗出
医生评估病情	正常	轻	中	重

注：总分为各项之和，≤2 分为症状缓解；3~5 分为轻度活动；6~10 分为中度活动；11~12 分为重度活动

（2）观察全身情况，有无皮肤结节性红斑或外周关节炎、口腔复发性溃疡等胃肠外症状，有无发热、消瘦、贫血、水电解质紊乱及营养不良，观察有无腹部压痛、肌紧张及反跳痛，注意肠穿孔。

3. 心理社会评估　了解患者对疾病的态度、对治疗的信心、家庭关系及支持度，有无因疾病迁延不愈和生活质量下降导致的焦虑、抑郁，是否存在怀疑、悲观、无奈等情绪反应。可使用抑郁自测量表（SDS）、焦虑自评量表（SAS）对患者的心理状态进行评估，见表 3-5、表 3-6。

（二）连续护理实施

根据溃疡性结肠炎患者临床护理常规、溃疡性结肠炎分型、消化内科连续护理认知问卷制订患者连续护理方案。使患者了解溃疡性结肠炎的病因、诱发因素、服药及饮食注意事项，减少不适症状。

1. 入院时　患者由社区的疾病预防及健康观察，转到医院的治疗阶段。主要由社区医生、消化内科医生及护士参与，明确患者溃疡性结肠炎分型，制订治疗护理方案。

（1）治疗相关方面：对患者应用消化科连续护理认知问卷进行评估，了解患者疾病认知程度。协助患者完成必要的检查项目：①血液检查，包括血常规、血生化、血沉、C 反应蛋白等。②粪便检查，观察患者是否有黏液脓血便，镜下有无红、白细胞。③结肠镜检查，观察患者肠黏膜的表现，并取组织做病理学检查。④X 线钡剂灌肠检查。告知患者各项检查前的准备工作及注意事项，根据患者检查结果，确定治疗方案。

（2）护理相关方面：向患者及家属讲解能使病情加重的诱因，避免交叉感染、避免劳累。注意观察大便的颜色、性状及大便次数。重症溃疡性结肠炎患者病情严重者暂禁食，遵医嘱给予胃肠外营养。对急性发作期和爆发型患者应进食无渣流食或半流食，禁止食用导致自体过敏的各种食物，补充足够的热量、维生素、电解质。

（3）社会心理方面：由于本病病程长，症状反复发作，患者多伴有不同

程度的焦虑及抑郁情绪，护士应与患者建立良好的护患关系，了解患者的病情及需要，通过良好的言语和行为，敏锐灵活地掌握患者的心理变化，做好宣传解释工作，使其能积极配合治疗，在不违反治疗原则的情况下，尽量满足患者的生活需要，指导患者提高对疾病的认知以及应对能力，对疾病相关知识进行讲解，消除患者的顾虑，减轻其心理压力。同时生活中注意自我调节，使症状得到较好的控制和长期缓解，增加患者战胜疾病的信心。

2. 住院时　医疗团队由主管医生与病区护士组成。对于内科药物治疗无效，有严重合并症者，应及时采取手术治疗。

（1）治疗相关方面：轻度溃疡患者遵医嘱给予氨基水杨酸制剂；足量氨基水杨酸制剂治疗症状控制不佳者尤其是病变较广泛者，应遵医嘱及时改用激素，症状缓解后开始逐渐缓慢减量至停药；对于激素无效或激素抵抗患者可应用硫嘌呤类药物；当激素或上述免疫制剂治疗无效或激素依赖或不能耐受上诉药物时，可考虑英夫利西治疗；对病变局限在直肠或直肠乙状结肠的患者，强调局部用药，口服与局部用药联合应用效果更佳。重度溃疡性结肠炎患者病情重，遵医嘱给予患者静脉输液治疗，防止水电解质、酸碱平衡紊乱，血红蛋白低者给予输注红细胞。静脉应用注射用甲泼尼龙琥珀酸钠 $40\sim60mg/d$ 或注射用氢化可的松琥珀酸钠 $300\sim400mg/d$ 治疗 5 天仍无效者可给予患者应用环孢素静脉输液治疗。达到有效血药浓度后，应继续维持口服治疗。

（2）护理相关方面：指导患者既要注意不食用刺激性食物，也要避免心理上对食物的恐惧和过于单一的食谱。在建议范围内，尝试进食多种可以耐受的食物，注意营养物质的补充，增强抵抗力是非常必要的。健康的饮食必须包括各种各样的食物。肉类、鱼、家禽类和乳制品（如果耐受）富含蛋白质；面包、谷类、淀粉、水果和蔬菜含有碳水化合物；黄油和植物油含有脂肪；每天补充多种维生素可以帮助填补食物的不足。在疾病急性发作后，应该开始实施食入耐受性较好的食物，如熟肉、鱼、禽类、米饭或面食，以及易消化的水果和蔬菜。如果感觉良好且没有新的症状，可以每隔 2~3 天增加一种新的食物。如果没有发生异常情况，则新的食物可以被视为耐受良好，然后继续尝试其他食物。

（3）社会心理方面：患者应当得到家人、医生的理解及精神支持。加强与患者的沟通，了解患者的心声，鼓励患者叙述自己的心理活动与想法，并给予心理支持。对于大部分青少年面对学业及疾病自身的压力，要尝试用正确的途径来释放压力，可深呼吸及减压运动，培养自己的兴趣和爱好来释放压力。

3. 出院前　住院治疗转到居家康复的过渡阶段，再次应用消化科患者连续护理认知问卷评估患者疾病认知程度，有针对性地进行出院前的健康指导。

（1）治疗相关方面：向患者及家属说明药物的用法、作用、不良反应等，柳氮磺吡啶易在饭后服用，可减少其恶心、呕吐、食欲减退等不良反应；肾上腺皮质激素口服要按疗程服药，按医嘱要求减药，不要随意停药；对于使用环孢素的患者，要定期复查肝肾功能、血生化及血药浓度，根据血药浓度调整用药，不可擅自调整药物剂量；指导患者及家属做好肛周皮肤护理，教会患者及家属灌肠的方法及注意事项：

1）灌肠器材：溃疡性结肠炎患者尤其是对于伴有痔脱出的患者在家进行药物灌肠时，首选合适、质地柔软、对肠黏膜刺激性小的灌肠器材（如一次性肛管、一次性尿管和一次性吸痰管外接注射器或输液器）。

2）配制灌肠液：灌肠液温度一般以 39～41℃ 为宜，温度过高，可造成肠内膜损伤或加重病情；温度过低不利于药物吸收；灌肠液药液量过多刺激肠壁，引起排便反射，灌肠液量不宜超过 200ml。

3）灌肠的体位：嘱患者采取左侧卧位，灌肠完毕后取平卧位，臀部抬高 10～15cm，使药液不溢出。

4）插管深度：适当增加插管深度对延长药物保留时间影响很大。病变在直肠插入 15～20cm，病变在乙状结肠插入 25～30cm，通常情况下，灌肠管盲插不宜插入太深，否则会使灌肠管折返，反而达不到理想的深度。

5）灌肠的速度：灌肠速度过快可使肠腔快速充盈，直肠压力增高，引起排便反射。速度太慢则药液温度不宜维持。建议以注射器 10～15ml/min，输液器 60 滴/分，患者无不适感为宜。

（2）护理相关方面

1）患者因大便次数增多，会出现肛周不适或湿疹，患者可在每次便后用温水清洗肛周及外阴部，清洗后用纸巾或软布轻轻拭干，保持会阴部清洁干燥。

2）告知患者生活规律，注意劳逸结合，避免劳累及重体力劳动，保持乐观情绪。定期进行室内开窗通风，保持适宜的温度，避免着凉感冒。

3）指导患者坚持记录饮食日记，见表 4-3，并保留相关记录。对特定的相关情况加以注释，例如排便情况（软便或水样便）、相关症状（腹痛、腹胀等）以及确切的发生时间。这样就能很快发现自己不能耐受的食物。严格避免接触这些食物。通常情况下不能耐受的食物包括：豆类，生蔬菜，果汁（特别是橙汁），柑橘类水果（橙子、柚子、橘子和柠檬）、泡菜、洋葱、脂肪、酸性食物和牛奶（乳糖不耐受）。但是对食物不耐受的情况同样存在个体差异。

表4-3　饮食日记样本

	时间	食物及数量	症状
上午	8：00	黑咖啡，1杯橙汁，燕麦牛奶	无
	10：30	松饼	
	11：30	无	腹泻，腹部绞痛
下午	13：30	水果冻沙	
	16：00	无	严重腹泻
	18：00	四季豆，米饭，烧烤猪排，凉拌沙拉	无
	20：00	无	腹痛，肠痉挛
	22：00	燕麦饼干	无
上午	3：00	无	里急后重，黏液便，腹部绞痛

（3）社会心理方面：慢性疾病的诊断确诊，对患者是一个重大的打击。慢性疾病会使患者缺乏安全感，患者会慢慢表现出焦虑，很依赖别人，溃疡性结肠炎患者家属要对患者有极大的耐心，多鼓励、安慰患者。由于溃疡性结肠炎患者大便次数增多，外出要事先安排好，确保在外出时能迅速找到卫生间（学校、电影院、饭店、道路、商场及旅行中），同时随身携带湿巾、软纸巾以免厕所内没有卫生纸或需要的纸巾；随身携带多余的内裤。外出旅行准备好充足的药物，以防药物用完或丢失。

4. 出院后　患者在接受常规出院指导后即开始了居家康复治疗，因为缺乏专业性的指导，往往在治疗、饮食等方面存在缺陷或误区。根据患者的具体情况和照护者的需求，尽快给予专业的连续护理指导服务，协助患者尽早恢复正常的社会生活。

（1）治疗相关方面：由于疾病病程长，易反复，指导患者将多次复查的检查结果妥善保管，每次复查尽可能的预约同一名医生进行就诊。指导患者出院后2~3个月每月检查1次，3个月后来院复查肠镜，观察治疗效果及肠黏膜愈合情况。随访护士每周随访患者并进行有针对性的护理干预。内容包括了解患者是否按医嘱用药，目前的排便次数及性状，生活、饮食习惯，根据患者目前情况给予康复指导。

（2）护理相关方面

1）指导患者少食多餐，不要一次吃太饱，增加肠道负担。多饮水，避免高糖和高脂肪食物，避免食用大豆油、红花油、玉米油、花生油。食物尽量经过高压锅煮，其中的纤维被破坏，可以使肠道更容易接受。

2）注意劳逸结合，保持心情愉快，当疾病得到缓解时，可有规律地适当进行体育锻炼。

（3）社会心理方面：建立计算机、手机等网络信息平台，成立溃疡性结肠炎患者俱乐部，定期组织活动，保证护士、医生与患者、患者家属以及患者家属之间的相互沟通。随访护士向患者及家属了解患者居家治疗的情况、疾病控制情况、生活方式改变情况及出现的问题，根据患者的生理、心理状态及肢体功能情况酌情调整护理方案。

（三）院外延伸护理

溃疡性结肠炎患者疾病病程长，易反复，需要消化科医护人员给予连续护理。建立随访档案，可以及时记录复诊结果、病情、用药情况、饮食情况、心理状况。根据患者病情变化及存在的问题采取个体化的护理服务，会取得良好的效果，增加医护患之间的信任，提高患者的依从性，促进患者康复。随访护士可采用健康调查简表（SF-36）对患者的生存质量进行评估，见表2-6，针对患者的个体差异给予相应的健康指导。患者应养成良好的饮食习惯，合理安排饮食。告知患者按时服药及服药后可能出现的不良反应。如服用激素类药物的女性出现满月脸、水牛背、躯干肥胖等体态改变，以致患者出现自卑情绪，对患者做好安慰，满足患者的健康咨询要求，并提醒患者根据病情来院复诊。由随访护士记录每名患者出院后的病情变化，随时记录患者出院在家康复期间的反馈，根据患者的主诉，给予患者指导。征求患者及家属的意见和建议，确保院外延续性护理的有效性。

第四节　反流性食管炎患者的连续护理

反流性食管炎（reflux esophagitis，RE）是由胃、十二指肠内容物反流入食管引起的食管炎症性病变，内镜下表现为食管黏膜的破损，即食管糜烂和（或）食管溃疡。反流性食管炎可发生于任何年龄的人群，成人发病率随年龄增长而升高。中老年人、肥胖、吸烟、饮酒及精神压力大是反流性食管炎的高发人群。

【疾病特点】

（一）病因

1. 抗反流屏障的破坏　食管下端括约肌（LES）是在食管与胃交界线之上3~5cm范围内的高压区，起着防止胃内容物反流入食管的生理作用。食管下端括约肌压过低和腹内压增加时不能引起有力的食管下端括约肌收缩反应者，则可导致反流性食管炎。胆碱能和β-肾上腺素能激动药、α-肾上腺素能拮抗药、多巴胺、地西泮、钙受体拮抗剂、吗啡及脂肪、酒精、咖啡因和吸烟等多种因素均可影响食管下端括约肌功能，诱发反流性食管炎。此外，妊娠期、口服含黄体酮避孕药期和月经周期后期，血浆黄体酮水平增高，反流性食管炎的发生率也相应增加。

2. 食管酸廓清功能的障碍　正常食管酸廓清功能包括食管排空和唾液中和两部分。当酸性胃内容物反流时，只需 1~2 次（10~15 秒）食管继发性蠕动即可排空几乎所有的反流物。残留于食管黏膜陷窝内的少量酸液则可被唾液（正常人每小时有 1000~1500ml，pH 为 6~8 的唾液经食管入胃）中和。食管酸廓清的功能在于减少食管黏膜浸泡于胃酸中的时限，故有防止反流食管炎的作用。夜间睡眠时唾液分泌几乎停止，食管继发性蠕动亦罕见有发生，夜间的食管酸廓清明显延迟，故夜间反流性食管炎的危害更为严重。

3. 食管黏膜抗反流屏障功能的损害　当防御屏障受损伤时，即使在正常反流情况下亦可致食管炎。研究发现，食管上皮细胞增生和修复能力的削弱是反流性食管炎产生的重要原因之一。

（二）症状及体征

反流性食管炎的严重程度与反流症状无相关性，反流性食管炎患者表现有胃食管反流的典型症状，但也可无任何反流症状，仅表现为上腹疼痛、不适等消化不良的表现。严重的食管炎患者临床表现并不一定很严重。

1. 反酸、烧心　为本病的典型症状表现。烧心是指胸骨后向颈部放射的烧灼感，反流指胃内容物反流到咽部或口腔。反流症状多发生于饱餐后，夜间反流严重时影响患者睡眠。

2. 胸骨后疼痛　疼痛发生在胸骨后或剑突下。严重时可为剧烈刺痛，可放射到后背、胸部、肩部、颈部、耳，似心绞痛。多数患者由烧心发展而来，有部分患者可不伴有胃食管反流病的烧心和反酸的典型症状。

3. 吞咽困难　部分患者可有吞咽困难，可能是由于食管痉挛或功能紊乱，症状呈间歇性发作，进食固体或液体食物均可发生。少部分患者吞咽困难是由食管狭窄引起，此时吞咽困难可呈持续性进行性加重。有严重食管炎或并发食管溃疡，伴吞咽疼痛。

4. 咳嗽、哮喘　部分患者以咳嗽与哮喘为首发或主要表现，反流引起的哮喘无季节性，常有阵发性、夜间咳嗽与气喘的特点。

5. 咽部不适　部分患者诉咽部不适，有异物感、棉团感或堵塞感，但无真正吞咽困难。

【治疗原则】

（一）内科治疗

内科治疗的目的是减轻反流及减少胃分泌物的刺激及腐蚀。一般无主诉症状的滑动疝不需治疗。有轻度反流性食管炎症状或因年龄、合并其他疾病及不愿手术者可行内科治疗。

（二）外科治疗

手术治疗的目的是修补疝裂孔、抗反流纠正食管狭窄。

（三）中医治疗

1. 体针　主穴为内关、足三里，备穴为肝俞、胃俞、上脘、公孙。

2. 耳针　取神门、胃、食管，中度刺激并留针。

【连续护理】

反流性食管炎由多种原因引起，且诱因很多，容易反复复发。住院期间，有医护人员进行监督，患者表现出很好的遵医行为，出院后由于缺乏有力的监督，部分患者饮食、生活习惯发生改变，遵医行为下降，有的患者由于疾病反复，过分担心疾病。连续护理是住院护理的延伸，将院内护理延续至院外，保证了护理的连续性及有效性。

（一）综合护理评估

1. 健康基本情况评估　收集患者一般资料，包括患者的性别、年龄、文化程度、职业、是否吸烟、饮酒，自理能力如何，询问个人饮食状况、运动情况、生活习惯、住院次数等。了解患者的既往史、现病史、家族史、遗传病史、过敏史、主要症状、用药史等。

2. 疾病相关评估　评估患者出现反流的时间，是否在进食后，观察患者疼痛的部位、性质及持续时间，询问患者有无吞咽困难、咳嗽等症状。可采用胃食管反流病量表（GerdQ）进行评估，见表4-4。

表4-4　**胃食管反流病量表**（GerdQ）（分）

	回忆过去的7天			
项目	0 天	1 天	2~3 天	4~7 天
烧心	0	1	2	3
反流	0	1	2	4
上腹痛	3	2	1	0
恶心	3	2	1	0
睡眠障碍	0	1	2	3
需额外口服药物	0	1	2	3

3. 心理社会评估　通过和患者沟通交流，了解患者对疾病的认知程度及态度、对治疗的信心，家庭关系及支持度，有无因生活质量下降导致的焦虑、抑郁，是否存在怀疑、悲观、无奈等情绪反应，可采用症状自评量表 SCL-90进行评估，见表 2-2。

（二）连续护理实施

1. 入院时　采用消化科患者连续护理认知问卷评估患者对疾病的认知程度。向患者讲解加重疾病的诱因，注意避免过度劳累。观察疼痛的部位、性质及持续时间，疼痛时可采取分散注意力、听轻音乐等方式转移疼痛。协助患者完成相关检查项目：血检查、尿检查、便常规、心电图、胸部 X 线片、胃镜、24 小时食管 pH 监测、食管测压，告知患者检查前的注意事项，根据患者检查结果选择治疗方案。

2. 住院时　由主管医生和责任护士对患者进行治疗及健康指导。

（1）治疗相关方面：根据医嘱给予患者口服促胃肠动力药和抑酸药。告知患者药物的作用、服用方法及注意事项。如促进胃肠动力的药物宜在饭前 15～30 分钟服用；抑制胃酸分泌的药物餐后 30 分钟至 2 小时服用；胃黏膜保护剂饭前 1 小时或睡前服用。

（2）护理相关方面：急性发作期患者应进食清淡、易消化食物。注意少食多餐，每餐吃八成饱。戒烟戒酒，避免进食咖啡、巧克力、坚果等粗糙、坚硬、刺激性食物，避免高脂肪饮食，高脂肪饮食可促进小肠黏膜释放胆囊收缩素，易导致胃肠内容物反流。选用富含维生素 A、维生素 C 的新鲜蔬菜、水果、瘦肉、牛肉、豆制品、鸡蛋清等。睡前 3～4 小时不宜进食，进食时宜坐起，避免卧位进食，白天进餐后慢走或端坐 30 分钟，不宜立即卧床。抬高床头 15～20cm 可减少卧位及夜间反流。肥胖者应该积极减轻体重以改善反流症状，过度肥胖者腹腔压力增高，可促进胃液反流。尽量减少增加腹压的动作，如过度弯腰，穿紧身衣裤等。

（3）社会心理方面：护理过程中关心患者，尽量满足患者要求。详细向患者讲解疾病相关知识，使患者了解疾病的发病原因、治疗方法，使患者了解紧张情绪也是诱发疾病的原因之一，从而消除其紧张情绪，树立战胜疾病的信心，积极配合治疗及护理。

3. 出院前　护士再次了解患者对疾病的认知情况，有针对地对患者进行相关的出院前健康指导，使患者能够在院外积极配合治疗。

（1）治疗相关方面：采用消化科患者连续护理认知问卷评估患者对疾病的认知程度，根据患者掌握程度有针对性地进行健康教育指导。指导患者按医嘱正确服药，不要随意停药或增减药量，注意观察药物不良反应。

（2）护理相关方面：加强口腔护理，反流物溢入口腔后，容易滋生细菌，引起口腔溃疡，应早晚刷牙，餐后漱口。生活规律，合理饮食，注意劳逸结合，适当体育锻炼及文娱活动，如慢跑、散步、打太极拳等，避免劳累，注意季节变化对病情的影响，避免受凉。保持乐观情绪，避免精神过度紧张和焦虑、愤怒。

（3）社会心理方面：反流性食管炎病程较长，患者容易出现烦躁、焦虑心理，指导患者家属多安慰患者，鼓励患者树立信心。出院前责任护士向患者介绍出院后延续性护理的目的、意义及具体内容，使患者及家属提前做好心理准备。

4. 出院后　患者一般经过住院治疗后，病情基本稳定，可出院在家继续治疗，但患者出院后缺乏医护人员的监督及有效的康复指导，导致居家期间用药、饮食、病情观察等不能延续，出现病情反复，为患者带来痛苦和经济负担，因此，出院后连续护理实施至关重要，可不断提高患者的疾病认知水平、改善其自我护理和遵医行为，降低并发症发生率及重复住院率。

（1）治疗相关方面：患者治疗从医院转至社区。出院后2、6、12个月及每年，患者需要到医院门诊复查。随访护士应定期与患者联系，对患者疾病恢复情况，用药、饮食、生活方式掌握情况进行评价，及时发现患者掌握的薄弱环节，存在的护理问题，进行追踪连续的护理指导。

（2）护理相关方面：①改变生活习惯对多数患者能起到一定的疗效，如衣带宽松、餐后直立、睡眠时床头稍抬高；戒烟酒；鼓励患者嚼口香糖，通过唾液刺激下的吞咽功能锻炼协调食管的运动功能。②避免进食过多刺激胃酸分泌的食物，睡前避免进食，细嚼慢咽，饮食宜清淡。③尽量避免服用促进反流或黏膜损伤的药物；应用抑酸药的患者，建议症状缓解后逐渐减量直至停药或者改用缓和的其他制剂再逐渐停药，如有复发征兆提前使用制酸药预防。

（3）社会心理方面：护士、医生、患者、患者家属之间通过网络平台或电话进行相互沟通，解决患者及家属在治疗过程中的遇到的问题。随访护士应定期评估患者的心理状态，对患者存在的疑问进行解答，消除患者的顾虑，对患者进行心理疏导，可提高患者对治疗的依从性，提高治疗效果。

（三）院外延伸护理

建立出院患者随访档案，通过住院期间对患者的治疗及健康教育指导，出院前及随访过程中对患者心理、饮食、用药等情况进行评价，了解患者出院后的治疗效果、病情变化和恢复情况，是否按医嘱正确服药，指导患者建立正确的饮食习惯、进行健康教育，对患者存在的问题进行讲解，满足患者的健康咨询要求。及时发现患者存在的护理问题，给予连续的护理指导，使患者能够保持乐观情绪面对疾病，主动说出心理感受，积极配合治疗。随访护士根据患者的情况制订个体化行为指导计划，协助患者建立良好的饮食和规律的睡眠习惯，老年患者对外界事物的感知能力减弱，记忆力减退，生活和社会范围缩小，对疾病远期结果较担心。应进行充分的沟通，掌握其心理状态，采取支持、疏导、安慰、鼓励和放松学习等方法，及时解答患者的疑虑，疏导患者情绪。

第五节　慢性胰腺炎患者的连续护理

慢性胰腺炎（chronic pancreatitis，CP）是胰腺实质损毁性的慢性炎症，胰外分泌组织发生进行性纤维化改变，导致胰腺组织学和功能发生改变，这些改变呈进行性或不可逆性状态。我国慢性胰腺炎发病率呈逐年上升的趋势，发病高峰集中在 60 岁男性，构成慢性胰腺炎的相关危险因素中，酒精占 35.4%，胆道疾病占 33.9%。

【疾病特点】

（一）病因

1. 酒精　慢性酒精中毒是西方国家引起慢性胰腺炎的主要原因。

2. 胆道疾病　引起慢性胰腺炎的胆道疾病以胆道结石为主。

3. 急性胰腺炎和胰腺外伤　急性胰腺炎与慢性胰腺炎的主要区别在于致病因素去除后急性胰腺炎的胰腺组织和功能可完全恢复正常，而慢性胰腺炎则会导致胰腺组织和功能慢性持续性损害。但是，重症急性胰腺炎合并有胰腺假性囊肿或胰腺外伤后感染形成胰腺脓肿，均可导致胰腺不可逆损伤，逐渐发展为慢性胰腺炎。

4. 胰腺分裂症　胰腺发育过程中主、副胰管未融合的先天性发育不全。

5. 遗传性胰腺炎　一种常染色体显性遗传性疾病。

6. 高钙血症　持续的高钙血症会过度刺激胰腺腺泡导致胰腺炎。

7. 热带性胰腺炎　营养不良是热带性胰腺炎的重要发病因素。

（二）症状及体征

1. 腹痛　疼痛常在上腹部，持续性钝痛，以放射至背部最具特征性，让患者坐起躯干前倾或俯卧可使疼痛减轻，仰卧或进食后可加重疼痛。疼痛可持续发作若干天，其后有无痛间歇期，也可持续疼痛无缓解期。

2. 消化不良症状　大多数患者有腹胀、腹泻、食欲减退、恶心、嗳气、乏力、消瘦等症状，重度慢性胰腺炎患者常有脂肪泻，量多、泡沫状。

3. 黄疸　由于我国慢性胰腺炎合并胆道疾病较多，临床上常见有黄疸，以直接胆红素升高为主。

4. 由于慢性胰腺炎引起胰腺 B 细胞破坏，半数患者可发生糖尿病。

5. 腹部压痛与腹痛不相称，多数患者仅有腹部轻压痛。当并发胰腺假性囊肿时，腹部可扪及表面光滑的包块。

【治疗原则】

（一）非手术治疗

1. 消除病因 酒精性慢性胰腺炎患者完全戒酒；胆道疾病引起的慢性胰腺炎应积极治疗胆道结石或炎症，解除梗阻；高脂血症者应饮食控制，必要时降血脂治疗。

2. 对症治疗 以疼痛为主要表现者，可给予非甾体抗炎药或口服非阿片类止痛药；严重吸收不良时应注意补充营养。

3. 胰酶替代治疗 口服胰酶制剂有助于缓解疼痛。

4. 内镜介入治疗 ERCP 下行胰管括约肌切开、胰管取石术及胰管支架植入术可有效解除胰管梗阻，缓解临床症状。

（二）手术治疗

对有疼痛但胰管不扩张，胰腺组织纤维化的患者，应改为胰腺切除。

【连续护理】

慢性胰腺炎病程较长，疾病复发率高。部分患者误以为症状缓解即疾病康复，擅自停药；有的患者自我感觉良好，便不限制饮食；有的患者缺少社会、家庭支持，失去治疗信心；也有的患者家庭过度谨慎，导致患者心理负担较重。少数患者出院后因反复腹痛、黄疸、脂肪泻、消瘦、营养不良及各种并发症等反复就诊，以致患者认为自己患病后的生活质量和健康状况较前下降，患者产生负面情绪，影响工作和生活。延续性护理是为患者提供的一种有序、协调、不间断的专业性与非正式的治疗与照护行为，实现了以护理疾病为中心向以人群整体健康为中心的转变，使服务从医院走向社会、走向家庭，是住院护理的延续。

（一）综合护理评估

1. 健康基本情况评估

（1）疼痛评估：评估患者疼痛的部位、性质、持续时间及伴随症状，做好疼痛评估，及时报告医生。

（2）营养状况评估：询问患者近期体重变化情况，注意评估患者皮肤是否粗糙，评估患者大便次数、性状及量是否正常。

（3）实验室检查：监测血生化指标、便常规是否正常。

2. 疾病相关评估　了解患者日常生活规律及自理程度：包括饮食型态、休息和睡眠质量、排泄型态、穿着修饰与个人卫生情况、日常活动与自理情况、嗜好。患者的既往史、手术史、过敏史、既往日常生活型态、烟酒嗜好，女性了解其月经史和婚育史。家庭成员有无类似的疾病、有无家族遗传病史。

3. 心理社会评估　包括患者对疾病的认识和态度、康复的信心，病后精神、行为及情绪的变化，患者的人格类型、应对能力等。

（二）连续护理实施

根据慢性胰腺炎患者临床治疗护理常规、消化科患者连续护理认知问卷制订连续护理方案。使患者了解疾病的发病因素、治疗过程中并发症的预防及饮食方面的注意事项。

1. 入院时　由消化科医生与护士明确患者患病原因，选择治疗方案。

（1）治疗相关方面：采用消化科患者连续护理认知问卷对患者进行身体、心理及社会状况的评估。协助患者完成必要的检查项目：血常规、尿常规、便常规、血生化、血淀粉酶、血沉、C反应蛋白、凝血功能、肿瘤标志物（消化系）；X线胸片、心电图、CT、磁共振胰胆管造影（MRCP），告知患者检查前注意事项。

（2）护理相关方面：责任护士告知患者疾病的发病原因、临床表现及疾病相关知识，使患者对疾病有正确的认识。

（3）社会心理方面：患者入院后，居住环境的改变、远离家人与朋友，加上身体的疼痛，容易产生焦虑、恐惧心理，责任护士与患者建立良好的护患关系，关心、安慰患者，鼓励患者表达内心的感受，了解患者的心理状态，认真倾听患者诉说，使其正确对待疾病，消除紧张恐惧心理，积极配合治疗。

2. 住院时　主管医生和责任护士按照诊疗指南，对患者进行相关治疗。

（1）治疗相关方面：腹痛明显者根据医嘱给予患者进行抑酸、抗炎静脉输液治疗；口服小剂量非成瘾性止痛药物、口服胰酶制剂等对症治疗；胰管梗阻患者给予患者行内镜下逆行胰胆管造影（ERCP）治疗，让患者了解内镜介入治疗或外科手术治疗的时机及意义，向患者讲解术前、术后注意事项、观察重点及健康宣教。

（2）护理相关方面：疼痛发作时嘱患者卧床休息，稳定患者情绪，配合药物解痉、止痛、缓解症状。急性发作患者住院期间禁食，观察患者尿量及补液量，监测患者血常规、血生化指标变化。告知支架植入患者避免剧烈活动，以免支架移位或脱落。

（3）社会心理方面：患者因疼痛常出现恐惧、焦虑，责任护士多给予患者关心、鼓励、安慰，嘱患者家属陪伴，告知患者集中精力于某项事情，如看电视、听音乐等。

3. 出院前　责任护士要向患者进行出院前的健康指导。

（1）治疗相关方面：慢性胰腺炎患者常腹痛难忍，可给予止痛药物治疗。告知患者症状缓解时及时减药或停药，尽可能间歇交替使用。口服胰酶制剂可有效缓解疼痛，指导患者就餐时服用，宜整粒服用。糖尿病应用胰岛素治疗的患者，参照糖尿病专科诊疗意见执行。指导患者如遇急性发作时，要及时到医院就诊，如有胆道疾病要积极治疗，以利于胰腺疾病的康复。对于胰管支架植入术后的患者要向其讲解远期可能出现并发症的相关知识。

1）支架移位：支架移位可能与支架的物理特性与胰管的解剖有关。支架移位后患者常有轻、中度持续腹痛伴恶心、呕吐。一旦发生支架移位避免剧烈运动，立即与主治医生联系经内镜取出支架。

2）支架堵塞：细胞碎屑、钙碳酸盐结晶等混合物可堵塞支架，患者出现反复发作的腹痛。放置支架后要定期复查，一旦出现腹痛立即就诊。

（2）护理相关方面：慢性胰腺炎的患者常有脂肪泻，即稍吃油荤就会腹泻不止，如果患者进食过多脂肪就会加重病情，所以应告知患者应严格限制脂肪类食物，禁食富含脂肪的肉类、干果、油炸食品等。一般采用高蛋白、低脂肪饮食，如鸡蛋清、鱼虾、瘦牛肉、豆类等。选用含维生素 A、维生素 C 丰富的新鲜蔬菜及水果。忌食辛辣刺激性食物，少吃易产气食物。蔬菜宜采用蒸、煮、烩、炖等烹调方法。水果宜选用没有酸味的，如桃子、苹果、香蕉等。少食多餐、定时定量、细嚼慢咽、不狼吞虎咽。若患者患有糖尿病，则按糖尿病的基本饮食处理。

（3）社会心理方面：慢性胰腺炎病程迁延，需长期调养。戒烟戒酒，劳逸结合，避免劳累、紧张情绪。保持心情舒畅，忌忧郁烦恼。支架植入患者避免剧烈运动，以免造成支架移位或脱落。

4. 出院后　出院后由于缺少有力监督，或缺少家庭成员支持等原因，部分患者遵医行为差，导致疾病发作反复住院。因此出院后连续护理非常重要。

（1）治疗相关方面：出院后第 3、6、12 个月及每年，患者都必须到医院门诊复查，行腹部 CT、MRCP，并由消化科医生评估胰腺功能。其余时间随访护士与患者联系，对患者进行健康宣教。

（2）护理相关方面：延续护理使患者在出院后得到持续有效的健康指导。患者在院外有关于疾病的疑问可随时与随访护士、医生联系，医护人员会在第一时间给予相应的指导。

（3）社会心理方面：建立电脑、手机等网络信息平台，随访护士可及时与患者及患者家属联系，随时了解患者的思想动态，根据患者的实际情况及时给予患者健康指导。

（三）院外延伸护理

指导患者出院 3 个月后去门诊复查以了解患者出院后的治疗效果、病情变化和恢复情况，对患者现存的健康问题进行评估，支架植入患者确定支架位置。出院后 6 个月、12 个月再次复查。随访护士通过整体评估患者情况，对患者进行疾病相关知识宣教。针对不同情况患者给予不同的健康教育指导。随访护士记录各随访对象出院后的病情变化，及时记录患者出院后的信息反馈，给予患者相应的指导。征求患者出院后对医疗效果、医务人员服务满意度等服务信息，确保院外延续性护理的有效性。

第六节　慢性肝炎患者的连续护理

慢性肝炎指多由急性乙型肝炎、急性丙型肝炎久治不愈，病程超过半年，而转为慢性的肝炎。慢性肝炎对人体有着严重的危害，起病隐匿，发现时多已由急性转为慢性，慢性肝炎传染性较强。急慢性患者和无症状慢性 HBV 携带者为主要传染源，经血液体液、性行为、母婴垂直传播，多成散发，无明显季节性。

【疾病特点】

（一）病因

产生肝炎的病因是由多方面造成，如病毒、细菌、寄生虫、化学毒物、药物和毒物、酒精等都是最直接的因素。通常所说的肝炎，指由甲型、乙型、丙型、丁型、戊型等肝炎病毒引起的病毒性肝炎。

（二）症状及体征

乙、丙型肝炎病程超过半年者称为慢性肝炎，根据病情可分为 3 度：

1. 轻度　病情较轻，可反复出现乏力、头晕、食欲减退、厌油、尿黄、肝区不适、睡眠不佳、肝大有轻触痛，可有轻度脾大；部分病例无明显症状，肝功能指标仅 1 或 2 项轻度异常。

2. 中度　症状、体征、实验室检查居于轻度和重度之间。

3. 重度　有明显或持续的肝炎症状，如乏力、食欲减退、腹胀、尿黄等，伴肝病面容、肝掌、蜘蛛痣、脾大、丙氨酸氨基转移酶和（或）天门冬氨酸氨基转移酶（AST）反复或持续升高、白蛋白降低或 A/G 比值异常、丙种球蛋白明显升高。

【治疗原则】

（一）一般治疗

慢性活动期的患者应隔离治疗，病情严重时应卧床休息，避免劳累；慢性肝炎病情稳定时可以适当进行体育锻炼，增强身体的抵抗力和免疫力；合理营养，保持良好心态。

（二）药物治疗

慢性肝炎反复迁延不愈的根本原因是病毒在体内不断复制，导致肝细胞的免疫损伤，所以抗病毒治疗是清除体内肝炎病毒的关键和最根本的治疗。同时应阻断肝脏病变的进展和慢性肝炎所致的纤维化、维持正常的肝功能。

（三）对症治疗

针对患者出现的各种不适可采用对症治疗措施，如保肝、止吐、减轻腹胀、止血、利尿等，可减轻患者的痛苦，缩短病程，对促进患者康复有重要的意义。

【连续护理】

慢性肝炎是一种无特殊治愈方法的疾病，其病程长反复发作、病情迁延不愈，尽管临床治疗积极，仍有部分患者病毒在体内不断复制，向肝硬化、肝癌进展。患者住院治疗出院后只属于病情相对稳定，如无病情变化可以正常地生活与工作，因此对慢性肝炎的患者住院时、出院后，进行系统性、科学性、连续性护理。连续护理是针对有医疗护理需求的出院患者提供医疗护理、康复促进、健康指导等服务，是住院护理的延续。通过院外延伸护理服务，能够了解患者出院后治疗中遇到的问题，及时给予指导，改善患者出院后的盲目状态，减少患者的痛苦，增加治疗效果。

（一）综合护理评估

1. 健康基本情况评估　入院时由责任护士对患者进行健康评估，询问患者既往肝病史、家族史、过敏史、入院方式；护理查体生命体征、意识、瞳孔、听力、视力，有无肝病面容、巩膜及皮肤黄染、肝掌、蜘蛛痣、腹水、脐疝、水肿等情况；了解生活情况，如饮食、睡眠、大小便，有无吸烟及饮酒；评估患者自理程度。

2. 疾病相关评估

（1）根据慢性肝炎及患者自身病情的特点，主要评估有无食欲减退、疲倦乏力、黄疸、体重减轻、体温改变及辅助检查是否正常。

（2）评估患者的营养状况，慢性肝炎患者常会出现食欲减退、呕吐、消化和吸收功能障碍影响患者的营养状况，可通过营养状况评估表并结合生化指标评估患者的营养状况，见表 4-5。

表 4-5　住院患者营养状况评估表

一般情况评定　　　【得分　　　】　　　（选项处打"√"）
体重变化 近两周体重　　①减少　②增加　③无变化：过去 3 个月内，减少/增加　　　kg
饮食变化　　①无变化　　②进食量减少，持续　周 减少的食物　①主食　　②肉类　　③蔬菜和水果　　　④其他
消化道症状　①无　　　②恶心　　③呕吐　　　④腹泻　　　⑤厌食
活动能力　　①可自由活动②可下床但活动受限　③卧床
肠内营养　　①是　②否
肠外营养　　①是　②否
是否大手术　①是　②否
人体测量及生化指标　　　【得分　　　】
身高（cm）：　　体重（kg）：　性别：　年龄（岁）：　体质指数（BMI）： 总蛋白（g/L）：　白蛋白（g/L）：　胆固醇（mmol/L）：　血红蛋白（g/L）：
【评分标准】
一般情况 1. 不使用肠内/肠外营养＝0 分　　使用肠内/肠外营养＝1 分 2. 无手术/小手术＝0 分　　　腹部/颅脑等大手术＝1 分
BMI 评分 BMI≥18.5＝0 分　BMI<18.5＝1 分【BMI 公式：体重（kg）/［身高（m）］^{2}，如：身高 160cm，体重 55kg，BMI＝55/1.6^2】
白蛋白评分 白蛋白≥35（g/L）＝0 分　　　　白蛋白<35（g/L）＝1 分
评价结果　【总分　　　】 总分≥3 分，提示存在营养风险，需请营养科进一步营养评估与干预

（3）评估患者对疾病的认知情况：采用消化科疾病患者连续护理认知水平调查问卷，通过对疾病的发病原因、发病特点、临床表现和体征、治疗方法等评估患者对疾病的了解程度；还要评估患者对用药原则和药物的不良反应是否了解，根据评估结果，了解患者对所患疾病的认知程度，为护理人员做好该患者的连续护理，提供真实的客观依据。

3. 心理社会评估　可应用自我评价量表进行科学有效的自我评估，社会普遍采用的量表有焦虑自评量表（SAS）、抑郁自评量表（SDS）、社会支持评定量表（SSRS）等。根据评估结果，了解患者的心理健康情况，初步判断患者是否存在心理问题，以及问题的轻重程度，帮助患者采取自我调节或请专业人士帮助调节的方法，缓解心理压力，保持健康积极的心态，以利于疾病的康复。

（二）连续护理实施

根据慢性肝病患者临床治疗护理常规及患者的评估结果制订连续护理方案，使患者对疾病有所认知，养成良好的生活习惯，积极配合治疗。医务人员追踪患者定期复查的结果，观察患者病情变化，及时为患者提供治疗及康复的有效措施，为患者减轻痛苦，提高生活质量，利于疾病转归。

1. 入院时　患者入院后主要由医生、护士共同参与选择合适的治疗及护理方案。

（1）治疗相关方面：入院后护士对患者的健康状况进行全面评估，如患者的生理、心理及社会状况。协助患者完成必需的检查项目：血常规、尿常规、便常规；肝肾功能、电解质、血糖、血脂；血沉、C反应蛋白、凝血功能、血型；传染性疾病筛查、病毒指标；X线、心电图；肝胆胰脾超声等检查。告知患者标本的留取方法及检查的注意事项。全面评估后，根据检查结果选择适合的治疗方法。

（2）护理相关方面

1）由于患者对病房环境比较陌生，为消除患者的陌生感，护士应详细向患者介绍病区环境及各项规章制度、介绍分配的主管医师及责任护士。

2）指导患者注意卧床休息，可减少体力消耗，增加肝脏血流量，起到保护肝脏的作用。

3）做好患者皮肤护理，对于中度黄疸的患者，会伴皮肤瘙痒，指导患者保持皮肤清洁，避免用力搓擦，着衣宜宽大柔软、易吸汗，保持床铺整洁平整。

4）帮助患者正确认识疾病，告知患者慢性肝炎的传播途径，改变不良的生活习惯，保持精神愉快，情绪乐观，勿急躁生怒，积极配合治疗。

（3）社会心理方面：慢性肝炎病情反复且传染性强，患者心理压力大，入院后易产生急躁、焦虑、孤独、失望等心理。患者入院后，责任护士要建立良好的护患关系，使其以更加积极和健康的心态面对疾病，要鼓励患者树立战胜疾病的信心，保持乐观情绪，利于病情的恢复。

2. 住院时　医疗团队由主管医生、护士及技师组成。按照诊疗指南，对患者进行治疗。

（1）治疗相关方面：医生根据患者病情制订了治疗方案，护士根据医嘱应用保肝、降酶、降胆红素、抗病毒等药物，定期抽血进行肝功能监测。护士应指导患者遵医嘱按时、按量服用药物。慢性肝炎患者多数需终身服用抗病毒药物，因此应特别做好患者用药前后的指导：

1）用药前：让患者充分了解抗病毒的重要性；适应证、禁忌证；服用方法、疗程、注意事项、药品价格、安全性、耐药可能的不良反应等。

2）用药中：用药过程中注意观察药物反应，有无头晕、恶心、肌肉疼痛、关节酸痛、心慌、胸闷等表现；按时、按量、规律服药；服药期间定期检测肝功能、心肌酶、病毒指标。

3）停药后：患者如达到停药指征后，指导患者定期随访和检测，肝功能、病毒指标。

（2）护理相关方面

1）严密做好隔离、消毒、灭菌，防止疾病传播和交叉感染。

2）严密观察患者临床症状变化、生命体征变化；注意呕吐物和粪便的颜色、性质和量，有无出血倾向；观察患者的神志变化，有无嗜睡、躁动不安、谵妄等表现。

3）饮食给予高蛋白饮食，供给蛋白质 100~200g/d，如肝功能不全时，蛋白质应减量；限制脂肪供给，不超过 50g 为好；碳水化合物 300~500g；食用含胆碱和蛋氨酸丰富的食物，如燕麦、小米、富强粉、牛奶、奶酪、酵母等食品，以防脂肪在肝内沉积；采用蒸、煮、烩、炖、熬等烹调方法，食品应细软，易消化；忌用油炸、煎、炒的烹制方法；忌用强烈调味品、浓肉汤及鸡汤、含乙醇饮料等；少食多餐，4~5 餐/日。

（3）社会心理方面：医护人员应加强慢性乙型肝炎疾病相关知识的健康教育和心理疏导，良好的心理环境有利于病情的恢复，通过心身调理辅以药物治疗，通过广泛拓展兴趣、增强自我心理调节能力等方式来减轻患者的精神压力，从而避免愤怒、悲伤、恐惧等不良心理反应。

3. 出院前　慢性肝炎病程长反复发作、病情迁延不愈患者住院治疗出院后只能算病情相对稳定，但仍要正常地生活与工作，因此对慢性肝炎的患者出院后的健康宣教很重要。

（1）治疗相关方面：慢性肝炎的患者为延缓病情发展应长期服用抗病毒药物，患者出院后应在用药方面做好指导，应告知患者严格按医嘱服药，充分了解药物的疗效及不良反应，以保证用药的安全性。每日按规定的时间服用抗病毒药物，避免随意加药、停药。切勿盲目相信用药广告，从而加重不必要的肝脏负担及经济负担，最终导致病情恶化。

（2）护理相关方面

1）慢性肝炎的患者应动静结合，在肝炎活动期应减少体力消耗，休息对于慢性肝炎患者来说是一种非常重要的治疗方法，肝炎恢复期可劳逸结合，适当负担部分轻体力劳动，适当运动，运动量应逐渐增加，以不感到疲劳为宜。

2）合理饮食，以清淡易消化为主，可进食优质高蛋白食物，适当补充维生素，忌食油腻、生冷、辛辣刺激性食物，禁烟酒。应养成良好饮食习惯，细嚼慢咽、避免暴饮暴食。

3）指导患者出院后 3、6、12 个月进行门诊复查，出现乏力、食欲减退、巩膜及皮肤黄染等症状及时随诊，将病区联系方法告知患者，为患者建立随访登记卡。

（3）社会心理方面：慢性乙型肝炎目前是一种难以治愈的疾病，易于反复，患者的肝功能常受到过度疲劳、情绪波动、饮食不当等因素的影响。患者出院前应做好患者及家属的心理疏导，树立正确的疾病观，养成健康的生活方式，做好家庭康复的自我护理，减少疾病反复，从而提高慢性肝病患者的生活质量。

4. 出院后　患者出院后缺乏医护人员的监督及有效的健康指导，导致居家期间用药、饮食、生活习惯等不能延续，出现病情反复，为患者带来痛苦和经济负担，因此，出院后连续护理实施至关重要。

（1）治疗相关方面：在患者出院后 3、6、12 个月，督促患者到社区或医院门诊复诊。抽血检验病毒情况、B 超检测肝脏功能并由肝病科医生对结果进行评估，制订下一步的治疗方法。

（2）护理相关方面

1）休息、饮食、治疗三者结合对慢性肝炎患者的康复同等重要。大部分慢性肝病的患者，病情恢复后又返回到工作岗位，要告知患者，注意休息，劳逸结合，避免过度疲劳，造成病情反复。

2）在饮食上要特别注意保证足够的热量和维生素，适量的蛋白质，要少食多餐，不可进食过饱，以免影响消化吸收，坚持禁烟酒。

3）告知患者如出现乏力、食欲减退、皮肤巩膜黄染等症状，应及时到医院就诊。

（3）社会心理方面：可建立网络信息平台，护士、医生、患者、患者家属之间进行相互沟通，解决患者及家属在治疗过程中的遇到的问题。随访护士应定期评估患者的心理状态，根据患者的情况酌情进行心理疏导，可提高患者对治疗的依从性，提高治疗效果。

（三）院外延伸护理

慢性肝炎患者，接受治疗后，需要护士给予连续护理。建立随访档案，可以及时记录复诊结果、病情、用药情况、饮食情况、心理状况。根据患者病情变化，对存在的问题采取个体化的护理服务，会取得良好的效果。在连续护理过程中要特别注意患者的饮食方面，慢性肝炎患者应养成良好的饮食习惯，按营养素的基本要求，合理安排饮食。用药方面，患者应了解服药目的、作用及服药可能出现的药物不良反应及效果，服药过程中应定期检测肝功能及病毒指标。日常生活中掌握慢性肝炎的传播途径、隔离防范措施，在出院后 3、6、12 个月通过随访对患者情况进行评价。由随访护士记录每名患者的病情变化、患者的服药情况及服药后的药物不良反应，根据患者的主诉对患者做出相应的健康指导。可增加医护患之间的信任，提高患者的依从性，促进患者康复。

第七节　肝硬化患者的连续护理

肝硬化是由多种原因引起的肝脏慢性弥漫性进行性的肝实质损害。肝细胞广泛性变性、坏死、萎缩，正常肝小叶结构被破坏，代之以增生的纤维组织，使肝脏逐渐变硬而成为肝硬化。引起肝硬化的病因很多，在国内以乙型病毒性肝炎所致的肝硬化最为常见。在国外，以酒精中毒性肝炎最多见。

【疾病特点】

（一）病因

1. 病毒性肝炎　以乙型为主，其次为丙型，丁型、甲型、戊型肝炎一般不引起肝硬化。

2. 酒精中毒　与饮酒的程度和持续时间有关。

3. 胆汁淤积　长期肝内胆汁淤积或肝外胆管阻塞时。

4. 循环障碍　慢性充血性心功能不全、缩窄性心包炎、肝静脉和（或）下腔静脉阻滞等，可形成肝硬化。

5. 血吸虫病　流行于我国长江流域的一种寄生虫病。

6. 药物或毒物　长期服用某些药物如双醋酚酊、甲基多巴、四环素等，或长期反复接触某些化学毒物如磷、砷、四氯化碳等，均可引起中毒性肝炎，最后演变为肝硬化。

7. 代谢障碍　由于遗传或先天性酶缺陷，致使某些物质代谢障碍。

8. 营养失调　蛋白摄入或吸收障碍。

（二）症状及体征

本病起病与病程发展较缓慢，潜伏期可达 3～5 年或更长。临床上将肝硬化分为肝功能代偿期和肝功能失代偿期。

1. 代偿期　症状轻且无特异性，常以疲乏无力、食欲减退为主要表现，可伴腹胀、恶心、轻微腹泻等。上述症状多呈间歇性，因劳累或伴发其他疾病时症状表现明显，休息或治疗后可缓解。营养状况尚可，肝轻度大，质地偏硬，脾轻度大。

2. 失代偿期 主要为肝功能减退和门静脉高压症两类表现，常伴其他系统症状。

（1）肝功能减退的表现：①全身及消化道症状、出血倾向和贫血；营养状况差，可有消瘦、乏力、皮肤干枯、面色晦暗无光泽（肝病面容）；食欲明显减退，可有厌食，进食后常感上腹饱胀、恶心、呕吐，稍进油腻肉食易引起腹泻；半数以上患者有黄疸，常有皮肤紫癜、鼻出血、牙龈出血或胃肠出血等倾向；患者常有贫血与营养不良等。②内分泌紊乱：男性患者可有性欲减退、睾丸萎缩、乳房发育等症状；女性患者可有月经失调、闭经等症状；患者面颊、上胸、上肢部位可见蜘蛛痣，在手掌大小鱼际及指端腹侧有红斑，称为肝掌。

（2）门静脉高压症的表现：脾大、侧支循环的建立和开放、腹水是门静脉高压的三大表现，其中侧支循环开放对门静脉高压有重要影响。门静脉高压的发生与门静脉（系统）阻力增加及血流量增多有关。

3. 并发症 上消化道出血为肝硬化最常见的并发症；肝性脑病为晚期肝硬化最严重的并发症，是常见死亡原因；感染；肝肾综合征；肝肺综合征；原发性肝癌。

【治疗原则】

（一）一般治疗

休息是治疗的重要措施之一，应给予高热量、适量蛋白质、高维生素易消化食物；若患者进食太少，应静脉输入高渗葡萄糖，必要时可应用复方氨基酸、白蛋白或输新鲜血浆。

（二）药物治疗

选用适合的保肝药物，避免选择药物种类过多增加肝细胞负担，加重肝脏损伤。也可采用中西医结合治疗，中药治疗肝硬化能改善症状和肝功能，多以活血化瘀药为主。

（三）腹水的治疗

限制水、钠盐的摄入，进水量限制在 1000ml/d 左右，钠盐限制在 1~2g/d；部分患者应用利尿剂治疗，增加钠盐、水的排泄；腹水消退后，仍需继续限制钠的摄入，以防腹水再出现；静脉补充白蛋白，提高血浆胶体渗透压；腹穿放腹水或自身腹水浓缩回输。

（四）手术治疗

为降低门静脉压力及消除脾功能亢进，需行各种分流术和脾切除术。肝移植手术对晚期肝硬化可提高患者存活率。

【连续护理】

连续护理模式是指不同医疗服务之间成功实现无缝隙链接。这样，患者能够享受到更为全面和连贯的健康照顾，从而得到持续的医疗关怀。根据肝硬化患者的疾病特点、治疗护理常规、患者的评估结果制订连续护理方案，使患者对疾病有所认知，养成良好的生活习惯，使患者及家属掌握肝硬化的护理重点及并发症预防的要点，积极配合治疗。医务人员追踪患者定期复查的结果，观察患者病情变化，及时为患者提供治疗及康复的有效措施，为患者减轻痛苦，提高生活质量，有利于疾病转归。

（一）综合护理评估

1. 健康基本情况评估　入院时由责任护士进行全面评估，询问患者既往有无消化道出血史、家族史、过敏史、入院方式；护理查体生命体征、瞳孔、听力、视力，重点检查有无腹水、下肢水肿、脐疝，有无性格行为异常及肝性脑病症状等情况；了解生活情况，如睡眠、营养、大小便，有无吸烟及饮酒；通过自理能力评分标准评估患者自理程度。

2. 疾病相关评估

（1）主要症状评估：根据肝硬化疾病的特点，重点评估：①症状评估，如食欲减退、疲倦乏力、体重减轻、腹泻、腹痛、出血、皮肤瘙痒、腹水。②身体评估，如发热、肝性面容、黄疸、皮肤黏膜出血、内分泌失调、腹水、侧支循环的建立和开放、脾大。③辅助检查结果是否正常，如肝功能分级、腹水检查等，见表4-6。

表4-6　肝硬化患者 Child-Pugh 分级

临床或生化指标	1分	2分	3分
肝性脑病（期）	无	1~2	3~4
腹水	无	轻度	中重度
总胆红素（μmol/L）	<34	34~51	>51
（原发性胆汁性肝硬化或硬化性胆管炎）	<68	68~170	>170
清蛋白（g/L）	>35	28~35	<28
凝血酶原时间延长（秒）	<4	4~6	>6

注：总分：Child-Pugh A 级<7分，B 级7~9分，C 级>9分

（2）营养状况评估：通过测量身高、体重，询问患者食欲及饮食习惯，并参考生化指标评估患者的营养状况，见表4-7。

（3）评估患者对疾病的认识：采用消化科疾病患者连续护理认知水平调查问卷，通过对疾病的发病原因、发病特点、临床表现和体征、治疗方法等评估患者对疾病的了解程度；其次还要评估患者对用药原则和药物不良反应是否了解，根据评估结果，了解患者对所患疾病的认知程度，为护理人员做好该患者的连续护理，提供客观依据。

3. 心理社会评估　肝硬化是一种慢性病，失代偿期症状不易改善，出现腹水后，一般预后较差，患者及家属易产生悲观情绪。可应用自我评价量表进行科学有效的评估，如焦虑自评量表（SAS）、抑郁自评量表（SDS）等。根据评估结果，了解患者的心理健康情况，准确评估是否存在心理问题，以及问题的轻重程度，可根据患者的情况，采取自我调节或专业调理的方法，缓解患者的心理压力，保持健康积极的心理状态，接受治疗。

（二）连续护理实施

根据肝硬化患者临床治疗护理规范及患者的评估结果制订连续护理方案，使患者及家属掌握肝硬化患者的护理重点及并发症预防的要点，医务人员追踪患者定期复查的结果、治疗及康复情况，判断患者病情变化，为患者减轻痛苦，提高患者的生活质量，有利于疾病转归。

1. 入院时　患者入院后由医生和护士共同参与选择合适的治疗及护理方案。

（1）治疗相关方面：入院后护士要全面对患者的健康状况进行评估，对入院患者的营养状况、心理及社会状况进行评估。协助患者完成必需的检查项目：血常规、尿常规、便常规；肝肾功能、电解质、血糖、血脂；血沉、C反应蛋白、凝血功能、血型；感染性疾病筛查；X线胸片、心电图；腹部超声等检查。告知患者标本的留取方法及检查的注意事项。根据患者的健康状况及检查结果，全面评估选择适合的治疗方法。

（2）护理相关方面

1）患者入院后，为患者提供一个良好的休养环境，保持卧室安静、舒适、阳光充足以及空气流通。向患者介绍病区环境及各项有关事项，使患者了解病区的基本情况，尽快进入角色，向患者介绍分配的主管医师及责任护士。

2）休息能减少肝脏代谢负担，降低门静脉压力，增加肝血流量，促进肝细胞恢复，加速腹水消退，减轻腹痛症状。保证充足的睡眠可增加糖原和蛋白质的合成。

3）保持皮肤清洁，皮肤瘙痒者，嘱患者勿用手抓挠，防止损伤皮肤，并遵医嘱给予止痒治疗。衣服宜柔软、宽大、吸汗，床铺平整、清洁。定期更换体位，按摩受压部位皮肤。

4）少量腹水的患者应尽量平卧休息，大量腹水的患者应采取半卧位休息，限制水、钠盐摄入，准确记录出入量，定期测量腹围、体重，观察腹水消退情况。

（3）社会心理方面：给予患者以理解、同情和关心，耐心解释肝硬化的有关知识，鼓励患者说出心中感受，对其提出的问题给予耐心解答。帮助患者树立战胜疾病的信心和勇气，保持愉快心情，安心治疗。

2. 住院时　医疗团队由主管医生、护士及技师组成。按照诊疗指南，对患者进行治疗。

（1）治疗相关方面：医生根据患者病情制订治疗方案，护士根据医嘱应用保肝药物恢复肝脏功能、应用抗病毒药物减缓纤维化的进程、应用利尿剂控制腹水量，密切观察病情预防并发症发生。

（2）护理相关方面

1）病情观察：注意有无鼻出血、牙龈出血、皮肤黏膜出血点、紫癜；观察皮肤、巩膜黄染情况；观察呕吐物及粪便的颜色；注意有无性格行为的改变、烦躁不安、嗜睡、扑翼样震颤等；观察有无少尿、无尿、肾衰竭等表现；观察有无腹痛、发热、咳嗽等感染表现；观察有无短期肝脏迅速肿大，持续肝区疼痛、血性腹水等，如有病情变化立即报告医生。

2）用药指导：向患者详细介绍用药的名称、剂量、给药方法和时间，并观察药物的疗效及不良反应。对应用氨基酸类药物的患者，应注意监测患者血及尿中的尿素氮指标，使药物达到理想的治疗效果；肝硬化患者常用维生素 B及各种保肝药物，服用时应把片剂研磨成粉末冲服；有腹水或水肿的患者应按医嘱正确使用利尿剂，原则上要间断、联合、短期，同时注意维持水电解质平衡，应每日记录尿量，测体重、腹围，观察有无心悸、疲乏无力等症状；品种繁多的"护肝药"不宜滥用，以少用药、用必要的药为原则，以免加重肝脏负担和肝功能损害；指导患者要在医生的指导下安全正确用药，勿滥用药物以免加重肝脏负担。不可擅自停药或更改剂量以免加重病情。

3）饮食护理：肝硬化患者的饮食原则为三高一低，即高热量、高蛋白、高维生素、低脂易消化饮食，同时强调多样化的饮食类别和均衡良好的饮食内容。少食多餐：肝硬化患者的消化能力降低，每次进食不宜过量，以免加重肝脏负担。要少食多餐，要精工细作，细嚼慢咽；高热量：每日供给 300～400g糖，以利于肝细胞再生；高蛋白：按每日每千克体重 1.0～1.5g 蛋白质供应为主；高维生素：应进食富含维生素 A、维生素 B、维生素 C、维生素 E、维生素 K 的食物对保护肝细胞、抵抗毒素损害有重要作用。低脂肪：每日脂肪摄入以 40～50g 为宜，易消化：尽量采取蒸、煮、炖、熬、烩的方法烹调食物，见表4-7。

表 4-7 营养食谱

饮食	食物种类
优质蛋白	鱼、海参、瘦肉、蛋类、纯鲜奶、干口蘑、豆制品类
高维生素	维生素 A：动物内脏、蛋、胡萝卜素
	维生素 B_1：谷类及蔬菜
	维生素 B_2：各种蔬菜、豆类、花生、粗粮
	维生素 C：各种新鲜蔬菜和水果
低脂肪	冬瓜、黄瓜、丝瓜、白萝卜、紫菜、韭菜、海带、辣椒、苹果、柠檬茶、木耳、醋
易产气	萝卜、洋葱、卷心菜、豆类、白薯、蜂蜜、韭菜、生葱、生蒜、芹菜

肝硬化患者应禁酒及避免食用粗糙或刺激性食物，避免食用味道强烈的调味品及油炸食物；腹胀的患者避免食用易产气的食物；血氨偏高者遵医嘱限制或禁食蛋白质；有腹水者应给予低盐或无盐饮食，每日以 2~3g 为宜，进水量控制在 800~1500ml；有食管静脉曲张者更应进软饭、菜泥、肉泥，以防损伤曲张静脉造成出血。

4）预防上消化道出血的发生：肝硬化患者多因门脉高压引起食管胃底静脉曲张，对于没有食管胃底静脉曲张的肝硬化患者应每两年做 1 次胃镜，而已有轻度静脉曲张者则应每年 1 次。食管胃底静脉曲张破裂出血大多是因饮食不当所致，应特别向患者强调，引起高度重视并予以配合。肝硬化患者避免进食坚硬粗糙含粗纤维（芹菜、韭菜、蒜黄、黄豆芽、藕、老白菜等）、辛辣刺激（酒、浓茶、咖啡、胡椒、辣椒、生葱、生蒜等）、油煎油炸、带骨带刺的食物，以防曲张的食管胃底静脉划伤出血。定期检测凝血功能，并常规给予维生素 K_1 和止血药物治疗。

5）预防肝性脑病的发生：肝脏是蛋白质代谢的重要场所，严重肝病患者对蛋白质的耐受力极低。高蛋白饮食会导致患者血氨升高，干扰脑细胞代谢，诱发肝性脑病，临床护理中，对预防肝性脑病的患者必须做好饮食指导，严格限制高蛋白饮食，以植物蛋白为主。消化道出血后，消化道内聚集大量的血液在肠道细菌酶的作用下发酵分解形成氨，并吸收入血导致血氨大幅度升高，诱发肝性脑病，因此应积极防治上消化道出血。及早识别并纠正或去除诱因是治疗的基础和前提，是任何药物治疗都无法替代的。

6）预防感染的发生：肝病患者免疫力低下，易并发各种感染，最常见的是腹腔、胆道、肠道和上呼吸道感染。临床护理应将预防和控制感染放在重要位置。加强病房管理，减少家属的探视。定期做好病房内的空气消毒。嘱患者注意保暖，注意个人卫生及饮食卫生。加强皮肤、口腔、生活护理，严格无菌操作，严密观察体温变化，定期复查血象，及时发现、及时治疗。

7）预防肝癌的发生：坚持抗病毒治疗可降低肝炎肝硬化癌变的几率。戒除饮酒嗜好亦是预防肝癌的重要措施。注意心理健康，保持良好心态，适当进行力所能及的体育锻炼，达到提高免疫力的目的。定期检测甲胎蛋白（AFP）与超声筛查，早期诊断、早期治疗，可有效地降低肝癌的病死率。

（3）社会心理方面：护理人员应与患者建立良好的信任关系，在治疗护理过程中，积极主动地与患者交谈，耐心倾听并解答患者提出的问题，经常给予鼓励和支持，使患者重新树立自信，找到自我，以乐观豁达的态度面对自己的疾病与健康状况。在交谈过程中，正确使用解释、鼓励、安慰、保证、指导、暗示等方法解决患者存在的心理问题，为患者提供心理支持，积极配合治疗。

3. 出院前　肝硬化是一种慢性进行性疾病，其病程长、反复发作、病情迁延不愈，尽管临床治疗积极，仍有部分患者发生肝癌概率增加，患者住院治疗出院后只能算病情相对稳定，因患者存在个体差异，对肝硬化患者出院后的要求也不尽相同，在患者出院前应对患者出院后遵循的原则进行介绍。

（1）治疗相关方面：肝硬化病程长，在病情稳定的情况下，仍需坚持服药，以保肝、促进肝细胞恢复、提高机体免疫力为主要治疗方法。正确合理地按医师处方用药，避免随意加用药物或停药，以免加重肝脏负担，造成新的肝脏损害。肝硬化腹水的患者在使用利尿剂时要注意维持水电解质和酸碱平衡，利尿的速度不宜过快，以每日体重减少不超过 0.5kg 为宜。

（2）护理相关方面

1）合理的休息与活动：对于任何时期的肝硬化患者都很重要。重视身心休息，根据病情安排休息和活动，生活起居有规律，保持愉快的心情，有利于减慢病程的发展。代偿期患者无明显不适可参加轻松的工作，但避免过度劳累，失代偿期的患者以卧床休息为主，可适当活动，以不增加患者疲劳感为度。

2）饮食原则：肝硬化代偿期的患者应给予适量蛋白质、高维生素、高碳水化合物，禁食辛辣刺激的食物；失代偿期腹水较重的患者应限制水、钠盐的摄入；肝性脑病的患者应控制蛋白质的摄入；食管静脉曲张患者的饮食烹调上应精、细、软，可多食富含维生素的食物。

3）复查原则：出院后 3、6、12 个月进行门诊复查，不适随诊。帮助患者家属了解肝硬化常见并发症的表现，例如患者出现性格、行为改变等可能为肝性脑病的前驱症状，有呕血、黑便时可能是上消化道出血，均应及时就诊。

（3）社会心理方面：肝硬化是一种由不同病因引起的慢性进行性弥漫性

肝病，晚期伴有很多并发症，最常见的并发症是上消化道出血、腹水等，极易诱发肝衰竭与肝性脑病，出院前患者会担心回家后缺少医生及护士的治疗及护理，担心并发症及癌变的发生，造成患者抑郁、焦虑情绪。应向患者耐心解释、鼓励，使患者形成对疾病的正确认识和正确期待，鼓励患者正确面对现实，帮助患者分析不良的心理过程，让患者知道消极的情绪会加快病情发展，导致病情的加重，机体免疫功能下降。调动患者的主观能动性，树立战胜疾病的信心，促进患者康复。

4. 出院后 肝硬化患者，患病时间长，一般经过住院治疗后，病情基本稳定，在制订了基本治疗方案后，患者出院后在家继续治疗，但患者出院后缺乏医护人员的监督及有效的康复指导，特别是导致居家期间用药、饮食、病情观察等不能延续，出现病情反复加重，为患者带来痛苦和经济负担。因此，出院后连续护理实施至关重要，可不断提高患者对疾病的认知水平、改善其自我护理和遵医行为，可减少并发症发生率及重复住院率。

（1）治疗相关方面：在患者出院后 3、6、12 个月，到社区或医院门诊复诊。验血、B 超检测肝脏情况。并由肝病科医生对结果进行评估，制订下一步的治疗方法。随访护士应定期与患者联系，对患者疾病恢复情况，用药、饮食掌握情况进行评价，及时发现患者掌握的薄弱环节、存在的护理问题，进行追踪连续的护理指导。

（2）护理相关方面

1）休息与活动指导：指导患者注意休息，避免劳累。向患者讲明休息的重要性，卧位时可增加肝血流量，有利于肝细胞的再生与修复。休息时可降低机体代谢率，减轻肝脏负担，缓解病情。每日睡眠时间不少于 9 小时，保证午睡 1 小时。良好的睡眠能保证患者充分休息。失代偿期的患者还应注意卧床休息，代偿期患者可进行力所能及的活动，尽量做到生活自理，以不感疲劳为宜，适度的活动可提高机体免疫力。

2）在饮食上患者可进高蛋白、高热量、多种维生素、低脂肪、易消化的软食，避免干硬、粗糙、带骨刺的食物，以防损伤曲张的食管胃底静脉导致出血。鼓励患者多食用新鲜蔬菜、水果及豆制品，以利大便通畅。肝功能不良及血氨升高者减少蛋白质摄入（<30g/d）。有腹水者应摄入低盐饮食，每日钠摄入量<1g。

3）告知患者如有病情加重的先兆症状，应及时到医院就诊。

（3）社会心理方面：可建立网络信息平台，护士、医生、患者、患者家属之间进行相互沟通，解决患者及家属在治疗过程中的遇到的问题。随访护士应定期评估患者的心理状态，根据患者的情况酌情进行心理疏导，可提高患者对治疗的依从性，提高治疗效果。

（三）院外延伸护理

肝硬化的患者接受治疗后，医护人员应给予连续护理，出院后建立患者随访档案，记录患者住院期间的疾病情况、治疗效果、恢复程度、家庭地址、联系方式等。根据随访时间督促患者进行门诊复查，了解患者自理程度、营养情况，检查患者肝功能恢复情况，通过患者主诉了解有无不适症状，综合了解患者的病情发展情况。重点要使患者掌握药物的名称、剂量、给药方法和时间；用药原则；各种药物使用中应监测的指标，如腹水患者口服利尿药物时，应每日记录尿量、测体重、腹围，观察有无心悸、疲乏无力等症状；饮食上患者可根据营养素的基本要求，合理安排饮食，养成良好的饮食习惯；同时，患者能够在不同时期的肝硬化采取休息及卧位；掌握避免腹压增加的方法，皮肤护理的方法；明确病情观察的要点和腹水的护理要点，掌握上消化道出血、肝性脑病、感染、肝癌的预防措施；出院后3、6、12个月由随访护士对患者的随访内容进行记录并评价，根据患者随访状况及主诉，及时针对患者的问题采取个体化的护理服务，提高患者的依从性，促进患者早日康复。

参考文献

1. 葛均波，徐永健. 内科学. 第8版. 北京：人民卫生出版社，2013.

2. 黄人键，李秀华. 内科护理学高级教程. 北京：人民军医出版社，2011.

4. 赵美燕. 临床护理健康教育指导. 北京：科学出版社，2010.

5. Dent J，Vakil N，Jones R，et al. A managementst rategy for GERD base on the Gastroesophageal reflux disease questionnaire（GerdQ）. GUT，2007，56suppl111：A75.

6. 叶文琴，王莜慧. 现代临床内科护理学. 北京：人民军医出版社，2009.

7. 陈海花，赵毅. 内科常见疾病护理流程与图解. 北京：军事医学科学出版社，2011.

8. 曹建彪. 乙肝防治必读全书. 北京：中国妇女出版社，2012.

9. 曹倩. 炎症性肠病患者自我管理. 杭州：浙江大学出版社，2016.

第五章

糖尿病及并发症患者的连续护理

第一节 概 述

糖尿病是一种以高血糖为特征的代谢性疾病。高血糖则是由于胰岛素分泌缺陷或其生物作用受损，或两者兼有引起。糖尿病时长期存在的高血糖，导致各种组织，特别是眼、肾、心脏、血管、神经的慢性损害、功能障碍。可分为1型、2型、妊娠型和其他型四大类，最常见的是1型、2型。1型糖尿病常发于幼儿或青少年，2型糖尿病多发于成年人，尤其是中老年人居多。流行病学资料表明：2型糖尿病发病的年龄多在40~60岁，从40岁开始糖尿病的患病率逐渐增高，在60岁老年人中达到高峰。糖尿病的特点是综合性、隐蔽性、终身性、不可治愈性。

【症状及体征】

1. 多尿 血糖升高后，大量葡萄糖从肾脏排出，引起渗透性利尿而多尿。每日尿量可达2~10L。

2. 多饮 因多尿失水而口渴、多饮。

3. 多食 由于葡萄糖不能被机体充分利用而随尿排出，机体热量来源不足，患者常感饥饿，导致易饥多食。

4. 消瘦 外周组织对葡萄糖利用障碍，脂肪、蛋白质分解增多，代谢呈负氮平衡，因而患者逐渐消瘦，疲乏无力，加之失水，体重明显减轻。

以上症状即为"三多一少"，即多尿、多饮、多食和体重减轻。

【治疗原则】

目前尚无根治糖尿病的方法，但通过多种治疗手段可以控制好糖尿病。主要包括5个方面：糖尿病患者的教育，自我监测血糖，饮食治疗，运动治疗和药物治疗。

【护理原则】

1. 饮食护理　严格按糖尿病饮食进餐，三餐热量分配，食物的选择适量多样。

2. 运动护理　要求患者保持长期而有规律的体育锻炼；采取的锻炼形式应为有氧活动，如步行、骑自行车、健身操等。常见药物不良反应：低血糖、高血糖和酮症、心血管意外和运动系统损伤。药物不良反应的发生主要与活动强度、时间、活动前进餐时间、食品种类、活动前血糖水平及用药情况有关。药物不良反应的预防：1 型糖尿病患者活动前须少量补充额外食物或减少胰岛素用量；活动量不宜过大，时间不宜过长，以 l5～30 分钟为宜。此外，为避免活动时受伤，应注意活动时的环境。活动时最好随身携带甜点心及病情卡，以备急需。

3. 药物护理　口服降糖药物护理：教育患者按时、按剂量服药，不可随意增量或减量；观察药物的疗效及不良反应。通过观察血糖、糖化血红蛋白等评价药物疗效；口服磺脲类药物应观察有无低血糖反应。胰岛素治疗的护理：胰岛素治疗的不良反应包括低血糖反应、胰岛素过敏和注射部位皮下脂肪萎缩或增生。低血糖多见于 1 型糖尿病患者。发生低血糖时，患者出现头昏、心悸、多汗、饥饿甚至昏迷。一旦发生，应及时检测血糖，并根据患者病情进食糖类食物或静脉推注 50% 葡萄糖。胰岛素过敏的表现以注射部位局部瘙痒、荨麻疹为主。为避免因注射部位皮下脂肪改变而导致胰岛素吸收不良，应有计划地更换注射部位。

4. 并发症的护理　酮症酸中毒的护理：护士应准确执行医嘱，以确保液体和胰岛素的输入。应密切观察患者的意识状况，每 1～2 小时留取标本送检尿糖、尿酮体及血糖、血酮体等。低血糖护理：当患者出现强烈饥饿感，伴软弱无力、恶心、心悸甚至意识障碍时，或于睡眠中突然觉醒伴皮肤潮湿多汗时，均应警惕低血糖的发生。发生低血糖时，采取的措施包括：有条件应先做血糖测定，然后进食含糖食物，静脉推注 50% 葡萄糖和肌注胰高血糖素。

5. 预防感染　加强口腔护理，预防口腔感染；进行皮下注射时，严格无菌操作，防止注射部位继发感染；预防糖尿病足关键是预防皮肤损伤和感染。

6. 心理护理　了解患者的生活、工作状况，消除其对疾病的紧张、恐惧心理，告诉患者情绪对疾病的影响，采取积极的防治措施，同时，给予相关知识教育。

7. 开展连续护理　目前内分泌科护理工作在院期间开展完善，但是，没有全面建立起从糖尿病的预防、入院治疗、出院随访和健康习惯养成的不间断护理模式，这对提高患者生活质量有着重大影响，因此，需要形成内分泌科规范、合理的连续护理模式。

【连续护理】

患者出院后，需要继续进行心理指导、健康教育等，督促患者自己监测血糖，详细记录血糖值，并形成良好的生活方式。因此，患者从入院到出院，都需要有一份详细的护理记录，才能更好地预防并发症，提高生活质量，延长寿命。

（一）多专业支持

患者住院期间需要各个系统的专科科室给予支持，如心脏病、脑梗死、糖尿病足等。患者出院前，专业技术人员安排健康教育讲座。出院以后，需要社区医院、养老机构等的支持，建立内分泌科与其他医疗机构之间的联合，更多地帮助糖尿病患者控制血糖，提高生活质量。

（二）连续护理程序

1. 综合护理评估　评估患者的一般资料，如性别、年龄、职业、家族史、并发症等，以及内分泌系统疾病的既往史、治疗方法及效果。

一般健康状况：糖尿病患者的一般健康状况评估主要包括生活方式评估和足部评估。入院时由主治医师和责任护士进行评估，根据评估情况进行进一步的治疗和护理。采用的评估方法如下：

（1）生活方式评估：应用生活方式评估表对患者的健康情况进行评估评价。

（2）身体状况及病情评估：首先，要评估所患糖尿病属于哪种类型（1型、2型或其他特殊类型等），不同类型的糖尿病处理方式不同。除了参考临床资料及家族遗传史外，还可以通过检测空腹、糖负荷后的胰岛素水平、C肽分泌水平、自身抗体等项目来帮助辨别糖尿病类型。其次，要评估患者有无并发症和并发症的严重程度，以采取针对性的治疗措施。在发现患糖尿病后，应检查身体内存在的相关危险因素的严重程度，搜寻有无糖尿病并发症的迹象，进行病情严重程度的评估和发展风险的预测，这是应该在治疗之前首先进行的工作。

（3）患者对糖尿病知识的认知与掌握程度评估。

（4）心理评估：心理和社会状态的评估是糖尿病治疗的一部分。心理筛查和随访，包括但不限于对疾病的态度、对治疗和预后的期望值、情感/情绪状态、一般及与糖尿病相关的生活质量、资源（经济、社会和情感方面）以及精神病史。常规筛查心理问题，如抑郁和糖尿病相关的压抑、焦虑、饮食障碍以及认知障碍。

2. 连续护理方案

（1）建立并完善内分泌科医疗护理团队，使患者知情并主动参与。

（2）患者在社区建立健康档案，记录疾病变化状况。

（3）患者出现糖尿病急慢性并发症时，经过社区医生的诊断，根据病情需要，可到综合医院治疗。

（4）患者出院后，可通过家人与社区医院医生的协助，或者通过网络信息平台，与经治的主治医生进行沟通，告知近期血糖变化，给予建议，辅助调整用药方案。

（5）内分泌科责任护士是连续护理过程中的参与者及协调者，通过独立的护理，或者与其他医疗团队的成员合作，完成患者的评估、健康教育、相关疾病档案的管理工作。

3. 连续护理实施　在内分泌科疾病持续护理和治疗的过程中，专业的护理团队和相对配合的糖尿病患者是开展的核心。患者要学会自己监测血糖及注射胰岛素、建立良好的饮食运动习惯，克服生活与工作中存在的各种不便，提高生活质量。糖尿病患者在接诊、住院及出院前后，进行如下连续护理措施。

（1）入院时：了解患者基本情况，包括既往史、家族史、生活习惯等。所有患者进行身体基础状况的评估、心理及社会相关信息的登记，并根据病情需要，进行相关的实验室、影像学检查，并协助患者订糖尿病餐。对患者进行与糖尿病相关的健康宣教，安排患者的住院相关事宜。

（2）住院时：主治医生给予相关治疗，责任护士负责患者血糖监测、药物注射、心理护理、安全护理、皮肤护理、基础护理、并发症预防等护理项目。

（3）出院前：主治医生根据患者情况制订出院计划，责任护士建立出院患者健康档案，并教会患者掌握包括：饮食、用药、功能锻炼方法、复查时间及需要携带的资料、科室联系方式、监测血压、血糖的方法，影像学资料的保存方法等。随访护士记录患者和家属的联系方式及地址。

（4）出院后：责任护士及随访护士按复查时间联系患者复查，或根据主治医生的告知，进行电话随访，完成糖尿病患者相关的健康档案，为社区健康服务人员提供依据。同时，患者在出院后，突发的病情变化可联系随访护士或者主治医生，及时安排处理。

（三）院外延伸护理

糖尿病是继心血管疾病、肿瘤、艾滋病之后的易致人死亡疾病，是一种慢性终身性疾病，若长期血糖控制不良可导致多种并发症。因此，全面有效地控制糖尿病，提高患者生活质量，需要广大医护人员和社会各界协同努力，为患者提供连续性、综合性、协调性的医护服务。实施社区医疗保健制度是其中不可或缺的重要环节，但其职责、作用有限，存在局限性，难以满足家庭对健康保健全方位、多层次的要求。医院是高水平医疗资源集中的地方，其功能与职责及服务理念应不断适应社会的发展，现代医院把服务延伸到院外是社会发展的必然趋势。对糖尿病患者延伸服务可提高健康指导的依从性。患者的依从性是指患者对医生医嘱、指导的服从或遵守，表现在行为与医嘱的一致性。患者的依从性高是治疗有效的基础。依从性低是当前出院患者的较普遍现象和保健重点。有人认为依从性差是当今医学面临的最严重的问题。随着时间的推移，出院后的糖尿病患者对医生、护士的嘱咐会逐步淡忘，依从性降低。

延伸服务能监督患者遵从健康指导并维持其依从性，继续认真遵守医嘱。有报道约84%的患者愿意接受随访和健康教育。患者与医护人员保持长期联系，不仅增加患者对医学知识的了解，也给患者康复提供了重要的心理和社会支持。平时电话随访中可以随时发现存在的问题，了解患者不依从的原因并进行有针对性的干预，及时提供恰当的指导和帮助，促进患者的全面康复和建立起健康的生活行为。延伸服务提高了患者对护理服务的满意度，患者满意度是评价护理服务质量最有说服力的指标之一。患者满意延伸服务的这种形式和内容，说明这种护理工作的扩展形式，将服务延伸到院外，避免从医院过渡到家庭出现脱节，解决了患者出院后护理不足的问题，拉近了护患间的距离，并从生理、心理、社会适应能力方面帮助患者达到最佳状态。护理工作者在整个延伸服务过程中，不断征求患者的意见和建议，及时采取相应措施改进护理工作。因此，它不仅是一种连续性的护理服务，而且能体现出社会大家庭的温暖。

（四）评价工具

以下评估工具，普遍适用于糖尿病患者，可根据需要选择对应量表进行评估。

1. 生活方式评估表　为了准确了解患者平时的生活习惯是否健康，通过生活方式评估表（表5-1）进行测定。

表 5-1　生活方式评估表

（1）爱吃及吃得多的食物： 油炸食品□　　　甜点□　　　干果□　　　蔬菜□　　　红肉（猪羊狗牛）□ 白肉（鸡鸭鱼虾）□　　　　　水果□　　　其他
（2）爱喝及喝得多的饮品：（加糖：是□　　否□） 牛奶□　　　豆浆□　　茶□　　　咖啡□　　　果汁类□　　　碳酸饮料□ 其他
（3）运动：是□　　否□ 如是，运动项目是：散步□　太极□　　舞蹈□　　爬山□　　打球□　　其他 运动的频次：每周次数_____　每次时间_____（小时） 运动强度：高□　　中□　　　低□

续表

(4) 吸烟：是□　　否□	
如是，每日吸烟的平均支数	
(5) 饮酒：是□　　否□	
如是，引用葡萄酒的量/周_____　饮用烈酒的量/周_____　饮用啤酒的量/周	
诊断：生活方式的健康状况　　　健康□　　　一般□　　　不健康□	

注：不健康（有两项以上的不良生活习惯）；一般（有一项不良生活习惯）

2. 初诊记录表　为以后的连续护理打下基础，患者初诊时，需详细记录日期与病情，病史、体检和化验检查，可分几次进行，先做最重要的，每完成一项时要记录完成日期，详见表5-2。

表5-2　初诊记录表

	日期	日期	日期
病史			
糖尿病发病情况			
饮食习惯与糖尿病饮食			
每日体力活动与运动			
相关病史			
相关家族史			
降糖药物			
血糖监测			
糖尿病教育			
糖尿病并发症			
微血管病变			
大血管病变			
其他			
糖尿病危险因素			
糖尿病并发症的危险因素			
大血管病变的危险因素			
治疗药物的不良反应			
低血糖及其他			

	日期	日期	日期
其他人的支持			
体格检查			
体重、身高和体质指数			
眼睛			
神经系统			
心血管系统			
足			
肌肉和骨关节系统			
甲状腺			
口腔			
腹部			
皮肤			
注射部位			
其他需要做的体格检查			
实验室检查			
空腹有餐后血糖			
糖化血红蛋白			
血浆胆固醇、甘油三酯、低密度脂蛋白和高密度脂蛋白			
血肌酐			
尿微量白蛋白或尿蛋白			
心电图（如需要）			

3. 足部评估　足部的评估采用尼龙单丝压力检测对应部位，观察足部感觉的灵敏度，评估是否有糖尿病足病变的可能。

4. 身体状况及病情评估表　通过评估表的记录并统计化验结果及体征症状，掌握患者病史。初步诊断是否有大血管病变、微血管病变、神经病变及急性并发症等，详见表5-3。

表 5-3 身体状况及病情评估

1. 身体评估： 体重_____kg 身高_____cm 血压_____mmHg 体型：肥胖□ 正常□ 消瘦□
2. 初诊糖尿病时间： _____年_____月_____日 病程_____年
3. 实验室检查： 血糖_____（空腹）/_____（餐后）mmol/L 糖化血红蛋白_____% 总胆固醇_____mmol/L 胰岛素_____（空腹）/_____（餐后）μg/L 甘油三酯_____ C 肽_____（空腹）/_____（餐后）μg/L__mmol/L
4. 并发症评估：
4.1 是否有：冠心病□ 心肌梗死□ 高血压□ 心脏彩超，示_____
4.2 是否有糖尿病视网膜病变？ 是□ 否□ 如是_____几期？ 尿 A/C=_____
4.3 是否有酮症酸中毒？ 曾经有□ 现在有□ 否□ 如有，尿酮体_____
4.4 是否有高渗性昏迷？ 曾经有□ 现在有□ 否□
4.5 是否有乳酸性酸中毒？ 曾经有□ 现在有□ 否□
4.6 是否有低血糖的发生？ 曾经有□ 否□ 如有，发生次数_____次/月
4.7 是否有神经病变发生？ 手足麻木□ 肢体疼痛□ 间歇性跛行□
诊断：糖尿病大血管病变□ 糖尿病微血管病变（肾□ 视网膜□ 低血糖□） 急性并发症（酮症酸中毒□ 乳酸中毒□ 高渗性昏迷□） 糖尿病神经病变□

5. 糖尿病知识评估表 糖尿病知识评估表可以了解患者及家属对糖尿病知识的认知与掌握程度，护士根据评估结果进行健康宣教，具体内容见表5-4。

表 5-4　糖尿病知识评估表

● 基本知识

1. 哪些因素会增加患 2 型糖尿病的危险（　　）

A. 肥胖　　　　　B. 缺乏运动　　　　C. 年龄超过 40 岁　　　　D. 有糖尿病家族史

2. 对于 2 型糖尿病患者的治疗首先应采取的措施是（　　）

A. 合理饮食和适量运动　　　　　B. 使用胰岛素　　　　　C. 口服降糖药

3. 目前能根治糖尿病的方法是（　　）

A. 口服药　　　　B. 控制饮食　　　C. 胰岛素注射　　　D. 目前尚无根治糖尿病的方法

● 监测知识

1. 糖化血红蛋白多长时间检测一次（　　）

A. 1 个星期　　　　B. 3 个月　　　　C. 6 个月　　　　D. 1 年

2. 尿白蛋白/肌酐比率测定多长时间检测 1 次（　　）

A. 1 个星期　　　　B. 3 个月　　　　C. 6 个月　　　　D. 1 年

3. 眼底检查应多长时间检测一次（　　）

A. 半年　　　　　B. 1 年　　　　　C. 体检时检查

4. 糖尿病患者的良好的空腹血糖应是多少（　　）

A. 4.4～6.0mmol/l　B. 6.0～7.0mmol/l　C. 6.5～7.5mmol/l　D. 7.0～8.0mmol/l

● 并发症

1. 低血糖出现时，会有以下哪种症状（　　）

A. 多尿　　　　B. 极度口渴　　　C. 心慌、头晕、出冷汗　　　　D. 皮肤瘙痒

2. 发现自己出现低血糖症状后应如何处理（　　）

A. 立即平卧　　　　　　　　B. 立即拨打 120 急救电话请求医生或他人帮助

C. 立即进食，如糖果、饼干等　　D. 大量饮开水

3. 糖尿病可导致（　　）

A. 心血管疾病　　　　B. 肾脏疾病　　　C. 眼病，甚至失明

D. 神经损害并引起足坏疽甚至截肢

4. 糖尿病眼病在糖尿病患者中的发生情况是（　　）

A. 每名患者最终都会患　　B. 只会发生在年龄大的患者　　　C. 血糖控制不理想时

● 足部知识

1. 糖尿病患者应选择何种鞋（　　）

A. 尖头皮鞋　　　B. 高跟鞋　　　C. 宽松的布鞋　　　D. 尽量赤脚、放松足部

2. 糖尿病患者洗脚时应注意什么（　　）

A. 用烫水洗脚，促进血液循环　　　　　B. 冷水洗脚

C. 用温和的肥皂和温水洗脚　　　　　　D. 以上均错误

●运动知识

1. 关于糖尿病患者运动,下列何种说法是正确的(   )

A. 身体不适时,也要坚持运动 　　　　　　B. 清晨空腹运动

C. 饭后 1~1.5 小时运动 　　　　　　　　　D. 锻炼要充分,到力竭为止

2. 下面哪种运动适宜老年糖尿病患者(   )

A. 跑步 　　　B. 游泳 　　　C. 乒乓球 　　　D. 快走 　　　E. 举重

3. 运动持续时间应掌握在(   )

A. 5~10 分钟 　　　B. 10~20 分钟 　　　C. 30~60 分钟 　　　D. 越长越好

●饮食知识

1. 糖尿病患者不宜选用下列哪种食品(   )

A. 果酱 　　　B. 谷类食品 　　　C. 蔬菜 　　　D. 低脂奶

2. 在何种情况下,可以少量饮用低度啤酒(   )

A. 血糖波动较大 　　　B. 血糖控制不佳

C. 在血糖血脂都控制好的前提下饮用,但应减去相应热量的主食

D. 在服药或用胰岛素的情况下

●胰岛素、口服药

1. 胰岛素注射部位宜选择(   )

A. 腹部 　　　B. 上臂外侧 　　　C. 大腿前外侧 　　　D. 以上均可

2. 下列哪些药需要餐后服用(   )

A. 格列齐特 　　　B. 格列吡嗪 　　　C. 格列喹酮 　　　D. 二甲双胍

E. 阿卡波糖

●旅行

1. 外出旅游时,应注意哪些问题(   )

A. 带上糖尿病"身份证" 　　　　　　　B. 定时进餐

C. 准备点心、糖果等以备低血糖使用 　　　D. 按时服药或注射胰岛素

E. 应该按时监测血糖

6. 教育计划及出院前评价与指导 教育计划及出院前评价与指导表能够直观地观察到患者住院期间所掌握的疾病相关知识的程度,为连续护理做准备,具体见表5-5。

表5-5　教育计划及出院前评价与指导

日期	教育内容	执行时间	执行者签名	效果评价	评价者签名
	□健康生活的重要性			□满意□不满意	
	□饮食知识			□满意□不满意	
	□运动知识			□满意□不满意	
	□易患和已患并发症的知识			□满意□不满意	
	□自我监测			□满意□不满意	
	□自我胰岛素注射			□满意□不满意	
	□所服药物的知识			□满意□不满意	
	□足部的自我护理			□满意□不满意	
	□糖尿病患者如何保持良好的心态			□满意□不满意	
	□烟酒、旅行知识			□满意□不满意	
	□其他			□满意□不满意	

出院日期＿＿＿＿＿＿＿　　　　　　　　　住院天数

血糖＿＿＿＿＿＿（空腹）/＿＿＿＿＿＿（餐后）mmol/l

治疗方案

对知识掌握的程度：

基本掌握□　　　　　　　　　　　未掌握□

专科护士指导意见：

第一次复诊时间：出院15日后□　　　　　出院30日后□

专科护士签名：　　　　　患者（或家属签名）：　　　　　日期：

注：教育内容一栏选中填1，不选填0

7. 糖尿病教育记录　记录每次对患者进行教育和指导的情况，以便全面掌握每位患者接受教育的总体情况，具体见表5-6。

表 5-6　糖尿病教育记录

		首次教育	随访指导	随访指导	随访指导	随访指导	随访指导
日期							
教育内容	饮食						
	运动						
	注射						
	监测						
	服药						
	低血糖						
	糖尿病足						
教育方式	评估						
	反馈						
	讲解						
花费时间（分钟）							
教育者签字							

注：在教育内容和教育方式对应空格处打√

8. 随诊记录　通过随诊记录让患者更加了解自己的健康状况，并与医护人员一起更新制订适合的诊疗计划，见表 5-7。

表 5-7　随诊记录

日期							
每次随诊时							
	评价血糖控制						
	检查治疗计划						
	体重（如需要）						
	血压（如需要）						
	检查足部（如需要）						

续表

	评价对治疗的顺应性							
	解决其他问题							
	1次/4~6个月							
	病史和体检							
	体重							
	血压							
	检查足部							
	检查自我监测的准确性							
	化验							
	空腹、餐后血糖							
	糖化血红蛋白							
	血脂（如需要）							
	转诊给专家（如需要）							
	每年1次							
	全面的病史和体格检查							
	重复初诊的化验							
	检查并发症							
	微血管病变							
	大血管病变							
	其他病变							
	讨论治疗计划							
	转诊给专家（如需要）							
	转诊给教育护士/营养师（如需要）							

注：可在多次随诊中完成

第二节　1型糖尿病患者的连续护理

1型糖尿病，又名胰岛素依赖型糖尿病（diabetes mellitus type 1）或青少年糖尿病，这是因为多发生在儿童和青少年，占糖尿病的10%以下。1型糖尿病是依赖胰岛素治疗的，易出现糖尿病酮症酸中毒（DKA）。也就是说患者从发病开始就需使用胰岛素治疗，并且终身使用。原因在于1型糖尿病患者体内胰腺产生胰岛素的细胞已经彻底损坏，从而完全失去了产生胰岛素的功能。在体内胰岛素绝对缺乏的情况下，就会引起血糖水平持续升高，出现糖尿病。

【疾病的特点】

（一）病因

1. 儿童和青少年糖尿病患者中，99%为1型糖尿病。主因胰岛素分泌缺乏，依赖外源性胰岛素补充以维持生命。

2. 儿童及青少年2型糖尿病的患病率随着其肥胖症发病率的增加而呈现增长的趋势。

（二）症状与体征

通常年轻起病，起病迅速，症状明显。中度至重度的临床症状，包括体重下降、多尿、烦渴、多饮、体型消瘦、乏力、视力下降、酮尿或酮症酸中毒等。

1. 急性代谢紊乱期。

2. 缓解期（蜜月期）。

3. 强化期　患儿的血糖、尿糖不稳定。

4. 永久糖尿病期　胰岛B细胞的功能完全衰竭。

5. 常见并发症　酮症酸中毒、各种感染、高渗性昏迷以及微血管病变和神经病变等。

6. 易引起多种情绪反应　如情绪低落、焦虑、恐惧、孤独易伤感等，乃至认为前途渺茫，自暴自弃，不配合治疗。

【治疗原则】

减轻胰岛负担：适当节制饮食可减轻胰岛负担，必要时结合降糖药物治疗，降低血糖，纠正代谢，使胰岛能得到充分休息；促进胰岛功能恢复；保护胰岛：避免精神刺激和过劳，防止一切增加胰岛负担的不良因素，防治各种并发症。

【连续护理】

1 型糖尿病患者多为儿童或青少年，终身性慢性疾病，胰岛素注射治疗为主要治疗措施，血糖控制不佳即可引发多种并发症。我国社会医疗保障体系正在不断完善中，医疗资源相对有限，1 型糖尿病患者的护理措施主要以家庭为主。病情复杂、血糖波动大，出院时仍有患者不能自主监测血糖及注射胰岛素，而监测与注射技术必须要专业指导，才能保证患者的安全。连续护理是面向有医疗护理需求的出院患者提供医疗护理、康复促进、健康指导等服务，是住院护理的延续。因此，为出院后的 1 型糖尿病患者提供回归家庭后的连续护理干预，有针对性地给予疾病相关的护理指导，有着至关重要的作用。

（一）综合护理评估

1. 饮食热量评估

（1）适合儿童生长的特殊饮食管理，保证儿童正常的生长和青春期发育，儿童每日热量需要量（kcal）= 1000＋年龄×（80～100）。10 岁以内每岁 418kJ（100kcal），10 岁以上用 293～335kJ（70～80kcal）。如参加大运动量锻炼者，将全日热量增加 10%～20%。在每日总热量中，糖占 50%，蛋白质占 20%，脂肪占 30%。每日蛋白质：<1 岁，2.5g/kg；1～3 岁，1.5～2.0g/kg；>3 岁，1.0～1.8g/kg。

（2）多食禽、鱼肉及牛奶，脂肪应以植物油（不饱和脂肪）为主，避免肥肉和动物油，应坚持低脂肪、粗制碳水化合物（糙米、玉米）食品，克服吃零食的不良饮食习惯。蔬菜宜用含糖量少的白菜、菠菜、油菜、西红柿、芹菜、黄瓜等。适当增加富含纤维素的食品（如玉米、豆皮、麦麸等），可延缓食物的消化与吸收。碳水化合物应主要食用多糖类，如谷类、根茎、核桃、莲子等含淀粉多的食物，消化吸收减慢，有利于维持血糖稳定。在外源性胰岛素作用高峰时，尚可允许进食少量含糖低的水果。

2. 运动评估

（1）运动是儿童正常生长发育所必需的生活内容之一，运动之前先评估患者身体状况、足部皮肤等。

（2）运动的种类和剧烈程度应根据年龄和运动能力进行安排。原则上每日需参加 1 小时以上的适量运动。已有视网膜、肾脏并发症者不宜剧烈运动；代谢控制不良的患儿不宜过度锻炼，否则易诱发酮症酸中毒。

3. 药物注射评估

（1）注射时用 0.25mm（31G）×5mm 针头，且捏起皮肤保证注射到皮下。

（2）由于青少年处于生长发育期，血糖波动大，血糖标准适当放宽。

（3）加强对患者照护者的教育和指导。

4. 疾病相关评估

（1）主要症状评估：1型糖尿病患者血糖波动大，呈两极化，运动量大或进食量少时，常会发生低血糖，出现心慌、乏力、意识不清等症状。血糖控制差时，或胰岛素未按要求时间与量注射时，极易出现酮症酸中毒，出现恶心、呕吐、发热甚至昏迷等症状。

（2）评估患者对疾病的认知：评估患者的知识水平和学习能力，特别要评估患者对该病的了解程度，如该疾病的特点、发病原因、流行病学情况，有哪些临床表现和体征、治疗方法等，特别是评估患者对用药原则和急性并发症是否了解。根据评估结果，遵循满足患者需要和循序渐进的原则，制订因人施教的健康教育计划。

（3）心理社会评估：可应用社会普遍采用的一些简单的自评量表进行科学有效的自我评估，如焦虑自评量表（SAS）（表3-5）、抑郁自评量表（SDS）（表3-6）等，根据评估结果，了解自己的心理健康情况，准确评估是否存在心理问题，以及问题的轻重程度，采取自我调节或请专业人士帮助调节的方法，来缓解心理压力，保持健康积极的心理状态，有利于疾病的康复。患儿需终身用药、饮食运动干预，患儿及家长能否坚持并正确执行治疗方案，是治疗护理成败的关键。及时与患儿家长沟通目前最新治疗进展，使他们增强信心，积极主动配合治疗及护理。

（二）连续护理实施

根据1型糖尿病患者临床治疗护理常规，自理评分、内分泌科患者连续护理认知问卷制订连续护理方案。使患者及家属掌握疾病观察重点、饮食及运动的方法，预防和减少急慢性并发症的发生。指导患者及家属保管好所有磁共振（MR）、CT检查的资料及血的化验结果，医护人员追踪患者血糖控制情况、生活习惯的改变，提高1型糖尿病患者的工作生活质量。

1. 入院时　患者由社区的疾病预防及健康观察，转到医院的治疗阶段。主要由社区医生、内分泌科医生及护士参与，明确患者病情，制订治疗护理方案。

（1）治疗相关方面：对社区建立健康档案的患者，护士要全面了解患者的既往健康信息。应用内分泌科患者连续护理认知问卷对患者身体、心理及社会状况进行评估。协助患者完成必需的检查项目：血常规、尿常规、便常规、胰岛功能、甲状腺功能、生化和离子等检查。告知患者或家属检查前注意事项。根据患者的健康状况及检查结果，全面评估。

（2）护理相关方面

1）如果糖尿病患者出现视网膜并发症，切记不宜进行剧烈运动。可以有针对性地选择一些有趣的体育活动便于患儿长期坚持，如骑车、跑步、打羽毛球、打乒乓球、踢足球、跳皮筋、踢毽子、跳绳等。父母与患儿一起参加运动，将增加儿童对运动的兴趣，增进父母与孩子的感情。

2）运动鞋袜的选择要适中，注意运动后的卫生。

3）如果糖尿病患者出现感冒、发热、血糖＞16.7mmol/L；尿中有酮体、足部或下肢感觉异常、身体突然发生剧烈疼痛、视物模糊时，应该卧床休息，避免运动。

4）避免进行攀高运动和潜水运动。由于攀高和潜水时如发生低血糖，则有危险性。注射胰岛素的患儿在胰岛素作用高峰期更应避免上述运动，以免因出现低血糖而发生不测。

5）注意糖尿病患儿的胰岛素调节和饮食调节。剧烈运动前需增加饮食量或随身准备充饥食品或糖果。必要时可将胰岛素用量减少10%。由于运动时的肢体血流加速，胰岛素吸收增快，因而注射胰岛素的患儿可将注射部位改为腹部。

6）糖尿病患儿在运动过程当中应该注意环境是否合适。应避免低血糖的发生，天气太热、运动时间过长时，运动时最好随身带上一点食物和水，以便在发生低血糖或口渴时进食。

2. 住院时　医疗团队由主管医生与责任护士组成。对 1 型糖尿病患者治疗的最佳方法是胰岛素治疗。按时、按量注射，保证患者血糖的平稳。

（1）治疗相关方面：护士遵医嘱调节胰岛素控制血糖，防止酮症的发生；遵医嘱应用饮食疗法调整生活习惯；新发幼儿一般由家属与护士共同协助护理，以防患儿对治疗产生恐惧心理。

（2）护理相关方面

1）家属陪同患者定期门诊复诊，避免患者错过复诊时间。

2）医生根据患儿病情与血糖值记录单，及时调整胰岛素用量，以防并发症的发生。

3）家属给患儿随身携带糖果及卡片，并写上病名、胰岛素注射量等，以便任何时候发生危险可立刻救治。

（3）心理方面：指导患者及家属掌握本病的相关治疗知识与自我监测、自我管理的方法，帮助分析和消除不利于血糖控制的因素，落实计划。鼓励患者树立信心，克服恐惧、焦虑的心理，正常参与社交活动与学习。避免患者与社会脱节，造成逃避、自卑的心理。

3. 出院前　在住院治疗转到居家护理的过渡阶段，内分泌科护士需要对患者进行心理指导：患者因年纪轻、过分依赖、工作学习任务重等原因不能按时、按量进行监测血糖、注射胰岛素，护士要根据病情需要讲解药物治疗、饮食治疗、运动的重要性和必要性，使患儿积极配合。

（1）治疗相关方面：教会患者及家属药物注射、饮食管理、运动管理，避免低血糖及外伤感染的发生；告知患者及家属出院时门诊复查时间，血糖的控制、锻炼的注意事项，复查资料保存的注意事项、联系医生及随访护士的方法。护士建立患者健康档案，医院保留患者家庭住址及联系方式。

（2）护理相关方面

1）高血糖与酮症酸中毒有着密切的关系，特别是在感染、发热、恶心、呕吐、血糖波动大时，易出现酮体，平时多饮水，维持血糖稳定，适量运动，增加自身抵抗力。

2）建立健康的生活方式，保证充足睡眠，适当运动，避免体力、脑力的过度劳累；养成进餐定时定量的习惯，保持血糖的平稳，避免波动过大；戒烟酒，养成良好的生活习惯。

3）耐心倾听患者说话，与患者进行有效交谈，指导患者接受所患疾病，学习相关疾病知识。

4）告知患者及家属低血糖的先兆表现：出汗、乏力、心慌、意识淡漠等症状时，及时监测血糖并进食。外出时，随身携带糖果，以防万一。

4. 出院后　1型糖尿病患者，尤其幼儿患者，出院后一定时期内必定难以适应餐前注射胰岛素，每日监测血糖的情况，多数仍无法接受得糖尿病的事实，患者和家属在无专业指导的情况下，其生理、心理和社会负担加重。根据患者的具体情况和照护者的需求，尽快给予专业的连续护理指导服务，是患者顺利出院的保障，使主要照顾者的负担大大减轻，协助患者尽早恢复正常的社会生活。

（1）治疗相关方面：患者治疗从医院转到社区。出院后按时到门诊复查，监测糖化血红蛋白和生化指标等检查。并由门诊医生根据患者血糖值的记录，调整用药方案。其他时间，由随访护士及社区医生与患者联系，对患者进行健康宣教追踪指导：饮食、运动、监测血糖、注射胰岛素等。

（2）护理相关方面：因为患者存在个体差异，对1型糖尿病患者出院后的要求也不尽相同，因此，告知家属密切观察患者精神、饮食状况，及时发现患者是否出现低血糖症状、酮症酸中毒或心理疾病等。

1）出现低血糖时，及时服用含糖食物，监测血糖，如若症状未能缓解，或意识出现障碍时，及时送往医院进行治疗。尽量避免长途转送或反复转送，力争就近治疗。

2）出现酮症酸中毒时，多饮水，及时送往附近医院治疗。由一个医院向另一个医院转送时，最好有医务人员陪同，以便途中急救，另外医务人员的陪同也便于向上级医院介绍患者的病情。携带常用药物，以备医生了解用药情况。

3）在患者病情稳定送往医院途中，车辆应尽量平稳行驶，以减少颠簸震动，同时将患者头部偏向一侧，以防呕吐物造成窒息，并随时注意病情变化。

4）青少年糖尿病患者不应因为糖尿病而终止学业。在血糖控制平稳的情况下，可以参加正常的学习。但多因为青少年患者自我管理能力差，需要家庭、学校、医务人员等多方面的合作照顾。

帮助青少年做到：①尽量不住校，选择离家较近的学校就学；②提高患病学生的自我管理能力；③教会患者掌握药物与饮食、运动三者的技巧；④准备好低血糖急救用的糖块或高糖食品；⑤应当将病情告知班上的同学和老师，以取得理解、关心和必要的帮助；⑥学校应满足按时就餐的需要，并能提供方便。

（3）心理方面：建立计算机、手机等网络信息平台，护士、医生与患者、患者家属以及患者家属之间的相互沟通提供平台。随访护士向患者及家属了解患者居家血糖监测情况、胰岛素注射执行情况、体重控制情况、生活方式改变情况及出现的问题，根据患者的生理、心理状态及时调整护理方案。

（三）院外延伸护理

1型糖尿病患者因为年纪小、工作学习压力大、依从性差等问题，需要内分泌科医护人员给予连续护理。建立1型糖尿病患者的随访档案，可以及时记录病情，随时掌握患者有关用药、血糖管理、运动、饮食管理、心理等方面的情况，通过连续护理，及时给予患者或其照顾者个体化的护理服务，会取得良好的效果，对患者病情的控制尤为重要，还可增进医患之间的信任。

1. 疾病知识指导　指导患者及家属了解本病的基本病因、主要危险因素和危害，告知本病的急慢性并发症状和就诊时机，掌握本病的治疗知识与自我护理方法，帮助分析和消除不利于疾病控制的因素，落实护理计划。

2. 血糖控制　教会患者及照护者监测血糖的办法及注意事项，指导患者坚持按医嘱注射胰岛素，不要随意调节药物的种类及剂量，更不能随意停止注射胰岛素。

3. 复查　患者出院后，需要定期门诊复查。医生根据患者的日常血糖值记录，评价其治疗与护理效果，适当调整方案。

4. 避免诱因　指导患者尽量保持情绪稳定和心态平衡，避免不良心理的刺激。由随访护士追踪进行指导。

第三节　2型糖尿病患者的连续护理

由于胰岛 B 细胞分泌胰岛素不足或靶细胞对胰岛素不敏感（胰岛素抵抗）所致，亦称非胰岛素依赖型糖尿病（NIDDM）。多成年起病，病程进展缓慢，症状相对较轻，中晚期常伴有一种或多种慢性并发症，患者肥胖多见，很少自发性发生酮症酸中毒，多数患者不需要依赖胰岛素治疗。

【疾病特点】

（一）病因

2 型糖尿病的病因不是十分明确，现一般认为是具有强烈的遗传或为多基因遗传异质性疾病，其危险因素包括老龄化、现代社会西方生活方式，如体力活动减少、超级市场高热量方便食品、可口可乐化以及肥胖等。

（二）症状及体征

主要表现是"三多一少"，在 2 型糖尿病中，常不十分明显或仅有部分表现，表现特点是各种急性、慢性并发症。

1. 多尿　是由于血糖过高，超过肾糖阈（8.89~10.0mmol/L），经肾小球滤出的葡萄糖不能完全被肾小管重吸收，形成渗透性利尿。血糖越高，尿糖排泄越多，尿量越多，24 小时尿量可达 5000~10000ml。但老年人和有肾脏疾病者，肾糖阈增高，尿糖排泄障碍，在血糖轻中度增高时，多尿可不明显。

2. 多饮　主要由于高血糖使血浆渗透压明显增高，加之多尿，水分丢失过多，发生细胞内脱水，加重高血糖，使血浆渗透压进一步明显升高，刺激口渴中枢，导致口渴而多饮。多饮进一步加重多尿。

3. 多食　多食的机制不十分清楚。

4. 体重下降　糖尿病患者尽管食欲和食量正常，甚至增加，但体重下降，主要是由于胰岛素绝对或相对缺乏或胰岛素抵抗，机体不能充分利用葡萄糖产生能量，致脂肪和蛋白质分解加强，消耗过多，呈负氮平衡，体重逐渐下降，乃至出现消瘦。一旦糖尿病经合理治疗，获得良好控制后，体重下降便可控制，甚至有所回升。如糖尿病患者在治疗过程中体重持续下降或明显消瘦，提示可能出现代谢控制不佳或合并其他慢性消耗性疾病。

5. 乏力　在糖尿病患者中亦是常见的，由于葡萄糖不能被完全氧化，即人体不能充分利用葡萄糖和有效地释放出能量，同时组织失水，电解质失衡及负氮平衡等，因而感到全身乏力，精神萎靡。

6. 视力下降　不少糖尿病患者在早期就诊时，主诉视力下降或模糊，这主要可能与高血糖导致晶体渗透压改变，引起晶状体屈光度变化所致。早期一般多属功能性改变，一旦血糖获得良好控制，视力可较快恢复正常。

7. 感染性并发症　糖尿病患者常见的感染有泌尿系感染、外耳炎系感染、肺炎、肺结核、皮肤感染、胆道感染及口腔感染等。

【治疗原则】

2 型糖尿病的治疗的主要目的包括：纠正代谢紊乱，消除症状，维护良好的生活和工作能力；预防各种急性或慢性并发症和伴随症状的发生，延长寿命，降低病残率和病死率。在获得上述目的的同时，不应过多限制患者的生活方式。糖尿病治疗的原则为：持之以恒、综合管理。

糖尿病的治疗不仅包括高血糖的控制，尚需同时针对一些并发症（如高血压、脂质代谢紊乱等）采取综合治疗。糖尿病高血糖的治疗一般包括合理运用糖尿病教育、饮食治疗、运动疗法、药物治疗及自我监测等多种手段，尽可能使糖代谢控制正常或接近正常。①血糖控制良好：空腹血糖<6.0mmol/L，餐后 2 小时血糖<8.0mmoL/L，HbA_{1c}<7.0%或 6.5%；②血糖控制较好：空腹血糖 6~8mmol/L，餐后 2 小时血糖 8~10mmol/L，HbA_{1c}<9.0%；③超过上述值为血糖控制差。

【连续护理】

2 型糖尿病并发症众多，可分为急性并发症和慢性并发症。急性并发症如糖尿病高渗非酮症昏迷多见于 2 型糖尿病，在应激情况下可发生糖尿病酮症酸中毒；慢性并发症累积全身各个组织器官（如心血管、脑血管、肾血管和四肢大血管）、微血管（如糖尿病肾病和糖尿病视网膜病变）和神经病变（如自主神经和躯体神经等）等。此病为终身性慢性疾病，为患者提供良好的连续护理，可以更好地改善患者生活质量，延长寿命，降低病残率和病死率。

（一）综合护理评估

1. 健康基本情况评估

（1）一般健康评估：意识、瞳孔、语言功能、肌力、肌张力；血压、呼吸、脉搏、体温等。

瞳孔：正常瞳孔在自然光线下直径平均为 2.5~4mm，双侧等大、等圆，边缘整齐，亮光下可缩小，光线暗的环境下可略增大。

（2）病史评估：询问患者病史及起病原因，患者是否有血糖异常史，高血压病史，有无家族史。糖尿病足患者疼痛评分采用疼痛评估尺（图 2-1）。

2. 疾病相关评估

（1）主要症状评估：2 型糖尿病有糖尿病症状（典型症状包括多饮、多尿和不明原因的体重下降等）。2 型糖尿病中一部分患者以胰岛素抵抗为主，患者多肥胖，因胰岛素抵抗，胰岛素敏感性下降，血中胰岛素增高以补偿其胰岛素抵抗，但相对患者的高血糖而言，胰岛素分泌仍相对不足。此类患者早期症状不明显，仅有轻度乏力、口渴，常在明确诊断之前就可发生大血管和微血管并发症。

（2）评估患者对疾病的认知：评估患者的知识水平和学习能力，特别要评估患者对该病的了解程度，如该病的特点、发病原因、流行病学的情况，有哪些临床表现和体征、治疗方法等，特别是评估患者对用药原则和药物的不良反应是否了解。根据评估结果，遵循满足患者需要和循序渐进的原则，制订因人施教的健康教育计划。

3. 心理社会评估　可应用社会普遍采用的一些简单的自评量表进行科学有效的自我评估，如焦虑自评量表（SAS）（表3-5）、抑郁自评量表（SDS）（表3-6）等，根据评估结果，了解自己的心理健康情况，准确评估是否存在心理问题，以及问题的轻重程度，采取自我调节或请专业人士帮助调节的方法，来缓解心理压力，保持健康积极的心理状态，有利于疾病的康复。

（二）连续护理实施

血糖控制在理想水平，消除或减轻慢性高血糖毒性作用：可利用糖尿病教育、饮食疗法、运动疗法、药物治疗及血糖监测等多种手段尽可能使血糖接近正常水平，这是防治糖尿病慢性并发症的基础。在糖尿病的长期治疗中，不仅要良好的控制血糖，同时还应尽量避免血糖的明显波动，因血糖的明显波动不仅有低血糖带来的危害且对动脉粥样硬化的形成也有明显的不良影响。

1. 入院时　当患者发现血糖高，被确诊为2型糖尿病后，对患者进行相关检查，安排主管医生与责任护士制订护理方案。

（1）治疗相关方面：社区建立健康档案的患者，护士要全面了解患者的既往健康信息。对所有患者应用内分泌科患者连续护理认知问卷对身体、心理及社会状况进行评估。协助患者完成必需的检查项目：血常规、尿常规、便常规；胰岛功能、甲状腺功能、生化全项等检查。告知患者或家属检查前注意事项。根据患者的健康状况及检查结果，全面评估。

（2）护理相关方面

1）对患者的建议是首先要改善生活方式，包括增加体育锻炼时间和频率，改变饮食习惯，控制碳水化合物和脂肪摄入等。当生活方式的干预无效后再采取口服降糖药物的治疗。

2）对于糖尿病患者而言，体重是糖尿病的危险因素之一，而大部分降糖药物都会引起患者体重增加，一旦体重不能较好地受到控制，对血糖的控制同样非常不利。此外，导致糖尿病患者死亡的主要原因并非疾病本身，往往是心血管并发症。

3）合理使用降血压药物，理想控制血压：高血压常与糖尿病合并存在，并加速糖尿病多种慢性并发症的发生和发展，理想控制血压可明显减少或延缓糖尿病大血管和微血管并发症的发生和发展。

4）纠正脂代谢紊乱：糖尿病常合并脂质代谢异常（如高甘油三酯血症、低密度脂蛋白-胆固醇升高及高密度脂蛋白-胆固醇降低和氧化-低密度脂蛋白及糖化水平增加等），会促进大小血管并发症的发生。临床应根据不同的高脂血症类型采取不同的药物（目前国内外临床上常用的降血脂药物有 5 大类：胆汁酸隔离剂、烟酸类、纤维酸衍生物和羟甲基戊二酸单酰辅酶 A 还原酶抑制剂等）和饮食治疗，促进血脂控制正常。来自国外的多中心协作研究报告：羟甲基戊二酸单酰辅酶 A 还原酶抑制剂可显著降低糖尿病患者血胆固醇与甘油三酯，升高高密度脂蛋白，明显降低冠心病（包括心肌梗死）和死亡的发生率。

2. 住院时　新发 2 型糖尿病的患者，给予健康教育，遵守"五驾马车"治疗方法，指导患者通过饮食、运动等来控制血糖。对已有糖尿病史多年的患者，进行全面检查，检查是否有并发症，病情需要时，请专科会诊，如心内科、骨科、眼科等。进行综合全面的治疗。

（1）治疗相关方面：目前临床常用的有 6 大类一线降血压药物，如利尿剂、β 受体拮抗剂、α 受体拮抗剂、钙离子通道阻滞剂及血管紧张素转换酶抑制剂和血管紧张素 Ⅱ 受体拮抗剂等。后两种对糖脂代谢无不良影响，可作为首选药物。尤其血管紧张素转换酶抑制剂受到广泛重视，其在有效降血压的同时，对糖尿病多种慢性并发症可提供相对更加有效的防治作用。对合并高血压的糖尿病患者应争取使血压控制在 130/80mmHg 左右，甚至更低，有蛋白尿者血压应控制在 125/75mmHg 以下。

严格控制饮食是治疗糖尿病的先决条件，也是最重要的一环。医生在临床实践中发现，患者往往因为饮食控制不好而使药物不能发挥应有的疗效。

（2）护理相关方面

1）打破"多吃降糖药可以多吃饭"的错误观念。

2）少吃多餐。既保证了热量和营养的供给，又可避免餐后血糖高峰。

3）碳水化合物食物要按规定进食，不能少吃也不能多吃，要均匀地吃（碳水化合物是指粮食、蔬菜、奶、水果、豆制品、坚果类食物中的糖分）。

4）运动疗法：老年糖尿病患者一般身体状况较差，应量力而行，如散步、打太极拳等，随体质增强逐渐增加活动量和活动时间。

5）药物应用中低血糖预防措施：与成年人有所不同，应注意几点：①格列本脲的生理半衰期过长，容易诱发低血糖。②使用苯乙双胍，对老年患者易诱发乳酸酸中毒。③胰岛素治疗：对老年糖尿病患者的胰岛素用量，应从小剂量开始，如无紧急情况，应缓慢调整剂量，每 4~5 天调整 1 次。

（3）社会心理支持：尤其对那些听力、视力、认知功能障碍、生活不能自理的老年糖尿病患者，需要对家属、陪护人员进行糖尿病教育。

3. 出院前 患者出院前，护士根据患者病情制订护理计划，年纪大的患者，自理能力比较差，护士应对其家属进行相关知识教育，告知患者及家属控制血糖的重要性，使其积极配合。

（1）治疗相关方面：教会患者监测血糖，正确服用降糖药物，按时、按量进餐，注射胰岛素。定期到门诊复查，随身携带检查报告，护士登记患者联系方式，按时随访。

（2）护理相关方面

1）按时监测血糖，预防低血糖的发生。外出时需随身携带糖果，以备低血糖发生时食用。

2）按时按量注射胰岛素或服用药物。

3）积极参加糖尿病健康教育大课堂的学习，进一步了解糖尿病的自我管理知识，更好地控制血糖及病情。

4）保持心情舒畅，有问题时及时进行心理咨询。

5）定期随访。

6）建立出院患者随访档案。

记录患者住院期间的疾病情况、血糖变化、患者家庭居住地址、联系方式、主要家庭成员的联系方式等，这不仅可以使医院对患者的服务延续到出院后，也是医院维系出院患者健康的主要方式。

7）制订随访计划（随访时间、内容、方式等）：①随访时间：患者一般于出院后1、3、6、12个月门诊复查，如有不适，及时随诊。②随访内容：患者携带近期的血糖数值，体格检查肢体功能及活动度以及疼痛评估等恢复情况，患者的主诉及教育和知道的效果评价等（见表5-7）。

8）追踪记录及效果评价：由随访护士记录每名患者出院后的病情变化，随时记录患者出院在家应用糖尿病运动疗法的反馈，根据患者主诉和评价，结合医生在复查时给予的指导继续进行运动调节血糖（见表5-8）。

4. 出院后 2型糖尿病患者，尤其老年糖尿病患者，出院后自己生活时，极有可能完成不了独自注射胰岛素的任务。依从性差的患者无法控制好血糖，导致并发症的出现。患者和家属在无专业指导的情况下，其生理、心理和社会负担加重。根据患者的具体情况和照护者的需求，尽快给予专业的连续护理指导服务，是患者顺利出院的保障，使主要照顾者的负担大大减轻，协助患者尽早恢复正常的社会生活。

（1）治疗相关方面：患者治疗从医院转到社区。出院后按时到门诊复查，监测糖化血红蛋白和生化等检查。并由门诊医生根据患者血糖值的记录，调整用药方案。其他时间，由随访护士及社区医生与患者联系，对患者进行健康宣教追踪指导：饮食、运动、监测血糖、注射胰岛素等。

（2）护理相关方面：因为患者存在个体差异，因此，告知家属密切观察患者精神饮食状况，及时发现患者是否出现低血糖症状、酮症酸中毒或心脑血管疾病、糖尿病足等。

1）出现低血糖时，及时服用含糖食物，监测血糖，如若症状未缓解，或意识出现障碍时，及时送往医院进行治疗。尽量避免长途转送或反复转送，力争就近治疗。低血糖的教育与指导：①有低血糖风险的患者，在每次随访时应该询问是否出现症状性和无症状性低血糖。②清醒的低血糖患者，虽可选用任何形式的含有葡萄糖的碳水化合物，但葡萄糖（15~20g）是治疗首选。如果15分钟后自我监测依然为低血糖，应该重复上述治疗。自我监测血糖正常后，患者应进餐或食用点心，以预防低血糖复发。③所有具有明显严重低血糖风险的患者应从医院储备胰高血糖素，指导照护者或家人使用胰高血糖素。胰高血糖素给药不限于医护专业人员。④对于无症状低血糖或出现过一次或一次以上严重低血糖的糖尿病患者，应该重新评估其治疗方案。⑤使用胰岛素治疗的患者如未感知低血糖或严重低血糖发作，建议放宽血糖控制目标，严格避免近几周内再次发生低血糖，以部分逆转无症状性低血糖并减少以后发生低血糖的风险。⑥如发现认知功能较低和（或）认知功能下降，建议持续评估其认知功能，临床医生、患者和照护者应高度警惕低血糖。

2）糖尿病足患者足部坏疽严重时，切勿自行处理伤口，应及时前往医院进行清创治疗，以防加重感染。

（3）心理社会方面：建立计算机、手机等网络信息平台，为护士、医生与患者、患者家属以及患者家属之间的相互沟通提供平台。随访护士向患者及家属了解患者居家血糖监测情况、胰岛素注射执行情况、体重控制情况、生活方式改变情况及出现的问题，根据患者的生理、心理状态及时调整护理方案。

（三）院外延伸护理

糖尿病因为成了举世瞩目的常见病和多发病，除了引起各级医院的重视外，也受到政府行政部门的高度关注，我国目前各大城市的政府和卫生部门都相应成立了糖尿病防治中心和糖尿病病友俱乐部等类型的防治组织，以防治糖尿病的发生和发展。同时采取积极的预防措施。主要防治方法：广泛地宣传、介绍糖尿病的基础知识，树立正确的观点来对待此病，认识本病的可治性与难治性，配合医生实行中西医结合治疗。避免糖尿病发生的有关诱因，不暴饮贪食，不久坐少动，避免病毒感染，减少应激反应，不过于肥胖等。早期发现，早期治疗，注意饮食，医患配合默契。糖尿病症状明显者，要积极治疗，防止各种并发症的出现和发展。患者及时记录血糖值，按时监测血糖，医护人员可以通过手机软件平台观察患者血糖变化及用药情况，按时随访。按时复查，每次复查时携带血糖记录单及化验结果，包括生化、血常规、糖化血红蛋白、尿蛋白检测结果等，以便于医护人员了解患者近日病情变化，及时给予正确的治疗护理方案，提高患者生活质量，延长寿命。

第四节　糖尿病患者饮食治疗的连续护理

【饮食治疗的特点】

饮食治疗是治疗糖尿病的最基本措施。合理地控制饮食，可以减轻 B 细胞的负荷，有利于血糖水平的控制。糖尿病在临床上多以饮食、运动治疗为主，药物治疗为辅。不但要通过饮食治疗，控制血糖尽可能接近正常范围，延缓和减少各种并发症的发生，还要维持适当的体重，并进行日常工作和生活。因此，使糖尿病患者能够主动地配合，自我照顾和管理好饮食，可以更好地提高糖尿病患者的生活质量。

（一）糖尿病饮食治疗的目的

1. 提供符合糖尿病患者生理需要的能量和营养。

2. 尽量达到并维持理想体重。

3. 纠正代谢紊乱，使血糖、血压、血脂尽可能达到正常水平。

4. 预防和治疗低血糖、酮症酸中毒等急性并发症。

5. 降低微血管及大血管并发症发生的危险性。

6. 提高糖尿病患者的生活质量。

（二）糖尿病患者早期心理症状及饮食计划制订标准

患者被确诊为糖尿病时，会产生恐惧、焦虑心理，也有无症状的患者，轻视疾病，对糖尿病的相关知识缺乏了解。首先了解患者的基本情况，如家庭、经济、工作、性格、发病经过及掌握疾病知识的程度，然后有针对性地、个性化地进行指导。除普及一般知识外，重点要让患者正确认识合理控制饮食，配合治疗的重要意义，指导患者根据身高、标准体重、工作性质估算营养需要量，并帮助患者制订食谱，督促其坚持执行。

【饮食原则】

1. 低糖、高蛋白、高维生素、适量脂肪，注意营养搭配。每日总热量＝体重（kg）×20-40kcal，热量分配，早餐 2%、中餐和晚餐各 4%，或每餐平均分配。对合并高血压、高血脂、冠心病、肾脏疾病的患者应该控制脂肪和盐的摄入。

2. 营养比例　一般糖尿病患者每日饮食中营养素所含全日总热量的比例为蛋白质 15% 左右，脂肪 20%～25%，碳水化合物 60%～70%。

3. 在饮食治疗的同时，适当的运动锻炼是治疗糖尿病的重要方法，适当的运动可以降低血糖，增加胰岛素的分泌，降低血中胆固醇和甘油三酯含量，减少发生心血管疾病的危险因素。

4. 运动的方法　散步、慢跑、竞走、打羽毛球、做家务事等。运动时间一般每天 30~60 分钟，以运动时心率=170-年龄，作为运动量的适度尺度。

5. 糖尿病中期　患者容易产生悲观、消极的心理，这一时期应帮助患者制订更切合实际的目标，以免产生挫败或失望感，鼓励患者正视糖尿病，配合治疗，预防并发症的发生。

6. 糖尿病后期　因病史较长、病情较重，已出现不同的并发症，应建议如何饮食配合治疗、控制疾病的发展、减轻病情并丰富患者知识。

饮食计划的制订

1. 理想体重的计算　理想体重（kg）=身高（cm）-105。在此值大于或小于 10% 以内均属于正常范围，低于此值 20% 为消瘦，超过 20% 为肥胖。

目前国际上多用体质指数（BMI）来评估患者的体重是否合理，以鉴别患者属于肥胖、消瘦或正常。

中国成年人体质指数：18.5~24 为正常；小于 18.5 为体重过轻；超过 28 为肥胖。

体质指数的计算方法：$BMI = 体重（kg）/[身高（m）]^2$，其单位是 $kg/(m)^2$。

2. 根据理想体重和参加体力劳动的情况，便可以计算出每日需要从食物中摄入的总热量。每日所需要的总热量=理想体重×每公斤体重需要的热量。

3. 不同体力劳动的热量需求表（表5-8）

表 5-8　热量需求表

劳动强度	举例	千卡/公斤理想体重/日		
		消瘦	正常	肥胖
卧床休息	–	20~25	15~20	15
蛋白质	办公室职员、教师、售货员、简单家务或与其相当活动量	35	30	20~25
正常劳动	学生、司机、外科医生、体育教师、一般农活或与其相当的活动量	40	35	30
重体力劳动	建筑工、搬运工、冶炼工、重的农活、舞蹈者或与其相当的活动量	45	40	35

4. 三大营养素的分配

（1）三大营养物质每日所提供的热量在总热量中所占有的百分比（表5-9）。

表5-9 三大营养物质功能比例

名称	提供的能量应占全日 总热量比例（%）	来源
碳水化合物	50%~60%	谷类、薯类、豆类等
蛋白质	15%~20%	动物性蛋白（各种瘦肉、鱼虾等）
		植物性蛋白（黄豆及其制品、谷类）
脂肪	≤30%	饱和脂肪酸、多不饱和脂肪酸、单不饱和脂肪酸

（2）三大营养物质及酒精所提供的热量（表5-10）。

表5-10 三大营养物质及酒精所提供的热量

1g 碳水化合物-4kcal	1g 蛋白质-4kcal
1g 脂肪-9kcal	1g 酒精-7kcal

（3）每日应进食三大营养素的量

以王女士为例，假设她每日需要从食物中摄入的总能量为1800kcal，其中：

碳水化合物占50%~60%，即1800×（50%~60%）= 900~1080kcal

蛋白质占15%~20%，即1800×（15%~20%）= 270~360kcal

脂肪占30%，即1800×30% = 540kcal

将以上三大营养素的热量换算成以 g 为单位的量：即王女士每日需要摄入

碳水化合物每克可产生 4kcal 热量：（900~1080）÷4 = 225~270g

蛋白质每克可产生 4kcal 热量：（270~360）÷4 = 68~90g

脂肪每克可产生 9kcal 热量：540÷9 = 60g

【连续护理】

（一）连续护理实施

1. 糖尿病患者 1 日至少 3 餐，使主食及蛋白质等较均匀地分布在 3 餐中，并定时定量，一般按 1/5、2/5、2/5 分配或 1/3、1/3、1/3 分配主食。

2. 注射胰岛素或口服降糖药易出现低血糖者，可在正餐中匀出小部分主食作为两正常餐之间的加餐。

3. 睡前加餐除主食外，可选用牛奶、鸡蛋、豆腐干等蛋白质食品，因蛋白质转化成葡萄糖的速度较慢，对预防夜间低血糖有利。

4. 限制饮酒　酒精可提供热量，一个酒精单位可提供 90kcal 的热量，相当于 360ml 啤酒或 150ml 果酒，或 40 度白酒 45ml。

5. 酒精可使血糖控制不稳定，饮酒初期可引起使用磺脲类降糖药或胰岛素治疗的患者出现低血糖，随后血糖又会升高。大量饮酒，尤其是空腹饮酒时，可使低血糖不能及时纠正。糖尿病患者应有节制地选择酒类，避免甜酒和烈酒，在饮酒的同时应适当减少摄入碳水化合物。

6. 肥胖、高甘油三酯血症、肾脏疾病、糖尿病妊娠等患者不应饮酒。

7. 科学选择水果，水果中主要含碳水化合物约为 6%~20%。

8. 水果中主要含葡萄糖、果糖、蔗糖、淀粉、果胶等。

9. 当空腹血糖控制在 7.0mmol/L（126mg/dl）以下，餐后 2 小时血糖小于 10mmol/L（180mg/dl），糖化血红蛋白小于 7.5%，且血糖没有较大的波动时，就可以选择水果，但需要代替部分主食，食用时间最好在两餐之间，病情控制不满意者暂不食用，可吃少量生黄瓜和生西红柿。

10. 进食水果要减少主食的摄入量，少食 25g 的主食可换苹果、橘子、桃子 150g，或梨子 100g，或西瓜 500g 等。葡萄干、桂圆、枣、板栗等含糖量较高，应少食用。

（二）糖尿病饮食估算法

1. 略估法一

（1）主食：根据体力活动量来确定，每日至少 3 餐（表 5-11）。

表 5-11　体力活动三餐需求量

休息	轻体力劳动	中体力劳动	重体力劳动
200~250g	250~300g	300~400g	400g 以上

（2）副食（表 5-12）

表 5-12　副食需求量

新鲜蔬菜	牛奶	鸡蛋	瘦肉	豆制品	烹调油	盐
500g 以上	250ml	1 个	100g	50~100g	2~3 匙	6g

2. 略估法二

（1）普通膳食：适用于体重大致正常，一般状况较好的患者，每日主食 200~250g。轻体力活动者 250g，中体力活动者 300g，消瘦或重体力活动者 350~400g，动物性蛋白质 100~200g，油 1~2 勺（1 勺=10g），蔬菜 1~1.5kg。

（2）低热量膳食：适用于肥胖者，主食及副食按上述减少 10% 以上，同时加强体育锻炼。

（3）高蛋白膳食：适用于儿童、孕妇、乳母、营养不良、消耗性疾病者，主食可比普通膳食增加 10% 以上，动物性蛋白质增加 20% 以上。

（三）院外延伸护理

1. 低钠高纤维素饮食　高钠饮食可增加血容量，诱发高血压，增加心脏负担，引起动脉粥样硬化，加重糖尿病并发症。所以，糖尿病患者出院后应以低钠饮食为宜，每日食盐量控制在 3g 以内，患者本人及家属严格控制。

2. 限制脂肪类和蛋白质的摄入量　糖尿病本身就是由于胰岛素分泌的绝对或相对不足引起的糖、脂肪和蛋白质代谢紊乱。又因糖尿病易于合并动脉粥样硬化和心脑血管疾病，所以，必须严格限制动物内脏、蛋黄、鱼子、肥肉、鱿鱼、虾、蟹黄等多脂类和高胆固醇食品的摄入，以免加重脂质代谢紊乱，发生高脂血症。糖尿病患者易合并糖尿病肾病，而过量摄入蛋白质会增加肾脏的负担。所以说，糖尿病患者的蛋白质摄入应适量。医护人员可将患者住院时的食谱复制一份给予患者，让患者出院后能够按照食谱进行自我调节。

3. 控制糖的摄入量　糖尿病患者忌食糖（白糖、红糖、葡萄糖、水果糖、麦芽糖、奶糖、巧克力、蜂蜜）、糖类制品（蜜饯、水果罐头、各种含糖饮料、含糖糕点、果酱、果脯）。因为这些食品可导致血糖水平迅速上升，直接加重病情，干扰糖尿病的治疗。所以，必须禁止食用。

4. 忌辛辣食物　糖尿病患者多消谷善饥、烦渴多饮，阴虚为本、燥热为标，而辛辣食品如辣椒、生姜、芥末、胡椒等性质温热，易耗伤阴液，加重燥热，故糖尿病患者应忌食这类调味品。

5. 远离烟酒　酒性辛热，可直接干扰机体的能量代谢，加重病情。在服用降糖药的同时，如果饮酒，可使血糖骤降，诱发低血糖，影响治疗。此外，乙醇可以加快降糖药的代谢，使其半衰期明显缩短，影响药物的疗效。因此，糖尿病患者必须忌酒。吸烟百害而无一利，烟碱可以刺激肾上腺髓质激素分泌，诱使血糖升高；吸烟可导致外周血管收缩，影响胰岛素和其他降糖药在血液中的运行和吸收。吸烟能诱发血管痉挛，损害血管内壁，而糖尿病又易于合并动脉粥样硬化和心脑血管疾病。上述二者相互影响，会导致冠心病、心肌梗死、顽固性下肢溃疡、中风等严重并发症。因此，糖尿病患者必须忌烟。

6. 少吃酸性食品　糖尿病患者的体液多呈酸性。谷类、鱼、肉等食物基本上不含有机酸或含量很低，口感上也不显酸味，但在人体内彻底分解代谢后，主要分解产物为氯、硫、磷等酸性物质，所以营养学上称其为酸性食物。而酸性体液对糖尿病不利，因此，糖尿病患者的饮食上要少吃这类食品，多吃带绿叶蔬菜，使体液呈弱碱性，吃生菜对糖尿病患者本身就有较好的疗效。

【糖尿病食谱举例】

表 5-13 糖尿病食谱举例

以下食谱为主食 300g，全天提供总热量 1862kcal，其中，碳水化合物占 55%，蛋白质占 19%，脂肪占 26%。

餐次	食物名称	重量（g）	碳水化合物（g）	蛋白质（g）	脂肪（g）
早餐	玉米面（黄）	50	34.8	4.1	–
	富强粉	50	37.3	5.15	–
	鸡蛋	50	–	6.4	5.6
	牛奶	250	14	6.75	5
午餐	富强粉	100	74.6	10.3	–
	瘦肉	70	–	14.2	4.34
	豆腐丝	25	1.3	5.4	2.6
	芹菜	250	8.3	3	–
晚餐	大米	100	77.7	8	–
	瘦肉	70	–	14.2	4.34
	豆腐	50	0.75	6.1	2.4
	油菜	250	6.8	4.5	–
全日用油		30	–	–	30
总计			256	88	54
备注	50g 富强粉≈75g 馒头≈70g 切面　100g 大米≈250g 或 300g 米饭				

表 5-14 等热量谷薯类食物交换表

（每份提供热量 90kcal，碳水化合物 20g，蛋白质 2g）

食物种类	重量（g）	食物种类	重量（g）
大米、小米、糯米、薏米	25	红豆、绿豆、芸豆、干豌豆	25
高粱米、玉米糁、玉米面	25	烧饼、烙饼、馒头	35
面粉、米粉、混合面	25	咸面包、窝头、切面	35
挂面、龙须面、燕麦片	25	土豆、芋头	100
莜麦面、荞麦面、苦荞面	25	湿粉条	150
通心粉、干粉条、干莲子	25	鲜玉米（带棒心）	200
苏打饼干	25		

表 5-15 等热量蔬菜类食物交换表

（每份提供热量 90kcal，碳水化合物 17g，蛋白质 5g）

食物种类	重量（g）	食物种类	重量（g）
白菜、菠菜、油菜	500	白萝卜、青椒、茭白、冬笋	400
韭菜、茴香、芹菜、茼蒿	500	倭瓜、南瓜、菜花	350
莴笋、油菜薹、苦瓜	500	豇豆、扁豆、葱头、蒜苗	250
西红柿、黄瓜、冬瓜	500	胡萝卜	200
茄子、丝瓜、芥蓝菜	500	山药、荸荠、藕、凉薯	150
苋菜、豆芽、鲜蘑	500	鲜百合	100
水发海带	500	毛豆、鲜豌豆	70

表 5-16 等热量水果类食物交换表

（每份提供热量 90kcal，碳水化合物 21g，蛋白质 1g）

食物种类	重量（g）	食物种类	重量（g）
柿子、香蕉、鲜荔枝	150	草莓	300
梨、桃、苹果、橙子	200	西瓜	500
柚子、猕猴桃、葡萄	200		

表 5-17 等热量大豆类食物交换表

（每份提供热量 90kcal，碳水化合物 4g，蛋白质 9g，脂肪 4g）

食物种类	重量（g）	食物种类	重量（g）
腐竹	20	北豆腐	100
大豆、大豆粉	25	南豆腐	150
豆腐丝、豆腐干	50	豆浆（黄豆 1 份加水 8 份）	400

表 5-18 等热量奶类食物交换表

（每份提供热量 90kcal，碳水化合物 6g，蛋白质 5g，脂肪 5g）

食物种类	重量（g）	食物种类	重量（g）
奶粉	20	牛奶、羊奶	160
脱脂奶粉、乳酪	25	无糖酸奶	130

表 5-19 等热量坚果类食物交换表

（每份提供热量 90kcal，脂肪 10g）

食物种类	重量（g）
核桃、杏仁、花生米	15
葵花子（带壳）、南瓜子（带壳）	25
西瓜子（带壳）	40

表 5-20 等热量肉类食物交换表

（每份提供热量 90kcal，蛋白质 9g，脂肪 6g）

食物种类	重量（g）
瘦猪、牛、羊肉，鸡、鸭、鹅肉	50
肥瘦猪肉	25
排骨	70
熟火腿、香肠	20
无糖叉烧肉、午餐肉、大肠肉	35
酱牛肉、酱鸭	35
鸡蛋、鸭蛋、松花蛋、鹌鹑蛋	60
鸡蛋清	150
带鱼、黄鱼、草鱼、鲤鱼、鲫鱼	80
鲢鱼、甲鱼、鳝鱼、比目鱼	80
对虾、青虾、鲜贝	80
兔肉、蟹肉、水发鱿鱼	100
水发海参	350

表 5-21 等热量油脂类食物交换表

（每份提供热量 90kcal，脂肪 10g）

食物种类	重量（g）
花生油、玉米油、菜籽油	10
豆油、红花油、香油	10
猪油、牛油、羊油、黄油	10
芝麻酱	15

第五节　糖尿病患者运动治疗的连续护理

糖尿病运动疗法主要是指糖尿病患者进行长期而有规律的运动锻炼，目前运动疗法中运动方式、运动强度、运动时间等并没有统一的标准。

【运动疗法的特点】

其中运动方式主要分为两种，急性运动和长期运动，急性运动只能产生即时的改善效果，长期运动才能有效治疗和控制糖尿病。

（一）重要作用

1. 对心血管的作用　促进血液循环；缓解轻中度高血压；改善心肺功能，促进全身代谢。

2. 减轻体重（特别是肥胖的 2 型糖尿病患者）　提高胰岛素敏感性，减轻胰岛素抵抗；改善脂代谢。

3. 改善患者健康状况，提高生活质量　维持正常成人的体力和工作能力；保证儿童和青少年患者的正常生长发育。

（二）目标人群

1. 肥胖的 2 型糖尿病患者，最为适合。

2. 轻中度 2 型糖尿病患者。

3. 稳定的 1 型糖尿病患者。

【运动原则】

因人而异，量力而为，循序渐进，持之以恒。

【连续护理】

（一）综合护理评估

1. 全面体检　患者在开始任何运动计划之前，都应该彻底地筛查任何潜在的并发症，排除潜在的疾病或损伤，除外危险因素，以确保安全。检查内容包括：血糖、糖化血红蛋白、血酮、血脂、血压、心率、心电图或运动试验、肺功能检查、X 线胸片、眼底、尿常规、尿微量白蛋白、下肢血管彩超、足部和关节以及神经系统等。

2. 病情评估

（1）运动疗法的适应证：控制稳定的 2 型糖尿病患者，尤其适用于体重超重的 2 型糖尿病患者。另外，稳定的 1 型糖尿病患者和稳定期的妊娠糖尿病患者均适用于运动疗法。

（2）运动疗法的禁忌证：糖尿病控制状态很差者，例如：空腹血糖在13.9mmol/L（250mg/dl）以上且尿酮体阳性，或尿酮体虽为阴性但空腹血糖在16.7mmol/L（300mg/dl）以上的患者；另外，严重的眼底病变，严重的心血管并发症，急性感染，糖尿病肾病，糖尿病足，新近发生的血栓均不能采用运动疗法。

3. 患者对疾病的认知　与医生、护士或专职糖尿病教育者讨论其身体状况是否合适运动，并确定运动方式和运动量，应选择合脚、舒适的运动鞋和袜，要注意鞋的密闭性和透气性，运动场地要平整、安全、空气新鲜。

4. 运动前的代谢控制　空腹血糖大于13.9mmol/L（250mg/dl）且出现酮体，应避免运动，如果血糖大于16.7mmol/L（300mg/dl），但未出现酮体，应谨慎运动，如果血糖小于5.6mmol/L应摄入额外的碳水化合物后方可运动。

（二）连续护理实施

1. 心理指导　指导糖尿病患者在运动时保持心情舒畅，以轻松自在的状态持续适当强度的运动。避免精神过度紧张，或者强迫自己必须完成固定步数或时间长度，以免造成心理压力，逐渐形成对运动的反抗心理。要在运动中享受快乐，在快乐中持续运动。

2. 运动指导

（1）有氧运动：指大肌肉群的运动，是一种有节奏、连续性的运动，可消耗葡萄糖、动员脂肪，使心肺活动增强。常见的运动形式有步行、慢跑、游泳、爬楼梯、骑车、打球、跳舞、打太极等。

（2）无氧运动：指对特定肌肉的训练，是突然产生爆发力的运动，如举重、摔跤、铅球或百米赛跑，可增加局部肌肉的强度，但无法促进心肺系统的功能，反而可引起血氧不足，乳酸生成增多，引起气急、气喘、肌肉酸痛等。糖尿病患者可进行中低强度的有氧运动，而不宜进行无氧运动。

（3）运动方式和强度：一般来说，糖尿病患者所选择的运动强度应是最大运动强度的60%~70%。通常用心率来衡量运动强度。糖尿病患者运动强度应保持心率（次/分）=（220-年龄）乘以60%~70%，运动强度还可以根据自身感觉来掌握，即周身发热、出汗，但不是大汗淋漓。

糖尿病患者可选择低中强度的有氧运动方式（表5-22）。

表5-22　低中强度的有氧运动方式

轻度运动	中度运动	稍强度运动
购物、散步、做操、太极拳、气功等	快走、慢跑、骑车、爬楼梯、健身操	跳绳、爬山、游泳、球类、跳舞等

（4）运动时间的选择：应从吃第一口饭算起，在饭后 1~2 小时左右开始运动，因为此时血糖较高，运动时不易发生低血糖。

（5）每次运动持续的时间：约为 30~60 分钟。包括运动前做准备活动的时间和运动后做恢复整理运动的时间，注意在达到应有的运动强度后坚持 20~30 分钟，这样才能起到降低血糖的作用。

（6）运动的频率：糖尿病患者每周至少应坚持 3~4 次中低强度的运动。

4. 慢性合并症运动前应注意的问题

（1）有潜在心血管疾病高风险的患者，应先做分级运动试验。

（2）评估有无外周动脉疾病（PAD）的症状和体征，包括间歇性跛行、足凉、下肢动脉搏动减弱或消失，皮下组织萎缩、汗毛脱落等。

（3）有活动性的增殖性糖尿病视网膜病变（PDR）的患者，如果进行大强度运动，可诱发玻璃体积血，或牵扯性视网膜脱离。这类患者应避免无氧运动及用力、剧烈震动等。

（4）对早期或临床糖尿病肾病患者，可适当从事低、中等强度的运动。

（5）糖尿病周围神经病变的患者出现保护性感觉丧失时，应避免负重运动，并注意运动时鞋子的舒适性，在运动前后常规检查足部。自主神经病变的糖尿病患者可由于自主神经病变而发生猝死和无症状性心肌缺血、在剧烈运动后更容易发生低血压或高血压。此外，由于这些患者在体温调节方面存在障碍，故应建议他们避免在过冷或过热的环境中运动，并注意多饮水。

（6）糖尿病足时的运动选择：在不妨碍糖尿病足预防和治疗的同时，采取力所能及的运动方式进行活动，有利于血糖控制。以健侧肢体活动为主，患侧肢体不要承重吃力，或以坐位或床上运动为主，不宜站立时间过长。

5. 运动中的注意点

（1）在正式运动前应先做低强度热身运动 5~10 分钟。

（2）运动过程中注意心率变化及感觉，如轻微喘息、出汗等，控制运动强度。

（3）若出现乏力、头晕、心慌、胸闷、憋气、出虚汗及腿痛等不适，应立即停止运动，原地休息。若休息后仍不能缓解，应及时到附近医院就诊。

（4）运动时要注意饮一些白开水，以补充汗液的丢失和氧的消耗。

（5）运动即将结束时，再做 5~10 分钟的恢复整理运动，并逐渐使心率降至运动前正常水平，而不要突然停止运动。

6. 其他注意事项

（1）运动的选择应简单、安全。运动的时间、强度相对固定，切忌运动量忽大忽小。

（2）注射胰岛素的患者，运动前最好将胰岛素注射在非运动区，因为肢体的活动使胰岛素吸收加快，作用加强，易发生低血糖。

（3）有条件者最好在运动前和运动后各测 1 次血糖，以掌握运动强度与血糖变化的规律，还应重视运动后的迟发低血糖，故应增加血糖监测的频率。

（4）运动后仔细检查双脚，发现红肿、青紫、水疱、血疱、感染等，应及时请专业人员协助处理。

（5）充分了解当日身体状况，如睡眠、疲劳、疾病等，如身体不舒服可暂停运动。

（6）夏季注意防暑，冬季注意保暖。

（7）注意定期到医院复诊。

【效果评价】

1. 增强组织对胰岛素的敏感性。

2. 调节糖代谢、降低血脂，有利于血糖的控制。

3. 加速脂肪分解，降低血脂和控制肥胖。

4. 改善心肺功能，降低血压。

5. 改善凝血功能。

6. 促进心理健康，改善睡眠，增强机体对外界应激的耐受性。

【院外延伸护理】

1. 建立出院患者随访档案 记录患者住院期间的疾病情况、血糖变化，患者的家庭居住地址、联系方式、主要家庭成员的联系方式等，这不仅可以使医院对患者的服务延续到出院后，也是医院维系出院患者健康的主要方式。

2. 制订随访计划（随访时间、内容、方式等）

（1）随访时间：患者一般于出院后 1、3、6、12 个月门诊复查，如有不适，及时随诊。

（2）随访内容：患者近期的血糖数值、体格检查肢体功能的活动度以及疼痛评估恢复情况、患者的主诉等。

3. 追踪记录及效果评价 由随访护士记录每名患者出院后的病情变化，随时记录患者出院在家应用糖尿病运动疗法的反馈，根据患者主诉和评价，结合医生在复查时给予的指导继续进行运动调节血糖。

第六节　糖尿病患者药物治疗的连续护理

【糖尿病药物治疗的特点】

1. 糖尿病治疗药物的分类

（1）胰岛素分泌剂（磺脲类、非磺脲类）。

（2）双胍类。

（3）a-葡萄糖苷酶抑制剂。

（4）噻唑烷二酮类。

2. 口服降糖药适应证

（1）口服降糖药主要用于治疗 2 型糖尿病。

（2）糖尿病确诊后，经饮食控制及体育锻炼，血糖控制不满意时，即采用口服降糖药。

（3）1 型糖尿病在以下情况下应采用胰岛素治疗，而不应采用口服降糖药：严重高血糖伴明显疲劳、口干及皮肤干燥、饥饿感、视物模糊、恶心、呕吐、无法解释的体重减轻、尿量增多等症状；酮症酸中毒、高渗综合征、严重慢性并发症、妊娠、严重感染、心肌梗死、脑梗死、创伤、手术时。

（4）1 型糖尿病以胰岛素治疗为前提，为了稳定控制血糖，不可单用口服降糖药。

【口服降糖药的分类及使用原则】

（一）促胰岛素分泌剂

1. 磺脲类口服降糖药

（1）代表药物

1）格列苯脲（优降糖）、格列齐特（达美康）；

2）格列吡嗪（美吡达）、格列吡嗪控释片（瑞易宁）；

3）格列喹酮（糖适平）、格列美脲（亚莫利）。

（2）作用机制：磺脲类降糖药物主要通过刺激胰岛 B 细胞分泌胰岛素，提高体内胰岛素水平而发挥降糖作用。

（3）适应证：适用于 2 型糖尿病患者，特别是非肥胖血糖升高者。

（4）不良反应

1）低血糖反应：尤其是格列本脲。因为其降糖作用强而持久，更容易引起低血糖，尤其在肝、肾功能不全和老年患者使用时要特别小心。

2）胃肠道症状：恶心、上腹胀满等。

3）皮肤过敏反应：不常见，较轻。

（5）禁忌证

1）对该类药物中的任何成分过敏者。

2）1 型糖尿病患者。

3）2 型糖尿病患者伴有酮症酸中毒者。

4）肝、肾功能不全者。

5）如果计划妊娠或已经妊娠者，应使用胰岛素或遵医嘱用药。

（6）连续护理

1）请按医生指导剂量服用。每日多次服用的磺脲类药物应在餐前 30 分钟服用，具体情况应遵照医生处方。

2）格列美脲一般 1 次／日口服，服药时间为早餐前 15 分钟左右或早餐中服用。

3）格列吡嗪控释片和格列美脲要以适量的水整片吞服。

4）服药期间要做好血糖监测和记录。

5）如果经常在每天的同一时间发生低血糖，且持续 3 日以上，患者应将这一情况报告医生。

（二）非磺脲类胰岛素分泌剂

1. 代表药物

（1）瑞格列奈（诺和龙）。

（2）那格列奈（唐力）。

2. 作用机制　该类药物的特点为刺激胰岛素的早期分泌，有效降低餐后血糖。

3. 适应证　适用于控制饮食、运动疗法及减轻体重均不能满意控制血糖的 2 型糖尿病。

4. 不良反应　偶有轻度低血糖发生。

5. 禁忌证

（1）对本类药物成分过敏者。

（2）1 型糖尿病患者。

（3）糖尿病酮症酸中毒患者，妊娠或哺乳期妇女。

（4）12 岁以下儿童。

（5）严重肝肾功能不全的患者。

6. 健康指导

（1）请按医生指导剂量服用。非磺脲类促泌剂应在餐前 0～30 分钟口服。具体情况应遵照医生处方。

（2）服药后要按时按量进餐，以预防低血糖发生。平时要常备糖果以备低血糖发生时使用。

（3）非磺脲类促泌剂进餐时口服，不进餐不服药。

（4）服药期间要做好血糖监测和记录。

（5）如果经常在每天的同一时间发生低血糖，且持续3日以上，患者应将这一情况报告医生。

（三）双胍类口服降糖药

1. 代表药物

（1）二甲双胍（格华止、盐酸二甲双胍）。

（2）二甲双胍缓释片；苯乙双胍（降糖灵）。

2. 作用机制　通过减少肝脏葡萄糖的输出而降低血糖。

3. 适应证　肥胖或超重的2型糖尿病伴胰岛素抵抗的患者，用饮食和运动疗法效果不理想者；单用磺脲类药血糖控制不佳的2型糖尿病患者，可联合使用双胍类药物。

4. 不良反应

（1）胃肠道反应：食欲减退、口腔金属味、恶心、腹泻。

（2）乳酸性酸中毒：如果用药得当及剂量合适，发生的机会极少。这类药单独服用不会引起低血糖，在与胰岛素促泌剂或胰岛素合用时，则会引起低血糖的发生。

5. 禁忌证

（1）酮症酸中毒、高渗性昏迷、乳酸性酸中毒或有急性感染、创伤、大手术等情况。

（2）肝肾功能障碍或有心力衰竭、肺功能不良、休克、低氧血症等并发症时，用药后易诱发乳酸性酸中毒。

（3）因消化道反应剧烈而不能耐受者，或原有慢性消化道疾患者。

（4）酗酒者（可诱发低血糖症）。

（5）孕妇。

（6）用碘化造影剂者。

6. 健康指导

（1）请按医生指导剂量服用。

（2）服用方法：应于进餐时或进餐后马上服用。

（3）胃肠道反应通常与剂量相关，采用进餐时或餐后服用，或从小剂量开始，可减轻胃肠道反应，肠溶片可减轻胃肠道反应。

（4）每天服药的时间和间隔尽可能固定。

（5）服药期间要做好血糖监测和记录。

（6）限制饮酒。

（四）α-葡萄糖苷酶抑制剂

1. 代表药物

（1）阿卡波糖（拜糖平、卡博平）。

（2）伏格列波糖（倍欣）。

2. 作用机制　抑制碳水化合物在小肠上部的吸收，降低餐后血糖。

3. 适应证

（1）2型糖尿病。

（2）血糖较高、单独使用本药血糖控制不理想者，可与其他口服降糖药联合使用。

（3）降低糖耐量减低者的餐后血糖。

4. 不良反应

（1）腹胀、排气等消化道症状最常见，出现上述症状无须停药，在继续使用后消失，一些患者减量后可消失。

（2）这类药单独服用不会引起低血糖，在与胰岛素促泌剂或胰岛素合用时，则会引起低血糖的发生。

5. 禁忌证　肾病或严重肝病患者；肠道疾病患者；儿童、怀孕或准备怀孕者、哺乳期妇女。

6. 健康指导

（1）请按医生指导剂量服用。

（2）服用方法：用餐前即可整片吞服或与前几口食物一起咀嚼服用。

（3）每天请在相对固定的时间服用。

（4）服药期间要做好血糖监测和记录。

（5）如果与可能导致低血糖的药物（如胰岛素促泌剂或胰岛素）联合应用，发生低血糖时应使用单糖治疗，如葡萄糖。

（6）从小剂量开始服药，每次进餐时服药，逐渐增加剂量，有助于减轻胃肠道反应。

（五）噻唑烷二酮类口服降糖药

1. 代表药物

（1）罗格列酮（文迪雅）。

（2）吡格列酮（艾克拓、卡司平）。

2. 作用机制　主要通过促进靶细胞对胰岛素的反应而改善胰岛素的敏感性。

3. 适应证　2型糖尿病，尤以胰岛素抵抗为主的患者。

4. 不良反应　转氨酶增高、水肿、体重增加。

5. 禁忌证　对本药和其中成分过敏者，以及肝功能不全者。

6. 健康指导

（1）1 次/日服用，可于餐前、餐中或进餐后服用。

（2）用药的时间尽可能固定。

（3）服药期间要做好血糖监测和记录。

（4）这类药物的疗效要在开始服药后 1~3 个月才能体现出来。

（5）有心力衰竭倾向不用或慎用。妊娠期、哺乳期妇女不宜使用此类药物。

（6）育龄期妇女注意避孕。

【胰岛素治疗的连续护理】

（一）胰岛素治疗特点

胰岛素治疗糖尿病的目的，不仅仅是在急性代谢紊乱时短期有效的控制代谢紊乱，降低病死率，更重要的目的在于能长期较好地控制血糖，阻止或延缓糖尿病慢性并发症的发生和发展，降低并发症的致死率和致残率。

（二）胰岛素的种类，起效、高峰和持续时间（表 5-23）

（三）胰岛素治疗适应证

1. 1 型糖尿病（胰岛素绝对不足）。

2. 2 型糖尿病发生下列情况必须胰岛素治疗：

（1）非酮症高渗性昏迷、乳酸酸中毒、酮症酸中毒或反复出现酮症。

（2）糖尿病性视网膜病变发展至增殖期。

表 5-23　胰岛素的种类、起效、高峰和持续时间

作用类型	种类	来源	起效时间	达峰时间	持续时间	发生低血糖时间
超短效	速效胰岛素类似物（门冬胰岛素）	生物技术	10~15 分钟	1~2 小时	4~6 小时	少见
	速效胰岛素类似物（赖脯胰岛素）	生物技术	10~15 分钟	1~1.5 小时	4~5 小时	少见
短效	短效胰岛素	猪、牛	30 分钟	3 小时	6 小时	3~7 小时
	短效胰岛素	生物技术	30 分钟	1~3 小时	8 小时	4 小时
	短效胰岛素	生物技术	30 分钟	2~4 小时	6~8 小时	4 小时
中效	低精蛋白锌胰岛素	人	2~4 小时	6~12 小时	18~24 小时	6~13 小时
	低精蛋白锌胰岛素	人	1.5 小时	4~12 小时	24 小时	6 小时
	低精蛋白锌胰岛素	人	1~2 小时	8~10 小时	18~24 小时	8 小时

续表

作用类型	种类	来源	起效时间	达峰时间	持续时间	发生低血糖时间
预混	预混胰岛素	人	30分钟	2~8小时	24小时	4~6小时
	预混胰岛素	人	30分钟	2~3小时	10~24小时	4~6小时
		人	30分钟	2~12小时	18~24小时	4~6小时
	预混门冬胰岛素30	生物技术	10~20分钟	1~4分钟	14~24小时	4小时
	预混赖脯胰岛素25	生物技术	15分钟	1.5~3小时	16~24小时	4小时
长效	长效胰岛素类似物（甘精胰岛素）	生物技术	2~3小时	无峰	长达30小时	少见
	鱼精蛋白锌胰岛素	猪、牛	3~4小时	8~10小时	长达20小时	

（3）中重度糖尿病肾病。

（4）中重度糖尿病神经病变。

（5）合并严重感染、大手术、急性心肌梗死及脑血管意外等应激状态。

（6）肝肾功能不全。

（7）妊娠期及哺乳期。

（8）患者同时患有需要糖皮质激素治疗的疾病。

（9）新诊断的1型糖尿病鉴别困难的糖尿病患者。

（10）在糖尿病病程中出现无明显诱因的体重下降时。

（11）在生活方式和口服降糖药联合治疗的基础上仍未达标者。

（12）经过最大剂量口服降糖药治疗后 HbA_{1C} 大于7%者。

（四）胰岛素不同注射方式与注射装置

1. 临床常用胰岛素注射工具　胰岛素专用注射器、胰岛素笔、胰岛素泵。

2. 注射方式　皮下注射，短效胰岛素可以静脉注射。

3. 注射部位　上臂侧面及稍向后面、大腿前侧及外侧、臀部、腹部（有硬结、瘢痕、脐周5cm不能注射），胰岛素注射部位应多处轮换（采取大轮转、网格划分的小轮转，间距2.5cm，约两手指宽）。

4. 不同注射装置的注射方法

（1）胰岛素专用注射器。

（2）胰岛素注射笔。

（3）胰岛素泵注射。

（五）使用胰岛素的不良反应

1. 低血糖。

2. 体重增加。

3. 水肿。

4. 过敏。

5. 皮下脂肪营养不良，局部脂肪萎缩或增生。

（六）胰岛素的储存

未开启的胰岛素，储存温度为 2~8℃保存（不能冷冻），超过标签上有效期的胰岛素不可使用。启封的瓶装胰岛素、胰岛素笔芯，应放在冰箱或室温环境（25℃），可保存 1 个月，应避免光和热，存放在阴凉干燥的地方。

（七）胰岛素药物疗法的连续护理实施

1. 告知患者在患病期间，不可以随意停止注射胰岛素，并做好个体化血糖监测。

2. 去餐馆进餐，最好把胰岛素带到餐馆，在进餐前注射，以防在餐馆等待的时间过长，引起低血糖。

3. 外出旅游携带胰岛素，应避免过冷、过热及反复震荡；不可将胰岛素托运，应随身携带。

4. 自我注射胰岛素的患者应根据胰岛素的起效时间按时进餐。

5. 注射部位选择应考虑运动情况，注射时避开运动所涉及的部位。

6. 胰岛素专用注射器及针头应一次性使用，注射装置与胰岛素剂型应相匹配，切忌混用。

7. 使用过的注射器和针头禁忌将针帽回套，应弃在专门盛放尖锐物的容器中，并标注为损伤性物体，丢入。

8. 医护人员教导患者如何正确地挑选注射部位，每次复查时观察患者注射部位皮肤的变化，以防出现淤血、硬结、破溃等，影响药物的吸收。

第七节　糖尿病患者监测的连续护理

【血糖监测的目的及方法】

人体血液中葡萄糖的水平在一天 24 小时内会有较大的波动。作为一名糖尿病患者，机体内血糖值变化将直接影响其疾病的控制情况。过高或过低的血糖水平均会导致其并发症的产生。自我监测是调整治疗方案的依据，是糖尿病维持良好血糖控制、减缓和预防多种并发症的保证，通过监测能加深对糖尿病知识的理解，也是糖尿病患者自我管理的重要手段。血糖监测可用来指导调整日常治疗方案。因此，需要经常测量血糖，不舒服时检测血糖是重要的治疗参考指标。根据三餐前后的血糖变化，调整药物和胰岛素的用量，以便及时进行有效的治疗调整。

（一）血糖变化及相应的监测规律

生活中的很多因素如：饮食、运动、服用药物等情况直接或间接地影响血糖的变化。对于不同状况的患者有不一样的监测频率，但是对于每一位个体应有相应的监测规律，一般时间段推荐如下：

1. 空腹血糖监测　它能正确地反映机体在基础状态下的胰岛素分泌水平。

每餐前的血糖监测：有利于患者根据监测数据有效地控制进食总量及注射胰岛素的剂量。

2. 每餐后2小时的血糖监测　重视餐后血糖的监测，就可以早期发现糖耐量低减人群和早期糖尿病患者。一般来说，当出现空腹血糖升高时，胰岛B细胞功能已下降50%，而餐后血糖升高较空腹血糖异常要早3~5年。

3. 晚间或临睡前的血糖监测　在这个时间段监测可以评估使用药物的剂量是否达标，同时可以看到在这个时间段内是否会出现低血糖，帮助患者更好地控制血糖。

（二）血糖监测的方法

1. 胰岛素强化治疗、不稳定的1型糖尿病或在改变治疗方案时　每日检测3餐前和睡前血糖，必要时监测凌晨3时和餐后2小时血糖。

2. 稳定的1型糖尿病　每日检测1~2次空腹或餐后2小时血糖。

3. 有低血糖症状者应随时测定。

4. 2型糖尿病口服降糖药者　每周可测数次空腹及餐后2小时血糖。

5. 稳定的2型糖尿病　每周至少检测1~2次餐前或餐后2小时血糖。

【糖尿病并发症监测】

并发症的预防、监测及控制是糖尿病二、三级预防的需要，是保证患者生活质量及控制治疗糖尿病相关费用的前提，因此，在临床工作中应引起高度重视。

（一）并发症监测的内容

1. 糖化血红蛋白、生化　糖化血红蛋白，是临床医生决定是否需要更换治疗方案的重要依据，其正常值为4%~6%，控制目标为小于6.5%。在治疗之初至少每3个月检查1次糖化血红蛋白，当达到治疗目标时则可每6个月检查1次。

2. 尿常规和镜检、尿酮体、尿微量白蛋白　尿糖能够在某种程度上反映血糖水平。通常是测定3餐前和睡前尿糖。

3. 眼　视力、眼底检查。

4. 足、神经系统　足背动脉、胫后动脉搏动，皮肤色泽、温度、有无破损、胼胝等，振动觉、触觉，四肢腱反射，以及立卧位血压等。

5. 心脏　心电图检查。

6. 体重　臀围、体质指数。

体质控制：可用体质指数法和腰围法进行自我体重监测。

（1）体质指数法：体质指数（BMI）＝体重（kg）／［身高（m）］^{2}（表5-24）。

表 5-24　肥胖定义分类

体质指数	18.5 以下	18.5 ~ 22.9	23 ~ 24.9	25 ~ 29.9	30 以上
定义	体重不足	体重正常	超重	肥胖	严重肥胖

（2）腰围法：女性腰围大于 2 尺 4 寸（80cm），即为肥胖；男性腰围大于 2 尺 7 寸（90cm）即为肥胖。

7. 血压控制　糖尿病患者要强化血压控制。

（1）治疗目标：应将血压降至<130/80mmHg 的范围。

（2）特别建议：减肥、戒烟、少饮酒、低盐饮食，规律服药及常测血压。

（二）监测频率

根据患者自身情况和疾病状态遵医嘱执行，临床监测常见内容与频率见表5-25 所示。

表 5-25　　临床监测常见内容与频率

监测项目	一般监测频率	特殊情况监测频率
糖化血红蛋白	每 3 个月	
肝肾功能	每 12 个月	根据病情变化、药物使用及医嘱确定复查时间
尿白蛋白	每 12 个月	同上
血脂	每 12 个月	同上
眼底	每 12 个月	同上
心电图	每 12 个月	同上
下肢检查	每 3~12 个月	同上

（三）自我感觉的监测

1. 症状及体征　以下症状出现可能预示着病情发展，请及时就医。

（1）心慌、胸闷、胸口痛，常提示心脏病变。

（2）头痛、说话不清、手脚麻木，常提示脑血管病变。

（3）小腿痛、脚痛、脚肿，常提示下肢血管病变。

（4）视力下降、视物模糊、感到眼胀、眼前有黑影，常提示视网膜病变。

（5）脸肿、手肿、眼睛肿，常提示肾脏病变。

（6）手脚发麻疼痛、身上像小虫爬，常提示神经病变。

（7）膝盖痛、后脚跟痛，常提示骨关节病变。

（8）血压升高，常提示心血管系统病变。

2. 建议　患者可将上述检查结果做记录，并注明检查日期，同时记录下自觉症状，每餐的进食量和热量，工作活动情况，有无低血糖反应的发生。这些都会为医生制订进一步的治疗方案提供重要的参考资料。

（四）建立自我监测日记

每次去医院看病时应带好自己的血糖监测日记，并与医生讨论如何调整治疗方案。

（五）定期到医院做化验检查

1. 糖化血红蛋白　1次/2~3个月。

2. 肝肾功能、血脂情况　1次/半年。

3. 尿常规　1次/月。

4. 尿微量白蛋白　1次/半年。

5. 心血管功能　1次/半年。

6. 眼底　每半年至1年1次。

7. 神经功能　1次/半年。

【糖尿病患合并其他并发疾病期间的自我管理】

糖尿病患者在患其他疾病或感染时，机体处于应激状态，胰高血糖素、肾上腺素和糖皮质激素等激素的分泌增加，可引起血糖水平升高，使患者脱水，脂肪分解代谢增强，产生血酮和尿酮体。

糖尿病患者在合并其他疾病时，要做到以下几点：

1. 最少监测血糖1次/4小时。

2. 如果是1型糖尿病，还应该检查尿酮体1次/4小时。

3. 绝对不可以自行停止注射胰岛素和（或）其他治疗糖尿病的药物。

4. 如果患者食欲差，可根据其爱好选用宜消化软食或甜饮料代替常规饮食。如米粥或燕麦粥、面条或面片汤、半个馒头、果冻、果汁等。如果患者不能进食，每小时至少要饮250ml的饮料或水，或1小时中少量多次饮用：250ml的牛奶、豆浆或苹果汁或125ml软饮料。如果患者正呕吐和（或）腹泻，应避免吃奶制品和果汁，可以食含盐的流质（清汤）。

5. 当出现以下情况时，患者必须去医院就诊：

（1）血糖超过15mmol/L。

（2）伴有经久不愈的感染。

（3）感觉口干、烦渴、多饮、多尿。

（4）体温超过 38℃。

（5）感觉感冒、发热、腹泻等症状得不到控制。

6. 当出现以下情况时，应尽快入院治疗

（1）出现持续呕吐、持续腹泻。

（2）呼吸困难。

（3）顽固的酮症并伴有神志改变。

（4）体温超过 39℃。

（5）血糖超过 20mmol/L。

（6）出现突然的体重下降（超过 5%）。

（7）既往的慢性感染加重。

（8）发生紧急情况：骨折、外伤、昏迷、心脑血管急症等。

【糖尿病自我监测的连续护理】

（一）准备工作

1. 至少在旅行出发前 4 周去医院就诊，征求医生的意见，决定是否可以旅行。

2. 准备足量的胰岛素或口服降糖药物，足够的胰岛素注射用具及消毒用品。

3. 有条件的患者要备血糖仪、试纸及尿糖加酮体试纸。

4. 随身携带病情记录本。

5. 教患者合并其他疾病时的处理方法。

6. 带上糖尿病的保健卡及一些简单的含糖食品。

7. 所有治疗监测用品应放在随身的小包里。

8. 需结伴前行，不可单独出行。

（二）旅行时的注意事项

1. 尽量不使作息时间有很大的变动。

2. 坚持饮食控制，注意饮食卫生。

3. 避免过度劳累。

4. 按时用药，如出现频繁的恶心、呕吐伴神志改变或有其他不适，应就近医院治疗。

5. 随身携带含糖食品，告诉同伴低血糖的处理方法。

6. 定时监测病情，做好记录。

7. 注意足的保护。

（三）对糖尿病患者的救护常识

对大多数糖尿病患者而言，掌握以下知识对其有一定帮助。

1. 知道患有糖尿病及其属何种类型。

2. 意识到自己是糖尿病的主要控制者。学会观察血糖、尿糖，并作出相应处理，调整好饮食、运动与药物治疗的关系，注意自身保健。

3. 糖尿病患者因无胰岛素或无足够的胰岛素分泌，或胰岛素不能很好地发挥作用，因而血糖高，餐后血糖更高。

4. 体内的细胞需要能量才能维持正常功能。这种功能来自于体内营养物质的代谢，血糖进入细胞内产生能量，或以肝糖原、肌糖原的形式储存，其过程需要胰岛素的参与。若没有足够的胰岛素，糖不能进入细胞内，则血糖升高。过量的糖从尿中排出，带出了大量水分。体内缺乏营养物质、缺水分，患者感到口渴、多尿、多饮。

5. 血糖高于正常并达到一定程度，便进入尿液。尿糖的出现可以反映血糖的升高，是胰岛素不足的表现。大量的尿糖是不正常的。但尿糖并不等于血糖，也不能完全取代血糖测定。

6. 要记录好尿糖、血糖观察的结果，并学会解释。

7. 经常复查尿常规，女性患者更需如此。这是为了警惕糖尿病肾病的发生和有无尿路感染，以便及时诊治。

8. 糖尿病尚不能根治。绝大多数患者需终身治疗，中止诊断治疗后，症状又会出现。

9. 糖尿病是可以预防进行干预的，如增加活动量、减肥、控制饮食等。

第八节　糖尿病急性并发症患者的连续护理

一、酮症酸中毒

指糖尿病患者在各种诱因的作用下，胰岛素明显不足，生糖激素不适当升高，造成的高血糖、高血酮、酮尿、脱水、电解质紊乱、代谢性酸中毒等病理改变的症候群，系内科常见急症之一。

【疾病特点】

酮症酸中毒是糖尿病患者最常见的急性并发症，主要发生在 1 型糖尿病患者，在感染等应激情况下 2 型糖尿病患者也可发生，发生酮症酸中毒的原因是体内胰岛素极度缺乏，组织不能有效利用葡萄糖导致血糖显著升高。此时脂肪分解产生高酮血症和酮尿症伴代谢性酸中毒及明显的脱水。严重者出现不同程度的意识障碍直至昏迷，若不及时救治将导致死亡。

（一）病因

1. 胰岛素剂量不足或中断。

2. 各种感染　尤其是 2 型糖尿病伴急性严重感染如败血症、肺炎、化脓性皮肤感染、胃肠道感染、急性胰腺炎、胆囊胆管炎、腹膜炎等。

3. 饮食失控　食用过多的高糖、高脂肪的食物。

4. 肠道疾病　尤其是伴有严重呕吐、腹泻、厌食、高热等导致严重失水或进食不足时，如果胰岛素应用不当更易发生。

5. 精神因素　精神创伤，过度激动或劳累。

6. 应激　外伤、手术、麻醉、急性心肌梗死、心力衰竭、甲状腺亢进、肾上腺皮质激素治疗等。

7. 妊娠和分娩。

（二）症状与体征

1. 糖尿病症状加重　如口渴、多饮、多尿、乏力。

2. 意识障碍　早期患者有头痛、头晕、萎靡，继而出现烦躁，严重的糖尿病酮症酸中毒患者可发生意识障碍，甚至昏迷。

3. 胃肠道症状　恶心、呕吐，不想进食，少数有腹痛。

4. 呼吸改变　呼气中有烂苹果味（酮味）。呼吸可变快、变深以排出二氧化碳（Kussmol 呼吸）。重度酸中毒（动脉血 pH<7.0）时，脑组织受抑制并可出现肌无力，呼吸减弱。如呼吸在 30 次/分以上，提示患者有严重的酸中毒。

5. 低血压　出现严重脱水、尿量减少、皮肤干燥无弹性、眼球下陷等，脱水超过体重的 15% 时则出现循环衰竭。

（三）检查

（1）尿液

1）尿糖：呈强阳性，常达 1000mg/dl。

2）尿酮体：呈强阳性，如肾阈升高时，尿酮体和尿糖可呈弱阳性或阴性，此时需测血酮体和血糖。

3）尿比重和尿渗透压：尿比重多大于 1.020，尿渗透压高于 500mmol/L。

4）尿常规：可有少量白细胞。

（2）血液

1）血糖测定：常明显增高，多数患者血糖在 16.7~33.3mmol/L。

2）血酮体测定：正常血酮体浓度为 0.05~0.34mmol/L，糖尿病酮症酸中毒时可高达 5mmol/L。

3）血气分析：pH 一般小于 7.3，严重时可小于 7.0，CO_2 结合力多小于 15mmol/L，严重时小于 8mmol/L。

【治疗原则】

1. 监测　每 2 小时测血糖 1 次，测定尿酮体，注意电解质和血气变化并做肝肾功能、心电图等检查，以便及时调整治疗方案。

2. 小剂量胰岛素　生理盐水加小剂量胰岛素静脉滴注，常用量为每小时 4~6IU，如血糖下降幅度小于治疗前血糖水平的 30%，胰岛素剂量可加倍。

3. 补液　立即补充生理盐水，先快后慢，当血糖下降到 13.9mmol/L（250mg/dl）时改用 5% 葡萄糖加胰岛素继续输注，同时相应地调整胰岛素剂量。

4. 补钾　患者常伴失钾，经补液已排尿时就应开始静脉补钾。24 小时补氯化钾总量 6~10g。如患者有肾功能不全、血钾过高（≥6.0mmol/L）或无尿时暂缓补钾。

5. 补碱　一般不补碱性药物，胰岛素治疗后酮体的产生即被控制，酸中毒可纠正。但是当动脉血 pH<7.0 时可用小剂量碳酸氢钠，补碱后监测动脉血气。

6. 其他　积极对合并疾病及诱因进行治疗，消除诱因。

【连续护理】

（一）综合护理评估

1. 护理评估。

2. 生命体征的监测，观察神志变化　准确记录 24 小时液体出入量。各项指标的监测，包括血尿标本。

3. 静脉通路的建立。

4. 防止意外的发生　对于意识障碍者，要加床挡、约束带予以保护，还应避免抓伤，自行拔出各种管道及坠床等意外的发生。

（二）连续护理实施

健康教育应包括：①饮食控制；②坚持运动；③学会自测尿糖；④使用胰岛素者应掌握胰岛素注射技术；⑤使用降糖药物的注意事项；⑥自我保护：防止感染，保持生活规律，情绪稳定，外出时随身携带疾病卡，并带糖果，以备低血糖时迅速食用；⑦定期复查血糖、肾功能、眼底。

二、糖尿病非酮症性高渗状态

糖尿病非酮症性高渗状态是糖尿病的严重急性并发症之一，大多发生在老年 2 型糖尿病患者，主要原因是在体内胰岛素相对不足的情况下，出现了引起血糖急剧升高的因素，同时伴有严重失水，导致血糖显著升高。

【疾病特点】

（一）病因

1. 应激　如感染、外伤、手术、心脑血管疾病等。

2. 脱水　如胃肠道疾病所致的呕吐、腹泻及大面积烧伤等，导致患者的入量不足或失水过多。

3. 高糖的摄入　服用大量的高糖饮料，血糖不明情况时大量输入葡萄糖液，或进行含糖溶液的血液或腹膜透析。

4. 药物　大量服用噻嗪类利尿剂。

（二）症状与体征

起病比较隐蔽、缓慢，早期有口渴、多饮、多尿、疲乏无力。随着脱水的加重，出现反应迟钝、表情淡漠，随即出现不同程度的意识障碍。体征呈脱水貌，口唇干燥、皮肤弹性差，眼窝塌陷，心率加快，腱反射减弱。

【治疗原则】

1. 监测　监测血糖、电解质以及其他指标。伴有心功能不全者监测中心静脉压，以指导输液速度和补液量。

2. 补液　一般较酮症酸中毒更严重，应立即补液纠正脱水状态，血压偏低，血钠 150mmol/L 者用生理盐水，血钠 150mmol/L 且无低血压者可补氯化钠溶液。补液速度先快后慢，血糖下降到 16.7mmol/L（300mg/dl）时可改为 5% 葡萄糖液加胰岛素。补液总量一般按体重的 10%~12% 计算。

3. 小剂量胰岛素　胰岛素的剂量和用法与糖尿病酮症酸中毒相似。血糖不宜降得过低。

4. 其他　补钾方法同酮症酸中毒。去除诱因，防治感染，防治其他并发症。

【连续护理】

（一）综合护理评估

1. 生命评估　本病病情危重，多数患者入院时处于昏迷或嗜睡状态，应密切观察神志、瞳孔、体温、脉搏、呼吸、血压变化，并做记录。

2. 尿量和皮肤的观察　脱水是此病的主要表现，患者由于脱水，尿量减少、色深，甚至短期内无尿，皮肤由于干燥缺乏弹性，因此要准确记录，为每小时补液量提供可靠依据。

3. 补液速度和量的护理　要快速建立双静脉通路，一条通路小剂量胰岛素输注，另一条通路快速补液，由于大多为老年患者，静脉补液速度和量会影响患者的心功能，而严重影响预后，因此要根据患者的年龄、心血管情况、血压、血糖、电解质、血浆渗透压、尿量随时调整补液速度和量。

4. 做好基础护理　防止并发症的发生。

（二）连续护理实施

1. 相关人员要掌握糖尿病的基本知识，提高对糖尿病非酮症性高渗状态的认识。一旦怀疑本病应尽早到医院就诊检查。

2. 定期自我监测血糖，保持良好的血糖控制状态。

3. 老年人渴感阈值升高，要保证充足的水分摄入，鼓励主动饮水。

4. 对有中枢神经系统功能障碍不能主动饮水者要记录每日出入量，保证水电解质平衡。

5. 糖尿病患者因其他疾病，必须使用脱水治疗时，要监测血糖、血钠和渗透压等。

6. 糖尿病患者发生呕吐、腹泻、烧伤、严重感染等疾病时要保证供给足够的水分。

7. 鼻饲饮食者常给予高能量的混合奶以保证能量供应，要计划好每日水摄入量，每日观察尿量。

8. 心理护理　糖尿病是一种终身疾病。此病患者的心理压力往往较大，在发生高渗性昏迷后更会出现复杂的心理问题，因此护理人员应对其进行必要的心理护理。护理人员要积极与患者进行沟通，告诉他们糖尿病高渗昏迷的防治方法、发病原因等相关知识，帮助他们消除恐惧心理，走出疾病的阴影。

护理人员还要与患者家属进行有效的沟通，告知家属给予关怀，多陪伴在患者身边照顾，以防患者出现被遗弃感，并与其共同努力，为患者营造一个良好的治疗氛围。

三、乳酸性酸中毒

本病主要是体内无氧酵解的糖的代谢产物乳酸大量堆积，导致高乳酸血症，进一步出现血 pH 降低，即为乳酸性酸中毒。糖尿病合并乳酸性酸中毒的发生率不高，但病死率很高。

【疾病特点】

临床常见诱因：大多发生在伴有肝、肾功能不全，或伴有慢性心肺功能不全等缺氧性疾病患者，尤其是同时服用苯乙双胍者，还有糖尿病的各种急性并发症合并脱水、缺氧时。

（一）病因

1. 糖尿病合并肝、肾功能不全，慢性心肺功能不全等缺氧性疾病。

2. 糖尿病不恰当服用苯乙双胍者，尤其是合并上述疾病时。

3. 糖尿病各种急性并发症合并脱水、缺氧时。

（二）症状与体征

发病较急，但症状与体征可不特异。早期症状不明显，中度及重症则可出现恶心、呕吐、疲乏无力、呼吸深大、意识障碍，严重者呈深昏迷。

【治疗原则】

1. 监测　血糖、电解质、血气和血乳酸浓度。

2. 补液　补充生理盐水，血糖无明显升高者可补充葡萄糖液，并可补充新鲜血液，改善循环。

3. 补碱　尽早大量补充碳酸氢钠，每 2 小时监测动脉血 pH，上升至 7.2 时，暂停补碱，并观察病情，否则，有可能出现反跳性代谢性碱中毒。

4. 其他治疗　注意补钾和纠正其他电解质紊乱。疗效不明显者可做腹膜透析以清除乳酸和苯乙双胍。

【连续护理】

（一）综合护理评估

1. 生命体征评估　本病病情危重，多数患者入院时处于昏迷或嗜睡状态，应密切观察神志、瞳孔、体温、脉搏、呼吸、血压变化，并做记录。

2. 临床表现　多伴有口干、多饮、多尿加重，伴腹痛、呼吸深大、意识障碍等表现，应及时做好各项抢救工作。

3. 防止意外的发生　对于意识障碍者，要加床挡，防止坠床等意外的发生。

（二）连续护理实施

1. 严格掌握双胍类药物的适应证，对伴有肝、肾功能不全，或伴有慢性缺氧性心肺疾病患者，食欲不佳、一般情况差的患者忌用双胍类降糖药。

2. 二甲双胍引起乳酸性酸中毒的发生率大大低于苯乙双胍，因此建议需用双胍类药物治疗的患者尽可能选用二甲双胍。

3. 使用双胍类药物患者在遇到急性危重疾病时，应暂停本药，改用胰岛素治疗。

4. 长期使用双胍类药物者要定期检查肝肾功能、心肺功能，如有不适宜选用双胍类药物的情况应及时停用。

四、糖尿病低血糖症

低血糖症是指由多种原因引起的血糖浓度的过低所致的综合征。一般以血浆血糖浓度小于 3.9mmol/L（70mg/dl）为低血糖的诊断标准。

【疾病特点】

（一）病因

临床常见的糖尿病低血糖有以下两类：

反应性低血糖：少数 2 型糖尿病患者在患病初期由于餐后胰岛素分泌高峰延迟，可出现反应性低血糖，大多数发生在餐后 4~5 小时，单纯进食碳水化合物时，发生低血糖的概率显著增加。药物性低血糖：糖尿病患者最常见的低血糖症与药物治疗不当有关。胰岛素治疗中低血糖症常见。口服降糖药物中磺脲类药物主要刺激胰岛素分泌，故各种磺脲类药物用法不当时均可导致低血糖症。

（二）诱发因素

1. 胰岛素应用不当　注射胰岛素剂量过大或病情好转时未及时减少胰岛素剂量；注射混合胰岛素时，长短效胰岛素剂量的比例不当，长效胰岛素比例过大，易出现夜间低血糖。

2. 注射胰岛素的部位选择不当　对胰岛素的吸收不好，使吸收的胰岛素剂量存有误差，继而产生低血糖。

3. 注射胰岛素后没有按时进餐，或因食欲不好未摄入正常的饮食量。

4. 临时性体力活动量过大，没有事先减少胰岛素剂量或增加食量。

5. 脆性糖尿病患者，病情不稳定者，易出现低血糖。

6. 肾功能不全患者，在使用中、长效胰岛素时。

（三）症状与体征

交感神经兴奋的表现包括心慌、出汗、饥饿、无力、手抖、视物模糊、面色苍白等。中枢神经系统症状包括头痛、头晕、定向力下降、吐字不清、精神失常、意识障碍直至昏迷。部分患者在多次低血糖症发作后会出现无警觉性低血糖症，患者无心慌出汗、视物模糊、饥饿、无力等先兆，直接进入昏迷状态。持续时间长（一般认为>6 小时）且症状严重的低血糖可导致中枢神经系统损害，甚至不可逆转。

【治疗原则】

1. 补充葡萄糖　立即给予葡萄糖，轻者口服，重者静脉注射。如无葡萄糖，可予口服甜果汁、糖水，要观察到患者意识恢复。

2. 胰升糖素治疗　胰升糖素皮下、肌内或静脉注射，由于其作用时间较短，且会再次出现低血糖，因此在注射后仍要补充葡萄糖或进食。长效磺脲类药物（如格列本脲、氯磺丙脲等）导致的低血糖症往往较持久，给予葡萄糖在患者意识恢复后有可能再次陷入昏迷，需连续观察 3 日，以保证患者完全脱离危险期。

【连续护理】

1. 家属及照顾者要掌握糖尿病的基本知识，提高对低血糖的认识。熟悉低血糖的症状以及自我处理低血糖症状的方法。

2. 患者随身携带《患者信息卡》和高糖食品。

3. 胰岛素注射时要剂量准确，严格按操作程序执行。病情较重，无法预料患者餐前胰岛素用量时，可以先进餐，然后再注射胰岛素，以免患者用胰岛素后尚未进食而发生低血糖。

4. 对于强化治疗的患者，要随时监测血糖，4 次/日，即空腹+三餐后。如空腹血糖高应加测凌晨 2 点或 4 点的血糖。空腹血糖控制在 4.4~6.1mmol/L（80~110mg/dl）为宜，餐后血糖<8mmol/L（144mg/dl），睡前血糖为 5.6~7.8mmol/L（100~140mg/dl），凌晨时血糖不低于 4mmol/L（70mg/dl）。

5. 老年患者血糖控制不宜太严。空腹血糖不超过 7.8mmol/L（140mg/dL），餐后血糖不超过 11.1mmol/L（200mg/dl）。

6. 合并感染、厌食、呕吐、腹泻等，应积极治疗合并症。

7. 有备无患。遵从糖尿病治疗计划，并小心应对计划外的变化。

第九节　糖尿病慢性并发症患者的连续护理

糖尿病大血管病变的连续性护理

一、糖尿病心血管病变

糖尿病的血管病变是常见的糖尿病并发症之一，这也是导致糖尿病患者死亡的主要原因之一，最常见的血管病变有心血管病变，脑血管病变，肾脏、视网膜及皮肤的微血管病变等。糖尿病患者易发生心血管病，其发生率为非糖尿病患者群的 2~4 倍，死于心血管疾病的危险是普通人群的 2~8 倍。

【疾病特点】

心血管病累及心脑和周围大血管，主要是动脉粥样硬化，如冠状动脉粥样硬化引起心肌梗死、心绞痛、心力衰竭和猝死；糖尿病人群心血管疾病的发病年龄要比非糖尿病人群提前 5~10 年，许多肥胖的糖尿病患者年纪轻的时候就患上了高血压、冠心病等。

常见类型：

1. 慢性稳定型心绞痛（SAP）。

2. 急性冠状动脉综合征（ACS）　此类型又表现为不稳定型心绞痛（UA）、非 ST 段抬高心肌梗死（NSETMI）、ST 段抬高心肌梗死（STEMI）或急性心肌梗死（AMI）等几种亚型。

【治疗原则】

1. 改变生活方式　如合理控制饮食，尤其超重肥胖者应限制总摄入量。鼓励患者多吃绿叶蔬菜和新鲜水果，忌烟限酒。

2. 抗糖尿病药物使用　严格控制高血糖，合理使用降糖药，可以明显减少微血管病并发症，对大血管病变的防治均有良好作用。

3. 降脂治疗　降脂药主要包括他汀类和贝特类。

4. 治疗高血压　糖尿病患者高血压发生几率比非糖尿病患者群高 1 倍，但普遍存在重视不够，治疗不达标的现象。2 型糖尿病患者，血压应达标，收缩压<130mmHg，舒张压<80mmHg。

5. 抗血小板聚集和活化药物　仍推崇阿司匹林 75~150mg/d，它可抑制血栓素 A_2 的合成，可作为一级和二级预防，减少心血管事件的发生。

6. 抗心肌缺血　抗心绞痛的药物有硝酸甘油口服常释片。

7. 血管重建治疗　根据冠脉系统进行血管重建，把大小血管疏通，保证血液供应。

【护理原则】

1. 环境　保持病室安静舒适，温度适宜。严格限制过多的家属来探望，各项检查、治疗、护理安排有序，以保证患者休息和睡眠。

2. 氧疗护理　一般患者遵医嘱给予间断低流量吸氧；急性心肌梗死患者给予持续低流量吸氧；急性肺水肿患者采用高流量氧气吸入（4~6L/min），湿化瓶选择 30%~50% 的酒精；合并呼吸功能不全者使用面罩吸氧，必要时行机械通气。

3. 心电监护　按护理等级严密观察心率、血压等生命体征变化，危重患者严密观察病情变化及出入量、意识、瞳孔变化并做好记录。

4. 卧位护理　根据患者病情需要分别采取卧位、半坐位、侧卧位等体位，病情较轻者可适当活动。

5. 饮食护理　保证患者低油低脂饮食的同时，也要控制主食的量，以免血糖过高。患者运动量减少，只能依靠饮食与药物来控制血糖。

【连续护理】

1. 营养饮食　糖尿病合并心血管疾病的饮食原则：食清淡、易消化、低碳水化合物、低脂、低盐、高维生素、高纤维素的食物，宜定时定量，少食多餐，忌甜食、饱食、烟酒及刺激性食物，另外进餐时间与降糖药物时间相配合。

2. 规律运动　运动在 2 型糖尿病治疗中占有重要地位。糖尿病患者运动达到一定负荷时能增加胰岛素敏感性，降低血糖、血脂、血压，冠心病患者应坚持长期适量有规律的有氧运动，有助于减轻体重、改善心肺功能、改善血液高凝状态，减少血栓形成，对心血管并发症的预防有积极作用。糖尿病合并心血管病变的患者宜选择低强度短时间的有氧运动，运动量应以不出现临床症状及运动后心电图无明显恶化改变为度。对于心电图明显不正常或因运动后出现症状者应卧床休息，待病情好转稳定后再恢复运动。最佳运动时间为从吃第一口饭开始计算，餐后 1 小时开始运动，三餐后均需运动。运动时随身携带急救卡及糖果、甜品等。注射胰岛素的患者，首选腹部为注射部位，不要注射在大腿、上肢等活动较剧烈的部位。

3. 血糖监测　血糖监测是糖尿病管理的重要组成部分。注射胰岛素和口服胰岛素促泌剂患者监测血糖 1~4 次/日。因血糖控制差，合并冠心病等并发症而住院治疗的患者应适当增加监测频次。有效控制血糖可延缓血管及大血管并发症的发生，改善缺血性心肌功能。糖化血红蛋白反映了采血前 2~3 个月血糖平均水平，其增高可诱发和促进动脉粥样硬化的发生。因此，对糖尿病合并心血管疾病患者应加强血糖监测，及早有效控制血糖，限制糖化血红蛋白生成，有利于限制糖尿病患者动脉粥样硬化的发展，并能及时发现低血糖，从而防止心肌梗死发生。

4. 严格控制血压　常用的药物为血管紧张素转换酶抑制剂及长效钙拮抗剂，这两种药物除降压之外还有改善胰岛素敏感性的作用，对于伴体液潴留或心衰的患者可同时服用小剂量利尿剂，嘱患者必须遵医嘱用药，不可根据自己的感觉随意减或停用药物。

5. 强化血糖控制　选用具有胰岛素增敏效果的二甲双胍、α-糖苷酶抑制剂，以及磺脲类、非磺脲类和胰岛素。护士应让患者了解各种药物的不良反应及作用特点，使之能按照正确时间服用不同降糖药。对于应用胰岛素治疗的患者，应指导其掌握注射胰岛素的方法及相关注意事项，教会患者注射后出现低血糖的处理措施并做好记录。

6. 合并冠心病心肌梗死的护理　嘱患者起居动作要缓慢，防止出现体位性低血压。保持大便通畅，避免用力排便。由于患者往往表现为无痛性心绞痛，护士应加强巡视，尤以夜间为甚，如发现有梗死现象，立即舌下含化硝酸甘油，并建立静脉通道、吸氧、遵医嘱用药。此外，应随时观察患者有无胃部不适、恶心、呕吐、食欲减退、呼吸困难、冷汗、颈痛、牙痛等，一旦出现上述症状，应及时做心电图，若有心肌缺血，应配合医生请心脏专科会诊，并及时处理。

7. 心理护理 良好的心理状态有助于调动患者的主观能动性，有助于稳定病情。患者在疾病早期往往对治疗不重视，而在病情中晚期出现并发症时又易产生悲观情绪，对治疗失去信心，这两种心理都不利于治疗，还有些患者对医院依赖心理很强，害怕离开医院而发生意外。所以护士要耐心向患者做好相关指导，使其掌握自救方法，如饮食与疾病的关系、低血糖处理方法、血糖监测方法等。同时与患者建立良好的护患关系，主动介绍相关医护知识，根据患者的不同情况进行健康宣教，讲清楚疾病的诱因及相关注意事项，让患者了解和重视，并用成功病例的经验增强患者的信心，使其正确对待疾病，认识到积极配合治疗可以和正常人一样工作、生活和学习。

二、糖尿病脑血管病变

糖尿病是一种严重危害人类健康的疾病，心脑血管疾病是2型糖尿病患者常见的并发症，也是致死、致残的高危因素。糖尿病患者比正常人更容易产生动脉粥样硬化，而且发展迅速，从而导致冠心病、脑血管意外等，甚至发生脑梗死，以多发性腔隙性梗死多见，并可发生脑萎缩与脑软化。糖尿病患者脑血管病的患病率高于非糖尿病患者群，其中脑梗死的患病率为非糖尿病患者的4倍。如果脑中风一旦发作，复发率高达70%以上，这对广大糖尿病患者来讲无疑是雪上加霜。糖尿病患者脑卒中的死亡率、病残率、复发率较非糖尿病患者高，病情恢复慢，严重损害患者生活质量，显著增加医疗经费的支出，对个人、家庭、社会都是很大的负担。

【疾病特点】

1. 病因 糖尿病患者血糖高，控制差，多伴有高甘油三酯血症或高胆固醇血症，容易引起动脉粥样硬化，并可涉及多数大小血管。糖尿病患者还常有凝血第Ⅷ因子增高及血小板功能增强，加速动脉粥样硬化血栓形成和引起动脉管腔的闭塞。近年来的研究认为，胰岛素抵抗与动脉粥样硬化的发生有密切关系，2型糖尿病患者常伴有胰岛素抵抗及高胰岛素血症伴发冠心病。

2. 症状及体征

（1）出血性脑血管病：多发生在剧烈运动、酗酒、情绪激动后，发病突然、急剧，经常头痛，中枢和周围神经损伤症状、意识障碍的发生率较高，发病后 2~3 日可逐渐稳定，如进行性加重，则预后较差。

（2）缺血性脑血管病：由于清晨血糖高，血液浓缩，血压偏高，所以多发生在凌晨 4 时~上午 9 时。初发病灶多较局限，所以症状较轻。首发症状多为某一肢体乏力，自主活动受限，肌力下降，由于颅内压多无明显升高，故头痛一般不严重或不明显。

【治疗原则】

控制血压，以防脑血管破裂；降血脂治疗，以防脑血管堵塞；减轻体重，增加运动量，加速血流循环。

【连续护理】

1. 饮食护理 糖尿病合并脑血管病患者的饮食应遵循糖尿病的饮食治疗原则，但由于患者并发脑血管病，或由于昏迷，或由于脑组织的定位病变，均影响患者的咀嚼功能及吞咽功能。如昏迷患者，应胃管内注入流质饮食。神志清楚、有咀嚼功能障碍的患者应给半流质饮食。

2. 使用降压药物的护理 糖尿病合并脑血管病患者多伴有高血压，控制血压在 140~160/90mmHg 对减轻心脏的前负荷，降低脑血管并发症的复发率及改善脑供血有重要作用。护士不但要遵医嘱按时按量完成降压药物的使用，还要注意以下护理要点：

（1）按时测心率、脉率，注意有无短绌脉，心律及脉律是否规整。

（2）每日遵医嘱按时测血压，对静脉使用降压药物者应即刻测血压，防止发生低血压。

（3）卧床患者使用降压药物后更应卧床休息，如需坐起或站立，护士应协助患者并观察患者神志、面色变化，防止因糖尿病性自主神经病变引起的直立性低血压。

（4）对神志清楚及能站立的患者，在身体条件允许情况下嘱患者坐位服用降压药，15 分钟后护士协助患者站立，尽量恢复正常的自主神经张力。

3. 预防感染、加强皮肤黏膜的护理 由于糖尿病性脑血管病患者年龄偏高、反应迟钝、抗感染能力差，应加强基础护理。除严格无菌操作、定期消毒病室、防止压疮及口腔感染外，还应注意以下几点：

（1）糖尿病患者皮肤黏膜特别脆弱，易发生糖尿病大疱及黏膜溃疡，每次给患者翻身及黏膜护理时都应注意有无上述病变。

（2）因脑血管并发症常使用抗凝药物或凝血药，应仔细观察有无出血点、瘀斑等皮肤黏膜改变，有无牙龈出血或鼻出血等。

（3）低血糖的预防与护理：低血糖对患者中枢神经的损害更严重，发生低血糖时肾上腺素分泌增多使血压增高，心脏、脑、视网膜、肾及末梢血管代偿功能减退，加重这些器官的病变，有报道低血糖超过 6 小时，即发生不可逆的脑组织损坏，所以，防止发生低血糖反应，是保证糖尿病病情相对稳定的主要措施之一。

三、糖尿病肾病

糖尿病肾病是糖尿病常见的并发症，也是糖尿病全身性微血管病变表现之一，主要的病理改变是肾小球硬化，典型的糖尿病肾病临床表现为：由间断性到持续性的蛋白尿、水肿和高血压，进而发展到肾功能不全、尿毒症。糖尿病肾病已成为肾功能衰竭的主要原因之一，也是糖尿病患者的主要死亡原因之一。无论是 1 型还是 2 型糖尿病，其临床发病率占糖尿病患者的 30%～40%。而 2 型糖尿病中约 5% 的患者在被诊断为糖尿病的同时就已存在糖尿病的肾脏损害。

【疾病特点】

1. 病因　糖尿病导致的肾脏损害几乎可累及肾脏所有结构，从肾小球、肾小管到肾脏间质和血管。糖尿病肾病作为糖尿病这一代谢性疾病所致全身微血管并发症之一，不仅在临床表现和疾病进程方面有别于其他免疫介导的肾脏疾病，而且一旦出现肾功能损害，其进展速度亦远快于非糖尿病肾病患者。

2. 症状及体征

（1）正常白蛋白尿期：这个阶段的患者，在临床上要得到及时诊断有一定困难。目前临床用于早期糖尿病筛查的指标是微量白蛋白尿（尿白蛋白 30～300mg/24h 或 20～200μg/min），而这些患者尿中白蛋白的含量，则在"正常"范围。

（2）微量白蛋白尿期：患者尿中白蛋白高于正常人（>30mg/24h 或 <20μg/min），但又低于用常规尿蛋白检测方法所能检出的水平（≤300mg/24h 或 ≤200μg/min）。

（3）临床期糖尿病肾病：此期患者尿白蛋白持续>200μg/min，或尿蛋白定量>0.5g/24h。

（4）晚期糖尿病肾病：糖尿病肾病患者一旦出现肾功能损害，其进展速度要远远快于其他肾小球疾病。

【治疗原则】

1. 控制高血糖　空腹血糖<6.1mmol/L，餐后血糖<8.0mmol/L，糖化血红

蛋白<6.5%。

2. 控制高血压　无肾损害及尿白蛋白患者：血压控制目标<130/80mmHg；尿蛋白>1.0g/d 的患者：血压控制目标<125/75mmHg。

3. 纠正脂质代谢紊乱　低密度脂蛋白降至 2.6mmol/L 以下，甲状腺球蛋白降至 1.7mmol/L 以下。

4. 减少蛋白尿，保护肾功能　应用血管紧张素转换酶抑制剂或血管紧张素受体拮抗剂，以减少尿白蛋白及延缓肾脏损害进展。

【连续护理】

1. 控制血糖　进行血糖的严格控制，是临床上预防糖尿病患者发生糖尿病肾病的最有效方法。对糖尿病患者进行血糖控制可采取多方面措施，如对患者进行必要的饮食指导，计算患者每日总摄入量，指导患者在每餐进食前进行血糖监测，若发现血糖异常，应及时进行饮食调整甚至药物治疗。

2. 药物护理　糖尿病肾病患者应进行终生药物治疗，因此指导患者按医嘱服用药物，提高患者的服药依从性。

3. 预防感染　糖尿病肾病患者自身免疫力较差，易出现微血管痉挛、皮肤抵抗力下降以及局部出现微循环障碍等情况，而大多数患者日常生活自理能力差，易发生各种感染。护理人员应对患者日常生活进行指导，包括督促患者每周进行沐浴 1 次，保持个人卫生，贴身衣物勤更换等，从而保持患者表面皮肤清洁，防止发生感染。

4. 饮食护理　糖尿病肾病患者应根据患者实际情况以及个人体质控制蛋白质的摄入量。摄入蛋白质食物应尽量选择动物蛋白，避免摄入食物蛋白。此外，由于食盐可起到增高糖尿病患者餐后血糖含量的作用，因此糖尿病肾病患者还应在日常饮食中控制钠盐摄入量，避免胰岛负担加重。

5. 运动护理　患者在病情稳定的情况下可进行适当运动，从而增强机体抵抗力。运动量应根据患者实际病情决定，活动形式应以缓慢为宜，不宜过于疲劳，如行走等，且运动量不宜过大。运动时间应选择在注射胰岛素 30~90 分钟内进行，或在患者用餐后 1 小时内运动。

6. 心理护理　患者住院期间，护士对患者进行健康教育，每周参加科室组织的健康教育课堂，学会如何与外人沟通，如何将自己与正常人一样看待。护士应用支持性心理治疗、人际心理治疗、认知行为治疗等措施，以朋友间分担烦恼的方式与患者进行沟通，开导患者。出院后，护士每月电话回访，以聊天的方式与患者沟通，从与患者的谈话中观察患者近期的变化，并及时记录。

糖尿病小血管病变及末梢神经病变的连续性护理

一、糖尿病足

糖尿病足是发生于糖尿病患者的局部神经异常和下肢远端外周血管病变的情况下，因患者周围神经病变与外周血管疾病合并过高的机械压力，引发一系列足部问题，继而出现相关的足部感染、溃疡和深层组织破坏。糖尿病足是糖尿病最常见的并发症之一，也是糖尿病致残、致死的主要因素之一。

【疾病特点】

1. 病因　由于糖尿病性周围神经和血管的病变，皮肤、组织极易受到损伤，而且由于供血不足、免疫力低下，伤口易感染，形成溃疡难以愈合。患者足部从皮肤到骨与关节的各层组织均可受累，严重者可以发生局部或全足坏疽，需要截肢。截肢会严重影响患者的生活质量，并增加对侧截肢的危险性。糖尿病足可发展迅速，处理不当会导致病情急转直下，严重者致残，甚至死亡。

2. 症状及体征　糖尿病足病变的 Wagner 分级法：

0 级：有发生足溃疡危险因素，目前无溃疡；

1 级：表面溃疡，临床无感染；

2 级：较深的溃疡，常合并软组织炎，无脓肿或骨的感染；

3 级：深度感染，伴有骨组织病变或脓肿；

4 级：局限性坏疽（趾、足跟或前足背）；

5 级：全足坏疽。

3. 检查

（1）病史：包括识别足溃疡的原因，溃疡的持续时间、程度和进展，以及既往的和现在的治疗情况。

（2）神经系统检查：主要是了解患者是否仍存在保护性的感觉。较为简便的方法是采用 10g 尼龙丝检查法，首先，在患者手腕处进行测试，让患者了解此次检查的目的，使用尼龙丝检查时，一定不能让患者看见检查过程。每只脚上有三个部位进行：大脚趾趾腹，足底第一、第三趾骨处。尼龙丝垂直于测试点的皮肤表面，用力使尼龙丝弯曲，从尼龙丝靠近、接触皮肤、移去整个过程大约持续 2 秒。检查时避开破溃或伤疤处。

（3）皮肤温度的检查：温度觉的测定也可分为定性测定和定量测定。

（4）压力测定：压力测定有助于糖尿病足的诊断。

（5）周围血管检查：通过触诊，扪及足背动脉和胫后动脉搏动来了解足部大血管病变，是简便的、传统的，也是有临床价值的检查方法。其他周围血管检查包括：踝动脉-肱动脉血压比值、血管造影等。

【治疗原则】

1. 一般措施 水肿影响了局部的血液。只要有水肿，所有的溃疡均不宜愈合。可采用利尿剂治疗。应尽量使血糖正常。

2. 神经性足溃疡的治疗 采用适当的治疗，90%的神经性溃疡可以通过保守治疗而愈合。

3. 缺血性病变的处理 尽管神经病变和感染也起着作用，但这些病变主要是由于动脉闭塞和组织所致，如果患者病变严重，应该行血管重建手术，如血管置换、血管成形或血管旁路术。

4. 感染的治疗 并发感染的患者，尤其是有骨髓炎和深部脓肿者，常需住院。加强抗感染治疗，可采用三联抗生素治疗。

5. 外科治疗 难治性溃疡可以通过外科手术，去除特别的骨性突出，进行治疗。

【连续护理】

1. 患者病情得到控制后 应宣教糖尿病的自我保健知识，着重讲解足部保健。

2. 选择合适的鞋袜 仔细挑选鞋子，最好选择在下午买鞋，选择尺寸合适、鞋尖宽大、厚底、面料软、透气性好的软底鞋，鞋的长度应比最长的脚趾长半英寸，不要穿塑料、硬底、高跟、尖头皮鞋，新鞋开始不宜久穿，每日穿1~2小时后便换下，适应1周后再像通常一样穿着。袜子宜选择平整、柔软、舒适、透气、大小适宜的白色棉织袜或毛线袜，注意袜口不宜过紧。

3. 保护足部皮肤 保持局部清洁干燥，不敷贴有损皮肤的胶布，不可用力搔抓皮肤表面，勤换洗鞋袜，不要穿紧身袜和破损的袜子，即便修补后也不宜穿。每次穿鞋前应先检查鞋内有无杂物如硬币、沙砾、石子、钉子等异物，鞋底是否平整，以免伤及脚部。不能赤脚走路或赤足穿鞋，就是在室内也要穿鞋，不穿塑料凉鞋、硬底拖鞋，防止皮肤受伤后引起足溃疡。注意即使穿上舒适合宜的鞋子，也不应该长时间行走。定期修剪趾甲，修剪趾甲应在洗澡或洗脚后趾甲较软时进行，应使用趾甲剪直接剪下，不应牵拉、撕扯，注意平着剪，不要斜着剪。

4. 温水泡脚 每天睡觉前，必须检查足部，若患者为独居，为其准备一面镜子，每天照看，包括脚背、脚底、脚趾都要检查清楚。指导患者养成每天洗脚的良好习惯，每晚用中性皂液洗脚后用37~39℃温水泡脚10~20分钟，用吸水毛巾轻擦脚，毛巾宜选择白色，以便及时发现是否有血迹或脓液。

5. 心理护理　糖尿病足患者因足部溃疡给工作和生活带来许多不便和影响，特别是面对截肢的危险，对健康和生活失去信心，情绪低落、消极、悲观，甚至有恐惧心理，严重者会拒绝治疗甚至轻生。及时将糖尿病足的发病原因、防治知识和护理方法告知患者和家属，可以让患者对糖尿病具有一个充分的认识，同时可以向患者介绍糖尿病足痊愈的病例，鼓励患者保持乐观情绪，树立战胜疾病的信心。建立良好的医患、护患关系，与患者多沟通，及时了解患者的情绪和期望，做好心理疏导。

二、糖尿病视网膜病变

糖尿病视网膜病变是糖尿病微血管病变中最重要的表现，是一种具有特异性改变的眼底病变，是糖尿病严重并发症之一。临床上未出现视网膜新生血管形成的糖尿病性视网膜病变称为非增殖性糖尿病性视网膜病变，而将有视网膜新生血管形成的糖尿病性视网膜病变称为增殖性糖尿病性视网膜病变。

【疾病特点】

1. 病因　糖尿病患者血糖过高时，若未及时控制血糖及进行眼部治疗，可很快继发玻璃体积血、机化、继发视网膜脱离及新生血管性青光眼。

2. 症状及体征

（1）非增殖性糖尿病视网膜病变：也称背景病变，属早期改变。

1）轻度：眼底有出血点和微动脉瘤。

2）中度：棉毛斑和视网膜内微血管异常。

3）重度：静脉串珠样改变，视网膜局部毛细血管无灌注区累及多个象限。

（2）增殖型：眼底出现视网膜新生血管的增殖和纤维组织增生。

（3）糖尿病性黄斑水肿：由视网膜血管通透性异常所致，病变介于背景和增殖性之间。黄斑区局部视网膜增厚，水肿区内有微动脉瘤，周围有硬性渗出，黄斑部可出现黄斑囊样水肿。

【治疗原则】

1. 控制饮食　诊断为糖尿病后，严格控制饮食可延缓糖尿病眼底病变的发生。低脂肪高蛋白饮食、多用植物油可以减少酸性渗出，小剂量阿司匹林可减少血小板聚集，对氨基水杨酸钠可降低胶质酸及减少出血。

2. 控制高血压、高血脂　糖尿病患者常合并高血压或高血脂，在控制高血糖的同时，力求将其降至正常水平。

3. 激光　在非增殖期糖尿病性视网膜病变激光主要是治疗黄斑水肿及环形渗出病变，有利于视力恢复；增殖前期糖尿病性视网膜病变由于大面积毛细血管无灌注区及视网膜广泛水肿，已不能适应局部光凝，需做大面积播散性光凝，即全网膜光凝；增殖期要行全视网膜光凝，所有患者需定期复查，并做荧光照影。

4. 眼局部及全身用药 全身使用糖尿病药物控制血糖，并口服疏通软化血管及维生素类药物。眼局部给予活血药物，如尿激酶、利多卡因球侧注射。

【连续护理】

1. 对Ⅰ期糖尿病眼底病变患者的护理 此期轻度可无明显病理特征，视力基本不变，一般是在体检时才发现眼底改变。因此，我们要给患者讲授有关糖尿病的知识，并讲授糖尿病对眼睛的危害，使每个糖尿病患者了解病情，定期复查眼底。

2. 对Ⅱ~Ⅵ期糖尿病视网膜患者的护理 此期患者视力下降，思想负担重，情绪不稳定，出现焦虑、恐惧心理，因此我们要做好患者的心理护理，使患者保持心情愉快。对新鲜出血的患者，采取半卧位，双眼包盖，减少眼球转动，指导患者不活动，头高位使眼部血下沉，让眼部充分休息，可促进血的吸收；指导患者刷牙姿势，保持头高位，防止低头影响眼部血的吸收；嘱患者戒烟，吸烟和糖尿病都能使血管变窄，引起血液循环不良；绝对禁酒，饮酒可使血管扩张，更易引起出血；控制饮食，调整营养搭配，监测血糖情况；保持大便通畅，防止便秘，影响眼部血的吸收。

参考文献

1. 胡一宇，黄丽华. 糖尿病患者饮食教育的研究现状. 中华护理杂志，2013，48（6）：555-557.

2. 吴雅芳，徐建萍. 糖尿病血糖波动病人饮食治疗知识及饮食现状调查. 护理研究，2001：15.

3. 美凤，高莹，李瑶. 应用胰岛素泵治疗 1 型糖尿病患者的临床护理. 当代医学，2015，21（14）：100-101.

4. 陈启华. 糖尿病患者多脏器功能的损害. 心血管康复医学杂志，2000，9（5）：47.

5. 徐慧玉. 糖尿病肾病患者的临床护理分析. 当代医学，2014，20（30）：106-107.

6. 高国玲，刘鑫琪. 在糖尿病病人健康教育过程中进行性护患沟通技巧的培养. 世界最新医学信息文摘，2015，15（27）：165-166.

7. 张红. 内科患者 44 例心理护理体会. 基层医学论坛，2015，19（19）：2686-2687.

8. 刘婕妤. 2 型糖尿病合并心脑血管病变 202 例相关危险因素评价. 中国老年学杂志，2012，（32）：1246-1257.

9. 梁晓春. 2 型糖尿病诊治新进展. 中国中西结合杂志，2010，11（2）：1227-1228.

10. 孟红梅. 糖尿病合并急性心肌梗死的临床分析. 中国医药指南，2015，6（17）：153.

11. 田野. 2 型糖尿病合并心脑血管疾病的诊治探讨. 糖尿病新世界，2014，5（9）：31.

12. 王金霞. 时间干预在糖尿病干预中的应用. 中国基层医药，2012，19（20）：3193-3194.

13. 陈灏珠，钟南山，陆再英. 内科学. 北京：人民卫生出版社，2013.

14. 元鲁山，王永山. 糖尿病足护理中几个关键问题的探讨. 中华护理杂志，2004，39（10）：741-743.

第六章

肿瘤患者的连续护理

第一节 概 述

恶性肿瘤是以细胞异常增殖及转移为特征的一大类疾病，其发病与有害环境因素、不良生活方式及遗传易感性等密切相关。随着诊断治疗技术的提高，肿瘤早期诊断和治疗技术使患者获益，但预防肿瘤转移、复发，解除患者痛苦和促进功能恢复，防治并发症和后遗症，提高患者生活质量等要求给治疗和护理带来较大挑战。本章围绕常见恶性肿瘤，探讨以患者为中心，以促进患者功能康复为目标，为患者提供理论和技能持续性护理。

【症状及体征】

恶性肿瘤临床表现及症状如下：

1. 肿块 浅表肿块一般较硬、移动度差、无包膜；位于深部或内脏者，可出现脏器受压或空腔脏器梗阻症状，肿块生长速度较快。

2. 疼痛 常见于中晚期肿瘤患者，可表现为局部刺痛、跳痛、灼热痛、隐痛、放射痛或绞痛，晚期骨转移性疼痛，常难以忍受。

3. 溃疡 体表或胃肠道的恶性肿瘤生长快，常因血供不足致继发性坏死，或因感染致溃疡，呈菜花状，有恶臭血性分泌物。

4. 出血 肿瘤因存在部位不同可导致相应部位、不同形式的出血，如上消化道肿瘤可有呕血或黑便；下消化道肿瘤可有血便或黏液血便；胆道与泌尿道肿瘤，除见血便和血尿外，常伴局部绞痛；肺部肿瘤可并发咯血或血痰；子宫颈癌可伴有血性白带或阴道出血；肝癌破裂可致腹腔内出血等。

5. 梗阻 肿瘤可导致空腔器官阻塞，因部位不同可引起不同症状。

6. 恶性胸腹腔积液 恶性胸腔积液是癌细胞侵犯脏层或壁层胸膜引起胸液渗出及阻塞淋巴管造成回流障碍；腹腔积液则是由于腹腔脏器的恶性肿瘤侵及腹膜或腹膜癌结节、低蛋白血症，使液体渗出增加，腹腔静脉和淋巴管阻塞导致回流障碍等，使腹腔内液体增加。

7. 上腔静脉综合征　多见于晚期肿瘤患者，表现为头颈部及上肢出现凹陷型水肿，披肩状水肿、发绀、咳嗽、呼吸困难、进食不畅、声音嘶哑，可伴有肺水肿、发热。

8. 发热　多见于终末期肿瘤患者癌性发热。

【治疗原则】

肿瘤的治疗原则为挽救生命、预防复发和提高生活质量。常见的肿瘤治疗方法包括手术治疗、化学药物治疗、放射治疗、生物治疗四种主要治疗。

【护理原则】

肿瘤护理作为一门关于肿瘤的预防、护理、康复的专科护理学科，其主要目的是即使不能治愈肿瘤患者，也要减轻患者的痛苦，提高生活质量，帮助患者重返社会。肿瘤治疗越来越多地选择多学科综合治疗模式，肿瘤专科护理必将从肿瘤患者在院治疗转变为从住院到出院，从单一治疗护理转变为生理、心理、社会全方位的连续性护理，主要包括：为肿瘤患者提供全面护理和有效的症状管理，预防和减轻放疗、化疗等所致的不良反应，为患者提供治疗后连续性的康复指导，包括身体功能的康复和心理的适应；在患者治疗和康复过程中提供连续关怀和照护，重视心理、社会、文化、精神因素对肿瘤患者的影响，调动可利用的社会资源，激发患者心理潜能，提高肿瘤患者的生活质量；同时为肿瘤患者及家属提供有力的支持。

【连续护理】

肿瘤不仅是一种严重损害人类健康的疾病，其治疗周期和康复过程相对较长，在肿瘤患者治疗和康复过程中，肿瘤专科护理建立起从疾病预防、入院治疗、出院康复和健康习惯养成的不间断护理模式，护理程序为这一模式提供了框架，包括持续评估患者的情况，根据评估结果建立护理目标并制订相应可行的护理干预方法，能够识别并预防治疗中的不良反应，及早处理肿瘤患者在治疗和康复过程中可能出现的病情变化或紧急情况，积极协调患者、家庭、多学科合作团队之间的关系，以促进对患者的健康宣教、心理护理、饮食护理、疼痛护理等出院前护理有效向社区或家庭延伸，最大限度提高患者的生活质量，延长患者生存期。

（一）多专业支持

在治疗和康复过程中，患者住院期间需要营养供给、心理康复等多学科的配合。患者在出院后，需要社区医疗机构、家庭医生、健康管理师等相关人员指导，建立起肿瘤科与其他医学专科和社会保障服务机构之间的网络式联合，共同满足肿瘤患者的多维度需求。

（二）连续护理程序

1. 综合护理评估　评估患者的一般资料，如性别、年龄、职业等，以及肿瘤疾病的诊断、治疗方法及效果、既往疾病史、家庭病史。

（1）健康状况评估：对患者进行体格检查，了解患者静脉血肿瘤标志物、X线片、CT、MRI等检查结果，对肿瘤分期进行确诊。

1）评估患者的一般健康状况（表6-1）。

2）评估患者有无疼痛、疼痛部位、疼痛性质、疼痛持续时间及疼痛程度等，并应用疼痛评分尺对患者的疼痛程度进行评分，以期更好地进行止痛治疗。同时要评估诱发或加重疼痛的因素及缓解的措施、效果，有无伴随肢体的感觉、活动、肌力、反射异常及躯体特殊感觉等。见图2-1疼痛评分尺。

3）癌因性疲乏：癌因性疲乏作为一种主观症状，评估疲乏非常困难，不仅应评估其程度，也应明确其他特征。资料收集首先应包括一份详细的疲乏资料，进而确定促成疲乏发展的因素。通过访谈、观察、问卷的方式调查：疲乏发生、持续时间，严重程度，减轻或加重的因素；疾病诊断及分期，与治疗有关的症状或不良反应；治疗史；精神评估，如：抑郁，睡眠/休息方式；营养摄入和食欲/体重的改变；疲乏对日常生活的影响。收集资料的过程中应注意引起癌因性疲乏的常见因素，如：贫血、抑郁、疼痛、营养不良、睡眠紊乱等（表6-2）。

4）伴随治疗出现的不同症状的评估：对不同治疗方式或不同治疗时期出现的各种症状，分别应用量表：吞咽障碍评估见表6-3，放射治疗时局部放射性皮炎评估见表6-4，放疗、化疗导致口腔黏膜炎评估见表6-5，放射性食管炎的评估见表6-6。

（2）疾病认知评估：肿瘤患者连续护理认知问卷（表6-7），评估患者对疾病的了解程度，有哪些临床表现和体征、治疗方法等，特别是评估患者对用药原则和药物的不良反应是否了解。根据评估结果，遵循满足患者需要和循序渐进的原则，制订因人施教的健康教育计划。

（3）心理社会评估：恶性肿瘤患者心理障碍发生率高，患者知道诊断结果后会出现不同的反应情绪，心理状况差势必影响患者治疗、恢复。评估主要包括性格开朗或抑郁、多语或沉默，有无紧张、恐惧、焦虑心理，对疾病的认知或态度，对康复有无信心，对护理的要求，希望达到的健康状态，以及对患者心理造成影响的其他因素，如与亲友的关系、经济状况、工作环境等社会支持评估等（表6-8）。

2. 连续护理方案 肿瘤疾病的治疗和康复病程较长，属于慢性疾病，需要整合肿瘤内科、外科、放射治疗、心理治疗等多专业人员及社区卫生服务人员共同完成。需要患者自我管理、充分利用社会支持系统、慢性病照护决策支持及临床信息支持的统一。开展肿瘤专科疾病的连续护理，需要具备完善并积极实践的肿瘤医疗护理团队和知情并主动参与的肿瘤患者及家属。指导患者在社区建立健康档案，记录患者的健康变化、疾病治疗情况。患者发现疾病相关的症状后，经过社区医生的诊断，根据病情需要，到综合或肿瘤专科医院接受初步诊断治疗。出院后居家康复，接受社区医生的指导，患者也可通过信息平台，与经治的肿瘤专科医生及护士保持联系，确保康复。遇到疾病变化及其他症状，再回到医院接受诊疗，形成社区—医院—社区的循环过程。肿瘤专科护士是连续护理过程中的参与者及协调者，通过独立的或与其他医疗团队的成员合作，对患者实施动态评估，包括手术后、化疗、放疗及其他物理治疗期间、康复期延续护理、康复教育指导，以及个体疾病档案的管理等工作。建立一个相互配合的服务系统，使所属人员深层次理解连续护理的内涵及意义，将患者的信息由医院护士直接交到社区护士，并由社区护士制订详细的护理计划，确保涵盖所有相关的护理问题。

3. 连续护理实施 在肿瘤疾病康复的过程中，专业的医护团队和配合的肿瘤科患者是开展的核心。患者需要学会观察功能状况，克服康复过程中的困难，形成健康的生活习惯从而发挥身体功能。患者在接诊、住院及出院前后，进行如下的连续护理措施。

（1）入院时：评估患者的一般情况，包括年龄、民族、职业、籍贯、入院原因、一般病史、有无肿瘤家族史、手术史等；评估患者身体基础状况、心理及社会相关信息，了解患者的生活状况及自理程度，外周血管状况及疼痛程度的评估，并根据需要进行相关的实验室、影像学检查。对患者进行骨科疾病相关的健康宣教。安排患者的住院相关事宜。

（2）住院时：依据患者肿瘤部位、分期、分型，由主管医生选择相应的治疗方案，责任护士与医生沟通，做好患者检查、手术治疗、化疗及各种治疗前后的护理准备及各种并发症的预防，如心理护理、饮食护理、导管护理及疼痛护理等。

（3）出院前：多数患者认为癌症是不可治愈的，表现为忧郁、恐惧、烦躁甚至绝望而放弃治疗，护理人员应指导患者树立良好情绪，坚定信心，适当运动、合理饮食有利于帮助提高机体的免疫功能，促进康复。此外，出院前还应指导患者避免到人群密集地，防止感冒或感染，定期复查，按时完成治疗。

（4）出院后：责任护士及随访护士按复查时间联系患者复查，或根据主管医生的告知，进行电话随访。完成患者肿瘤疾病相关的健康档案，为社区健康服务人员提供依据。同时，患者在出院后，突发的病情变化可联系随访护士或者主管医生，及时安排处理。

（三）院外延伸护理

肿瘤患者躯体功能发生改变、社交能力和生活质量也明显下降。随着医学技术的发展，通过治疗，肿瘤患者的存活期得以延长，但其带瘤生存的生活质量问题受到普遍关注。所以对肿瘤患者的护理已经从单纯的疾病护理延伸至心理护理、健康教育以及生活方式指导。肿瘤患者的治疗具有一定的周期性，不能一直住在医院。患者住院期间，护士可以了解患者的兴趣爱好及心理问题等，适时组织兴趣爱好相同的患者相互交流，相互之间发表不同的见解及体会，针对不同的心理问题给予相应的心理指导。出院后，主要依靠门诊复查及电话随访。目前我国的护理人员缺乏，大多医院达不到入户随访的条件，可以通过计算机平台、手机客户端等途径，补充肿瘤患者对连续护理知识的需求。

（四）肿瘤患者护理常用评估工具

1. 一般健康情况（KPS 活动状况）评估　评估患者的体力状况，得分越高，健康状况越好，越能忍受治疗给身体带来的不良反应，有利于治疗顺利完成。

表 6-1　Karnofsky（卡氏，KPS，百分法）功能状态评分标准

体力状况	评分
正常，无症状和体征	100
能进行正常活动，有轻微症状和体征	90
勉强可进行正常活动，有一些症状或体征	80
生活可自理，但不能维持正常生活工作	70
生活能大部分自理，但偶尔需要别人帮助	60
常需人照料	50
生活不能自理，需要特别照顾和帮助	40
生活严重不能自理	30
病重，需要住院和积极的支持治疗	20
重危，临近死亡	10
死亡	0

2. 疼痛评分尺　临床多应用疼痛评分尺对患者的疼痛情况进行评价，评估尺包含数字模拟评分法、文字描述评分法、面部表情评分法（见图 2-1）。

应用比较广泛的是由美国精神行为科学研究室的 Josopn E. Schwartz 及神经

学研究室的 Lina Jandorf 等人于 1993 年制订的疲乏评定量表（Fatigue Assessment Instrument，FAI），其评定时间跨度为最近 2 周（表 6-2）。

表 6-2　肿瘤患者疲乏评定量表

条目	完全不同意						完全同意
1. 当我疲劳时，我感到昏昏欲睡	1	2	3	4	5	6	7
2. 当我疲劳时，我缺乏耐心	1	2	3	4	5	6	7
3. 当我疲劳时，我做事的欲望下降	1	2	3	4	5	6	7
4. 当我疲劳时，我集中注意力有困难	1	2	3	4	5	6	7
5. 运动使我疲劳	1	2	3	4	5	6	7
6. 闷热的环境可导致我疲劳	1	2	3	4	5	6	7
7. 长时间的懒散使我疲劳	1	2	3	4	5	6	7
8. 精神压力导致我疲劳	1	2	3	4	5	6	7
9. 情绪低落使我疲劳	1	2	3	4	5	6	7
10. 工作导致我疲劳	1	2	3	4	5	6	7
11. 我的疲劳在下午加重	1	2	3	4	5	6	7
12. 我的疲劳在晨起加重	1	2	3	4	5	6	7
13. 进行常规的日常活动增加我的疲劳	1	2	3	4	5	6	7
14. 休息可减轻我的疲劳	1	2	3	4	5	6	7
15. 睡眠减轻我的疲劳	1	2	3	4	5	6	7
16. 处于凉快的环境时可减轻我的疲劳	1	2	3	4	5	6	7
17. 我比以往容易疲劳	1	2	3	4	5	6	7
18. 进行快乐有意义的事情可减轻我的疲劳	1	2	3	4	5	6	7
19. 疲劳影响我的体力活动	1	2	3	4	5	6	7
20. 疲劳使我的躯体经常出毛病	1	2	3	4	5	6	7
21. 疲劳使我不能进行持续性体力活动	1	2	3	4	5	6	7
22. 疲劳对我胜任一定的职责与任务有影响	1	2	3	4	5	6	7
23. 疲劳先于我的其他症状出现	1	2	3	4	5	6	7
24. 疲劳是我最严重的症状	1	2	3	4	5	6	7

条目	完全不同意						完全同意
25. 疲劳属于我最严重的三个症状之一	1	2	3	4	5	6	7
26. 疲劳影响我的工作、家庭或生活	1	2	3	4	5	6	7
27. 疲劳使我的其他症状加重	1	2	3	4	5	6	7
28. 我现在所具有的疲劳在性质或严重程度方面与我以前所出现过的疲劳不一样	1	2	3	4	5	6	7
29. 我运动后出现的疲劳不容易消失	1	2	3	4	5	6	7

以上是一组与疲劳有关的句子，请逐条阅读，并根据在此前2周的情况确定您是否同意及程度如何。分1-2-3-4-5-6-7级评定，从完全不同意到完全同意，完全不同意选1，完全同意选7。

3. 肿瘤患者吞咽功能评估（表6-3）　用于鼻咽癌患者手术治疗或放射治疗后吞咽能力的评估，以帮助患者制订饮食计划和症状护理计划，以保证患者的营养，促进早日恢复吞咽功能。

表6-3　吞咽功能评估表

程度	进食情况
0度	患者无任何进食哽噎感
Ⅰ度	进食有异物感或摩擦感，进食基本正常
Ⅱ度	进食有停滞或哽噎感，只能进半流食
Ⅲ度	明显进食梗阻，可勉强进流食
Ⅳ度	完全梗阻，不能进食

4. 放射治疗患者局部皮肤情况评估　见表6-4。

表6-4　放疗区域皮肤评估

程度	临床表现
Ⅰ度皮炎（干性皮炎）	红斑、脱毛、色素沉着、毛囊扩张、毛发皮肤脱屑、自觉局部皮肤瘙痒、灼热感
Ⅱ度皮炎（湿性反应）	在Ⅰ度反应基础上出现明显的充血、水肿，水疱形成，水疱穿破后表皮糜烂渗液
Ⅲ度皮炎（放射性溃疡）	为过量照射所致，其真皮层受损，可经久不愈

5. 化疗、放射治疗患者口腔黏膜情况评估　见表6-5。

表6-5　口腔黏膜炎评估量表

分级	临床表现
0 级	口腔黏膜无异常
Ⅰ级	口腔黏膜有红斑、疼痛
Ⅱ级	口腔黏膜有红斑、溃疡，可进干食
Ⅲ级	口腔黏膜有溃疡，仅能进流食
Ⅳ级	不能进食

6. 食管癌患者放射治疗期间食管炎评估　见表6-6。

表6-6　放射性食管炎的分级

程度	临床表现
0 级	无症状
Ⅰ级	轻度吞咽困难或吞咽疼痛需用表面麻醉药、非麻醉药镇痛或进半流食
Ⅱ级	中度吞咽困难或吞咽疼痛，需麻醉药镇痛或进流质饮食
Ⅲ级	重度吞咽困难或吞咽疼痛，伴脱水或体质量下降大于15%，需鼻胃饲或静脉输液补充营养
Ⅳ级	完全梗阻，溃疡、穿孔或窦道形成

7. 肿瘤患者连续护理认知问卷（表6-7）　肿瘤患者连续护理认知问卷是参考生活质量综合评定量表 SF-36，实体瘤的疗效评价标准，抗肿瘤药物急性及亚急性毒性反应分度标准（WHO 标准）、美东地区肿瘤协作组评分（ECOG），卡劳夫斯基评分（KPS），QOL 各项指标记分，WHO 疼痛等级评分标准，结合文献检索，制订了包括 3 个一级维度，12 个二级维度和 67 个三级维度的出院患者连续护理知识测评指标。用以评估患者对该病的了解程度，临床表现和体征，治疗方法、常用药物及不良反应的预防等，治疗后康复技能，心理社会支持需求等。

8. 肿瘤患者多数伴有不同程度的心理障碍，目前多采用美国国立综合癌症网（National Comprehensive Cancer Network，NCCN）推荐的心理痛苦温度计（Distress Thermometer，DT）对肿瘤患者进行心理痛苦筛查，以便发现患者心理痛苦的程度和原因，根据心理痛苦评分，请相关专业人员帮助调节，缓解患者心理压力，使其保持健康积极的心理状态，利于疾病的康复（表6-8）。

表 6-7　肿瘤患者连续护理认知问卷

一级维度	二级维度	三级维度	选项				
			非常熟悉	比较熟悉	熟悉	稍有了解	完全不知道
治疗相关知识	用药	知道常用药物的名称、剂量、服用方法、主要作用，如：口服化疗药物西罗达、易瑞沙、特罗凯易出现皮疹，末梢神经麻痹					
		知道药物不良反应的表现及处理，如：提高免疫力，外出防止交叉感染等					
		知道用药疗程，如：止疼药物按时服用					
		知道服药剂量不足（过量）的指征如何处理					
		知道药物的保存方法，如：避光、低温保存					
		知道用药时的饮食知识					
	复诊	知道复诊的时间					
		知道复诊的地点					
		知道复诊前的准备工作					
		知道复诊的项目					
		知道复诊需携带的资料					
		知道急诊就诊的指征					
		知道绿色通道就诊的条件，如：急诊直接入院、专家门诊时间					
	物理治疗	知道物理治疗具体时间、次数，如：放疗，热疗，介入治疗					
		知道物理治疗的潜在并发症，如：放疗后易出现感染、过敏，骨髓抑制					

续表

一级维度	二级维度	三级维度	选项				
			非常熟悉	比较熟悉	熟悉	稍有了解	完全不知道
治疗相关知识	物理治疗	知道物理治疗可能发生的不良反应					
		知道物理治疗不良反应后的处理,如:提高免疫力、减少外出、防感染等					
	造瘘及留置管	知道造瘘及中心静脉留置管优势,如:排出肠内废物、保护血管、方便用药					
		知道造瘘及中心静脉留置管潜在并发症,如:易感染、脱出、折断、移位等					
		知道造瘘及中心静脉留置管注意事项,如:观察周围皮肤、防感染,渗出、浸湿等					
		知道造瘘及带留置管出院日常护理					
		知道带管出院后导管维护就诊流程,如:维护时间、地点、咨询联系、科室全程维护等					
	病情评估	知道发病的典型症状、原因、不明肿块、进食困难等					
		知道疾病早期发现,如:定时查体,及时就医					
		知道发病后的注意事项					
康复相关需求	饮食与排便	知道所患疾病的理想食谱					
		知道所患疾病的饮食注意事项					
		知道需要摄入食物量及营养需求					
		知道不良饮食的指征及注意事项					

续表

一级维度	二级维度	三级维度	选项				
			非常熟悉	比较熟悉	熟悉	稍有了解	完全不知道
康复相关需求	饮食与排便	知道不良饮食习惯					
		知道如何通过饮食调节排便情况					
		知道良好排便习惯的重要性					
		知道排便的注意事项，如：根据病情了解排便次数、蹲便时间、方式					
		知道如何评价睡眠质量，如：每日有效睡眠时间、入睡时间					
	睡眠	知道睡眠障碍的原因					
		知道改善睡眠的应对方法					
		知道如何与家人、同事、领导友好相处					
	心理	知道对待疾病的正确态度					
		知道如何化解生活中出现的不愉快事情					
		知道如何简单评估自己的焦虑、抑郁情况，如：情绪、判断能力、恐慌等					
		知道出现焦虑、抑郁时如何处理					
		知道如何通过户外活动来改变心情					
		知道跟什么样的病友之间交流，可以心情愉悦，积极参加病友联谊会					
		知道正确调整心态的方法					
		知道如何把握运动的时间、条件、强度					

一级维度	二级维度	三级维度	选项				
			非常熟悉	比较熟悉	熟悉	稍有了解	完全不知道
康复相关需求	活动时间	知道停止运动的指征，如：免疫功能下降，疲劳，胸闷、喘憋、疼痛，虚弱等					
		知道如何循序渐进地进行康复活动					
	康复知识	恢复适宜的娱乐休闲					
		知道获取康复知识正常途径					
		掌握康复基本知识、技能					
		能够简单判断疾病恢复状况					
		知道康复训练的注意事项					
		知道专科健康教育的内容及时间					
		知道自己所患疾病治疗的相关政策、规定，如：特殊医疗项目申报手续、大病用药医疗统筹经费补助申报手续					
社会生活需求	医疗保障	知道自己检查、用药的保障范围及标准					
		知道自己所在部队的直接医疗体系医院					
		知道如何预约挂号					
		知道就诊的流程，如：逐级就诊原则（初诊—转诊）本单位卫生机构—体系医院—上级医院					
		知道就诊相关手续					
		特殊情况者的特定康复需求					
		知道自己适合从事的工作强度					
	疾病转归	已经开始从事适宜劳动强度的工作					
		知道病危时患者有权选择治疗方案					

续表

一级维度	二级维度	三级维度	选项				
			非常熟悉	比较熟悉	熟悉	稍有了解	完全不知道
社会生活需求	疾病转归	知道病危患者的治疗愿望应该受到尊重					
		知道家人及单位人员应尊重终末患者对医疗机构的选择					
		知道患者病危抢救时，患者及家属应当履行的义务					

表 6-8　患者心理痛苦评估表

亲爱的病友：

您好！首先感谢您对我院的信任，选择到我院进行治疗，我们全体医务人员衷心希望与您携手共抗病魔，并祝您早日康复！作为医务人员，我们非常希望能够了解您的痛苦并提供专业的服务。请认真填答这份短小的问卷，哪儿不舒服使您感到痛苦，以及痛苦的程度，只要您告诉我们，我们会在护理中尽力减轻您的痛苦，给予您更多的关心关怀。

首先，请在最符合您近 1 周心理水平的数字上画"○"

一、心理痛苦评估：极度痛苦 10-9-8-7-6-5-4-3-2-1-0（没有痛苦）

注：1~3 分为轻度痛苦，4~6 分为中度痛苦，7~9 分为重度痛苦，10 分为极度痛苦。

若得分≥4 分，提示存在心理痛苦风险，需通知进一步心理评估与治疗。

评价结果　【＿＿＿＿＿＿＿】

二、请指出下列哪些选项是引起您最痛苦的原因？并在该项目前打上"√"

1 实际问题　□无时间精力照顾孩子/老人　□经济问题　□交通出行　□工作/上学
□周围环境

2 交往问题　□与孩子/老人相处　□与伴侣相处　□与亲友相处　□与医务人员相处

3 情绪问题　□对日常活动丧失兴趣　□抑郁　□恐惧　□孤独　□悲伤
□记忆力下降/注意力不集中　□紧张　□担忧　□睡眠

4 信仰/宗教问题　□信仰/宗教问题

5 身体问题　□沐浴/穿衣　□呼吸　□便秘　□腹泻　□进食
□外表/形态　□头晕　□发热　□水肿　□疲乏
□恶心　□疼痛　□性生活　□皮肤干燥
□鼻子干燥/充血　□口腔疼痛　□手/脚麻木
□身体活动受限制　□消化不良　□排尿改变

9. 肿瘤患者咯血量评估　见表 6-9。

表 6-9　咯血分级

咯血程度	咯血量
小量咯血	每日咯血量在 100ml 以内
中量咯血	每日咯血量在 100~500ml
大量咯血	每日咯血量>500ml

10. 肿瘤患者呼吸困难评估　见表 6-10。

表 6-10　呼吸困难分级

分级	临床表现
0 级	除非剧烈运动，无明显呼吸困难
1 级	当快走或上缓坡时有气短
2 级	因呼吸困难而比同龄人步行慢，或者以自己的速度在平地上行走时需要停下来呼吸
3 级	在平地上步行 100 米或数分钟后需要停下来呼吸
4 级	明显的呼吸困难而不能离开房间或穿脱衣服即可引起气短

11. 留置中心静脉导管患者导管维护记录单　见表 6-11。

表 6-11　导管换药及冲洗跟踪记录单

医院名称	使用状况					维护状况				
	日期	输液	输血	流速	刻度	换敷料	冲管	正压封管	更换接头或肝素帽	护士签字

第二节　鼻咽癌患者的连续护理

鼻咽癌是我国常见肿瘤疾病之一，大量流行病学研究结果显示其发病有明显的地区聚集性、种族易感性和家族聚集现象，其显著的地区聚集性为其他恶性肿瘤所罕有。男性发病率为女性的 2~3 倍，40~50 岁为高发年龄组。

【疾病特点】

（一）病因

1. 病毒因素　大量现场流行病学研究结果显示 EB 病毒感染是鼻咽癌的重要危险因素。鼻咽癌患者 EB 病毒 EA-IgA 和 VCA-IgA 抗体阳性率远高于正常人。故一般认为，EB 病毒的感染和鼻咽癌的发病率呈正相关。

2. 饮食因素　鉴于广东等地鼻咽癌高发区居民自幼即有喜食咸鱼、腊肠等腌制食品的习惯，有学者对鼻咽癌患者进行进一步检查发现，其唾液中的硝酸盐和尿中亚硝酸盐含量均比正常人高，故提示食品的亚硝酸盐含量可能与鼻咽癌的发生有关。

3. 环境因素　在鼻咽癌高发区，有调查发现居民在环境中烟的暴露等空气污染在鼻咽癌发病上作用不容忽视。

4. 遗传因素　鼻咽癌患者具有种族及家族聚集现象。研究发现决定人类白细胞抗原（HLA）的某些遗传因素和鼻咽癌的发生、发展密切相关。

（二）症状及体征

1. 鼻部症状　发生率约占 30%。早期可出现回缩涕中带血或擤出涕中带血，时有时无，随瘤体不断增大可阻塞鼻孔，引起鼻塞，始为单侧，继而双侧。

2. 局部淋巴结肿大　颈上或耳后下处出现肿块，无痛、质硬而不活动，呈进行性增大，始为单侧，继而双侧。颈部肿块常提示淋巴结转移，以颈淋巴结肿大为首发症状者呈 40%~50%。

3. 耳部症状　肿瘤发生于咽隐窝者，早期即可引起咽鼓管闭塞，出现耳胀、耳鸣和听力下降，并可进一步形成鼓室积液，发生率约占 17%。

4. 脑神经症状　瘤体经患侧咽隐窝由破裂孔侵入颅中窝，常先侵犯 V、VI脑神经，继而累及 II、III、IV 脑神经而发生头痛，面部麻木，眼球外展受限，上睑下垂等脑神经受累症状；由于瘤体的直接侵犯或因转移淋巴结压迫均可引起IX、X、XI、XII脑神经受损而出现软腭瘫痪、呛咳、声嘶、伸舌偏斜等症状。

5. 鼻咽部表现　鼻咽癌早期病变不典型，仅表现为黏膜充血，血管怒张或一侧咽隐窝较饱满，纤维鼻咽镜和鼻内镜等进行检查，反复双侧对比是否对称，可见鼻咽局部黏膜粗糙不平，肉芽组织状或小结节状肿物。肿瘤逐渐发展可呈菜花状、结节型、溃疡型等不同类型。

【治疗原则】

（一）非手术治疗

放射治疗是鼻咽癌的首选治疗方法，鼻咽癌大多对放射治疗具有中度敏感性；化学药物治疗主要用于中、晚期病例，放疗后未能控制及复发者，是一种辅助性或姑息性的治疗；对于晚期鼻咽癌患者可用放射与化学药物联合治疗（有文献报道：联合治疗的效果明显优于单项治疗）。

（二）手术治疗

非主要治疗方法，仅在少数情况下进行。其适应证如下：鼻咽部局限性病变经放疗后不消退或复发者。颈部转移性淋巴结，放疗后不消退，呈活动的孤立性包块，鼻咽部原发灶已控制者，可行颈淋巴结清扫术。禁忌证有颅底骨质破坏或鼻咽旁浸润者，脑神经损害或远处转移者，全身情况欠佳或肝肾功能不良者，有其他手术禁忌证者。

【连续护理】

鼻咽癌患者治疗的首选是放射治疗，放射治疗时，由于腮腺、唾液腺均在照射范围内，故放疗后腮腺及唾液腺功能受抑制，口腔内的腺体分泌减少，口腔的自洁作用消失，常有口干、咽部干痛、口腔溃疡等症状；放疗后放射区内皮肤萎缩、变薄、软组织纤维化、毛细血管扩张，可出现放射性的皮肤反应，鼻咽部黏膜受照射后充血肿胀，出现与口腔黏膜相似的鼻腔黏膜反应，患者常有鼻黏膜干燥、鼻塞、鼻腔分泌物增多、黏稠，严重者可影响休息与睡眠。同时放疗后由于咀嚼肌和下颌关节纤维变性，可导致张口困难，患者应多做口腔功能训练，如将大小与口腔一致的葡萄、小番茄等水果放入口腔固定 2~3 分钟，或练习张口、叩齿，上下左右地活动口腔关节。这些症状的恢复及口腔功能的训练是出院后一个漫长的过程，患者及家属不了解放疗相关知识，不知道如何应对这些反应，势必影响预后。连续护理是面向有医疗护理需求的出院患者提供医疗护理、康复促进、健康指导等服务，是住院护理的延续。通过院外延伸护理服务，能够了解患者出院后患部恢复情况、口腔训练效果和存在的不足，及时给予指导，解除患者出院后康复过程的盲目状态，使患者按期恢复，避免或减少患者的痛苦和并发症。

（一）综合护理评估

1. 健康基本情况评估　鼻咽癌患者的一般健康状况评分主要包括患者一

般健康功能、疼痛评分、吞咽功能评估。入院时由主治医师及责任护士进行评估，根据评分进行治疗及护理。目前采用的评分方法如下：

（1）患者功能状态评估：评估患者治疗前后功能状态（表6-1）。

（2）疼痛情况：应用疼痛评分尺对患者的疼痛情况进行评估，评估尺包含数字模拟评分法、文字描述评分法、面部表情评分法。

（3）吞咽功能情况：根据患者进食情况进行评估（表6-4）。

2. 疾病相关评估　根据患者疾病不同时期进行针对性评估，包括深静脉置管、胃管及各种导管脱管意外风险评估。处于放射治疗期患者，评估有无吞咽障碍、放疗合并症等。

（1）放射性皮炎：放射性皮炎是肿瘤放射治疗时，局部皮肤受到一定剂量的射线照射后所引起的皮肤黏膜炎症性反应，表现为局部皮肤出现红斑、脱屑、糜烂或溃疡等（表6-5）。

（2）放射性口腔黏膜炎：口腔黏膜炎是放疗、化疗常见的不良反应，是口腔黏膜上皮组织的一类炎症和溃疡性反应，主要表现为口腔黏膜的感觉异常、多发红斑、融合性溃疡和出血性损伤。目前用于口腔黏膜炎评估的量表较多，其中WHO口腔黏膜炎评估量表条目简单，被广泛应用，该评估量表将口腔黏膜炎分为5级（表6-6）。

3. 心理社会评估　由于疾病导致生活方式改变，个人形象不同程度的变化，患者经常会出现自卑、痛苦、抑郁等负面情绪，通过应用量表评估患者心理痛苦程度（表6-8），了解患者的痛苦心理，由团队中心理康复师给予针对性的治疗干预。

（二）连续护理实施

1. 入院时　患者由社区的疾病预防及健康观察，转到医院的治疗阶段。主要由社区医生、责任护士参与，明确患者疾病情况，制订治疗护理方案。

（1）治疗相关方面：对社区建立健康档案的患者，护士要全面了解患者的既往健康信息。协助患者完成必需的检查项目：血常规、尿常规、便常规；肝肾功能、甲状腺功能、生化和离子、血清同型半胱氨酸、血糖、血脂；血沉、C反应蛋白；凝血功能、血型；头部CT、MRI检查。告知患者检查注意事项。根据患者的健康状况及检查结果，全面评估其病情程度。

（2）康复相关方面：鼻咽癌患者由于疾病本身解剖结构改变或局部组织损伤，无论手术治疗或是放射治疗，科学的康复护理和自我照顾是非常重要的，重点包括：①口腔护理：放射线照射对唾液腺损伤较严重，甚至导致永久性的损伤，由于唾液腺分泌减少，口腔自洁能力降低，患者应每日三餐后用盐水漱口，采用含氟的牙膏和软毛牙刷刷牙。牙周如出现红肿、疼痛及时请专科医生诊治，放疗结束后3年内不可拔牙，口干患者可经常口服参须、麦冬水，以湿润口腔。②营养护理：放疗后由于口腔唾液量减少与质的变化，牙齿抗硬度能力下降，饮食宜清淡易消化，质软无刺激性，避免油炸、煎炒，忌食过酸、过甜、过辣，少食多餐，既要保证食物的营养，又兼顾患者的口味与爱好，如多吃一些排骨汤、鸡汤、甲鱼汤及红枣花生类补血食物和一些具有抗肿瘤作用的食物，如海带、海参等，禁烟酒及辛辣、过冷、过热、过硬饮食。

（3）社会心理方面：患者入院后，责任护士要建立良好的护患关系，使其以更加积极和健康的心态面对疾病，提高痛觉控制的潜在能力，积极进行心理疏导，向患者介绍放疗相关知识及放疗过程中可能会出现的不良反应、应对方法等，缓解紧张、焦虑的情绪。

2. 住院时　医疗团队由主管医生、护士及康复师组成。患者住院后接受手术治疗，或者放疗、化疗，在住院时需要加强针对性的护理及健康教育。

（1）治疗相关方面：告知患者手术的方式，以及术后注意事项，如预防术后出血，观察术后伤口的渗血情况、创口引流液的性质和引流量。保持各引流管通畅。预防术后伤口感染，按时换药，观察伤口渗出情况。告知患者放疗、化疗的目的、不良反应以及注意事项。如最常见的不良反应有恶心、呕吐、食欲减退，腹泻、便秘、口腔炎、骨髓抑制等，让患者了解治疗的周期，多在第21日恢复正常。在大量补充液体同时，应鼓励患者多饮水，增加尿量，稀释代谢产物并使之迅速排出，以减轻症状，同时做好口腔卫生，避免感染。

（2）康复相关方面：患者治疗后的康复护理对手术效果、治疗后的效果非常重要，重点做好以下几点：

1）指导患者训练吞咽功能：每次进食后用35~40℃温盐水或含漱口液漱口，注意要充分含漱1~3分钟，鼓腮、吸吮结合；下齿轻轻叩击或咬牙2~3次/日，每次100下左右，最后用舌舔牙周3~5圈结束，以坚固牙齿，训练咬肌；经常做吞咽动作，以减轻口干舌燥，运动舌头、牙齿腮部的肌肉，防止口腔功能退化发生吞咽困难；闭住口唇向外吹气，使腮部鼓起，2~3次/日，每次不少于20下，同时用手指腹轻轻按摩腮部和颞颌关节，预防颞颌关节及其周围肌肉组织的纤维化；微微张开口弹舌，让舌头在口腔里弹动，发出“嗒嗒”的响声，能使舌头在口腔里运动，防止舌头、口腔黏膜、咬肌发生退化现象，2次/日，每次不少于20下；大幅度张口训练即口腔迅速张开，然后闭合，幅度以可以忍受为限，3~4次/日，每次2~3分钟；每日进行颈部旋转运动，3次/日，每次5~10分钟；自行鼓膜按摩术，即患者以自己的食指扪住外耳道，做压、松运动，以改善听力，防止鼓室粘连；⑨鼻咽冲洗：抬高下颌，用冲洗器冲洗鼻咽部，最好让冲洗液从口腔流出，以达到冲洗鼻咽的目的，

2~3 次/日。

2）皮肤护理：保护放射治疗野处皮肤，避免物理、化学刺激。特别是曾经用常规 X 线放疗，或曾有过皮肤湿性反应，遗有皮肤花斑样纤维变的皮肤，要注意防止外伤，以免诱发放射性皮肤溃疡、坏死。指导患者保持局部皮肤的清洁、干燥，不可用力摩擦皮肤，不可做热敷及各种治疗，忌用热水及肥皂水对其进行擦洗。

3）鼻腔护理：嘱患者保持鼻腔清洁，用生理盐水冲洗鼻腔 2 次/日，预防局部感染的发生。对于鼻腔干燥者，可外涂液状石蜡润滑。保持病房温度 25~30℃、相对湿度 60%~70%，酌情通风换气保证室内空气新鲜。

4）口腔护理：放射治疗最容易引发的并发症就是对唾液腺的损伤，如口腔黏膜充血、水肿及口腔溃疡等。因此，要加强对患者在放疗期间的口腔护理指导工作，指导患者加强口腔护理，保持良好的清洁口腔习惯。同时，还应观察患者口腔黏膜的变化情况，对于出现严重口腔黏膜反应的患者，应根据医嘱合理应用抗生素进行治疗。

5）胃肠道反应的预防及护理：恶心、呕吐是放疗、化疗中最常见的不良反应。嘱患者化疗前 2 小时停止进食，化疗前 30 分钟给予止吐、镇静和保护胃黏膜药物。保持病房空气清新。饮食宜清淡、易消化、富于营养，少食多餐不要过饱。切忌进食油腻、过热、粗糙、辛辣食物，恶心时指导患者做缓慢深呼吸，患者呕吐较重时，应记录呕吐物的颜色、性质和量，必要时给予止吐药和保护胃黏膜药物。

（3）社会心理方面：指导患者及家属掌握疾病的康复治疗知识与自我护理方法，帮助分析和消除不利于疾病康复的因素，落实康复计划。鼓励患者树立信心，克服急于求成的心理，循序渐进，坚持训练。避免患者养成依赖心理。

3. 出院时　通过住院期间对患者进行的健康指导，在住院及随访过程中及时对患者心理、饮食、并发症处理等情况进行评估评价，以便及时发现患者自我管理中存在的不足之处，及时掌握存在的护理问题，及时有效地进行跟踪指导。

（1）治疗相关方面：随着照射次数的增多，照射区皮肤会发生不同程度的损伤，出现色素沉着，并会逐渐加深，告知患者要穿宽松棉质无领衣服，面部、颈部避免阳光直射，局部皮肤要保持清洁，勿用肥皂或刺激性洗涤剂擦洗，避免使用碘酒、酒精等消毒剂和化妆品，有脱皮时勿撕剥。继续做好张口鼓腮康复训练和口腔清洁。

（2）康复相关方面：指导患者正确生活方式，规律饮食，饮食搭配合理，多食菌类等。掌握化疗、放疗不良反应及自我预防护理知识和技能，如口腔清洁、放疗局部皮肤护理、吞咽功能的康复练习。

（3）心理社会方面：鼓励患者主动说出心理感受，主动寻求他人帮助，充分利用社会支持系统，保持乐观情绪，积极克服负面情绪。

4. 出院后　为保证放疗、化疗效果，在患者完成放疗、化疗治疗出院时，指导患者做好出院后的自我护理并告知注意事项。

（1）治疗相关方面：告知患者出院后放疗、化疗虽然已经停止，但辐射及不良反应会持续代谢一段时间，放射性皮肤损伤和骨髓抑制会持续一段时间存在，因此应继续注意放射皮肤保护和定期检测血常规。

（2）康复相关方面：患者出院后注意休息，生活要有规律，注意劳逸结合，保持良好心情，戒烟限酒并养成良好的卫生习惯。①保持口腔清洁，避免日晒，继续做张口练习。如患者感觉不适应随时到医院复诊。②预防颈部僵硬的康复运动：以颈部关节活动及肌肉牵拉运动为主，这些运动以缓和、渐进为主，切忌做突然、快速的动作。颈部关节运动以轻轻活动脖子为原则，如颈部前屈及后仰、颈部左右转动、颈部侧斜运动、缩下巴运动与颈部旋转运动等。每种动作可做 3~5 次，每次动作时间约 3 秒，勿用力过猛。③增进口腔动作的控制及喉部关闭的活动：加强口腔动作的运动，包括口腔关节活动、唇部运动、口型维持运动、舌部运动、放松及阻力性的运动（刚开始时，请先对着镜子练习）。此外，亦可利用各种食品或替代品训练口腔肌力及协调动作。加强喉部关闭的运动，有吞咽时用力吞，使喉部上抬，以增加关闭喉部的肌力，或用力发"一"及用发假音的方式，可加强声门关闭的肌力。④改变吞咽时的姿势：吞咽时低头，可预防食物过早掉入咽喉，减少吸入至呼吸道的危险。下巴抬高可协助食物向后送至咽喉。头部转向患侧的目的是将患侧关闭，使食物经由健侧进入食管。头部侧倾向健侧则可帮助食物由健侧进入食管。用特殊的方法来改变自然的吞咽模式，也是增加吞咽安全的方法。

（3）社会心理方面：建立计算机、手机等网络信息平台，或者采用手机电话联系，责任护士、医生、心理医生及康复师等，按计划与患者、患者家属随访沟通。随访护士向患者及家属了解患者居家康复训练的执行情况、血压控制情况、生活方式改变情况及出现的问题，根据患者的生理、心理状态及肢体功能情况酌情调整护理方案。

（三）院外延伸护理

鼻咽癌患者放射治疗后，或多或少、或轻或重都存在某些放疗后遗症，常见的后遗症包括口干、重听、龋齿、张口困难、颈部纤维硬化等，一般来说，以上症状都比较轻，不会显著影响生活和工作，若放射治疗野大且剂量高，肿瘤复发行再次放疗，患者合并影响正常组织放射耐受性的疾病（如糖尿病、甲状腺亢进、动脉粥样硬化等），对射线敏感的特异体质或合并化疗等，则上述症状会明显加重。需要接受肿瘤专科医护人员的连续护理。建立鼻咽癌患者的随访档案，以及时记录病情，有效预防感染、复发、转移等风险因素。鼻咽癌患者治疗后存在如上后遗症的风险，故应为患者制订相应的复查时间表，如放疗后 1 年内应 1~2 个月复查 1 次，随着距放疗时间延长，复查时间可适当延长至每 3~6 个月 1 次不等，5 年以上者可每年 1~2 次。①恢复情况：患者出院 1 个月后，需要门诊复查血常规、相关生化检查，评估放射野皮肤恢复情况。②影像检查：影像检查可以明确肿瘤有无复发，患者需要在入院时、出院前及手术后的 3 个月、6 个月、1 年及每年复查时拍摄 X 线片，每次门诊复查时需要携带之前的 X 线片，作为病情变化的参考。③功能评分：在每次随访时，根据吞咽功能评估、放射区域皮肤评估及口腔黏膜评估，患者根据连续护理认知问卷对吞咽功能、放射野皮肤、口腔黏膜，以及患者的疾病康复知识进行评估并记录，及时调整康复训练重点。④其他：如果有其他相关症状的患者，随时接受相关检查。由随访护士跟踪进行指导。

第三节　喉癌患者的连续护理

喉癌是耳鼻喉科常见的肿瘤之一，绝大多数为鳞状细胞癌，世界各地以法国、意大利、巴西及西班牙等国的一些地区发病率最高。我国辽宁省属于高发地区，多发生于男性，男女之比约 8∶1，发病年龄以 40~60 岁为多。

【疾病特点】

（一）病因

喉癌的病因尚不明确，但与吸烟、空气污染及遗传因素有一定关系，严重吸烟者死于喉癌是非吸烟患者的 20 倍。重度吸烟并饮酒者其患喉癌的危险性是单纯吸烟和单纯饮酒者之和的 1.5 倍。空气污染使城市喉癌发生率上升显著。此外，喉癌和接触石棉、芥子有关，石棉暴露患者喉癌的相对危险性是非暴露患者的 9 倍。癌前病变如喉白斑、喉角化症、成人喉乳头状瘤均可有癌变。

（二）症状及体征

1. 声门上癌

（1）早期有咽喉不适或异物感，但常被忽略，延误诊断。

（2）咽喉疼痛，刺激性干咳，痰中带血。

（3）声音嘶哑。

（4）晚期出现呼吸困难，表现为吸气性呼吸困难，进行性加重。

（5）颈淋巴结转移率高，可出现颈上部包块。其生长较快，无痛，质硬，晚期活动度降低，甚至固定。

2. 声门癌及跨声门癌

（1）早期出现声音嘶哑。

（2）病情发展缓慢，可有刺激性干咳，咳中带血。

（3）晚期出现咽喉疼痛及呼吸困难，为吸气性呼吸困难，进行性加重。

（4）颈淋巴结很少有转移。

（5）跨声门在一侧喉腔黏膜下生长，声带活动受限或固定，声门变窄。

3. 声门下癌

（1）早期出现声音嘶哑。

（2）病情发展缓慢，可有刺激性干咳，痰中带血。

（3）向上下发展时可产生声音嘶哑及呼吸困难，为吸气性呼吸困难，进行性加重。

（4）声门下肿物。

【治疗原则】

喉癌主要采用手术治疗或放射治疗，或两者综合治疗，选择治疗方法的原则首先是保存和延长生命，其次是尽量保证喉的功能。声门型喉癌疗效最好，无淋巴结转移的患者 5 年生存率为 55%。

（一）手术治疗

1. 喉部分切除　切除喉的一部分组织，以期在彻底切除肿瘤的基础上，尽可能多地保存喉的功能，包括声带切除术、垂直半喉切除术、声门上下水平半喉切除术及水平垂直部分喉切除术。

2. 喉全切术　切除喉的全部软骨及其组织，包括舌根、部分下咽、颈段气管环及部分食管。

3. 颈部出现淋巴结转移时，需实施治疗性颈淋巴结清扫术。

4. 全喉切除术后发音重建，其原理是在气管和食管或下咽之间形成一通道，使呼出的气流通过此通道进入食管或下咽腔，震动下咽腔黏膜发出声音，再经过舌、腭齿等构音器官的协同作用下构成语音，恢复说话能力。

（二）非手术治疗

喉癌根治性放射治疗方法有外照射及腔内照射。每周剂量 10~12Gy，总量 60~80Gy/6~8 周，早期声门癌放疗效果与手术相同。

1. 根治性放疗　为早期的治疗对象，采用钴或直线加速器。每日剂量 10~12Gy，总量 60~80Gy/6~8 周。

2. 术前放疗　为减少术后复发以提高治愈率，有计划地进行术前放疗，然后手术，一般为 40~50Gy/4~5 周，放疗结束 2~4 周行手术治疗。

3. 术后放疗　对难以切除的病变，进行有计划的术后放疗，术后尽早开始，一般不宜超过 2 周。

【连续护理】

喉癌主要发生于喉腔黏膜的恶性肿瘤，对患者的发音和饮食吞咽带来巨大影响，因而影响患者生活质量。做好疾病相关知识的介绍，包括解剖结构，如喉由甲状软骨、环状软骨支架构成，上通咽腔，下接气管，因此出现发音和吞咽困难甚至呼吸困难等。手术切除术治疗后结构发生改变，出现语言沟通障碍，个体自我形象紊乱，进食方式的改变，有的患者终身佩戴气管套管或颈部留下永久性造瘘口，患者表现出痛苦、愤怒等。在患者治疗护理过程中，为患者提供症状护理外，经过护理干预，健康教育指导，使患者对疾病知识有一定的了解，从而能正确对待患病现实，协调失衡的心理，增加对医护人员的信任感，采取积极的态度，主动参与医疗护理活动。给予患者耐心、有效的心理支持，使其克服恐惧、紧张的心理。语言功能的训练，使患者学会正确发声，能用简单的手语、纸、笔与外界进行信息和情感交流，使生活变得充实，告知患者气管套管造瘘口等自我护理知识，可预防并发症的发生，促使患者自我接受，增强自我尊重，减轻负性心理，提高喉癌患者的总体生存质量。

（一）综合护理评估

1. 健康基本情况评估

（1）测量患者生命体征：重点评估患者有无发热和呼吸困难，如癌因性或合并感染性发热，或者因癌肿增大导致的呼吸异常。

（2）患者功能状态评估：评估患者目前一般功能状态（表 6-1）。

（3）口腔黏膜情况：检查患者咽喉部黏膜，同时评估患者皮肤外观是否有改变。

（4）评估患者是否伴有疼痛：疼痛程度自评评估尺见表 6-2，让患者说出自己的疼痛程度。

（5）辅助检查：喉镜检查、X 线检查等。

2. 疾病相关评估

（1）主要症状与体征：评估患者有无声嘶，有无咳嗽、是否为刺激性，咽部是否不适，吞咽是否疼痛，吞咽功能情况，见表 6-4。

（2）评估患者对疾病的认知情况，了解患者对气管套管、颈部造口的了解情况，见表 6-7。

3. 社会心理评估　喉癌患者由于疾病导致生活方式改变，颈部肿物等个人形象会有不同程度的变化，患者经常会出现自卑、痛苦、抑郁等负面情绪，通过应用量表评估患者心理痛苦程度（表 6-8），了解患者的痛苦心理，由团队中心理治疗师给予针对性的治疗干预。

（二）连续护理实施

1. 入院时　喉癌患者主要表现为咽喉部肿胀、疼痛，晚期患者可出现呼吸困难。患者入院时对疾病的理解程度存在差异，需要加强各方面的护理。

（1）治疗相关方面：喉癌患者通常在住院时完成喉内镜检查、增强 CT 检查，告知患者检查前、中的配合，如端坐位，下颌略向前倾，配合医生发出"啊"音，检查后 2 小时进食温凉流食，避免粗糙食物导致出血。

（2）康复相关方面：指导患者避免诱发或加重疼痛，协助患者采取适当体位，以减轻疼痛，与患者讨论缓解疼痛的有效措施，根据疼痛评估结果给予药物止痛治疗。如果出现呼吸困难，协助患者采取半卧位或坐位，鼻导管低流量吸氧缓解缺氧症状，根据患者进食吞咽评估结果给予留置饮食或静脉营养。

（3）社会心理方面：与患者和家属沟通，了解疾病对患者本身和家庭带来的影响，理解患者的情绪反应。向患者及家属介绍目前喉癌治疗方法和进展，手术治疗和放疗、化疗的重要性，鼓励患者积极配合治疗。介绍治疗成功患者与其交流。

2. 住院时　喉癌患者的治疗通常是手术、化疗、放疗，治疗后连续全面护理和康复指导对治疗效果至关重要。

（1）治疗相关方面：喉癌手术治疗后保持呼吸道通畅，充分湿化痰液、及时清除分泌物，定期清洗内套管，固定好气管套管，鼓励患者深呼吸和咳嗽排痰；观察呼吸的节律、频率，监测血氧饱和度，必要时吸氧；观察患者颈部造瘘口情况，观察引流液的量，做好造口换药，预防感染。术后 1 周内不做吞咽动作，保持口腔清洁。

（2）康复相关方面：喉癌术后语言功能和饮食方式改变，责任护士指导患者康复技能，了解自我照护注意事项，同时通过了解和有针对性的心理支持，有利于改善患者的负面情绪，提高治疗的依从性。

1）呼吸功能恢复：在正常情况下，由于鼻腔及咽部对吸入空气有加热、加湿、除尘、灭菌的作用，气管及支气管内不存在细菌感染。喉手术后，因颈部气管造瘘，外界空气直接进入气管，污染气管黏膜，造成感染，因而呼吸道分泌物增多，选择抗生素治疗后也难以控制，时间较久后，呼吸道习惯于新的环境，分泌物才能渐渐减少。处理上应注意保持居室内空气温暖湿润，尤其是北方冬季，室内干燥，可用加湿器增加室内湿度，使呼吸道的分泌物保持稀薄易于咳出，必要时可使用祛痰药物。

2）语言功能恢复：喉部分手术后，患者可以照常说话，只有不同程度音哑，全喉切除术后的患者，不能发声。目前全喉切除术后发音重建的方法主要有以下三种方式：第一种是人工喉发音、第二种是食管发音、第三种是气管食管发音。第一种人工喉产生的是机械音，使用麻烦，声音为金属音，而且价格贵，很少作为首选。第二种食管发音，优点是不用手控就可以发音，通过吸气法和吞气法使空气进入食管，发声时由食管节律性运动再退出，气流振动食管入口处或下咽黏膜而发音。第三种气管食管发音是近年来深受欢迎的发音方式，经过专家的研究、改进，其发音效果越来越好，也是被采用较多的方法。

3）吞咽及保护功能：人在进食时，喉声门关闭，防止食物进入呼吸道。全喉手术后，呼吸和进食分离，没有进食误咽问题。只有在喉部分切除手术后，由于手术改变了原有生理结构，患者要经过一段时间的练习，主要是通过每日多次、少量进食，开始时难以避免呛咳，但是通过耐心地、坚持不懈地努力和练习，绝大多数患者可以恢复正常饮食。

（3）社会心理方面：喉癌患者经过住院治疗后，还必须经过较长时间的康复护理，患者往往由于长期经历病痛的折磨，气管切开患者无法从套管瘘口将唾液分泌物流出，无法说话，无法正常进食，对疾病转归的不了解会使患者心理产生抑郁和焦虑，因此应该注重提高患者配合治疗的依从性，告知患者不要担心和焦虑，鼓励患者很好地配合瘘口换药护理，针对患者个体情况给予耐心指导。

3. 出院前　在住院治疗转到居家康复的过渡阶段，护士需要对患者进行心理指导：患者因术后疼痛、颈部造口留置气管套管，或者留有造口，颈部周围感觉不适等原因不能按时、按需进行功能训练，护士要根据病情需要讲解训练的重要性和必要性，使其积极配合。

（1）治疗相关方面

1）化疗相关的不良反应及护理参见本章第二节内容。

2）放射治疗主要针对患者放疗反应的程度给予护理。急性放射反应，早期喉癌患者放疗反应不严重，通常在放疗的第3周开始，表现为声音嘶哑加重、咽喉部疼痛、恶心、呕吐、皮肤黏膜红斑、色素沉着，放疗结束后6~8周逐渐缓解消失，但咽喉疼、干持续时间比较长。晚期患者放疗后出现不同程度的喉头水肿，及时观察病情，及时评估患者疼痛程度和吞咽情况，及时报告医生采取对症止痛治疗，并决策应用鼻饲饮食或完全胃肠外营养。

（2）康复相关方面

1）口腔护理：放射治疗最容易引发的并发症就是对唾液腺的损伤，如口腔黏膜充血、水肿及口腔溃疡等。因此，要加强对患者在放疗期间的口腔护理指导工作，指导患者加强口腔护理，保持良好的清洁口腔习惯。同时，还应观察患者口腔黏膜的变化情况，对于出现严重口腔黏膜反应的患者，应根据医嘱合理应用抗生素对其进行治疗。

2）语言康复：全喉切除术最主要和最直接的影响是语言的丧失，因此语言康复护理是全喉切除术后患者的重要康复内容。由于喉部手术失去发音器官，又因呼吸气道的改变，使患者难以适应。可帮助患者进行食管语言训练、安装人工发音装置和进行发声重建手术，帮助患者重建发音功能。全喉切除术后的患者由于解剖位置的差异，可出现口腔音、咽音和食管音三种语言声音类型。而食管音则是全喉切除术后患者能发出的最好声音，发食管音的生理过程为两个阶段，一是空气进入食管阶段；二是食管壁肌肉收缩，空气振动形成排气发声。训练食管音是全喉切除术后患者最方便、最自然、最好的语言康复方法，经济适用，但并不是每个患者都训练成功。全喉切除术后的患者可练习用食管贮气，空气经食管入口部，由咽肌的收缩代替声带的震动，可发出咽食管音，再由舌、软腭的协调作用，经耐心训练，一般由数字、单字逐渐学会简单日常用语；安装人工发音装置，即人工喉，是一种人造的发音装置，代替声带的震动发出声音，再通过构语器官形成语言。根据声音传送形式分为经口传声和颈部传声两种。应用电子喉发音的训练的方法：①患者手持电子喉，将电子喉的震动头端放置于同侧颈部，下颌骨下方。使电子喉的震动膜片贴住皮肤，以大拇指控制开关。启动开关，发汉语"啊"之音和从1~10数字，同时判断声音的共鸣效果，重复10~20次，并在颈侧找最佳发音共鸣点。患者学会发音方法后，先练习讲单个字、两个字词组、三个字词组，再逐步练习讲短句、长句、短文和日常会话。②全喉切除术后，伤口愈合，全身状况尚可，术后2周拔出鼻饲管，即可开始应用电子喉发音，从开始应用电子喉到基本掌握发音时间为2~7日（电子喉作为一种全喉切除术后无喉患者的语言重建方法，简便实用，基本上能满足日常会话需要，是一种有效的辅助讲话仪器）。③发声重建手术，最常见的是气管食管造瘘发音管发音钮植入术。近年来国内外进行了多种气管食管造瘘发声重建术和气管食管造口安装单向阀门发音管，既可与全喉切除术一期完成，也可实行二期手术，使语言功能得以康复，提高生活质量。对全喉切除术后的患者，应及时进行鼓励、诱导，使患者树立信心和勇气，将心理治疗和语言康复相结合，使患者积极配合治疗和训练，可指导患者去专业机构加强语言康复功能训练。

3）人工通气-气管造瘘口的护理指导：咽瘘患者出院后，气管套管一般都不能拔除，需要戴管出院，因此出院前责任护士应让患者与家属（照顾者）掌握气管造瘘口的护理，教会患者气管造瘘口和气管套管的自我护理方法。保持呼吸道通畅，指导患者有效地咳嗽、咳痰，保持口腔清洁，指导患者及家属定时向套管内滴入生理盐水以充分湿化气道，防止痰液黏稠，定时滴入含有

α-糜蛋白酶的生理盐水，以稀释痰液保持呼吸道湿润。保持套管通畅，气管套管每日定时消毒 2~3 次，及时清洁内套管以防结痂，套管口用生理盐水纱布覆盖，防止灰尘异物吸入。保持瘘口清洁，教会患者如何更换敷料，随时污染随时更换，及时清理造瘘口的结痂，保持造瘘口周围清洁干燥。告知患者尽量减少到人群聚集的场所，以避免交叉感染。告知患者套管固定的重要性及脱管的危险性和急救处理方法，套管固定带的松紧度以一手指活动度为宜，一旦出现脱管，告知患者气管切开处瘘道已形成，不必惊慌，迅速插入气管套管，如出现呼吸困难，立即用镊子撑开气管造瘘口，如不慎异物落入气管内，立即取出内套管，使管腔扩大，以利呼吸。若异物滞留在内管腔内，取出即可，若异物较大进入气管内不能取出，家属可用口对准造瘘口用力吹气，将异物吹入一侧支气管，再去医院治疗。

（3）心理社会方面：抑郁焦虑的情感障碍是癌症患者常见的心理反应，严重影响患者的生活质量。喉癌患者的心理情感十分复杂和敏感，尤其是经过手术治疗后可出现一系列生理、心理及社会方面的变化，包括终身气管戴管、失去发音功能、呼吸道痰液增多、咳嗽频繁、嗅觉及味觉减退、内心焦虑或抑郁，经济收入及人际关系受到影响。根据心理分期，加强心理疏导，消除患者的负性心理。

4. 出院后　患者出院后缺乏有效、便捷的途径获取康复知识，导致居家康复训练形成盲区。患者由于疼痛、康复意愿低、缺少家庭成员的监督和支持等原因放弃康复训练或不按正确的方法训练，错过最佳康复时机，延缓康复进程，出现口腔感染、造口感染、局部活动受限等并发症，给患者及其家庭带来沉重的经济负担，因此，出院后连续护理实施至关重要。

（1）治疗相关护理：患者治疗从医院转到社区。由社区医生根据出院病例中重点内容，评估观察伤口恢复情况，评估造口及术后气管套管位置情况，积极处置不良情况。其他时间，由随访护士及社区医生与患者联系，对患者进行健康宣教跟踪指导。

（2）康复相关护理：成功的手术治疗后需要患者长期的康复，延续护理可以使患者在出院后得到持续性和有效的健康指导和功能训练。患者居家康复时，需要掌握以下康复要点：

1）喉套管护理：掌握喉套管的更换、清洗和消毒正确方法，做到无菌、熟练，保持局部干燥清洁。

2）预防感染：外出时用纱布覆盖切口处，保持呼吸道通畅，注意保持室内通风、温湿度适宜，预防感染。

3）加强饮食营养：指导制订并实施营养计划，多进食高热量、高蛋白质及富含维生素的饮食。

4）鼓励并指导患者坚持发音训练。

（3）心理社会心理方面：建立计算机、手机等网络信息平台，护士、医生及康复师定期与患者、患者家属随访沟通。随访护士向患者及家属了解患者居家康复执行情况及出现的问题，根据患者的生理、心理状态及局部切口造口功能情况酌情调整训练方案。

（三）院外延伸护理

建立出院患者随访档案。记录患者住院期间的疾病情况，患者的家庭地址、联系方式、主要家庭成员的联系方式。对于放疗、化疗患者还应明确记录放疗、化疗疗程，化疗药物使用情况。查看并记录患者院内及院外留置气管套管维护情况。出院后1个月内1次/2周，3个月内1次/月，1年内每1次/3个月，1年后每半年1次到医院门诊复查，检查颈部有无肿大的淋巴结；进行CT等影像学检查，放疗、化疗的患者需采集静脉血检测血常规和X线胸片。最近影像学资料，血液化验的结果，有无发生肿瘤的转移，评估患者的疼痛，放疗、化疗的不良反应，患者体重及营养状况，家庭支持情况，以及评估患者心理状况等。设定专人负责定期拨打随访电话或门诊复查。由随访护士记录每名患者出院后的病情变化，随时记录患者出院在家康复期间的反馈，根据患者的评价功能状态及主诉，给予指导。

第四节 甲状腺癌患者的连续护理

甲状腺癌是内分泌系统和头颈部肿瘤疾病中最常见的恶性肿瘤。每年甲状腺癌新发病例占所有癌症发病的1%~5%，女性甲状腺癌发病高于男性，约是男性的3倍，甲状腺癌的发病年龄相对年轻，发病率随年龄的增长而上升。近30年来，甲状腺癌发病率持续快速增长，引起了人们的广泛关注。

【疾病特点】

（一）病因

甲状腺癌的病因至今尚未完全明了，但对于导致甲状腺恶性肿瘤的发病机制已有一些研究。

1. 电离辐射 是目前唯一肯定与甲状腺癌的发生密切相关的重要因素，包括医源性的放射接触、放射线泄漏污染、核爆炸后多种碘放射性核素的摄入。

2. 缺碘与高碘 饮食中碘的含量过高或过低均可导致甲状腺癌的发生。缺碘地区以滤泡状腺癌为主，非地方性甲状腺肿流行地区，以乳头状癌多见。

3. 遗传因素 主要表现在家族性甲状腺髓样癌的发生。

4. 性别与女性激素　甲状腺癌的发病中女性明显高于男性，雌激素可能影响甲状腺生长。

（二）症状及体征

1. 症状　典型的临床表现为进行性增大的无痛性甲状腺肿块，多数患者无自觉症状，因为病变发展缓慢，故就诊时平均病程均较长。部分患者可出现声音嘶哑、呼吸困难、吞咽困难等肿瘤侵及邻近组织所致症状。少数患者可以颈部淋巴结肿大为首发症状。髓样癌患者可以伴有因其他内分泌肿瘤而引起的症状，如腹泻、面部潮红、血压升高、消化道溃疡、黏膜多发结节等。

2. 体征　乳头状癌以单发病灶多见，少数为多发或双侧性。病灶大小不一，但多为实质性，质地较硬，固定，表面高低不平，随吞咽上下移动。随着肿块逐渐增大，腺体在吞咽时上下移动度将减低。近50%的患者体检时可同时发现同侧颈部或气管前、气管旁有肿大淋巴结。

【治疗原则】

（一）手术治疗

1. 由于甲状腺乳头状癌是一种分化较好的低度恶性肿瘤，外科手术是首选的治疗方法。癌仅限于一侧甲状腺腺叶，目前主要采用的手术方法有三种，即肿瘤局部切除术、全或近全甲状腺切除术和患侧腺叶合并峡部切除术。

2. 颈淋巴结转移癌，临床颈淋巴结阳性者，一般主张行治疗性颈部淋巴结清扫术，其术式应根据患者的具体情况兼顾根治和功能保留。目前多采用功能性经淋巴结清扫；临床颈淋巴结阴性者，对于甲状腺髓样癌，由于其肿瘤细胞恶性程度较高，容易发生颈部淋巴结和远处转移，故提倡均需行选择性淋巴结清扫术。

（二）非手术治疗

1. 放射性治疗　除甲状腺未分化癌和甲状腺恶性淋巴瘤以放射治疗首选以外，其他甲状腺恶性肿瘤均对放射线敏感性较差。

2. 化学治疗　主要适用于甲状腺未分化癌、不能手术和发生远处转移的晚期甲状腺癌的治疗，常用的化疗药物主要有阿霉素、博来霉素、顺铂。

3. 内分泌治疗　主要指甲状腺素替代治疗，是临床上最常用的甲状腺癌辅助治疗手段之一。

4. ^{131}I治疗　主要用于治疗甲状腺癌的远处转移。一般需先行全甲状腺切除术。以增强转移癌对点的浓集。

【连续护理】

甲状腺癌患者通常首选手术治疗，大多数患者的手术治疗效果理想。但术后需长期口服药物补充激素，以预防肿瘤复发。术后为促进颈部功能恢复，患者在切口愈合后可逐渐进行颈部活动，直至出院后 3 个月。颈淋巴结清扫术者，因斜方肌不同程度受损，功能训练尤为重要，故在切口愈合后即应开始肩关节和颈部的功能训练，并随时保持患侧上肢高于健侧的体位，以防肩下垂。同时应遵医嘱按时治疗，为提高患者对相关知识的认识，提高口服药治疗的依从性，为患者提供连续护理非常必要，教会患者颈部自行体检的方法。患者出院后须定期随访，复诊颈部、肺部和甲状腺功能等。若发现结节、肿块或异常应及时就诊。

（一）综合护理评估

1. 健康状况评估

（1）测量生命体征，评估患者有无眼睑水肿、下肢黏液性水肿，同时评估患者的大便情况。

（2）甲状腺癌患者的一般功能状况评估（见表 6-1），主要包括睡眠、饮食以及自理能力评估，入院时由主治医师及责任护士进行评估，根据评分进行治疗及护理。

（3）辅助检查：评估静脉血甲状腺功能七项，查看颈部有无甲状腺肿、观察双侧瞳孔大小、有无突眼征。协助检查甲状腺超声及磁共振，如有问题及时与医生联系。

2. 疾病相关评估

（1）患者入院后给予肿瘤患者连续护理认知问卷评估（见表 6-7）。患者年龄大于 65 岁、病情重、存在安全隐患、自理能力缺陷者应做跌倒、坠床评估。带有深静脉置管、胃管、尿管及引流管时应做脱管评估。全身高度水肿、卧床及有压疮者应做压疮评估。

（2）评估患者甲状腺肿块大小，有无声音嘶哑、吞咽困难（见表 6-3）等症状，有无颈部淋巴结肿大，注意评估患者有无腹泻、面部潮红、高血压、消化道溃疡、黏膜多发结节等症状。

3. 心理社会评估 对癌症的恐惧，担心自我形象受损影响日后的工作、生活及家庭，患者会出现焦虑等不同程度心理痛苦，采用肿瘤患者心理痛苦量表（见表 6-8）对患者心理不适情绪和症状自评。

（二）连续护理实施

1. 入院时 患者由社区的疾病预防及健康观察，转到医院的治疗阶段。主要由医生、责任护士参与，明确患者疾病情况，制订治疗护理方案。

（1）治疗相关方面：对社区建立健康档案的患者，责任护士要全面了解患者的既往健康信息。对所有患者应用肿瘤科患者连续护理认知问卷对身体、心理及社会状况进行评估。协助患者完成必需的检查项目：血常规、尿常规、便常规；肝肾功能、甲状腺功能、生化和离子、血清同型半胱氨酸、血糖、血脂；血沉、C 反应蛋白；凝血功能、血型检查。告知患者检查注意事项。根据患者的健康状况及检查结果，全面评估其病情程度。

（2）康复相关方面

1）出现气管压迫症状的患者应采取半卧位，安静休息，保持呼吸道通畅。床旁备好气管切开包、气管内插管、吸引器、氧气等急救物品。

2）出现局部突然肿胀、呼吸极度困难、脉搏增快等症状时，应考虑癌肿坏死出血压迫气管，需及时通知医生，并立即做好救治准备。

（3）社会心理方面：向患者及家属介绍甲状腺癌的临床表现、病程、时间及预后，让家属与患者认识到负面情绪对疾病的影响，使患者积极配合治疗。

2. 住院时　医疗团队由主管医生、护士及康复师组成。主管医生依照治疗方案开展治疗，责任护士负责患者心理护理、安全护理、皮肤护理、基础护理、并发症预防等，理疗师对患者患肢进行康复功能训练。

（1）治疗相关方面：告知患者服药的重要性，术后服用甲状腺素制剂不但是替代治疗而且有积极的防治作用。甲状腺素制剂一般在早餐前 30 分钟服用，服药期间要注意观察用药后反应。个别患者刚开始服药时会出现心悸、失眠、多汗等情况。此时应在医生的指导下减少剂量或停药数日，待上述症状消失后重新开始服药。观察患者有无手足抽搐、呼吸困难、声音嘶哑的手术并发症，并及时报告医生。

（2）康复相关方面：甲状腺癌根治术后，应注意保持引流通畅，防止皮瓣坏死；一些患者可能会出现喉返神经损伤造成声音嘶哑、喉上神经损伤引起进食呛咳、低钙血症、甲状腺功能减退等。鼓励术后患者发音，注意有无声调降低或声音嘶哑，以便及早发现和对症处理，嘱患者采用抬头进食、低头吞咽的姿势，可对症状有所缓解，对声音嘶哑者应嘱少说话，观察患者发音，注意有无声调和声音改变，尤其在患者喝第一口水时观察患者有无呛咳或误咽，如患者出现进食时咳嗽，应嘱患者减少流质饮食，细嚼慢咽，量宜少，并注意防止食物进入气管，安慰关心患者，告知患者这些现象多为暂时性，3 个月后可慢慢恢复。低钙血症多在术后 1~4 日出现，一般数周可恢复。告知患者饮食上需适当限制肉类、乳品和蛋类等食品，因其含磷较高，会影响钙的吸收。并酌情补充钙剂，可口服葡萄糖酸钙或乳酸钙，症状较重时可以加服维生素 D_3，以促进钙在肠道内的吸收。告知患者术后需遵医嘱服用甲状腺制剂替代治疗，并定期监测甲状腺功能，及时调整甲状腺制剂的剂量，以维持机体正常代谢的需要。

（3）社会心理方面：向患者宣教甲状腺肿瘤切除术的相关知识，答疑解感，消除患者恐惧心理，使之以最佳的精神状态配合手术以及其他治疗方案。鼓励患者朋友、家属探访时多倾听其述说，增强其安全感。注意治疗后的护理、沟通、疏导工作，安慰、关怀以及鼓励患者。

3. 出院前　主管医生及理疗师共同确定患者的出院康复计划，责任护士建立患者出院健康档案，并教会患者掌握包括饮食、用药、功能训练方法等。随访护士记录患者和家属的联系方式及地址。

（1）治疗相关方面：内分泌药物的服药指导，告知患者服药的重要性，服用甲状腺素不但是替代治疗而且对治疗有积极的防治作用。药物治疗期间需要持续监测生命体征、甲状腺功能，同时注意饮食。

（2）康复相关方面：指导患者进行康复训练和生活方式，促进患者早日康复，重返社会。

1）康复训练要循序进行，促进颈部的功能恢复，具体方法：头先偏向患侧，停数秒再慢慢恢复到中立位，然后再慢慢偏向健侧保持数秒，重复开始做；在开始从头部前后左右旋转运动。刚开始范围要小、时间要短，逐渐加大、加长。行淋巴结清扫术者，斜方肌会有不同程度的受损，因此，切口愈合后应开始肩关节及颈部的功能训练，颈部功能训练能训练颈部剩余肌群功能，改善逐步代偿性肥厚，最大程度地恢复到术前水平，减少日后因颈部僵硬、凹陷畸形等对患者外貌的影响。患者功能训练至少持续至出院后 3 个月。

2）甲状腺术后出院患者较正常健康人群在日常生活能力、角色功能、心理情绪、睡眠等方面存在障碍，严重影响患者的生活质量，因此给予这些患者健康的临床指导就显得尤为重要。指导患者养成健康的生活方式，多运动以增强机体免疫力，保持充足的睡眠，避免过度劳累，多吃水果蔬菜以及营养丰富的食物，戒烟限酒，避免上呼吸道感染，忌辛辣刺激食物以及油腻、油煎食物。

（3）社会心理方面：向患者宣教甲状腺肿瘤切除术后的相关知识，答疑解惑，消除患者恐惧心理，使之以最佳的精神状态进行各种康复训练。鼓励患者朋友、家属探访时多倾听其述说，增强其安全感。

4. 出院后　甲状腺癌患者术后一般 8~12 日出院，在社区建立健康档案，针对住院期间时发现患者自我管理中存在的不足之处，给予健康指导，在住院及随访过程中及时对患者心理、饮食、并发症处理等情况进行评估，以便及时有效地进行跟踪指导。

（1）治疗相关方面：药物治疗的依从性是治疗的关键，评价和督导患者正确服药，按时监测用药效果，掌握合理饮食的意义，能够规律饮食，饮食搭配适宜，多食富有营养的食物等。

（2）康复相关方面：评价患者进行颈部的康复训练效果，及时纠正不正确方法，防止颈肩挛缩。由于术后颈部切口愈合留有瘢痕，帮助患者正确利用丝巾装饰颈部，使用比较合适的敷料等促进瘢痕消退，消除患者心理顾虑。

（3）社会心理方面：大多数甲状腺癌患者有恐癌心理，顾虑切口瘢痕影响外表美观，责任护士在随访中应针对患者不同性格，采取不同方式进行交流沟通。通过交流患者人格特征、心理反应以及对疾病的态度，耐心细致地进行心理疏导，降低焦虑及抑郁；必要时请专业心理治疗医师进行心理干预治疗。

（三）院外延伸护理

建立出院患者随访档案。记录患者住院期间的治疗方式及出院前连续护理认知问卷结果，清晰准确填写患者的家庭地址、联系方式，主要家庭成员的联系方式。制订随访计划：术后1个月内1次/2周，3个月内1次/月，1年内1次/3个月，1年后1次/6个月到医院门诊复查，检查颈部切口愈合情况。进行超声、CT等影像学检查，血液甲状腺功能化验，有无发生转移，体重及营养状况、心理状况评估。设定随访护士定期拨打随访电话或门诊复查并做好记录。

第五节　肺癌患者的连续护理

肺癌是我国最常见的恶性肿瘤之一。据统计，在发达国家和我国大城市，肺癌的发病率已居男性各种肿瘤的首位，男女之比约为3∶1~5∶1，近年来，女性的肺癌发病率也明显增加。肺癌发病率和死亡率均随年龄增长而上升，一般40岁以后肺癌发病率明显上升，肺癌发病率和死亡率到75岁左右达到高峰，然后有所下降。

【疾病特点】

（一）病因

1. 吸烟　吸烟被公认是肺癌最重要的危险因素。长期吸烟可诱发鳞状上皮癌或未分化小细胞癌，烟燃烧时释放致癌物质。

2. 空气污染　包括煤烟污染、油烟污染、环境烟草烟雾污染以及大气污染。

3. 职业因素　在工业部门和矿区的工作者，其肺癌的发病率较高，可能与长期接触石棉、铜、铬、镍、锡、砷、放射性致癌物质等有关。

4. 人体内在因素　人体的免疫状态、代谢活动、肺部慢性感染以及家族遗传等也会影响肺癌的发生发展。

（二）症状及体征

1. 早期肺癌无特殊症状，多在胸部X线检查时发现。肺癌的临床表现与肿瘤大小、对相邻的器官组织压迫与否及是否有转移等有关。

（1）咳嗽：当肿瘤生长在较大支气管内时患者可出现刺激性干咳。

（2）胸闷、气促：当肿瘤造成较大支气管阻塞而引起阻塞性肺炎和肺不张时，患者可出现胸闷、气促、发热等

（3）胸痛：当肿瘤引起阻塞性肺炎和肺不张时，可出现胸痛。如果患者出现持续性胸痛，提示肿瘤可能已累及胸膜。

（4）血痰：肿瘤炎症致组织坏死、毛细血管破损时会有少量出血，往往与痰混合在一起，呈间歇出现。

2. 肺癌晚期症状

（1）压迫或侵犯膈神经，引起同侧膈肌麻痹。

（2）压迫或侵犯喉返神经，引起声带麻痹、声音嘶哑。

（3）压迫上腔静脉引起面部、颈部、上肢和上胸部静脉怒张，皮下组织水肿，上肢静脉压升高。

（4）侵犯胸膜，可引起胸腔积液，多为血性。

（5）癌肿侵犯纵隔，压迫食管，可引起吞咽困难。

（6）上叶顶部肺癌，亦称 Pancoast 肿瘤或肺上沟瘤，可以侵入和压迫位于胸廓上口的器官或组织，如第一肋骨、锁骨上动脉和静脉臂丛神经与颈交感神经等，产生胸痛、颈静脉或上肢静脉怒张、水肿、臂痛和上肢运动障碍，同侧上睑下垂、瞳孔缩小、眼球内陷、面部无汗等颈交感神经综合征。

【治疗原则】

（一）手术治疗

常用的肺切除术：全肺切除、肺叶切除、袖形肺叶切除、肺段切除、瘤块切除。

（二）非手术治疗

1. 放射治疗

2. 化学治疗　小细胞肺癌首选化学治疗。

【连续护理】

肺癌患者一旦诊断明确，通常首选手术治疗，大多数患者的手术治疗效果理想。但术后的肺功能康复，术后患者切口愈合情况，以及后期放疗、化疗等持续时间比较长，患者及家属很难接受治疗的漫长过程，心理上会出现不同的反应，同时，由于疾病导致患者的家庭角色、社会角色发生变化，在治疗、康复、心理社会方面给予持续连续性护理非常必要。

（一）综合护理评估

1. 健康状况评估　肺癌患者的一般健康状况评分主要包括疼痛评分、咳嗽、咯血评估以及呼吸困难评估。入院时由主治医师及责任护士进行评估，根据具体情况进行性的治疗及护理。

（1）评估患者生命体征：监测呼吸的速率、节律，呼吸改变与活动的关系。

（2）疼痛情况：疼痛时间：静息痛或是活动后疼痛。疼痛的性质：锐痛、钝痛还是酸痛，持续痛还是间断痛，特别要观察记录加重疼痛的因素，评分采用疼痛评估尺（见图 2-1）。

（3）辅助检查：评估患者静脉血常规、血生化、肿瘤标志物结果，肺部增强 CT 检查、痰液脱落细胞检查、纤维支气管镜检查结果，骨扫描、肺活检穿刺等情况，及时记录并与医生及时联系。

2. 疾病相关评估

（1）评估患者有无咳嗽，是否为刺激性；有无咳痰，痰量及性状；有无痰中带血或咯血，咯血的量、次数。

（2）观察患者有无发绀、杵状指（趾）及呼吸困难。

（3）评估患者对疾病的认知：评估患者对肺癌治疗的了解程度，询问患者是否知晓手术、放疗、化疗的注意事项及不良反应等，国内研究的肿瘤患者连续护理认识问卷评估（见表 6-7）。

3. 社会心理评估　对患者的心理不适情绪采用国际研究广泛使用的心理痛苦程度评估表评估（见表 6-8）。

（二）连续护理实施

1. 入院时　根据肺癌患者临床治疗护理常规，呼吸困难、疼痛评分结果，肿瘤患者连续护理认知问卷评估结果制订连续护理方案。使患者掌握肺癌手术后注意事项、功能训练的方法，预防和减少高危患者并发症的发生。指导患者记录疾病治疗和康复日记，保存好影像学资料，医护人员追踪患者术后肺功能恢复情况，放疗、化疗后有不良反应的给予及时指导和护理。

（1）治疗相关方面：对社区建立健康档案的患者，责任护士要全面了解患者的既往健康信息。评估患者有无疼痛、咳嗽痰中带血等情况，协助患者完成必需的检查项目：血常规、尿常规、便常规；肝肾功能、甲状腺功能、生化和离子、肿瘤标志物、血糖、血脂；血沉、C 反应蛋白；凝血功能、血型检查。告知患者纤维支气管镜、增强 CT、痰液脱落细胞检查的方法及注意事项。根据患者的健康状况及检查结果，全面评估其病情程度。

（2）康复相关方面：患者入院时根据检查结果明确治疗方式，如手术治疗患者，入院时开始向患者介绍术后的护理及注意事项，如留置引流管的意义、拔管时间、体位的要求以及术后呼吸功能训练的方法，通过示教让患者掌握。常用的训练方式有深呼吸、缩唇呼吸、腹式呼吸。

1）深呼吸：胸腹式联合的深呼吸类似瑜伽运动中的呼吸操，深吸气时，先使腹部膨胀，然后使胸部膨胀，达到极限后，屏气几秒钟，逐渐呼出气体。呼气时，先收缩胸部再收缩腹部，尽量排出肺内气体。选择空气新鲜的地方，反复进行吸气、呼气，每次 3~5 分钟，每日进行 2~3 次。

2）缩唇呼吸：患者取端坐位，双手扶膝，舌尖放在下颌牙齿内底部，舌体略弓起靠近上颌硬腭、软腭交界处，以增加呼气气流的阻力，口唇缩成"吹口哨"状。吸气时让气体从鼻孔进入，这样吸入肺部的空气经鼻腔黏膜的吸附、过滤、湿润、加温可以减少对咽喉、气道的刺激，并有防止感染的作用。每次吸气后不要忙于呼出，宜稍屏气片刻再行缩唇呼气，呼气时缩拢口唇呈吹哨样，使气体通过缩窄的口形徐徐将肺内气体轻轻吹出，每次呼气持续4~6 秒，然后用鼻子轻轻吸气。要求呼气时间要长一些，尽量多呼出气体，吸气和呼气时间比为 1：2。按照以上方法每日练习 3~4 次，每次 15~30 分钟，吸气时默数 1、2，呼气时默数 1、2、3、4，就能逐渐延长呼气时间，降低呼吸频率。

3）腹式呼吸：取仰卧或舒适的冥想坐姿，放松全身。观察自然呼吸一段时间，右手放在腹部肚脐，左手放在胸部吸气时，最大限度地向外扩张腹部，胸部保持不动。呼气时，最大限度地向内收缩腹部，胸部保持不动，循环往复，保持每一次呼吸的节奏一致。细心体会腹部的一起一落，经过一段时间的练习之后就可以将手拿开，只是用意识关注呼吸过程即可。

（3）社会心理方面：向患者及家属介绍肺癌的临床表现、病程、时间及预后，让家属与患者认识到负面情绪对疾病的影响，使患者积极配合治疗。必要时请专业心理医生治疗。

2. 住院时　按照疾病诊疗指南，对患者进行手术治疗、术前化疗或放射治疗等。并由医疗团队医生、护士组成治疗小组。

（1）治疗相关方面：责任护士为患者进行抗生素静脉输液治疗；对于采取手术治疗的患者术后做好胸腔闭式引流管的护理，监测引流液的颜色、量、性质，协助患者采取合适体位，以利于呼吸和引流，鼓励患者深呼吸和有效咳嗽。协助医生做好术后疼痛评估和药物止痛治疗，协助患者练习床上大小便，保证充足的睡眠，以良好的状态进行康复训练。告知患者肺癌患者化疗、放疗的目的、不良反应以及注意事项。

（2）康复相关方面：术后除督导患者有效咳嗽、深呼吸等促进肺功能恢复的训练外，还需做好肢体和全身的功能训练。同时做好放疗、化疗患者的自我照护教育和指导。

1）上肢活动：可在术后24小时起进行患侧上肢活动，上肢上举过头，直至能摸到对侧的耳廓。

2）全身活动：患者清醒后即可进行床上翻身、坐位、弯曲等动作。术后第2日评估患者无不适情况，可以鼓励并协助患者在床边活动，以便于减少肺栓塞及下肢栓塞的发生率。

（3）心理社会方面：对患者进行心理疏导至关重要。根据肿瘤患者心理痛苦评估结果，及时疏导患者心理，必要时请医疗团队的心理学专家会诊治疗。积极与家庭成员沟通，与单位领导和同事联系，请治疗效果较好的患者给予现身鼓励疏导，充分利用社会支持系统，帮助患者适应疾病角色，认真学习和掌握护士指导的康复知识和技能，积极配合治疗，提高治疗效果，促进身体康复。

3. 出院前　患者掌握居家康复的技能，识别各种治疗后的不良反应，并能及时报告医生。

（1）治疗相关方面：考察患者进行呼吸功能训练的方法，告知患者肺癌早期呼吸功能已受到急性损害，及时给予面罩或鼻塞吸氧，纠正患者低氧血症，提高患者血氧饱和度，促进肺功能恢复。早期进行呼吸训练的目的是重建患者呼吸模式，增加患者膈肌活动度，提高患者肺泡换气量，减少患者呼吸时能量的消耗，缓解患者呼吸困难，改善患者肺癌切除术后肺的功能，提高训练的顺应性和有效性。

（2）康复相关方面：患者出院后要禁止吸烟，有肺功能减退的，要辅导患者逐渐增加运动量，避免过度疲乏，不到密集的人群中去，预防传染病，注意休息，定期复查，放疗、化疗患者，指导患者注意口腔卫生，避免食用刺激性食物，要少食多餐，进食易消化的食物，按时到医院复查相关的血液学检查。对于留置中心静脉导管CVC或PICC患者做好教育指导，正确使用导管维护记录册。

1）保持局部清洁干燥，观察穿刺处周围有无发红、疼痛、肿胀、渗出，导管体外部分在手臂弯曲时有无打折、破损，敷料有无卷曲、松动、潮湿，如发现以上异常应及时到医院请专业人员妥善处理。治疗间歇期每7日由专业护理人员对PICC导管进行冲管、换敷料、换输液接头等维护措施，如对敷料过敏，应换用其他品牌敷料或纱布，并应适当缩短更换敷料和消毒穿刺点的时间间隔。

2）可从事一般性日常工作、家务劳动、体育训练，但需避免使用置管侧手臂提过重（≥6kg）的物体，或做引体向上、托举哑铃等持重训练。

3）禁止游泳等，患者如需洗澡，则洗澡前应使用保鲜膜将导管包裹严密，上下用胶布贴紧，洗澡后检查敷料有无浸湿，如有浸湿需立即更换。

（3）心理社会方面：鼓励患者积极自我调适心情，主动参加癌症患者俱乐部活动，可以积极寻求家庭成员和朋友帮助，利用网络平台与朋友联系，减轻焦虑等负面情绪。

4. 出院后　患者由于疼痛、康复意愿低、缺少家庭成员的监督和支持等原因放弃康复训练或不按正确的方法训练和用药治疗，错过最佳康复时机，延缓康复进程，导致呼吸功能恢复不佳，放疗、化疗后骨髓功能恢复不好，影响后续治疗，因此，出院后连续护理实施至关重要。

（1）治疗相关方面：患者出院后需要到医院门诊复查，采集静脉血查血常规、血生化离子，行胸部 CT 检查。并由骨科医生评估呼吸功能，观察伤口恢复。由随访护士及社区医生与患者联系，对患者进行健康宣教跟踪指导。

（2）康复相关方面：成功的手术需要患者长期的康复训练，训练内容和方法技巧较多，延续护理可以使患者在出院后得到持续性和有效的健康指导和功能训练。患者居家康复时，需要按照呼吸功能训练方法练习呼吸。留置中心静脉导管时必须按照导管维护手册，定时到专业的医疗机构完成，并做好记录。戒烟限酒，养成健康的生活习惯，合理调配饮食，以保证摄入饮食的质与量，膳食搭配为高热量、高蛋白、高维生素、低脂肪、易消化食物，多吃新鲜蔬菜、豆类、蛋类，勿吃刺激性食物。

（3）社会心理相关方面：通过心理情绪调适，使患者能保持乐观情绪，主动说出心理感受，主动寻求他人帮助。

（三）院外延伸护理

建立肺癌患者的随访档案，以及时记录病情。①术后恢复：患者出院后随访护士每周进行电话回访，了解患者出院后病情变化，询问康复中遇到的问题，康复进度，并给予相应指导，提醒患者定期复查。②影像检查：影像检查可以显示肺癌患者肿瘤进展情况，每次门诊复查时需要携带之前的影像检查资料，作为病情变化的参考。术后第 1 年并不是每次复查都查胸部 CT，主要是复查与手术相关的项目。但术后每年至少要做 1 次胸部 CT 复查，有助于发现肺部微小病灶转移。一旦查到有问题，就要及时治疗，尤其是Ⅲ期非小细胞癌术后患者，更要进行定期复查。术后需要进行辅助化疗的患者，一般是 21 日 1 个疗程，需完成 4~6 个周期术后辅助化疗。每次化疗期间都要血常规、尿常规、便常规及血生化化验、心电图、胸部 X 线或 CT 等检查，如果发现复发，就及时处理。定期随诊检查最少应持续 5 年以上。由随访护士及呼吸科进行指导。

第六节　食管癌患者的连续护理

食管癌是我国常见的恶性肿瘤疾病，其中鳞癌占90%以上。食管癌发病率占全世界恶性肿瘤发病率的第八位，其死亡率占全世界恶性肿瘤死亡率的第六位。在我国，食管癌发病率居恶性肿瘤的第五位，其死亡率居恶性肿瘤的第四位。其发病具有明显的地区性，我国食管癌高发区为河南林县、太行山区、苏北地区、大别山区、川北地区、潮汕地区以及新疆哈萨克族聚居地区。

【疾病特点】

（一）病因

1. 不良饮食习惯　食物中维生素缺乏、速食、粗硬食、烫食、含有亚硝胺类化合物的腌制食品、霉变食物、咀嚼槟榔、长期吸烟饮酒等可能与食管癌的发生有关。

2. 微量元素缺乏　高发区环境中钼、硒、锌、镁等微量元素的缺乏可能与食管癌发生有关。

3. 慢性食管疾病　如贲门失弛缓症、食管良性狭窄等长期刺激可诱发食管癌。Barrett食管是食管腺癌的主要病因。

4. 病毒感染　如人乳头状瘤病毒可能与食管鳞状细胞癌发生有关。

5. 肥胖和高体重指数（BMI）　被认为是食管腺癌的高危因素。

6. 遗传因素　食管癌有家族聚集倾向。

（二）症状及体征

1. 食管癌早期症状　食管癌早期表现不明显，无吞咽困难。有人表现为"三感一痛"：咽下食物哽咽感，食物通过停滞感，食管内异物感，胸骨后烧灼样、针刺样或牵拉摩擦样疼痛。

2. 食管癌中晚期症状　主要表现为吞咽困难。开始是难咽干的食物，继而半流食，最后水和唾液也难以咽下。当癌肿向外侵犯时可出现持续性胸痛和背痛，侵犯相邻的组织时出现声音嘶哑、呃逆、呼吸急促和干咳，侵蚀主动脉时有大出血的危险。可触及肿大淋巴结，可有黄疸、腹水等。

【治疗原则】

（一）手术治疗

1. 开胸食管癌切除术及食管胃吻合术　适用于早、中、晚期食管癌切除和淋巴结清扫。

2. 不开胸食管切除术　适用于比较早期的范围局限的食管癌。

3. 姑息性手术　适用于吞咽困难明显的患者，主要是解决患者的进食问题。

（二）非手术治疗

晚期食管癌无法手术，姑息性放疗、化疗和免疫等综合治疗。或者是手术后需放疗、化疗序贯治疗。

【连续护理】

食管癌患者一旦诊断明确，通常首选手术治疗，大多数患者的手术治疗效果理想。术后患者切口愈合情况差，术后饮食结构改变，以及后期放疗、化疗等持续时间比较长，且通常会出现许多不良反应，如恶心、呕吐、骨髓抑制等，患者及家属很难接受，心理上会出现不同程度的焦虑、抑郁或痛苦不堪，影响继续治疗。同时，由于疾病导致患者的家庭角色、社会角色发生变化，经济方面存在的问题等，会给患者的持续治疗和复查带来很大的阻碍，因此，在治疗、康复、心理社会方面给予持续连续性护理非常必要。

（一）综合护理评估

1. 健康基本情况评估　食管癌患者综合评估为治疗提供基础，同时也为连续性护理提供依据。

（1）生命体征监测：评估患者有无发热、呼吸急促或困难、心率加快等。

（2）患者自理能力评估（见表6-1）。

（3）疼痛评估：应用疼痛评分尺对患者的疼痛情况进行评价，评估尺包含数字模拟评分法、文字描述评分法、面部表情评分法（见图2-1）。

（4）吞咽功能评分：根据患者进食情况进行评估（见表6-3）。

（5）辅助检查结果评估：根据血常规、血生化、肿瘤标志物、凝血功能、胃镜、淋巴结B超检查结果，与医生沟通，由医生团队决策后续检查和治疗方案。

2. 疾病相关评估　根据患者疾病不同时期进行针对性评估，包括深静脉置管、胃管、尿管及引流管时应做脱管评估。处于放射治疗期患者，评估有无吞咽障碍、放疗合并症等。

（1）放射性皮炎：放射性皮炎是肿瘤放射治疗时，局部皮肤受到一定剂量的射线照射。引起的皮肤黏膜炎症性损害。表现为局部皮肤出现红斑、脱屑、糜烂或溃疡等（见表6-4）。

（2）放射性食管炎的评估：患者在放疗结束后应尽早发现吞咽障碍并给予吞咽干预及康复护理，降低患者的并发症，有效改善患者预后，提高患者的生活质量。一般采用放射治疗肿瘤协作组（RTOG）放射损伤分级标准评级（见表6-6）。

（3）口腔黏膜及口腔炎评估：放疗、化疗对口腔黏膜有影响，常会影响患者进食甚至合并感染影响治疗（见表6-5）。

3. 心理社会评估　患者一旦确诊，常常出现否认、绝望，继而出现消极或积极的心理变化，随着治疗的进行，患者心理逐渐进入接受期，忍着巨大的心理痛苦，情绪出现波动，通过量表评估（见表6-8），为制订心理社会指导计划提供依据。

（二）连续护理实施

1. 入院时　患者由社区的疾病预防及健康观察转到医院的治疗阶段。

（1）治疗相关方面：对社区建立健康档案的患者，护士要全面了解患者的既往健康信息；协助患者完成必需的检查项目：血常规、尿常规、便常规；肝肾功能、生化和离子、血糖、血脂；血沉、C反应蛋白；凝血功能、血型等检查。根据患者的健康状况及检查结果，全面评估其病情程度。

（2）护理康复相关方面：患者入院时根据检查结果明确治疗方式，如手术治疗患者，入院时开始向患者介绍术后的护理及注意事项，如留置引流管的意义、拔管时间、体位的要求以及术后呼吸功能训练的方法，通过示教让患者掌握。告知患者饮水、饮食的渐进方式，如术后由饮水到流质饮食到半流食，告知患者注意事项。

（3）社会心理方面：食管癌患者得知病情后会感到绝望，认为生命将要终结，医护团队除为其提供综合性治疗外，对患者进行心理疏导也至关重要。医护人员要注意观察患者情绪变化，对患者的心理状态进行科学的评估。

2. 住院时

（1）治疗相关方面：食管癌引起的疼痛，应根据患者的年龄、性别选用止痛剂。教会患者使用疼痛自评尺，说明功能及正确报告的意义。临床上应按医嘱合理采用三阶梯止痛法：①轻度疼痛者：使用非阿片类制剂；②中度疼痛者：使用弱阿片类制剂；③严重疼痛者：使用强阿片类制剂。密切观察患者疼痛的部位及性质，有无咳嗽（呛咳）、体温、脉搏、血压等变化，以便及时发现食管穿孔、出血的症状。

（2）康复相关方面：帮助患者分析疼痛的原因，解释与疼痛有关的生物心理学问题，多与患者交谈疾病以外的话题，以转移其对疼痛的注意力。同时帮助患者做放疗、化疗护理。可让患者通过听音乐、读报、看书等方式放松心情，以便保持愉悦的心理状态，以缓解疼痛。

1）放射性皮肤反应：随着照射次数的增多，照射野区皮肤会发生不同程度的损伤，出现色素沉着，并会逐渐加深，使患者产生自卑心理。应及时做好解释及疏导工作，同时应做好皮肤护理，首先患者要穿宽松棉质无领衣服，面部、颈部避免阳光直射，局部皮肤要保持清洁，勿用肥皂或刺激性洗涤剂擦洗，不使用碘酒、酒精等消毒剂，有脱皮时勿撕剥，可在放疗前 4 小时及放疗后涂抹皮肤防护剂 2 次/日。

2）放射性食管炎：常在放疗 2 周后开始出现并逐渐加重，4 周后逐渐减轻。指导患者从治疗开始忌过冷、过热刺激性食物，每次进食后饮少量温开水冲洗食管，避免食物残渣遗留，预防食管炎的发生。食管炎发生后，患者因疼痛进食减少甚至拒绝进食。尽量减轻患者的思想负担，鼓励进食，必要时辅以口服的黏膜表面麻醉剂，起到镇痛作用，以防止食管黏膜水肿狭窄，指导患者进食细软、少渣、清淡、无刺激食物，避免粗糙、刺激、黏性食物。

3）放射性肺炎：临床表现为低热、干咳、胸闷，较严重者有高热、气急、胸痛、呼吸困难和发绀等，常伴肺部感染。慢性放射性肺炎进展缓慢，大多数患者无明显临床症状或仅有刺激性干咳，咳白色泡沫痰，有时胸闷，少数患者合并肺部感染时可有发热，应遵医嘱应用抗生素以及密切观察患者体温的变化，同时观察患者咳嗽、呼吸情况，如患者出现口唇发绀、呼吸困难时应给予半卧位，氧气吸入。保持呼吸道畅通，痰多、黏稠时可用化痰药物雾化吸入稀释痰液，同时给予叩背，并教会患者正确咳痰的方法。

4）骨髓抑制的护理：放疗、化疗均会引起骨髓抑制，放化疗同步治疗使骨髓抑制的发生产生累加。放疗、化疗过程每周监测血常规，如白细胞$<4×10^9/L$，给予重组人粒细胞刺激因子（G-CSF）并观察疗效，嘱患者注意休息。注意口腔卫生，饭前饭后用无刺激性的水漱口，保持口腔清洁，防止感染；刷牙用软毛牙刷，动作轻柔，以免损伤口腔软组织，不吃过酸或过咸的食物，禁用烟酒。加强营养，进食困难者给予静脉补充。

（3）社会心理相关方面：积极与患者进行交流沟通，耐心倾听患者倾诉心中的焦虑与痛苦，尽量满足患者的合理需求，减轻患者的心理压力，消除不良的心理反应，帮助其建立一个比较乐观积极的心态，增强战胜疾病的信心。

3. 出院前　患者由于疼痛、康复意愿低、缺少家庭成员的监督和支持等原因放弃康复训练或不按正确的方法训练和用药治疗，放疗、化疗后骨髓功能恢复不好，影响后续治疗，因此，出院后连续护理实施至关重要。

（1）治疗相关方面：如果有反酸、易饱胀、呛咳等不适感，是因为切除了食管，加上胃肠排空能力减弱，所以胃肠内食物和胃液有时会反流到食管引起不适，经过饮食和体位的调整措施后，一般可以缓解，如仍不能缓解，可以服用一些药物如奥美拉唑、多潘立酮等加以控制。如有腹泻症状，往往与手术后胃肠功能紊乱有关，除了注意食物要清洁外，应避免进食油腻食物，以免加重腹泻症状，经过饮食调理后，如仍不能控制腹泻，可服用一些止泻药物。如果感觉手术伤口有针刺样疼痛和麻木感，与手术时切断了胸壁的神经有关，经过数月后这种不适感会慢慢消退。

（2）康复相关方面：食管癌切除术后，可发生胃液反流至食管，患者可有反酸、呕吐等症状，平卧时加重。嘱患者半坐位或坐位进食，饭后2小时内不要平卧，可适当散步约30分钟，睡觉时可将上半身抬高30°。

（3）社会相关方面：针对住院期间患者进行的健康指导，在住院及随访过程中及时对患者心理情况进行评估，使患者能保持乐观情绪，主动说出心理感受，积极配合治疗。

4. 出院后

（1）治疗相关方面：针对住院期间对患者及家属进行的健康指导，在住院及随访过程中及时对患者并发症处理等情况进行评估，使患者了解疾病的相关知识及治疗要点。

（2）康复相关方面：为患者及主要照顾着进行详细的出院饮食指导：指导患者进食高热量、高蛋白、高维生素饮食，少食多餐，避免辛辣、刺激性食物，进食后应散步或保持半卧位，以免引起食物反流。对于放疗出现放射性食管炎及食管壁僵硬者应指导患者在接受放疗后半年内继续进食软食，禁忌油炸、硬质及刺激性食物，同时应做到细嚼慢咽。患者化疗后要选择清淡、营养丰富的饮食，配合进行有氧运动可达到促进食欲的作用。

（3）社会心理方面：要让患者知道一次放疗、化疗可能并不能解决所有问题，因此需要患者按照要求定期复诊以确定疗效并观察是否出现新的变化。

（三）院外延伸护理

为患者建立随访档案，以便及时填写患者病情。指导患者定期复查：观察是否复发、转移，为患者制订相应的复查时间表，出院后1年内应1~2个月复查1次，随着时间延长，复查时间可适当延长至每3~6个月1次，5年以上者可每年1~2次。并利用电话进行随访，了解患者出院后的治疗效果、病情变化和恢复情况，对患者出院后的注意事项加以告知，对患者现存的健康问题进行评估，解答患者出院后的问题，并给予相应的健康教育指导，将护理从医院延伸到家庭成员，不仅可以节省人力资源，同时可提高患者居家的生活质量，可针对患者目前最急需解决的饮食问题给予相应的指导。

第七节　结直肠癌患者的连续护理

结直肠癌包括结肠癌和直肠癌，两者在发病原因、预防、治疗和预后方面颇多相似之处，所以一般统称为大肠癌。发病率从高到低依次直肠、乙状结肠、盲肠、升结肠、降结肠及横结肠，近年有向近端（右半结肠）发展的趋势。其发病与生活方式、遗传、大肠腺瘤等关系密切。发病年龄趋老年化，男女之比为1.65∶1。

【疾病特点】

（一）病因

1. **环境因素**　在各种环境因素中，以饮食因素最重要，大肠癌的发病率与食物中的高脂肪消耗量呈正相关关系。另外，也可能与微量元素缺乏、生活习惯改变有关。

2. **遗传因素**　国内外均有"大肠癌家庭性"的报道，大肠癌家庭聚集性患者死于大肠癌者比一般患者明显增高。

3. **大肠腺瘤**　大肠腺瘤的发病情况与大肠癌颇为一致。有人统计，具有1个腺瘤的患者其大肠癌的发生率比无腺瘤者高5倍，多个腺瘤患者比单个腺瘤患者高出1倍。

4. **慢性大肠炎症**　肠癌流行与血吸虫病的流行区域呈正相关关系，一般认为，由于血吸虫而导致肠道的炎性改变，其中一部分会发生癌变。肠道的其他慢性炎症也有癌变的可能，如溃疡性结肠炎，有3%~5%癌变。

（二）症状及体征

直结肠癌早期无症状，或症状不明显，仅感不适、消化不良、大便潜血等。随着癌肿发展，症状逐渐出现，表现为大便习惯改变、腹痛、便血、腹部包块、肠梗阻等，伴或不伴贫血、发热和消瘦等全身症状。因发病不同而表现出不同的临床症状及体征。

1. **右半结肠癌**　主要临床症状为食欲减退、恶心、呕吐、贫血、疲劳、腹痛。右半结肠癌导致缺铁性贫血，表现为疲劳、乏力、气短等症状。

2. **左半结肠癌**　左半结肠肠腔较右半结肠肠腔窄，左半结肠癌更容易引起完全或部分性肠梗阻。肠阻塞导致大便习惯改变，出现便秘、便血、腹泻、腹痛、腹部痉挛、腹胀等。带有新鲜血的大便表明肿瘤位于左半结肠末端或直肠。

3. **直肠癌**　便血是直肠癌最为常见的症状，可伴有脓血便、排便习惯的改变及梗阻。癌肿部位较低、粪块较硬者，易受粪块摩擦引起出血，多为鲜红或暗红色，不与成形粪便混合或附于粪柱表面，误诊为"痔"出血。

4. **肿瘤浸润及转移症状**　最常见的浸润形式是局部侵犯，肿瘤侵及周围组织或器官，造成相应的临床症状。肛门失禁、下腹及腰骶部持续疼痛是直肠癌侵及骶神经丛所致。肿瘤细胞种植转移到腹盆腔，肿瘤在腹盆腔内广泛种植转移，形成腹腔积液。

【治疗原则】

（一）手术治疗

不同部位结肠选择不同的手术方式。

（二）非手术治疗

1. 全身化疗　根据病理结果和分期，给予持续性化学性药物的治疗。
2. 局部放疗　盆腔放射治疗。
3. 结肠癌靶向药物治疗。

【连续护理】

早期直结肠癌患者首选手术治疗，大多数患者的手术治疗效果理想。根据不同部位选择不同的手术方式，术后患者切口愈合情况差，持续放疗、化疗等时间比较长，且通常会出现不良反应，如恶心、呕吐、骨髓抑制等，特别是癌肿位置低者，需要行肠造口术，大便方式发生改变，患者心理上很难接受，出现不同程度的焦虑、抑郁或痛苦不堪，影响继续治疗。此外，由于疾病导致自我形象改变，患者的家庭角色、社会角色发生变化，经济方面存在的问题等，会给患者持续治疗和复查带来很大的阻碍，因此，在治疗、康复、心理社会方面给予连续性护理非常必要。

（一）综合护理评估

1. 健康基本情况评估　患者综合评估为治疗提供基础，同时也为连续性护理提供依据。

（1）生命体征监测：评估患者有无发热、呼吸急促或困难、心率加快等。

（2）患者自理能力评估（见表6-1）。

（3）疼痛评估：应用疼痛评分尺对患者的疼痛情况进行评价，评估尺包含数字模拟评分法、文字描述评分法、面部表情评分法（见图2-1）。

（4）评估患者大便情况：大便次数、量、形状、有无肉眼血便等。

（5）辅助检查结果评估：根据血常规、血生化、肿瘤标志物、凝血功能、大便常规及潜血、胃镜检查、淋巴结B超检查结果进行评估，与医生沟通，由医生团队决策后续检查和治疗方案。

2. 疾病相关评估　根据患者病理诊断及治疗阶段，应用肿瘤患者连续护理认识问卷结合疾病特点评估：①腹部手术切口愈合情况；②有无直肠造瘘，造口护理是否妥当，了解患者对造口护理掌握情况；③患者的饮食情况以及与大便的相关性；④患者对当前治疗知识的了解程度，如化疗周期及化疗期需注意的内容，放疗期自我护理相关知识。

3. 心理社会评估　肠造口是直肠癌、结肠癌等术后在患者腹壁上人为开口，把一段肠管拉出腹腔，使肠黏膜缝合在腹壁皮肤上，形成了粪便出口的改造，称为肠造口。肠造口由于没有括约肌，大小便失去控制，因此需要靠造口器具来控制排泄。患者一旦确诊，结肠造口改变了患者的形象和生活方式，带来很大心理压力，通过量表（见表6-8）评估心理痛苦程度，为制订康复指导计划提供依据。

（二）连续护理实施

1. 入院时　患者由社区的疾病预防及健康观察，转到医院的治疗阶段。

（1）治疗相关方面：对社区建立健康档案的患者，护士要全面了解患者的既往健康信息；协助患者完成必需的检查项目：便常规、便潜血、尿常规、血常规；肝肾功能、生化和离子；血脂、血沉、肿瘤标志物；凝血功能、血型等检查。根据患者的健康状况及检查结果，全面评估其病情程度。

（2）护理康复相关方面：根据患者疾病不同时期进行针对性评估，包括深静脉置管、胃管、尿管及引流管时应做脱管评估。告知患者肠造口的护理方式。处于放射治疗期患者，评估有无吞咽障碍、放疗合并症等。

（3）社会心理方面：注意倾听患者对疾病治疗的态度，了解患者担心的问题，把握患者心理变化的对象。

2. 住院时　医疗团队由主管医生、责任护士、康复师组成。根据患者检查结果制订手术方式、术后治疗方法。

（1）治疗相关方面：结直肠癌术后重点做好手术切口的护理，观察结肠造口恢复情况，观察大便情况。

1）化疗常采用两种以上药物联合治疗，注意静脉化疗药物治疗期间的不良反应及预防护理，如药物奥沙利铂（L-OHP）所致的外周神经毒性，氟尿嘧啶（5-FU）所致的手足综合征，注意保暖，避免使用凉水。

2）放射性皮炎：Ⅰ度皮炎可选用1%冰片滑石粉涂撒，并尽可能暴露局部皮肤；Ⅱ度皮炎可选用1%合霉素羊毛脂或喜疗妥涂擦，严重者先用1/500呋喃西林溶液清洗创面，再外敷促进表皮生长的药物如维斯克、依济复喷或喷敷复方维生素 B_{12} 注射液等；Ⅲ度皮炎在正常治疗下是不应出现的，严重者需植皮治疗；Ⅱ、Ⅲ度损伤者，采取暴露法严格无菌操作，定期换药。有水疱者用无菌注射器将水抽出，结痂者用无菌剪刀剪去痂皮，伴局部感染者，清除坏死组织，涂抹莫匹罗星或全身应用抗生素。

3）盆腔照射患者，鼓励患者多饮水，如出现尿急、尿频、尿痛等尿路刺激症状，要查明是否存在尿路感染，及时就诊使用尿道抗痉挛药物及抗生素。告知患者治疗前排空小便，减少膀胱反应。说明腹部肿瘤患者接受放疗时常有恶心，甚至呕吐、腹泻等现象，是因为放射线照射后，正常胃肠黏膜上皮发生充血、水肿所致，此时指导患者吃高蛋白、低脂肪和易消化的食物，避免食用刺激性食物。

（2）康复相关方面：通过示范和讲解教会患者结肠造口的清洁和换药，保证患者日常生活，顺利渡过难关，提供患者战胜疾病的信心。

1）教会患者更换造口袋，程序为：①由上向下撕离造口袋，动作轻柔，切忌粗暴撕离,损伤皮肤,注意伤口与造口距离,撕离造口袋要避免污染伤口及粪液倒流,造成污染。②温水擦洗造口周围皮肤:如造口周围皮肤有出血皮炎等,可用造口粉喷洒,然后用棉签将多余造口粉扫除以免影响造口袋的粘贴效果,如发现皮肤有凹陷皱褶,可用防漏膏将皱褶垫平造口袋,也可视情况涂防漏膏再使用造口袋。③测量造口大小,根据数值修剪出造口袋中心孔,用手指磨平磨滑造口边缘。④试戴修剪好的造口袋底盘,造口袋底盘与造口黏膜之间缝隙为 1~2mm。⑤撕去造口袋粘贴面上的贴膜,按照造口位置由下而上将造口袋贴上,贴好后按压底盘 3~5 分钟。⑥连接造口袋与造口底盘,检查并夹好便袋夹,固定造口袋腰带。指导患者自我护理造口,采用示范-参与自我护理的模式,护理时让患者观看全过程 1~2 次,到独立操作 1~2 次,以确保患者在出院前能完全自我处理造口。

2)观察识别造口常见异常,观察肠段有无回缩、出血、坏死等现象。

(3)社会心理方面:肠造口术后患者常有抑郁、自卑、依赖等心理问题。医护人员应在术后与患者进行良好的沟通,给予患者支持、关心和安慰。同时鼓励患者尽早学会肠造口的护理方法,促进其心理康复,勇敢地正视现实,振作起来,树立战胜疾病的信心。

3. 出院前 根据住院治疗方案及治疗情况,评估患者自我护理能力是否改善,再次完成肿瘤患者连续护理认知问卷(见表6-7),根据结果强化康复知识的学习指导。

(1)治疗相关方面:加强对患者家属的造口护理教育,以协助患者提高造口护理能力。告知患者在身体状况完全康复后,仍然可以参加工作,但避免重体力劳动,以免形成造口旁疝或造口脱垂等。可适量参加一些不剧烈的体育运动,此外,告知患者性生活前检查造口袋的密封性,排空、更换造口袋,最好佩戴迷你型造口袋。自己必须充满信心,取得配偶的理解,从而消除顾虑。

(2)康复相关方面:术后放疗及化疗恶心、骨髓抑制、末梢神经性肢端疼痛等,早期以易消化、纤维素少的软食为主,随着胃肠功能的恢复逐渐增加含有膳食纤维的蔬菜,但需适度增加,以免摄入过多的膳食纤维引起肠梗阻。同时做好三级预防,减少油脂类食物的含量,一般每日控制在 50g 以下,避免使用油炸、烟熏、烧烤类食物。减少食物中盐的摄入,因食盐过多会诱发大肠癌复发的危险。评估患者造口维护方法掌握情况,给予针对性纠正。

(3)社会心理方面:针对情绪低落有焦虑抑郁倾向的患者,介绍并鼓励患者参加一些病友活动,为患者创造与已康复的病友沟通和交流的机会,使患者从中得到启发,树立正确的人生观。

4. 出院后 患者由于排便方式改变,出现自卑,缺少家庭成员的监督和支持等原因放弃治疗，不按正确时间计划用药治疗，放疗、化疗后骨髓功能恢复不好，影响后续治疗，出院后针对性连续护理实施对患者的康复及回归社会具有极其重要的作用。

（1）治疗相关方面：让患者了解疾病的相关知识及治疗要点，能够认识到合理饮食的重要性，科学合理饮食，预防放疗、化疗的不良反应。正确识别大便异常的表现，按时复查，及早发现变化，及早治疗。

（2）康复相关方面：嘱患者衣服要柔软、舒适，避免穿紧身衣裤，以免压迫、摩擦造口，影响血液循环。指导日常生活，保持大便成形，并养成定时排便的习惯。使用有底板的造口袋，只要在底板与皮肤接触处封上一圈防水胶布，即可安心沐浴。指导患者做好性生活前准备，避免造口受压。

（3）社会心理方面：鼓励患者主动说出心理感受，保持乐观情绪，缓解情绪和行为之间的恶性循环关系，正确面对疾病，积极配合治疗。

（三）院外延伸护理

建立结直肠癌患者的随访档案，可以及时记录病情，有效预防各种风险因素。制订随访计划：一般于患者出院后1、3、6、12个月随访，根据患者的心理状态、身体状况、文化层次、民族及方言等选择适宜的交谈方式，创造轻松的谈话氛围，态度温和，通过交谈引导患者说出对人和物的看法，了解患者的思想、感受及出院后的治疗效果、病情变化和恢复情况，对患者出院后的不良行为加以告知，对患者现存的健康问题进行客观评估，解答患者出院后的问题，并给予相应的健康教育指导。指导患者进行影像学检查。对患者进行个性化健康教育指导，协助患者建立良好的饮食和规律的睡眠习惯，戒烟限酒，少食刺激性强和生、冷、硬食物，循序渐进地增加日常活动量。评估患者的心理状态，指导患者认识和找出负面想法、感觉和行为，充分了解应激、情绪和症状之间的关系，辅导患者进行自我心身调养，帮助患者正确面对疾病、积极治疗和康复训练，早日回归社会。

第八节　乳腺癌患者的连续护理

乳腺癌是妇科常见的乳腺癌肿瘤之一，据临床调查显示，其发病率在妇科恶性肿瘤中约占41%左右，且呈逐年上升趋势，而男性患乳腺癌比较罕见，在所有乳腺癌患者中的比例低于1%，在男性恶性肿瘤患者中的比例低于1%。

【疾病特点】

（一）病因

乳腺癌的病因尚不清楚，目前认为与下列因素有关。

1. 雌酮及雌二醇与乳腺癌的发病有直接关系 20 岁前本病少见，20 岁后本病发病率迅速上升，绝经期前后妇女发病率继续上升，可能与年老者雌酮含量升高相关。

2. 乳腺癌家族史 乳腺癌一级亲属与一般人群相比，患乳腺癌危险性通常增加 3~4 倍，而且第二代患有癌症的平均年龄较一般人群可提前约 10 年。

3. 月经初潮早于 12 岁、绝经期迟于 50 岁、未孕或未哺乳。

4. 部分良性疾病 多数认为乳腺小叶有上皮高度增生或不典型增生者可能与乳腺癌发病有关。

5. 营养过剩、肥胖、高脂饮食可增加乳腺癌的发病机会。

6. 环境因素及生活方式 如北美、北欧地区乳腺癌发病率为亚洲地区 4 倍。

（二）症状及体征

1. 常见乳腺癌的临床表现

（1）乳房肿块

1）早期：表现是患侧乳房出现无痛性、单发的小肿块，多见于外上象限，质硬，表面不甚光滑，与周围组织分界不清，尚可推动。

2）晚期：肿块固定：癌肿侵入胸膜和胸肌时，固定于胸壁而不易推动。卫星结节、铠甲胸：癌细胞侵犯大片乳房皮肤使皮肤表面出现多个坚硬小结或条索，呈卫星样围绕原发病灶。结节彼此融合、弥漫成片，可延伸至背部及对侧胸壁，致胸壁紧缩呈铠甲状时，呼吸受限。皮肤破溃：癌肿侵犯皮肤并破溃形成溃疡，常有恶臭，易出血。

（2）乳房外形改变：随着肿块增大，乳房局部隆起；若癌肿侵及 Cooper 韧带，可使其缩短而致癌肿表面皮肤凹陷，呈"酒窝征"；邻近乳头或乳晕的癌肿因侵及乳管使之收缩，可将乳头牵向癌肿侧；乳头深部癌块侵及乳管可使乳头内陷。肿块继续增大，若皮内和皮下淋巴管被癌细胞阻塞而引起淋巴回流障碍，出现真皮水肿，皮肤呈"橘皮样"改变。

（3）转移征象：淋巴结转移常见部位为患侧腋窝淋巴结。先为少数、散在、质硬、无痛、可被推动；继之个数增多并融合成团，甚至与皮肤或深部组织粘连。有肺和胸膜转移时可出现咳嗽、胸痛、气急、呼吸困难；椎骨转移者常伴腰背痛，股骨转移则可引起病理性骨折；肝转移者可伴有肝肿大和黄疸。

2. 特殊类型乳腺癌的临床表现

（1）炎性乳腺癌：多见于年轻女性，表现为患侧乳房皮肤红、肿、热、硬，尤似急性炎症，但无明显肿块。癌肿迅速浸润整个乳房；常可累及对侧乳房，恶性程度高，预后极差。

（2）乳头湿疹样乳腺癌：乳头有瘙痒、烧灼感，之后出现乳头和乳晕皮肤发红、糜烂、潮湿，如同湿疹样，进而形成溃疡；有时覆盖黄褐鳞屑样痂皮，病变皮肤较硬，部分患者于乳晕区可扪及肿块。该型恶性程度低，腋窝淋巴结转移晚。

【治疗原则】

以手术治疗为主，辅以化疗、放疗、内分泌治疗、生物治疗等综合治疗。

（一）手术治疗

目前应用的乳腺癌根治术、乳腺癌扩大根治术、乳腺癌改良根治术、全乳房切除术、保留乳房的乳腺癌切除术5种手术方式均属治疗性手术。如今力求缩小手术范围，而加强术后综合辅助治疗。手术方式的选择应根据病理分型、疾病分期及辅助治疗的条件而定。对可切除的乳腺癌患者，手术应达到局部及区域淋巴结最大限度的清除，以提高生存率，再考虑外观及功能。

（二）非手术治疗

1. 化学药物治疗　是一种必要的全身性辅助治疗，需在手术后近期内开始，联合化疗的效果优于单药化疗。

2. 放射治疗　属局部治疗方法之一，术前放疗可用于局部进展期乳腺癌；在保留乳房的乳腺癌切除术后，放疗是重要组成部分。

3. 内分泌治疗　癌肿细胞中雌激素受体含量高者，称激素依赖性肿瘤，可通过调节内分泌治疗。去势治疗：年轻妇女可采用卵巢去势治疗，包括药物（LHR类似物）、手术或X线去势。抗雌激素治疗：常用他莫昔芬，该药可降低乳腺癌术后复发及转移，对雌激素受体、孕激素受体阳性的绝经期妇女效果尤其明显，同时可减少对侧乳腺癌的发病率。芳香化酶抑制剂：这类药物能抑制肾上腺分泌的雄激素转变为雌激素过程中的芳香化环节，从而降低雌二醇，达到治疗的目的。

4. 生物治疗　主要用于Her-2阳性患者，特别是对其他化疗药物无效者。

【连续护理】

乳腺癌是女性最常见的恶性肿瘤，近年来发病率呈逐年上升趋势，由于早期诊断和治疗方式的改进和创新，早期、中期患者生存率提高。患病以女性为多，手术是首选治疗手段，不同程度地影响患者的生理结构和功能，严重影响患者的个体形象、家庭角色和社会角色，患者和家属往往难以接受。术后放疗、化疗、靶向药物治疗、内分泌治疗是乳腺综合治疗的有效方法，由于治疗持续时间较长，患者和家属对手术前后化疗的认识和准备不足，不能坚持完成手术前后的化疗。一侧乳腺癌同时可能对侧发生，需要长期监测相关指标。对患者做三级预防的连续护理，对患者的疾病转归、生活质量有非常重要意义。

（一）综合护理评估

1. 健康基本情况评估 患者综合评估为治疗提供基础，同时也为连续性护理提供依据。

（1）生命体征监测：评估患者有无发热、呼吸急促或困难、心率加快等。

（2）患者自理能力评估（见表6-1）。

（3）评估患者乳腺外观及淋巴结情况：乳头、乳晕有无溢液，橘皮样改变。

（4）辅助检查结果评估：根据血常规、生化、肿瘤标志物、凝血功能、大便常规及潜血，乳腺、淋巴结超声检查结果进行评估，与医生沟通，由医生团队决策后续检查和治疗方案。

2. 疾病相关评估 根据患者疾病不同时期进行针对性评估，如对疾病认知是否准确、了解患者对肿瘤连续护理认知情况（见表6-7），评估深静脉置管，处于放疗、化疗治疗期患者，评估有无放疗、化疗合并症等。

3. 心理社会评估 患者通常在确诊后随着时间的推移出现不同的心理变化，早期恐惧、焦虑使绝大多数患者会谈癌色变，对疾病预后丧失信心，在整个诊治过程中，基本上处于对癌症及其治疗的适应或应付状态。治疗效果突出时，会因治疗伴随的不良反应感到痛苦，评估患者的负面情绪和痛苦程度（见表6-8），有利于制订合理的护理指导方案。

（二）连续护理实施

根据乳腺癌检查诊断和临床治疗护理常规、肿瘤患者连续护理认知问卷、患者心理痛苦程度评估制订连续护理方案。使患者掌握手术后注意事项、功能训练的方法，预防和减少高危患者并发症的发生。出院时告知患者保存好术前、术后及复查的影像学资料，医护团队人员追踪患者术后变化并给予实施指导，提高患者的生活质量。

1. 入院时 患者由社区的疾病预防及健康观察，转到医院的治疗阶段。

（1）治疗相关方面：对社区建立健康档案的患者，护士要全面了解患者的既往健康信息。指导患者完成肿瘤患者连续护理认知问卷调查，根据结果协助患者完成必需的检查项目：血常规、尿常规；肝肾功能、甲状腺功能、生化和离子；血脂、血沉、C反应蛋白；凝血功能、血型、肿瘤标志物检查，以及乳腺超声和细针穿刺病理学检查、淋巴结超声、乳腺钼靶和磁共振检查。根据患者的健康状况及检查结果，全面评估其病情程度，为制订治疗决策提供依据。

（2）康复相关方面：患者入院时对疾病的认识存在差异，在评估结果的基础上，向患者介绍乳腺结构，手术方法，术后留置引流管的意义及注意事项，术后早期功能训练的意义及方法。

（3）社会心理相关方面：入院和确诊阶段患者存在恐惧心理和焦虑心理。恐惧是肿瘤患者普遍存在的最初心理反应，因化疗药物费用相对昂贵，患者担心家里的经济承受能力，担心病后失去职业和地位，减少经济来源，害怕遭到家人及朋友的嫌弃，致使精神紧张，饮食、休息不好，睡眠质量差。鼓励患者表达自我感受，指导患者渡过心理调适期，树立战胜疾病的信心；

2. 住院时　患者住院后接受手术治疗，或者放、化疗、靶向治疗、内分泌治疗，在住院时需要加强针对性的护理及健康教育。

（1）治疗相关方面

1）化疗期间：向患者解释进食饮水的重要性，保证尿量在 1500ml/d 以上，保持大便通畅，观察有无腹痛、腹泻，尿、便颜色、性质。化疗时可给予冰帽或冰枕以预防脱发，有脱发建议用合适的帽子、假发；定期监测血常规、心肝肾功能，有异常据医嘱及时处理。患者出院化疗间隙在家休养注意环境保持空气新鲜，温湿度适宜，多饮水，少到人口密集空气不流通的场所，减少感染机会，做好口腔、皮肤、外阴、肛门的清洁护理。化疗间歇期管路护理。

2）内分泌治疗：辅助内分泌治疗可以降低激素受体阳性乳腺癌患者的复发转移风险和病死率，2012 年的美国国家综合癌症网乳腺癌临床实践指南建议，雌激素受体或孕激素受体阳性的乳腺癌患者术后需要接受至少 5 年的内分泌治疗。常规使用药物为口服他莫昔芬和芳香化酶抑制剂。患者持续按照时间和剂量服药，可抑制患者雌激素水平，降低肿瘤复发并提高其生存质量。而雌激素可抑制破骨细胞的活性，对成骨细胞则有激活作用，内分泌治疗药物削弱雌激素作用，会加剧骨丢失的发生。因此临床责任护士在患者住院期间应发挥教育作用，充分重视与患者沟通，以了解患者的心理需求和知识需求，给予患者心理支持和专业知识宣教，对重点对象实施个性化指导和教育，让患者充分了解内分泌治疗相关知识，详细告知长期、按时、按量服用内分泌治疗药物及复查的重要性，以提高患者用药依从性，减少药物不良反应，提高治疗效果。

3）手术治疗的患者：术后保持引流管通畅，注意体位配合，告知患者康复训练的时间和要求，同时加强饮食管理。

（2）康复相关方面：由于手术切除胸部肌肉、筋膜和皮肤，使患侧肩关节活动明显受限，随着时间推移，肩关节挛缩可形成冰冻肩，术后加强肩关节活动可增强肌肉力量、松解和预防粘连，最大程度恢复肩关节的活动范围。早期活动，循序渐进。

1）术后 24 小时：活动手指及腕部，可做伸指、握拳、屈腕等训练。

2）术后 1~4 天：进行肌肉的等长收缩，利用肌肉泵作用促进血液、淋巴回流；可用健侧上肢或他人协助患侧上肢进行屈肘、伸臂等训练。

3）术后 5~7 天：患者可坐起，鼓励患者使用患侧手洗脸、刷牙、进食等。

4）术后 1 周后：引流管引流期间，禁止患肢外展。引流管拔除 2 天后，循序渐进做抬高患侧上肢（将患侧的肘关节伸屈、手掌置于对侧肩膀，直至患侧肘关节与肩平）、手臂爬墙（面对墙壁，分足而立，不可踮脚，脚尖距墙壁 30cm，使手掌贴于墙壁，开始时指尖平双肩的高度，然后利用手指的屈伸活动，使上肢向上移动，每日记录高度，加强患肢抬高功能，逐渐递增幅度，直至患侧手指能高举过头）、梳头（以患侧手越过头顶梳对侧头发，扪及对侧耳朵）、滑绳运动（将绳子的手柄端穿过尾端的固定环内，形成一个闭合的环，使拉绳两头形成一个手环，双手握住挂在悬于头顶上方挂钩上绳子的两端，轮流拉扯两边绳端至疼痛为止，通过调节扣，逐渐缩短绳子的长度直至患侧手臂抬至额头高度，方便患者进行功能训练）等训练（乳房术后保健操见图 6-1，文末彩图）。

具体实施根据患者实际情况，不可一味求同。

（3）社会心理相关方面：解释手术及放疗、化疗的重要性，鼓励患者表达自我感受，介绍患者与有同样经历且已经痊愈的患者联系，指导患者度过心理调适期，告知患者今后行乳房重建的可能，树立战胜疾病的信心；对于男性乳腺癌患者，多与患者沟通，鼓励其表达自我感受，减轻患者自卑心理，提高患者面对疾病的勇气，增强其自信心。

3. 出院前　出院前评估患者对康复相关方面的认知，并给予针对性的指导教育，有助于术侧上肢的功能恢复，避免出现因方法不当而导致的残疾。

（1）治疗相关方面：介绍义乳或假体是患者改善自我形象的方法及其作用和应用。如出院时暂佩戴无重量的义乳，有重量的义乳在治愈后佩戴。根治术后 3 个月行乳房再造术，但有肿瘤转移或乳腺炎者，严禁假体植入。

（2）康复相关方面：预防上肢水肿，功能训练需注意的几个问题。

1）从指关节、肘关节到肩关节循序渐进分阶段进行。

2）掌握合适的力度和活动度，避免患肢过度劳累和下垂过久，引起肢体肿胀，肩部活动以不产生明显疼痛为限。

3）活动的时间：活动过早，可使皮瓣滑动影响伤口愈合；过迟又易造成皮下积液、上肢肿胀及瘢痕形成。一般术后 24 小时无活动性出血即可活动。

4）复训练以患者自主功能训练为主，出院后还应坚持功能训练半年以上。

5）放疗、化疗时，鼓励患者摄入高蛋白、低脂肪、易消化的清淡食物，多饮水，多食新鲜蔬菜水果，少食多餐，食用色香味俱全的食物，忌辛辣、油腻等刺激性食物，戒烟限酒。

6）指导患者勿在患侧上肢测血压、抽血、静脉注射或皮下注射等。

7）指导患者保护患侧上肢：平卧时用软枕抬高患侧上肢，下床活动时用吊带托扶；需他人扶持时只能扶健侧，以防腋窝皮瓣滑动而影响创面愈合；避免上肢下垂过久。

8）肢体肿胀严重者，可戴弹力袖或使用弹力绷带以利于回流；局部感染者，应用抗生素治疗。

（3）社会心理相关方面：家属心理指导，对已婚女性，同时对丈夫进行心理指导，使其认识并接受妻子手术后身体形象的改变；做好亲属的心理指导，认识到疾病的长期性，给患者提供支持。

4. 出院后　乳腺癌患者的治疗过程长，需要周期性放疗、化疗等。出院前指导患者保存好检查资料，确认好再次治疗和检查的时间计划，保证治疗的顺利完成。

（1）治疗相关方面：术后 2 年内每 3 个月复查 1 次，2~5 年每半年复查 1 次，5 年后每年复查 1 次。

（2）康复相关方面：多数乳房疾病是由患者发现的，定期的乳房自查有助于及早发现乳房的病变。检查最好在月经后的 7~10 日。自查方法：

1）站在镜前以各种姿势（两臂放松垂于身体两侧、双手撑腰、向前弯腰或双手高举枕于头后）比较两侧乳房大小、形状是否对称、轮廓有无改变、乳头有无内陷及皮肤颜色。

2）于不同体位（平卧或侧卧），将手指平放于乳房，从外向乳头环形触摸，检查有无肿块。

3）检查两侧腋窝有无肿大淋巴结。

4）用拇指及食指轻轻挤压乳头查有无溢液。疑有异常及时就诊。

（3）社会心理相关方面：了解情绪与疾病的相关性，鼓励患者保持积极乐观的心态。

（三）院外延伸护理

建立出院患者随访档案，记录患者住院期间的疾病情况、功能恢复情况，家庭电话及住址。出院时发放功能训练路径表（根据患者出院时患肢恢复情况，为每位患者制订具体活动时间、活动方式及强度）指导患者按路径进行功能训练。同时科室留存 1 份，放入档案。每周进行电话回访 1 次，询问康复中遇到的问题，1周内康复进度，根据情况进行具体指导。使用微信平台，方便患者咨询，通过微信形式随时为患者家属解决照顾患者过程中存在的问题。

参考文献

1. 王莉莉，王蓓，王开慧，等. 自制手爬墙工具在乳腺癌术后功能训练中的效果分析. 实用临床医药杂志，2012，16（20）：1-3.

2. 徐萍. 延续性护理干预对乳腺癌患者术后恢复的影响. 中国实用医药，2016，11（3）：235-236.

3. 周春兰，李晓瑾，李文姬，等. 延续性护理对乳腺癌术后患者癌性疲乏及生存质量的影响. 实用医学杂志，2015，31（4）：663-665.

4. 叶桦，王虹，代晓捷. 延续性护理对乳腺癌患者术后化疗健康知识掌握情况及生活质量的影响. 广东医学，2015，36（1）：159-161.

5. 曹伟新，李乐之. 外科护理学. 北京：人民卫生出版社，2008.

6. 张兰凤，叶赟，刘敏杰. 延续性护理在癌症出院患者中的实践研究进展. 中国护理管理，2012，10（11）：91-94.

7. 吴蓓，单佩佩，陈美华. 微信健康指导对乳腺癌术后出院患者的影响. 护理与康复，2015，14（8）：785-786.

8. 杨小平，王维利，张淼. 肿瘤患者癌因性疲乏可控性影响因素的研究进展. 中华护理杂志，2013，48（11）：1039-1041.

9. 马宁，胡崇珠. 乳腺癌患者辅助内分泌治疗依从性研究现状. 医学与哲学，2015，36（11）：61-64.

10. 邱爱钗，郑丽雅. 乳腺癌综合治疗后的回访与护理干预. 全科护理，2015，13（2）：164-165.

11. 刘诗盈，王爱平，徐蕾，等. 乳腺癌患者内分泌治疗依从性影响因素的研究进展. 护理研究，2015，29（6）：1924-1928.

12. 邵伟，金慧敏，周迅. 乳腺癌患者内分泌治疗知识需求的调查分析. 上海护理，2015，15（3）：33-36.

13. 单清，王惠贤. 肿瘤患者化疗前的护理评估及对策. 临床误诊误治，2010，23（5）：106-107.

14. 刘雪梅，杨万菊，江志兰. 中国实用医药，2012，9（7）：3215-3216.

15. 陈美华. 临床合理用药，2009，12（2）：131-132.

16. 许爱萍. 脑卒中患者吞咽功能评估与摄食护理. 长江大学学报（自然版），2015，12（30）：49-51.

17. 马丽. 探析对鼻咽癌放疗患者进行护理的方法. 当代医药论丛，2014，12（4）：235-236.

18. 马双莲，丁玥. 临床肿瘤护理学，2012，10（6）：145-150.

19. 巫向前，方琼，朱唯一. 肿瘤专科护理，2012，4（1）：200-208.

20. 王昭丽，邹秋兰. 吉林医学，2013，5（34）：2810-2811.

21. 赵慧梅，赵振英. 中国实用医药，2007，1（2）：101-102.

22. 宋艳凤，赵晖，高崛，等. 中国医药指南，2013，9（11）：263-264.

23. 万立，王舒琦，刘秀芳，等. 山西医药杂志，2012，7（41）：643-645.

24. 王亚萍. 延续性护理干预对喉癌患者术后生存质量及不良情绪的影响. 中国高等医学教育，2016（7）：143-144.

第七章

神经系统疾病患者的连续护理

第一节 概 述

神经系统疾病是指发生于中枢神经系统、周围神经系统、自主神经系统的以感觉、运动、意识、自主神经功能障碍为主要表现的疾病。发生于骨骼肌及神经肌肉接头处的疾病，其临床表现与神经系统本身受损所致的疾病往往不易区别，故肌肉疾病也往往与神经系统疾病一并讨论。有些神经系统疾病，如脑血管疾病、癫痫、脑炎、脑膜炎等临床上常见，其中慢性病占多数，患病后往往迁延不愈，给其工作、生活带来很大影响，致残率较高。神经系统疾病可由多种病因引起，但许多神经系统疾病病因不明确，诊断借助于检查手段，因此，脑 CT 扫描和磁共振（MRI）成像等技术的应用使脑和脊髓疾病能得到迅速准确的诊断。但因神经细胞损伤后不易再生，许多神经系统疾病仍无有效疗法。

【症状及体征】

神经系统疾病常涉及机体多个方面，症状各异，主要的症状和体征如下：

1. 意识障碍 意识是指个体对周围环境及自身状态的感知能力。意识障碍可分为觉醒度下降和意识内容变化两方面。前者表现为嗜睡、昏睡和昏迷，后者表现为意识模糊和谵妄等。

2. 认知障碍 认知包括记忆、语言、视空间、执行、计算和理解判断等方面。认知障碍是指上述几项认知功能中的一项或多项受损，当上述认知域有 2 项或 2 项以上受累，并影响个体的日常或社会能力时，可考虑属于痴呆患者的症状表现。

3. 头痛 主要表现为全头或局部的胀痛、钝痛、搏动性疼痛、头重感、头部戴帽感或勒紧感等，同时可伴有恶心、呕吐、眩晕和视力障碍等。

4. 癫痫发作和晕厥 临床上较为常见的发作症状，两者均可导致短暂的可逆性意识丧失，但两者具有不同的病理基础及临床特点，临床上需加以鉴别。

5. 眩晕　一种运动性或位置性错觉，造成人与周围环境空间关系在大脑皮质中反应失真，产生旋转、倾倒及起伏等感觉。

6. 视觉障碍　分为视力障碍和视野缺损两类。视力障碍是指单眼或双眼全部视野的视力下降或丧失；视野缺损是指视野的某一区域出现视力障碍而其他区域视力正常。

7. 构音障碍　和发音相关的中枢神经、周围神经或肌肉疾病导致的一类言语障碍的总称。主要表现为发音困难、发音不清，或者发声、音调及语速的异常，严重者完全不能发音。

8. 瘫痪　个体条件反射功能的减低或丧失，可分为神经源性、神经肌肉接头性及肌源性等类型。包括肌力减弱、肌张力增高、腱反射增强、浅反射的减退、病理反射等。

9. 躯体感觉障碍　指机体对各种形式刺激（如痛、温度、触、压、位置、振动等）无感知、感知减退或异常的一组综合征。包括浅感觉、深感觉和复合感觉的障碍。

10. 共济失调　小脑、本体感觉以及前庭功能障碍导致的运动笨拙和不协调，累及躯干、四肢和咽喉肌时可引起身体平衡、姿势、步态及言语障碍。

11. 步态异常　机体很多部位参与维持正常步态，故步态异常的临床表现及发病因素多种多样。一些神经系统疾病，虽然病变部位不同，但可出现相似的步态障碍。

12. 不自主运动　患者在意识清楚的情况下，出现的不受主观控制的无目的的异常运动。

13. 尿便障碍　排尿障碍和排便障碍，主要由自主神经功能紊乱所致，病变部位在皮质、下丘脑、脑干和脊髓。

【治疗原则】

脑血管病的治疗原则为挽救生命、降低残疾、预防复发和提高生活质量。病因明确、病原体可消除的疾病（如流行性脑膜炎）可采取适当的治疗措施治愈。有些免疫性疾病可用免疫抑制药治疗。有些畸形可选择手术治疗。许多变性病、代谢病无特殊治疗，多行对症治疗。

【护理原则】

神经内科患者多伴有运动障碍、言语障碍、感觉障碍、意识障碍等，护理过程中，不仅要求患者进行肢体运动、言语、感觉的康复训练，还需要心理、社会适应等方面的恢复。神经系统疾病因病程长、病情重，并伴有肢体功能障碍等原因，给患者带来无尽的痛苦与烦恼，严重影响患者的生活质量。因疾病的反复发作，也给家人和社会带来许多负担。对肢体功能障碍的患者要及时评估肌力、有无压疮风险，做好卧位护理，防止压疮等并发症的发生，有条件者使用电动气垫；保持良好的肢体位置，给予被动肢体康复训练。神志清醒者可进食高蛋白、高维生素的食物，补充足够的水分；吞咽困难者或意识障碍者，遵医嘱给予留置胃管，行鼻饲饮食，并做好留置胃管的护理，防止误吸、食物反流。有些患者疾病发作时会出现一过性眩晕，容易跌倒或受伤，因此要指导患者合理休息和运动，并采取适当的防护措施。对于痴呆患者，要佩戴腕带，记录患者及家属联系方式及家庭地址，叮嘱24小时留家属陪护，科室门禁系统24小时上锁。目前神经内科护理工作在院期间开展完善，但是没有全面建立起从神经系统疾病预防、入院治疗、出院康复和健康习惯养成的不间断护理模式，这对改善肢体功能、提高患者生活质量都有重大影响，因此，需要形成神经内科规范、合理的连续护理模式。

【连续护理】

神经系统疾病患者出院后，还需要心理及康复指导，监测相关检查结果，养成健康的生活方式，患肢理疗和肢体功能训练、预防摔倒及相关并发症等。因此，患者从入院到出院居家康复，需要连续的病情观察，首先要完善患者健康档案，全程记录患者的健康信息，包括入院时的肌力及功能，住院期间的治疗及效果，出院时的状态，随访的时间及重点观察内容，居家康复阶段的病情及转归。连续护理能够巩固患者的治疗效果，使对患者的护理得到延续，预防并发症，改善患者生活质量。

（一）多专业支持

在治疗和康复过程中，患者住院期间需要营养供给、康复理疗等专科的配合，伴随其他并发症，如糖尿病等，还需要内分泌等专科参与。患者在出院以后，需要社区医疗机构、家庭医生、健康管理师等相关人员指导，建立起神经内科与其他医学专科和社会保障服务机构之间的网络式联合，共同满足神经内科患者的多维度医疗与护理需求。

（二）连续护理程序

1. 综合护理评估 评估患者的一般资料，如性别、年龄、职业等，以及神经系统疾病的既往史、治疗方法及效果、家族史、合并症情况。

（1）健康状况评估：对患者进行体格检查，了解患者CT、MRI、脑电图、超声、腰穿等辅助检查结果，对神经系统疾病进行确诊。评估患者的意识（表7-1）、肌力（表7-2）、肌张力（表7-3）、肢体的感觉、反射异常及躯体特殊感觉、头痛的性质、加重疼痛的因素及缓解的措施、效果。

（2）疾病认知评估：应用神经内科患者连续护理认知问卷（表7-4），对患者治疗相关知识、康复相关需求、社会生活需求等进行评估。

（3）心理社会评估：应用焦虑自评量表（SAS）（表3-5）、抑郁自评量表（SDS）（表3-6）等工具，从感觉、意识、行为等多角度评估患者的心理状态，有无焦虑、恐惧等负面情绪。

2. 连续护理方案　建立并完善神经内科医疗护理团队，使患者知情并主动参与患者在社区建立健康档案，记录患者的健康变化、疾病治疗情况。患者发现神经系统疾病症状后，经过社区医生的诊断，根据病情需要，到综合医院接受治疗。患者出院后居家康复，接受社区医生的指导，也可通过神经内科微信公众平台，与经治医生及护士保持联系，确保康复。遇到疾病变化及其他症状，再回到医院接受诊疗，形成社区-医院-社区的循环过程。神经内科护士是连续护理过程中的参与者及协调者，通过独立的或与其他医疗团队的成员合作，完成患者的评估、建立档案、患者康复与护理、健康教育等工作。

3. 连续护理实施　在神经系统疾病康复的过程中，专业的医护团队与配合的患者是开展的核心。患者需要学会观察功能状况，克服康复过程中的困难，改变不良生活方式，充分发挥自身的免疫抗病功能。患者在接诊、住院及出院前后，获得如下的连续护理措施，至少选择1位与患者长期共同居住的家属参与健康教育指导，并确保每次复诊时至少有1名接受过教育的家属陪同。

（1）入院时：了解患者基本资料，包括既往史、疾病相关信息、生活习惯等。所有患者进行身体一般情况的评估，心理及社会相关信息的登记。遵医嘱协助患者进行相关的实验室、影像学的检查。安排患者的住院相关事宜。

（2）住院时：主管医生依据患者查体及实验室、影像学结果制订治疗方案，护士遵医嘱给予药物治疗，完善护理计划，对有言语障碍的患者进行手语培训，同时准备纸、笔；对有肢体功能障碍的患者保持肢体功能位，协助康复师对患者患肢进行康复功能锻炼；对卧床患者做好基础护理及卧位护理，预防压疮等并发症的发生。同时做好患者的心理护理、安全护理等。

正确的体位摆放对患者预后能产生明显的影响，如果患者长期以异常的姿势卧床，不仅增加肌肉张力，关节活动度也有可能受限，还会导致患者异常模式的发生，从而影响患者的康复治疗。因此患者体位必须正确并且定时变换，尤其是在急性期。以下介绍几种正确的体位摆放。

1）仰卧位：应尽可能少采取这种体位，因为这种体位受紧张性颈反射和迷路反射的影响，异常反射活动最强易引发痉挛模式发生。在患侧上肢肩胛下放一个小型软垫，保持其前伸，肘伸直保持前臂旋后，腕背伸，手指伸直。在患侧下肢的臀部放一个枕头，使骨盆向前，以防止患腿外旋。膝关节下放一个小型软垫，使膝关节屈曲，避免下肢的伸肌痉挛。采取此卧位时应注意手中不要放置任何物体来对抗屈肌痉挛，避免受手抓握反射的影响，引起手指的屈肌痉挛。不应在足底放置坚硬物体来避免足下垂，因为坚硬的物体在足底部可增加伸肌模式的反射活动。

2）患侧卧位：患侧在下方，健侧在上方。患侧上肢应前伸，与躯干的角度不小于90°，前臂旋后，腕被动的背伸。护士或治疗师站在患者的前面，将一只手放在患肩的肩胛骨下面，使肩胛骨前伸，这样可以减轻患侧上肢屈肌痉挛。患侧下肢呈屈曲位，髋和膝都不应完全屈曲，髋屈曲不大于30°，膝屈曲应小于80°。健腿髋、膝屈曲并由枕头支撑。采取此卧位时应注意：健侧上肢可放在身上或后边的枕头上。头部应在上颈段屈曲而不是后伸。躯干稍向后旋转，后背用枕头牢固支撑住。

3）健侧卧位：健侧在下方，患侧在上方，患侧上肢应放在胸前并由枕头支撑，肩关节屈曲约90°伴肩胛骨前伸，肘关节伸直。患侧下肢向前稍屈髋、屈膝，并完全由枕头支撑。足不能悬在枕头边缘呈内翻位。采取此卧位时应注意肩胛带不能处于上提位，避免肩头触到耳朵。患侧肩内旋、前臂旋前、肘应微屈曲，以避免上肢伸肌痉挛。

4）坐位：髋关节保持90°的屈曲位，背部用枕头垫好，保持躯干伸展，双侧上肢伸展位放在床前桌上。最好臀下置一坐垫，双膝屈曲50°～60°，膝下垫一软枕，患侧足底放一硬枕，保持踝关节背屈或足中立位。

（3）出院前：主管医生、责任护士及康复师共同确定患者的出院康复计划，责任护士建立神经内科出院患者健康档案，并教会患者及家属掌握：饮食控制的必要性、坚持用药的重要性、肢体功能的正确锻炼方法、监测血压、血糖的方法、复查时间及需要携带的资料、科室联系方式、影像学资料的保存方法等。随访护士记录患者和家属的联系方式及地址。

（4）出院后：责任护士及负责随访的护士按复查时间联系患者复查，或根据主管医生的告知，进行电话随访。完成患者神经系统疾病相关的健康档案，为社区健康服务人员提供依据。同时，患者在出院后，突发的病情变化可联系负责随访的护士或者主管医生，及时安排处理。

（三）院外延伸护理

神经系统的疾病复发率较高，连续护理干预可以在疾病康复阶段强化患者及家属疾病发病的危险因素、发病先兆表现及急救处理等知识；能及时发现患者存在的或潜在的问题，消除影响健康的危险因素；而且当问题发生时患者与家属还可以在第一时间内向负责随访的护士咨询，得到帮助和指导，使患者在出院后康复期间仍能延续医院的治疗与护理效果和医疗服务，确保康复护理的正确性与延续性。

神经系统疾病患者，遵医嘱用药和康复护理是治疗护理的重点：①用药：坚持遵医嘱服药，不要随意调节药物的种类及剂量，不能随意停药，要做定期的监测如血压、血脂、血糖情况。②二级预防：有效地控制血压，积极治疗各种心脏病，是预防和治疗脑血管病的重要措施。③避免诱因：如情绪不佳（生气、激动）、饮食不当（暴饮暴食、饮酒不当）、过度劳累、用力过猛、超量运动、突然坐起等体位改变、便秘、看电视过久等。④康复锻炼：指导患者良肢位的摆放，在康复师的指导下进行康复训练。加强肢体功能锻炼和日常生活活动训练，减少并发症，促进康复。⑤改变不良生活方式：注意劳逸结合，避免单独外出和过度疲劳。康复过程中需要患者坚持运动锻炼。发现肢体麻木、无力、眩晕、复视或跌倒等症状，及时就医。

（四）评价工具

以下评估工具，普遍适用于神经系统疾病患者，可根据需要选择对应量表进行评估。

1. Glasgow 昏迷评定量表　为了较准确地评价意识障碍的程度，国际通用 Glasgow 昏迷评定量表（表 7-1）。量表最高分 15 分，最低分 3 分，分数越高意识状态越好。通常 8 分以上恢复机会较大，7 分以下预后较差，3~5 分并伴有脑干反射消失的患者有潜在死亡的危险。

表 7-1　Glasgow 昏迷评定量表

检查项目	临床表现	评分	检查项目	临床表现	评分
A. 睁眼反应	正常睁眼	4	C. 运动反应	遵命动作	6
	呼唤睁眼	3		定位动作	5
	刺痛睁眼	2		肢体回缩	4
	无反应	1		肢体屈曲	3
B. 言语反应	回答正确	5		肢体过伸	2
	回答错误	4		无反应	1
	含混不清	3			
	唯有声叹	2			
	无反应	1			

2. 肌力评估　肌力的评估采用 0~5 级 6 级肌力记录法，具体分级见表 7-2。

表 7-2　肌力的分级

分级	临床表现
0 级	肌肉完全麻痹，触诊肌肉完全无收缩力
1 级	肌肉有主动收缩力，但不能带动关节活动
2 级	可以带动关节水平活动，但不能对抗地心引力，即不能抬起
3 级	能对抗地心引力离开床面，但不能对抗阻力
4 级	能对抗较大的阻力，但比正常者弱
5 级	正常肌力

3. 肌张力评估　肌张力是指被动活动肢体或按压肌肉时所感觉的阻力。肌张力临床分级是一种定量评定方法。具体分级见表 7-3。

表 7-3　肌张力的分级

等级	肌张力	标准
0	弛缓性瘫痪	被动活动肢体无反应
1	低张力	被动活动肢体无反应减弱
2	正常	被动活动肢体反应正常
3	轻、中度增高	被动活动肢体有阻力反应
4	重度增高	被动活动肢体有持续性阻力反应

4. 神经内科患者连续护理认知问卷　评估神经内科疾病患者对连续性康复及护理知识和技能的掌握情况，应用神经内科疾病连续护理认知问卷，在连续护理的原则下，参考生活质量综合评定量表 SF-36、美国国立卫生院卒中量表（NIHSS）、总神经病评分（total neuropathy score，TNS）、神经残疾评分（neuropathy disability score，NDS）、神经系统症状评分（neuropathy symptom score，NSS），简易精神状态智能量（mini-mental state examination，MMSE）、生活事件量表等以及脑卒中恢复期康复评定常用量表，结合文献检索，制订了包括 3 个一级维度、13 个二级维度和 59 个三级维度的出院患者连续护理知识测评指标。非常熟悉得 5 分，比较熟悉得 4 分，熟悉得 3 分，稍有了解得 2 分，完全不知道得 1 分。见表 7-4。

表7-4　神经内科患者连续护理认知问卷

一级维度	二级维度	三级维度	选项				
			非常熟悉	比较熟悉	熟悉	稍有了解	完全不知道
治疗相关知识	用药	知道常用药物的名称、剂量、服用方法、注意事项	□	□	□	□	□
		知道服用药物的价格	□	□	□	□	□
		知道服用药物不良反应的症状以及如何处理	□	□	□	□	□
		在医师指导下，知道调整服药剂量的时机、方法	□	□	□	□	□
		知道药物的保存方法、失效指征	□	□	□	□	□
	复诊	知道复诊的时间	□	□	□	□	□
		知道复诊的地点	□	□	□	□	□
		知道复诊前的准备工作，如：禁食水、服药等	□	□	□	□	□
		知道复诊的项目	□	□	□	□	□
		知道复诊携带的资料	□	□	□	□	□
		知道急诊就诊的指征	□	□	□	□	□
	病情评估	知道发病时的典型症状，如：头晕、头痛、肢体麻木无力、偏瘫、言语障碍、吞咽障碍等	□	□	□	□	□
		知道发病时不建议患者自行步行就诊	□	□	□	□	□
		知道发病时的注意事项，如：活动、情绪波动等	□	□	□	□	□
	头晕、无力护理	知道头晕、无力时的卧位，如：就地坐位或平卧	□	□	□	□	□
		知道头晕、无力时不能自行随意服用药物	□	□	□	□	□
		知道头晕、无力时到医院就诊方法，如：拨打120或999急救电话	□	□	□	□	□

一级维度	二级维度	三级维度	选项				
			非常熟悉	比较熟悉	熟悉	稍有了解	完全不知道
康复相关需求	饮食与排便	知道所患疾病的饮食要求	□	□	□	□	□
		知道需要摄入食物量及营养素要求	□	□	□	□	□
		知道不良饮食的影响及注意事项	□	□	□	□	□
		知道不良饮食习惯有哪些	□	□	□	□	□
		知道良好排便习惯的重要性	□	□	□	□	□
		知道排便的注意事项，如：采取蹲式排便，便后需缓慢起立，防止便秘；禁止用力屏气排便，引起"排便性晕厥"	□	□	□	□	□
	睡眠	知道如何评价睡眠质量，如：每天有效睡眠时间、入睡时间等	□	□	□	□	□
		知道睡眠障碍的指征，如：做噩梦、入睡困难	□	□	□	□	□
		知道睡眠障碍的应对方法	□	□	□	□	□
	心理	知道如何与家人、同事、领导友好相处	□	□	□	□	□
		知道对待疾病的正确态度	□	□	□	□	□
		知道如何化解生活中出现的不愉快事情	□	□	□	□	□
		知道如何简单评估自己的焦虑、抑郁情况	□	□	□	□	□
		知道出现焦虑、抑郁时如何处理	□	□	□	□	□
	康复锻炼	知道如何正确把握锻炼的进度	□	□	□	□	□
		知道如何正确把握锻炼的强度，如：肌力达到几级可以进行哪些锻炼	□	□	□	□	□

续表

一级维度	二级维度	三级维度	选项				
			非常熟悉	比较熟悉	熟悉	稍有了解	完全不知道
康复相关需求	康复锻炼	知道如何正确选择锻炼形式和方法	☐	☐	☐	☐	☐
		知道如何正确把握锻炼时机与天气	☐	☐	☐	☐	☐
	活动时间	知道首次床上坐起和床边站立的时间、条件	☐	☐	☐	☐	☐
		知道在协助下行走的时间、条件	☐	☐	☐	☐	☐
		知道短时间独立行走的时间、条件	☐	☐	☐	☐	☐
		知道停止活动的指征,如:头晕、胸闷、喘憋、肢体无力等	☐	☐	☐	☐	☐
	康复知识	掌握康复基本知识、技能,如:自测心率、血压的方法,能够测试体重指数(体重 kg/身高 m²)	☐	☐	☐	☐	☐
		能够简单识别脑卒中的症状	☐	☐	☐	☐	☐
		知道如何循序渐进地进行康复活动	☐	☐	☐	☐	☐
社会生活需求	医疗保障	知道自己所患疾病治疗的相关政策、规定	☐	☐	☐	☐	☐
		知道自己检查、用药的保障范围及标准	☐	☐	☐	☐	☐
		知道自己所在部队的直接体系医院	☐	☐	☐	☐	☐
		知道如何预约挂号	☐	☐	☐	☐	☐
		知道就诊的流程,如:逐级就诊原则(初诊-转诊)本单位卫生机构—体系医院—上级医院	☐	☐	☐	☐	☐

续表

一级维度	二级维度	三级维度	选项				
			非常熟悉	比较熟悉	熟悉	稍有了解	完全不知道
社会生活需求	医疗保障	知道就诊相关手续，如：持有军人保证卡、有效证件、转诊信；军、师级干部、实报实销首长"一卡通"功能、	□	□	□	□	□
		知道随军家属享受的医疗待遇	□	□	□	□	□
		特殊情况者的特定康复需求，如：空巢老人家庭、临终关怀者	□	□	□	□	□
	回归社会	知道自己恢复到何种程度能从事原来的工作	□	□	□	□	□
		知道自己恢复到何种程度要减轻原来的工作量	□	□	□	□	□
		恢复适宜的娱乐休闲	□	□	□	□	□
		积极参加朋友、病友联谊会	□	□	□	□	□
	疾病转归	知道病危时患者有权选择治疗方案及手段	□	□	□	□	□
		知道病危患者的治疗愿望应该受到尊重	□	□	□	□	□
		尊重临终患者对医疗机构的选择	□	□	□	□	□
		知道患者病危抢救时，患者及家属应当履行的义务	□	□	□	□	□

5. 疼痛评估 见图 2-1。

6. 心理评估 可应用社会普遍采用的一些简单的自评量表进行科学有效的自我评估，如焦虑自评量表（SAS）（表 3-5）、抑郁自评量表（SDS）（表 3-6）等，根据评估结果，了解自己的心理健康情况。

7. 日常生活能力评定量表（activies of daily living，ADL） 通过住院期间对患者的健康教育及功能指导，我们依据日常生活能力量表（表 7-5），在随访过程中，对患者的功能恢复情况进行评价，及时从功能状况中发现患者掌握的薄弱环节，现存的护理问题，进行跟踪连续的护理指导。

日常生活能力（ADL）是指人们在每日生活中，为了完成自己的衣、食、住、行，保持个人的卫生整洁和独立地在社会中生活所必须进行一系列基本活动。

表 7-5　日常生活能力评定量表（ADL）

现在我想问些有关您平常每天需要做的事情，我想知道您可以自己做这些事情，需要别人帮助，或者您根本没法做这些事情（圈上最适合的情况） （1）自己可以做　（2）有些困难　（3）需要帮助　（4）根本无法做				
	圈上最适合的情况			
1. 自己搭公共车辆	1	2	3	4
2. 到家附近的地方去（步行范围）	1	2	3	4
3. 自己做饭（包括生火）	1	2	3	4
4. 做家务	1	2	3	4
5. 吃药	1	2	3	4
6. 吃饭	1	2	3	4
7. 穿衣服、脱衣服	1	2	3	4
8. 梳头、刷牙等	1	2	3	4
9. 洗自己的衣服	1	2	3	4
10. 在平坦的室内走	1	2	3	4
11. 上下楼梯	1	2	3	4
12. 上下床、坐下或站起	1	2	3	4
13. 提水煮饭、洗澡	1	2	3	4
14. 洗澡（水已放好）	1	2	3	4
15. 剪脚趾甲	1	2	3	4
16. 逛街购物	1	2	3	4
17. 定时去厕所	1	2	3	4
18. 打电话	1	2	3	4
19. 处理自己钱财	1	2	3	4
20. 独自在家	1	2	3	4

8. 改良 Barthel 指数（modified Barthel index，MBI）　见表 2-4。

第二节　脑出血患者的连续护理

脑出血（intracerebral hemorrhage，ICH）是指原发性非外伤性脑实质内出血，发病率为每年60～80/10万，在我国占全部脑卒中的20%～30%，急性期病死率为30%～40%。通常按脑出血部位、稳定与否及病因等分为不同类型。

【疾病特点】

（一）病因

1. 高血压并发细小动脉硬化　为脑出血最常见的病因，多数在高血压和动脉硬化并存情况下发生。

2. 颅内动脉瘤　主要为先天性动脉瘤，少数是动脉硬化性动脉瘤和外伤性动脉瘤。动脉瘤经血流漩涡和血压的冲击，常使其顶端增大、破裂。

3. 脑动静脉畸形　因血管壁发育异常，常较易发生出血。

4. 其他　脑动脉炎、脑底异常血管网征、血液病、抗凝及溶栓治疗、淀粉样血管病、脑肿瘤细胞侵袭血管或肿瘤组织内的新生血管破裂出血。

（二）症状及体征

1. 内囊出血急性起病，迅速出现剧烈头痛、头晕、呕吐、昏迷、对侧肢体完全弛缓性偏瘫，常伴有头和眼转向出血的病灶侧，呈"三偏"症状，即偏瘫、偏身感觉障碍和偏盲，此称为内囊损害三偏综合征，另外病侧瞳孔放大。

2. 桥脑出血起病急，意识很快丧失呈深度昏迷，伴有呕吐、高热，病灶侧面肌周围性瘫痪，对侧肢体呈中枢性瘫痪，头转向病灶侧，双侧病理反射阳性，双侧瞳孔极度缩小，呈"针尖样"。

3. 小脑出血起病急，患者突然出现后枕部疼痛，常伴眩晕、频繁呕吐及共济失调、脑膜刺激征阳性且很快进入昏迷。

4. 脑室出血常有躁动不安，昏迷逐渐加深，呼吸不均匀，体温时高时低，两上肢屈曲，双下肢伸直，躯干可呈角弓反张，有时出现肢体抽动及瞳孔缩小等。

【治疗原则】

脱水降颅压，减轻脑水肿；调整血压；防止继续出血；减轻血肿造成的继发性损害，促进神经功能恢复；防治并发症。

【连续护理】

脑出血住院患者大多数病情重，治疗康复周期长，并发症多，出院时往往遗留不同程度的功能障碍甚至残疾，照护方面必定面临许多实际问题。我国社会医疗保障体系正在不断完善中，医疗资源相对有限，脑血管病患者后期的治疗及康复主要以家庭为主。脑出血急性期患者由于治疗抢救需要，行气管切开，由于神经功能损害严重，病程长、康复慢，出院时仍有患者不能拔管，带管出院回家调养，而管路居家护理必须要专业指导，才能保证患者的安全。连续护理是面向有医疗护理需求的出院患者提供医疗护理、康复促进、健康指导等服务，是住院护理的延续。因此，为出院后的脑出血患者提供回归家庭后的连续护理干预，有针对性地给予疾病相关的康复指导，客观上有着重要意义。

（一）综合护理评估

1. 健康基本情况评估

（1）一般健康评估：意识、瞳孔、语言功能、肌力、肌张力、血压（BP）、脉搏（P）、呼吸（R）、体温（T）、脑膜刺激征等。

1）Glasgow 昏迷评分表（表 7-1）。

2）瞳孔：正常瞳孔在自然光线下直径平均为 2.5~4mm，两侧等大、等圆，边缘整齐，亮光下可缩小，光线暗的环境下可略增大。

（2）病史评估：询问患者病史及起病原因，患者发病前是否出现情绪激动、兴奋，病前是否出现活动过度、排便用力，病前有无头痛、喷射性呕吐，有无高血压病史。根据疼痛评估得出患者疼痛评分。

2. 疾病相关评估

（1）主要症状评估：脑出血患者多有高血压病史，在活动中或情绪激动时突然起病，少数在安静状态下发病。患者一般无前驱症状，少数有头晕、头痛及肢体无力等，发病后症状在数分钟至数小时达到高峰，血压明显升高，并出现头痛、呕吐、肢体瘫痪、意识障碍、脑膜刺激征等。注意有无剧烈头痛、喷射性呕吐、打哈欠、嗜睡或烦躁不安等颅内压增高症状。

（2）评估患者对疾病的认知：评估患者的知识水平和学习能力，特别要评估患者对该病的了解程度，如该病的特点、发病原因、流行病学情况，临床表现、体征、治疗方法等，特别是评估患者对用药原则和药物不良反应是否了解。根据评估结果，遵循满足患者需要和循序渐进的原则，制订因人施教的健康教育计划。

3. 心理社会评估　脑出血虽经积极救治，有些患者仍难以完全恢复，会不同程度地留下肢体、语言、神经控制等方面的残障，从而导致心理障碍的发生。通过应用焦虑自评量表（SAS）（表 3-5）、抑郁自评量表（SDS）（表 3-6）对患者进行科学有效的评估，根据评估结果，了解患者的心理状况，通过积极的早期干预使患者保持良好的心态，树立战胜疾病的信心，积极配合治疗，主动进行功能锻炼。可促进患者的恢复，缩短住院时间，从而提高患者的生活质量，早日回归家庭和社会。

（二）连续护理实施

根据脑出血患者临床治疗护理常规，ADL 评分、MBI 评分、神经内科患者连续护理认知问卷制订连续护理方案。使患者及家属掌握脑出血后观察重点、卧位及康复训练的方法，预防和减少脑出血后并发症的发生。指导患者及家属保管好所有磁共振、CT 的检查资料及血的化验结果，医护人员追踪患者语言恢复情况、肢体功能及肌力等的变化，提高脑出血后患者的生活质量。

1. 入院时　患者由社区的疾病预防及健康观察，转到医院的治疗阶段。主要由社区医生、神经内科医生及护士参与，明确患者脑出血的部位，制订治疗护理方案。

（1）治疗相关方面：对社区建立健康档案的患者，护士要全面了解患者的既往健康信息。对所有患者应用神经内科患者连续护理认知问卷对身体、心理及社会状况进行评估。协助患者完成必需的检查项目：血常规、尿常规、便常规；肝肾功能、甲状腺功能、生化和离子、血清同型半胱氨酸、血糖、血脂；血沉、C 反应蛋白；凝血功能、血型；头部 CT、MRI 检查。告知患者检查注意事项。根据患者的健康状况及检查结果，全面评估其病情程度。

（2）护理相关方面

1）脑出血急性期要绝对卧床休息，抬高床头 15°~30°，以减轻脑水肿；谵妄、躁动患者加保护性床栏，必要时给予约束带适当约束。

2）因脑出血患者病情危重者所占比例较多，应密切观察患者的神志、瞳孔、生命体征的变化；进行心电、血压、血氧监测。

3）给予高蛋白、高维生素的清淡饮食；昏迷或有吞咽障碍的患者遵医嘱给予胃管鼻饲。发病后前 24~48 小时在变换体位时应尽量减少头部的摆动幅度，以防加重脑出血。

4）保持环境安静、安全，严格限制探视，避免各种刺激，各项治疗护理操作应尽量集中进行。

（3）社会心理方面：向患者及家属介绍脑出血的临床表现、病程、时间及预后，让家属与患者认识到负面情绪对疾病的影响及预后，使患者积极配合治疗。

2. 住院时　医疗团队由主管医生、护士及康复师组成。对大脑半球出血量在 30ml 以上和小脑出血量在 10ml 以上，均可考虑转神经外科手术治疗，开颅清除血肿。经皮颅骨钻孔，血肿穿刺抽吸亦可为治疗方法。

（1）治疗相关方面：护士遵医嘱应用脱水降颅压药物控制脑水肿、降低颅内压，防止脑疝的发生，遵医嘱应用止血药和凝血药预防和控制消化道出血，脑出血急性期一般不应用降压药物降血压。

（2）护理相关方面

1）严密观察患者有无剧烈头痛、喷射性呕吐、躁动不安、血压升高、脉搏减慢、呼吸不规则、一侧瞳孔散大、意识障碍加重等脑疝的先兆表现，一旦发现，应立即报告医生。

2）做好口腔、皮肤和大小便护理，每天床上擦浴1~2次，依据患者病情需求每2~3小时更换体位1次，注意保持床单位整洁、干燥。

3）脑出血后，需要卧床休息，减少体力活动，进易消化吸收的流食或半流食。流食如牛奶、豆浆、米汤、菜汤等，易于消化吞咽6次/日，每次200~250ml；半流食如粥、面片汤、面条汤等软烂、易消化、易咀嚼的饮食5次/日。病情平稳后，食用普通饮食，但必须限制钠盐的摄入量，每日食盐的摄入量应在2g以下，少食或不食含盐多的食品，如咸菜、酱菜等，选择含纤维多的食物，如芹菜、白菜、豆芽、韭菜等，可促进肠蠕动，预防大便干燥。蛋白质的补充可吃些鱼肉、瘦肉及大豆蛋白类的豆制品食物，少食油炸食物和肥肉。

4）脑出血患者如伴有瘫痪肢体，要保持肢体功能位，将患肢平放在床上，手关节稍背屈，肘关节稍背屈，上肢稍高于肩部水平，避免关节内收，下肢用夹板将足底垫起，使踝关节呈90°角，避免足下垂，膝关节下垫一小枕，使腿微屈，并支托外侧，避免下肢外旋。以上方法由护士协助。病情稳定后，由康复师指导在床上康复锻炼，适于体力很弱的患者。

维持关节活动度训练，须注意以下几点：要轻柔缓慢；每个关节都要进行活动，不能忽视小关节；每个关节至少活动3~5遍；一般由近及远；如果患者有关节疼痛，则不宜过度刺激。

肩关节活动度训练：上肢外旋上举：患者呈仰卧位，患侧下肢屈曲内旋，在活动上肢前康复师先活动患者的躯干；康复师活动患者肩胛骨，手同时支持肱骨头；伸展的上肢在外旋位上完全上举；康复师抑制患者手的屈曲痉挛，拇指放在腕关节背部反向施压。上肢主动运动：当对患者进行被动运动无阻力后，患者可试着主动活动上肢，但不要过度用力。康复师固定患者患侧肩部，让患者用患侧手伸向康复师额头方向，或伸向患者健侧肩部，在适当的帮助后患者可保持这个姿势，而且不伴有屈曲模式。肘关节活动度训练：肩关节基本肢位，90°屈曲位，外展位180°。前臂回旋外展，肘关节伸展，手掌向同侧肩部挤压使肘关节屈曲，达到最大屈曲位，停止后把肘关节伸展恢复到开始的肢体位。

前臂旋前、旋后活动度的训练：肩关节基本的肢位固定在肘关节90°屈曲位。腕关节背屈，手指伸展，拇指外展位使前臂旋后，到最大旋后位停止，然后作前臂旋前。

腕关节和手指关节活动度的训练：肩关节固定在90°屈曲位，肘关节伸展位。手指伸展位，拇指外展、外旋位使腕关节背屈。背屈90°后，手指屈曲位，拇指屈曲、内旋位使腕关节掌屈。

髋关节主动内旋及外旋：患者呈仰卧位，将枕头垫在患侧臀部，患者在发病早期练习髋关节旋转。康复师帮助患侧下肢置于屈曲位。然后双膝同时向一侧运动。患者在不抬高骨盆或健腿不活动情况下，内旋及外旋髋关节，双足放在床上。患者在抬臀情况下旋转髋关节。

（3）社会心理方面：指导患者及家属掌握本病的康复治疗知识与自我护理方法，帮助分析和消除不利于疾病康复的因素，落实康复计划。鼓励患者树立信心，克服急于求成的心理，循序渐进，坚持锻炼。避免患者养成依赖心理。

3. 出院前　在住院治疗转到居家康复的过渡阶段，神经内科护士需要对患者进行出院前健康宣教：教会患者掌握合理饮食、养成良好的生活习惯、坚持并遵医嘱用药、监测血压、血糖的方法、肢体功能锻炼的注意事项等；患者因康复训练效果缓慢、过分依赖等原因产生焦躁心理时，护士要根据病情需要讲解锻炼的重要性和必要性，使其积极配合。

（1）治疗相关方面：教会患者及家属卧位护理方法、饮食管理，在家休养避免跌倒、感染等意外的方法；告知患者及家属出院时门诊复查时间，血压的控制、锻炼的注意事项，复查资料保存的注意事项、联系医生及随访护士的方法。护士建立脑出血患者健康档案，医院保留患者家庭住址及联系方式。

（2）护理相关方面

1）脑出血与高血压有着密切的关系，特别是在情绪激动、过分的兴奋、用力排便、精神过度紧张时，易诱发脑出血病。遵医嘱正确服用降压药，维持血压稳定，减少血压波动对血管的损害。

2）建立健康的生活方式，保持平和的心态，合理安排膳食，适量运动，避免过度劳累，戒烟限酒，保证充足睡眠。

3）尽早引导和鼓励语言障碍患者恢复语言功能，耐心纠正发音，从简到繁，如"e"、"啊"、"歌"等，反复练习坚持不懈。并配合针刺哑门、通里、廉泉等穴位治疗，利于促进语言功能改善和恢复。与患者共同约定手势意图，除偏瘫或双侧肢体瘫和听力理解障碍患者不能应用外，其他失语均可使用（表7-6）。

在患者病情稳定情况下，可以利用家用型的肢体运动康复仪指导和辅助其进行功能锻炼，从简单的屈伸开始，要求活动充分，合理适度，避免损伤肌肉和关节，2~4次/日，每次5~30分钟。并配合药物治疗，按摩患侧肢体，针刺曲池、合谷、足三里等。

表7-6　规范化手势语

手势	代表意义
伸大拇指	排便
伸小拇指	排尿
伸食指	有痰
握空心拳（形如水杯）	口渴
握实心拳（形如重锤）	疼痛
用手拍床	想交流
握笔写字式	想写字

桥式运动：这项练习对臀部功能运动的恢复很重要。从护理程度上考虑这项运动可以帮助换床垫、穿脱衣服，定时抬高臀部还可预防压疮的发生，由于做该动作时髋关节处于伸展位而膝关节处于屈曲位，抑制了下肢的伸肌痉挛，促通了分离运动的产生。当患者能够轻松完成桥式运动后，康复后期行走时不会出现膝关节被锁现象。因此在发病早期即应进行这项活动。患者呈仰卧位，双膝屈曲，抬高臀部并保持平衡。康复师促通手法：一只手放在患侧股骨下端，将膝关节向下压，并将股骨踝部向足方向牵拉。另一只手的手指伸直刺激患侧臀部，帮助患者伸展。然后让患者健足抬离床面，这样所有重量放在患侧。患者应保持骨盆水平位，不要让骨盆向健侧旋转。康复师减少帮助，患者控制这项运动，膝关节不要伸展及倒向一侧。随着患者运动控制能力的提高，患者可单独用患侧下肢抬高及降低臀部。

向患者一侧做床上运动：患者双下肢屈曲，双脚放在床上，然后抬高臀部移向一侧。辅助者可以将患膝下压，并向床尾方向牵拉。然后患者移动肩部，辅助者要防止肩胛骨后缩。患者向床头或床尾移动时，也可采用这个动作。

4）告知患者及家属脑出血的先兆表现，脑出血较为典型的表现有一侧的肢体突然麻木、无力或瘫痪，这时患者常会在毫无防备的情况下跌倒，或手中的物品突然掉在地上，同时，患者还会口角歪斜、流口水、语言含糊不清或失语，甚至还会出现头痛、呕吐、视物模糊、意识障碍、大小便失禁等现象。

（3）社会心理方面：语言障碍或口角歪斜的患者情绪波动较大，医护人员要多接触患者，给予关心，了解其痛苦，给予精神鼓励，让患者保持心情舒畅，消除紧张心理。

4. 出院后　脑出血患者，尤其是重症患者出院后一定时期内必定仍会带有胃管、尿管，甚至是气管切开等管道，多数仍处于昏迷状态，患者和家属在无专业指导的情况下，其生理、心理和社会负担加重。根据患者的具体情况和照护者的需求，尽快给予专业的连续护理指导服务，降低家属的压力，协助患者尽早康复，回归社会。

（1）治疗相关方面：患者治疗从医院转到社区。出院后第1、3、6、12个月及每年，患者均需要到医院门诊复查，监测血压、血脂、凝血、生化等血液指标，并由神经内科医生评估肌力、活动功能，查看CT、MRI影像结果，评估复发风险并预防。非复查时间，由随访护士及社区医生与患者联系，对患者进行健康宣教跟踪指导：康复期自我护理、血压控制情况、并发症的预防、门诊复诊提示、休息与活动、心理压力解压、情绪控制、语言训练、合理饮食、排便情况等。

（2）护理相关方面：因为患者存在个体差异，对脑出血患者出院后的要求也不尽相同，因此，对于急性脑出血患者，居家处理要依据：

1）保持镇静，依据患者情况选择最佳的体位，拨打急救电话，寻求专业医疗救援。对出现口腔分泌物的患者，可将其头偏向一侧，以防痰液误吸。

2）迅速松解患者衣领和腰带，保持室内空气流通，天冷时注意保暖，天热时注意降温。

3）尽量避免长途转送或反复转送，力争就近治疗。

4）在患者病情稳定送往医院途中，车辆应尽量平稳行驶，以减少颠簸震动，同时将患者头部稍稍抬高，与地面保持20°角，并随时注意病情变化。

5）由一个医院向另一个医院转送时，最好有医务人员陪同，以便途中急救，也便于向上级医院介绍患者的病情。

6）转送医院之前，要先给患者使用脱水降压药，减少血管的压力。

（3）社会心理方面：通过多种交流方式，建立起医护人员与患者及其家属的相互沟通。随访护士向患者及家属了解患者居家康复锻炼的执行情况、血压控制情况、生活方式改变情况及出现的问题，根据患者的生理、心理状态及肢体功能情况酌情调整护理方案。

（三）院外延伸护理

脑出血患者因为出现肢体功能障碍、意识障碍等问题，需要神经内科医护人员给予连续护理。患者出院前建立脑出血患者的随访档案，可以及时记录病情，随时掌握患者有关用药、血压管理、肢体活动、语言康复锻炼、心理等方面的情况。患者出院后在家中进行后期康复，通过连续护理，及时给予患者或其照顾者个体化的有针对性的护理服务，配合微信公众平台等途径，补充患者对脑出血连续护理知识的需求，对患者康复尤为重要。①疾病知识指导：指导患者及家属了解本病的基本病因、主要危险因素和危害，告知本病的早期症状和就诊时机，掌握本病的康复治疗知识与自我护理方法，帮助分析和消除不利于疾病康复的因素，落实康复计划。②血压控制：教会患者及家属监测血压的办法及注意事项，指导患者坚持遵医嘱服药，不要随意调节药物的种类及质量，不能随意停药。③肢体活动功能：患者出院后第 1、3、6、12 个月及每年，需要门诊复查肢体活动功能是否改善。医生根据 ADL 评分及肌力肌张力情况（表 7-2、表 7-3、表 7-5）对患者日常生活自理能力进行评估并记录，随时改进康复计划及训练重点。④避免诱因：指导患者尽量避免使血压升高的各种因素，如保持情绪稳定和心态平衡，避免不良心理刺激。由随访护士跟踪进行指导。

第三节　短暂性脑缺血发作患者的连续护理

短暂性脑缺血发作（TIA）是颈动脉或椎-基底动脉系统发生短暂性血液供应不足，引起局灶性脑缺血导致突发的、短暂性、可逆性神经功能障碍。发作持续数分钟，通常在 30 分钟内完全恢复，若超过 2 小时常遗留轻微神经功能缺损表现，或 CT 及磁共振显示脑组织缺血征象。

【疾病特点】

（一）病因

1. 动脉粥样硬化　导致脑动脉狭窄或完全闭塞，脑组织局部供血不足。

2. 微栓塞　颈动脉受阻，脑组织局部供血不足。

3. 脑血管痉挛、狭窄或受压　脑血管痉挛，出现局部脑缺血症状。

4. 血流动力学改变　在各种原因引起的颈部或颅内动脉狭窄的基础上，当出现低血压或血压波动时，狭窄部位远端血管的血流减少，可发生短暂性脑缺血症状，当血压回升后，局部脑血流恢复正常，TIA 的症状消失。

（二）症状及体征

1. 眩晕、恶心和呕吐。

2. 跌倒　表现为下肢突然失去肌张力而跌倒，无意识丧失，常可很快自行站起，出现在患者转头或仰头时。

3. 短暂性全面遗忘症　发作时出现短时间记忆丧失，一般症状持续数小时，然后完全好转，不遗留记忆损害。

4. 双眼视力障碍发作。

【治疗原则】

（一）病因治疗

确诊短暂性脑缺血发作后应针对病因进行积极治疗，如控制血压，治疗心律失常、心肌病变，稳定心脏功能，治疗脑动脉炎，纠正血液成分异常等。防止颈部活动过度等诱发因素。

（二）药物治疗

1. 抗血小板聚集剂　常用药物有：①阿司匹林；②双嘧达莫；③噻氯匹啶。

2. 抗凝治疗　对频繁发作的短暂性脑缺血发作，或发作持续时间长、每次发作症状逐渐加重，同时又无明显的抗凝治疗禁忌者（无出血倾向、无严重高血压、无肝肾疾病、无溃疡病等），可及早进行抗凝治疗。

3. 钙通道阻滞剂　如尼莫地平。

4. 中医药治疗　常选择丹参、红花等药物。

（三）外科手术和血管内介入治疗

经血管造影确定短暂性脑缺血发作是由颈部大动脉病变如动脉硬化斑块引起明显狭窄或闭塞者，为了消除微栓塞，改善脑血流量，建立侧支循环，可考虑外科手术和血管内介入治疗。

【连续护理】

短暂性脑缺血发作的发病特点有突发性、短暂性、可逆性的神经功能障碍，症状来得快、消失快，恢复后不遗留后遗症而易被患者和家属忽视。但由于该疾病极易反复发作，常伴有头痛、头晕、肢体麻木、眩晕、复视、语言功能障碍、肢体短暂无知觉等症状，给患者带来无尽的烦恼和痛苦，严重影响患者的生活质量。连续护理模式的主要特征包括护理的持续性与合作性，即患者住院期间及出院后护理是连续的过程，能满足患者健康知识的需求，使其懂得预防疾病和及时治疗的重要性，并提高了患者及家属的主动参与意识，自觉改变原有不良健康的饮食和生活习惯，使并发症的发生率明显降低。

（一）综合护理评估

1. 健康基本情况评估

（1）生命体征：监测体温、脉搏、呼吸、血压等情况。

（2）意识和精神状态：观察患者有无意识障碍及其类型（表7-1）。

（3）瞳孔大小及对光反射情况：观察瞳孔大小及对光反射是否正常。

（4）肢体活动障碍情况：注意有无肢体活动障碍或感觉缺失，四肢肌力肌张力（表7-2，表7-3）等情况。

2. 疾病相关评估　依据神经内科患者连续护理认知问卷，对患者治疗相关知识、康复相关需求、社会生活需求情况进行评估（表7-4）。应用 TIA 危险分层工具 $ABCD^2$ 评分量表对患者进行短期卒中风险评估（表7-7）。

3. 心理社会评估　运用焦虑自评量表（SAS）（表3-5）、抑郁自评量表（SDS）（表3-6）对患者进行心理情况测评。短暂性脑缺血反复发作患者的心理问题较其他患者更为突出，表现为不同程度的焦虑、抑郁、悲观失望等，甚至对治疗失去信心。因此，护理人员要善于换位思考，给予患者更多鼓励、支持和安慰。引导他们及时将烦恼倾诉出来，耐心解答患者及家属提出的各种疑问，使患者感觉到自己受到应有的重视，舒缓乃至消除其负性心理。创造条件为患者营造一个和谐温馨的环境，介绍治疗成功的典型病例，以鼓励他们积极配合治疗。

(二) 连续护理实施

根据短暂性脑缺血发作患者临床治疗护理常规、MBI 评分、神经内科患者连续护理认知问卷制订连续护理方案。使患者掌握本病的防治措施和自我护理方法，预防完全性卒中的发生。指导患者保存住院期间及复查的影像学资料，医护人员追踪患者血压、血糖、血脂的变化，预防脑梗死的发生。

1. 入院时　患者由社区的疾病预防及健康观察，转到医院的治疗阶段。主要由社区医生、神经内科医生及护士参与，明确患者病因，制订护理方案。

（1）治疗相关方面：对社区建立健康档案的患者，护士要全面了解患者的既往健康信息。对所有患者应用神经内科患者连续护理认知问卷对身体、心理及社会状况进行评估。应用短暂性脑缺血发作危险分层工具 $ABCD^2$ 评分量表对患者进行短期卒中风险评估，见表 7-7，协助患者完成必需的检查项目：血常规、肝肾功能、电解质、血糖、血脂；血沉、C 反应蛋白；凝血功能、血型；感染性疾病筛查；胸片、心电图；脑部 CT 及磁共振检查。告知患者检查注意事项。

表 7-7　$ABCD^2$ 评分量表

	TIA 的临床特征	得分
年龄（A）	>60 岁	1
血压（B）	收缩压>140 mmHg 或舒张压<90 mmHg	1
临床症状（C）	单侧无力	2
	不伴无力的言语障碍	1
症状持续时间（D）	>60 分钟	2
	10~59 分钟	1
糖尿病（D）	有	1

（2）护理相关方面：帮助患者及家属了解脑血管病的基本病因、危害、主要危险因素、早期症状、就诊时机以及治疗与预后的关系；指导掌握本病的防治措施和自我护理方法；帮助寻找和去除自身的危险因素，主动采取预防措

施，改变不良的生活方式。

（3）社会心理方面：患者入院后，责任护士要建立良好的护患关系，使其以更加积极和健康的心态面对疾病，积极进行心理疏导，缓解紧张、焦虑的情绪。减少患者因知识缺乏造成的恐惧。

2. 住院时　由神经内科主治医生及护士组成治疗团队，按照诊疗指南，对患者进行药物治疗。

（1）治疗相关方面：护士根据医嘱应用抗凝、抗血小板、扩容治疗，对患者进行输液治疗，指导患者遵医嘱正确服药，不能随意更改、终止或自行购药服用。告知患者药物的作用机制、不良反应及用药注意事项。频繁发作的患者应注意观察和记录每次发作的持续时间、间隔时间和伴随症状，观察患者肢体无力或麻木是否减轻或加重，有无头痛、头晕或其他脑功能受损的表现，警惕完全性缺血性脑卒中的发生。定时监测凝血功能变化，注意纤维蛋白原波动，观察皮肤、黏膜、牙龈、鼻腔、耳道、消化道有无出血，注意尿液颜色有无血尿，及时报告医生，并遵医嘱随时调整药物剂量；使用低分子肝素钠注射液药物需进行皮下注射，严格遵守脐周注射规则，以减少注射后脐周皮下出血而导致的青紫、瘀斑。选择肢体操作：抗凝治疗患者进行各项操作时，均应引起注意。对于输液患者避免同侧肢体进行抽血，采血侧肢体抽血完毕后延长按压时间；同时避免在该侧肢体进行血压测量或其他操作，避免瘀斑或血肿的形成。对于肢体穿刺后瘀斑形成部位多的患者，减少在青紫瘀斑处穿刺。进行有创操作注意动作轻柔，减少对患者的损伤。

（2）护理相关方面：发作时应卧床休息，注意枕头不易过高（15°～20°为宜）；仰头或头部转动时应缓慢、动作轻柔，转动幅度不要太大。频繁发作的患者应避免重体力劳动，必要时如厕、沐浴以及外出活动时应有家人陪伴。鼓励患者增加及保持适当的体育运动，指导患者注意运动量和运动方式，选择合适个体的文体运动，做到劳逸结合。

（3）社会心理方面：一般认为短暂性脑缺血发作后脑梗死发生率第 1 个月为 4%～8%，第 1 年为 12%～13%，在 5 年后达 24.29%，第 1 个 5 年内每年脑血管病的发生率为 5.9%。罹患短暂性脑缺血发作后，患者对于疾病的预后极为担心，从而导致焦虑、多疑、抑郁等情感障碍。负性情绪可影响神经内分泌系统，加重心理状态的改变。虽然患者就诊时，短暂性脑缺血发作的症状可能已缓解，但他们仍然很恐惧，对待患者应特别注意态度和语气，了解患者心理、生理、社会情况，鼓励患者保持乐观情绪，树立与疾病作斗争的信心，消除不利因素。

3. 出院前　在住院治疗转到居家康复的过渡阶段，神经内科护士需要对患者进行健康教育，健康的生活方式结合正确的治疗方案可以有效地预防脑梗死的发生。

（1）治疗相关方面：指导患者正确地遵医嘱服药。出院后复查时间、临床症状的控制、身体锻炼的注意事项、复查资料保存的注意事项。告知患者门诊复查时间、携带资料、联系医生及随访护士的方法。短暂性脑缺血发作频率突然增加，则提示脑梗死的来临，因此对发作持续时间较长，且发作频率突然增加的患者，应及时就医，及时给予必要处理。神经内科护士建立短暂性脑缺血发作患者健康档案，医院保留患者家庭住址及联系方式。

（2）护理相关方面：选择低盐、低脂、充足蛋白质和丰富维生素的饮食，如多食谷类及鱼类、新鲜蔬菜、水果、豆类、坚果；少食糖类和甜食；限制钠盐（<6g/d，即普通啤酒盖去掉胶垫后，一平盖食盐）和动物油的摄入；忌辛辣、油炸食物和暴饮暴食；注意粗细搭配、荤素搭配；戒烟，限酒。

（3）社会心理方面：出院前由护士向患者介绍出院后连续性护理的目的、具体内容，使患者提前做好心理准备。为患者家属提供疾病相关的信息，饮食及日常生活指导的健康宣教。患者应避免情绪激动，去除不安、恐惧、愤怒、忧虑等不利因素，保持心情舒畅。患者及家属悉知本病可能发生脑梗死及脑出血，经常发作的患者应避免过重的体力劳动及单独外出，以防疾病发作时跌倒。

4. 出院后　短暂性脑缺血发作的防治是一个长期的过程，患者出院后的治疗和预防也非常重要。责任护士要定期电话随访，有条件的应亲自到患者家中做后续跟踪宣教。

（1）治疗相关方面：随访患者规律用药情况，患者应遵医嘱正确服药，不能随意更改、终止或自行购药服用。询问患者有无药物不良反应，告知患者服药注意事项，告知患者如有异常情况应及时就医。

（2）护理相关方面：规律的体育锻炼可以改善心脏功能、增加脑血流量、改善微循环，也可以降低已升高的血压，控制血糖水平和降低体重。因此，应鼓励患者增加及保持适当的体育运动，如散步、慢跑、踩脚踏车等，指导患者注意运动量和运动方式，选择适合个体的文体运动，做到劳逸结合。

（3）社会心理方面：家属是患者最主要的照顾者和社会支持来源，在患者的康复过程中起着重要的作用。指导家属给予患者更多关心和照顾，建立和睦的家庭关系，让患者经常保持乐观情绪，避免过喜、过忧。家属还要督促患者坚持长期服药，戒烟限酒，定期复查及改变不良的生活方式。患者如出现肢体麻木无力、头晕、头疼、复视或突然跌倒时，应及时就医。

（三）院外延伸护理

短暂性脑缺血发作为脑卒中的一种先兆表现或警示，如未经正确治疗而任其自然发展，约1/3的患者在数年内会发展成为脑梗死。目前患者出院后，主要依靠门诊复查及电话随访。大多数医院神经内科的医疗资源，尚不能实现医护人员的定期入户随访。可以配合网络平台、手机客户端等途径，补充患者对短暂性脑缺血发作连续护理知识的需求。短暂性脑缺血发作患者，遵医嘱用药和病因治疗是治疗护理的重点。包括以下方面：①用药：坚持遵医嘱服药，不要随意调节药物的种类及剂量，不能随意停药，要做定期的监测如血压、血脂、血糖情况；②二级预防：有效地控制血压，积极治疗各种心脏病，是预防和治疗脑血管病的重要措施；③避免诱因：如情绪不佳（生气、激动）、饮食不节（暴饮暴食、饮酒不当）、过度劳累、用力过猛、超量运动、突然坐起等体位改变、大便秘结、看电视过久等；④改变不良生活方式：注意劳逸结合，避免单独外出和过度疲劳。恢复过程中需要患者坚持运动锻炼。发现肢体麻木、无力、眩晕、复视或跌倒等症状，及时就医。

第四节 脑梗死患者的连续护理

脑梗死（CI）又称缺血性脑卒中，包括脑血栓形成、腔隙性梗死和脑栓塞等，是指因脑部血液循环障碍，缺血、缺氧所致的局限性脑组织的缺血性坏死或软化。约占全脑卒中的 70%。

【疾病特点】

（一）病因

1. 脑血栓形成病因

（1）脑动脉粥样硬化。

（2）脑动脉炎。

（3）胶原系统疾病、先天性血管畸形、巨细胞动脉炎、肿瘤、真性红细胞增多症、血液高凝状态等。

（4）颈动脉粥样硬化的斑块脱落引起的栓塞称为血栓-栓塞。

2. 脑栓塞病因

（1）心源性：常见原因有心房颤动、心脏瓣膜病、心肌梗死等。

（2）非心源性：常见原因有动脉粥样硬化斑块脱落性血栓栓塞、脂肪栓塞、空气栓塞、癌栓塞等。

（3）来源不明性：少数病例查不到栓子来源。

（二）症状及体征

1. 通常患者可有某些未引起注意的前驱症状，如头晕、头痛等。

2. 一过性黑蒙好发于中老年人，指正常人突然出现眼前发黑，看不见物体，数秒或数分钟即恢复常态，既没有恶心，头晕，也无任何意识障碍。这是因视网膜短暂性缺血所致，提示颅内血流动力学改变或微小血栓暂时性堵塞视网膜动脉，为脑血管病的最早报警信号。

3. 短暂性视力障碍表现为视物模糊，或视野缺损，看东西不完整，这种现象多在 1 小时内自行恢复，是较早的脑梗死预报信号。

4. 多数患者在安静休息时发病，次晨发现语言与精神改变，病情多在几小时或几天内发展到高峰。

5. 躯体感觉与运动异常，如发作性单侧肢体麻木或无力，手握物体失落，原因不明的晕倒或跌倒，单侧面瘫，持续时间在 24 小时以内。随访观察，此类现象发生后 3~5 年，约有半数以上的人发生缺血性脑梗死。

【治疗原则】

1. 早发现早治疗，树立"时间就是大脑"的意识。
2. 尽早恢复缺血区的血液供应、抢救缺血、改善微循环。
3. 及时控制脑水肿。
4. 调整血压和血糖。
5. 加强护理和监护，减少并发症的发生。
6. 应用脑保护剂，阻断神经元死亡。

【连续护理】

脑卒中患者发病后最常见的功能障碍就是偏瘫。目前临床普遍认为，脑卒中后肢体功能恢复时间基本在发病后 3 个月以内。由于我国医疗资源有限及患者经济能力的限制，脑卒中患者大多只能急性期住院，恢复期在家休养。由于患者及家属缺乏康复知识和技能，许多回家康复的患者错过最佳时机，造成不可逆的后遗症，影响生活质量。连续护理是随着社会发展和医疗模式转变而出现的一种新型整体护理服务模式，被认为是保证患者生命安全、改善患者生活质量的重要方式；其将患者的护理从医院延伸到家庭，协助患者完成医院及居家治疗护理。

（一）综合护理评估

1. 健康基本情况评估

（1）一般健康评估：意识、瞳孔、语言功能、肌力、肌张力；血压、呼吸、脉搏、体温；脑膜刺激征等。①Glasgow 昏迷评分表（表 7-1）。②瞳孔大小及对光反射情况：观察瞳孔大小及对光反射是否正常。

（2）评估患者有无脑血栓与脑栓塞的发病诱因。

（3）观察有无饮水呛咳及吞咽困难等。

（4）注意有无肢体活动障碍或感觉缺失，四肢肌力肌张力等情况。

2. 疾病相关评估　依据神经内科患者连续护理认知问卷，对患者治疗相关知识、康复相关需求、社会生活需求情况进行评估，见表7-4。依据ADL评分量表评估患者日常生活能力，见表7-5。依据肌力、肌张力评估量表，评估患者肢体活动情况，见表7-2、表7-3。

3. 心理社会评估　住院脑梗死患者通常都要经历否认期—默认期—焦躁、抑郁期—依赖期—适应期的心理阶段，应用焦虑自评量表（SAS）（表3-5）、抑郁自评量表（SDS）（表3-6）评估患者的心理状态，并通过一定的心理康复技术，在患者不同的心理阶段给予针对性的指导和干预，以提高患者的心理调适能力，缩短前四个心理过程，尽快达到适应疾病现状并有效应对，积极配合治疗及康复。另一方面家庭及社会支持对脑卒中患者心理方面也有重要的影响，鼓励照顾者在生活上提供更为耐心细致的照顾，精神上多给予抚慰和关爱；鼓励患者的朋友、同事经常探望，充分满足其情感及社会需求。

（二）连续护理实施

根据脑梗死患者临床治疗护理常规、ADL评分、神经内科患者连续护理认知问卷制订连续护理方案。使患者能适应卧床或生活自理能力降低的状态，能采取有效地沟通方式表达自己的需要和情感，生活需要得到满足，能配合进行语言和肢体功能的康复训练，掌握进食的恰当方法；语言表达能力、躯体活动能力和吞咽功能逐步恢复正常。

1. 入院时　患者进入医院的治疗阶段。主要由社区医生、神经内科医生及护士及康复师的参与，根据患者的病情，制订护理方案。

（1）治疗相关方面：对不是社区建立健康档案的患者，护士要全面了解患者的既往健康信息。对所有患者应用神经内科患者连续护理认知问卷对身体、心理及社会状况进行评估。了解患者起病的时间、方式、有无明显的前驱症状和伴发症状，协助患者完成必需的检查项目：血常规、肝肾功能、电解质、血糖、血脂；血沉、C反应蛋白；凝血功能、血型；感染性疾病筛查；X线胸片、心电图；脑部CT及磁共振检查。告知患者检查注意事项。

（2）护理相关方面：成功的康复护理不仅取决于各种治疗，更取决于患者如何度过每天治疗之外的剩余时间。甚至睡眠的姿势对预后也能产生明显的影响，如果患者长期以异常卧床的姿势睡眠，不仅增加肌肉张力，关节活动度也有可能受限，还会导致患者异常模式的发生，从而影响患者今后的康复治疗。另外由于患者长期卧床，可能会产生一些严重的并发症，如血栓的形成、压疮、坠积性肺炎等。因此仰卧位、患侧卧位、健侧卧位、坐位必须正确并且定时变换，尤其是在急性期。

（3）社会心理方面：耐心倾听患者的诉说。在建立良好的护患关系基础上，给予同情、安慰，动员和指导亲友在各个方面关心、帮助患者。帮助患者提高对疾病的认识，消除误解与顾虑，提高自信心。鼓励患者听自己喜欢的音乐。

2. 住院时　医疗团队明确患者病因，根据诊疗指南对患者进行药物治疗。康复师、护士、患者共同为患者制订康复计划并指导患者完成康复训练。

（1）治疗相关方面：应用抗凝药物时，遵医嘱严格把握药物剂量，密切观察患者意识和血压变化，定期评估患者神经功能改变情况，监测出凝血时间，观察皮肤、黏膜有无出血、消化道出血情况。应用钙通道阻滞剂时因产生明显的扩血管作用，松弛平滑肌，使脑血流量增加，可致患者则头部胀痛、颜面部发红、血压降低等，应监测血压变化，出现不适及时通知医生。输入甘露醇前应先评估液体性质、外观，有无结晶、絮状物，注意滴速，输注过程中避免药物外渗，观察皮肤情况并注意患者主诉。用药期间对患者可能发生药物不良反应及观察重点进行健康宣教。协助患者练习床上大小便、保证充足的睡眠，正确的摆放良肢位，以良好的状态进行康复锻炼。

（2）护理相关方面：脑梗死患者大多数伴有肢体功能障碍、语言障碍等状况，康复训练有助于抑制和减轻肢体痉挛姿势的出现与发展，能预防并发症、减轻致残程度和提高生活质量。

1）坐位平衡训练：先屈膝依靠背架支持坐在床上，逐渐去除支架，把双腿放在床边，也可在床侧或床头设上围栏杆、把手或捆上绳索，以助坐起。坐位平衡训练增强躯干肌（同时收缩）肌力和坐位平衡力等。

2）站位平衡训练：①患者双手扶握平行杠，由康复师帮助调整站立平衡。康复师一手置于患者背后保持患者髋后伸，一手置于患者上胸部前面，使患者上身前挺，保持平衡；②患者在学会髋伸位维持躯干平衡的基础上，保持体重均匀地分布于双足，之后先将一手脱离对平行杠的扶握，然后过渡到双手脱离对平行杠的扶握，当可较好维持站立体位时，逐渐将双手改放于髋前或髋后；③一旦患者能够较好地保持静态站立平衡后，康复师可于不同方向轻推患者，训练患者保持或重建新的平衡（即保持动态站立平衡）。

3）行走训练：初由他人扶持，渐渐过渡到独自行走，同时注意纠正行走时的问题，如偏瘫患者画圈步态。训练时主动作屈膝动作和踝关节背伸动作，选择较轻而坚韧的拐杖，长短适宜，一般是腋下 3~5cm 至脚底的长度，或患者身高减去 40cm，也可选用双拐，因人而异，合适为度。

4）使用轮椅训练：初由人扶持及协助，协助人员站在轮椅后面，用两手握住轮椅扶手或背，再用足踏住下面的横轴以固定轮椅，轮椅放在患者健侧，上下时要挂上手闸；上去后训练椅上活动，前后动和左右旋转。

5）改乘动作训练：病情稳定、身体情况好转后，可做改乘动作训练。方法是除上述动作轮流练习外，再坐床→轮椅、轮椅→椅子或便器、手杖→椅子、床→行走等改乘动作。

（3）社会心理方面：脑梗死患者常在几小时或几天内出现肢体瘫痪或不能讲话，而且恢复时间较长、见效较慢，还可能留有后遗症，患者和家属很难接受，加之长期的康复治疗会给家庭生活和工作带来影响，精神和经济负担加重，因此应重视对患者精神情绪变化的监控，提高对抑郁、焦虑状态的认识，及时发现患者的心理问题，进行针对性心理治疗（解释、安慰、鼓励、保证等），以消除患者思想顾虑，稳定情绪，增强战胜疾病的信心。

3. 出院前

（1）治疗相关方面：告知患者脑梗死诱发的因素，消除复发的内在病理因素，如高血压、高血黏质状态、心脏病等。外部因素，如情绪激动、过度劳累、饮食不合理等。严格按照出院后医嘱用药，如预防复发可口服肠溶阿司匹林、双嘧达莫等。平日应保持低盐、低脂、低糖饮食，忌辛辣、戒烟酒等。定期来院进行复查，复查血糖、血压、血脂等指标，以观察病情变化，随时调整治疗方案。如发现眩晕、步态不稳、血压升高、肢体麻木无力、言语模糊或失语等症状，应及时就近就诊，及时处理，防止病情进一步发展。

（2）护理相关方面

1）双手上举训练：患者双手叉握、患侧拇指在上、掌心相对取仰卧位或坐位，健手带动患手上举过头。

2）前臂运动训练：前臂的运动为旋前、旋后，对前臂进行关节松动及相应关节活动后，在患者有一定自主运动的前提下，可进一步诱导、加强前臂的运动性如翻转扑克牌、翻书等训练。

3）上肢负重训练：患者取坐位，肩关节轻度外展、外旋、肘伸展，手指伸展支撑于健侧，将重心逐渐移向患侧，维持数秒再恢复原位，重复进行训练。

4）滚筒训练：患者取坐位，桌上置一训练用滚筒，患者双手叉握，由健侧带动患侧向前方滚动滚筒，促进上肢的伸展运动。

5）上下楼梯训练：上楼时先用健足跨上台阶然后再提起患足与健足在同一台阶，下楼梯则相反。如用拐杖，可先将拐杖支在上级台阶，再跨健足，最后再跨患足，下楼动作与之相反。有时下楼有居高不安感，可试行面向后方下楼法。

（3）社会心理方面：语言障碍或口角歪斜的患者情绪多焦躁、痛苦。医护人员要多接触患者，给予关心，了解其痛苦，给予精神鼓励，让患者保持心情舒畅，消除紧张心理。

4. 出院后

（1）治疗相关方面：患者治疗从医院转到社区。出院后第1、3、6、12个月及每年，患者都需要到医院门诊复查，监测血压、血脂、凝血、生化等血液指标。并由神经内科医生评估肌力、活动功能，查看 CT、MRI 影像结果，评估复发风险并预防。其他时间，由随访护士及社区医生与患者联系，对患者进行健康宣教跟踪指导：康复期自我护理、血压控制情况、并发症的预防、门诊复诊提示、休息与活动、心理压力解压、情绪控制、语言训练、合理饮食、排便情况等。

（2）康复相关方面：偏瘫患者康复的目的主要是最大程度地提高患者的生活自理能力。对于成年患者，生活自理是回到过去生活方式的第一步，日常生活活动是患者康复的重要组成部分。日常生活活动要与训练日程相结合，患者必须参与到活动中去。

（3）社会心理方面：随访护士向患者及家属了解患者居家康复锻炼的执行情况、血压控制情况、生活方式改变情况及出现的问题，根据患者的生理、心理状态及肢体功能情况酌情调整护理方案。至少选择 1 位与患者长期共同居住的家属参与教育指导，并确保每次复诊时至少有 1 名接受过教育的家属陪同。

（三）院外延伸护理

脑梗死患者因为出现肢体功能障碍、意识障碍等问题，需要神经内科医护人员给予连续护理。建立脑梗死患者的随访档案，可以及时记录病情，随时掌握患者有关用药、血压管理、肢体活动、语言康复锻炼、心理等方面的情况。患者出院后在家中进行后期康复，通过连续护理，及时给予患者或其照顾者个体化的的护理服务，会取得良好的效果，对患者康复尤为重要，还可增进医患之间的信任。①疾病知识指导：指导患者及家属了解本病的基本病因、主要危险因素和危害，告知本病的早期症状和就诊时机，掌握本病的康复治疗知识与自我护理方法，帮助分析和消除不利于疾病康复的因素，落实康复计划。②血压控制：教会患者及家属监测血压的办法及注意事项，指导患者坚持按医嘱服药，不要随意调节药物的种类及质量，不能随意停药。③肢体活动功能：患者出院后第 1、3、6、12 个月及每年，需要门诊复查肢体活动功能是否改善。医生根据 ADL 评分及肌力肌张力情况（表 7-2、表 7-3、表 7-7）对患者日常生活自理能力进行评估并记录，随时改进康复计划及训练重点。④避免诱因：指导患者尽量避免导致血压升高的各种因素，如保持情绪稳定和心态平衡，避免不良心理刺激。由随访护士跟踪进行指导。

第五节　帕金森病患者的连续护理

帕金森病（PD）又称震颤麻痹，是一种以静止性震颤、肌强直、运动迟缓和姿势步态异常为主要临床特征的常见的中老年人神经系统变性疾病。帕金森病大多数在 50 岁以后发病，65 岁以上人群患病率为 1.7% ~ 1.8%，随年龄增高，发病率增加，男性稍多于女性。

【疾病特点】

（一）病因

1. 年龄老化　随年龄增长，黑质多巴胺能神经元开始呈退行性变，多巴胺能神经元渐进性减少。

2. 环境因素　流行病学调查显示，长期接触杀虫剂、除草剂或某些工业化学品等可能是帕金森病发病的危险因素。

3. 遗传因素　本病在一些家族中呈聚集现象，有报道称 10% 左右的帕金森病患者有家族史，包括常染色体显性遗传或常染色体隐性遗传。

（二）症状及体征

首发症状多为动作不灵活与震颤。随着病程的发展，可逐渐出现下列症状和体征。

1. 静止性震颤　常为首发症状，拇指与食指"搓丸样"（pill-rolling）动作，节律 4~6 次/秒，安静时出现，随运动而减轻或停止，紧张时加剧，入睡后消失。症状常自一侧上肢开始，波及同侧下肢，对侧上肢及下肢，呈"N"字形进展（65% ~ 70%）。25% ~ 30% 病例自一侧下肢开始，两侧下肢同时开始者极少见。

2. 肌强直　表现为屈肌与伸肌同时受累，被动运动关节阻力始终增高，似弯曲软铅管，故称"铅管样强直"；若伴震颤，检查感觉在均有阻力有断续停顿，似转动齿轮，称为"齿轮样强直"，是肌强直与静止性震颤叠加所致。

3. 运动迟缓　表情肌活动减少，双眼凝视，瞬目减少，呈面具脸，手指精细动作（扣纽扣、系鞋带等）困难；不能同时做多个动作；随意动作减少，减慢。多表现为开始的动作困难和缓慢，如行走时启动和终止均有困难。

4. 其他症状　晚期自坐位、卧位起立困难，小步前冲，称为"慌张步态"。

【治疗原则】

早期帕金森病的治疗在改善症状的同时，重在预防运动并发症的发生，晚期重在治疗运动并发症和其他帕金森病相关症状；应采用综合治疗，包括：药物治疗、手术治疗、康复治疗、心理治疗等；药物治疗是首选，且是最主要的治疗手段。要早期诊断、及时治疗。

【连续护理】

帕金森病是中老年人常见的中枢神经系统变性疾病，得了帕金森病的患者无论是身体上还是心理上都遭受着巨大的痛苦，会对患者的生活及工作产生严重影响，甚至威胁生命安全。药物治疗目前仍是主要治疗方法，患者需要长期或终身服药。也正因为如此，患者在家中需要得到细心的照顾，照护方面必定面临许多实际问题。我国社会医疗保障体系正在不断完善中，医疗资源相对有限，帕金森病患者后期的治疗及康复主要以家庭为主。因此，必须加强帕金森病患者的连续护理，及时给予康复指导和护理干预，提高患者生存质量。

（一）综合护理评估

1. 健康基本情况评估

（1）生命体征：监测体温、脉搏、呼吸、血压等情况。

（2）意识和精神状态：观察患者有无意识障碍及其类型。

（3）注意有无肢体活动障碍或感觉缺失，四肢肌力、肌张力等情况。

2. 疾病相关评估　依据神经内科患者连续护理认知问卷，对患者治疗相关知识、康复相关需求、社会生活需求情况进行评估，见表7-4。依据ADL评分量表评估患者日常生活能力，见表7-5。依据肌力、肌张力评估量表，评估患者肢体活动情况，见表7-2、表7-3。

3. 心理社会评估　通过焦虑自评量表（SAS）（表3-5）、抑郁自评量表（SDS）（表3-6）和与患者的交流，了解患者心理状态，对于本病虽不能根治的情况要尽早告知患者及家属，让其做好心理准备，耐心与患者进行心灵沟通，对其进行安慰，虽不可根治但经过药物治疗是可以减轻症状的，鼓励患者保持积极乐观心态，树立自信心并消除一切心理障碍，使之能全身心投入康复过程中。

（二）连续护理实施

根据帕金森病患者临床治疗护理常规、ADL评分、神经内科患者连续护理认知问卷制订连续护理方案。使患者及家属掌握帕金森病的观察重点、卧位及康复训练的方法，预防和减少并发症的发生。指导患者及家属保管好所有CT、磁共振的资料及血、脑脊液的化验结果，医护人员追踪患者自理能力情况、肢体功能及肌张力等的变化，提高帕金森病患者的生活质量。

1. 入院时　患者由社区的疾病预防及健康观察，转到医院的治疗阶段。主要由社区医生、神经内科医生及护士参与，根据患者的肢体活动情况、自理能力情况，制订治疗护理方案。

（1）治疗相关方面：对社区建立健康档案的患者，护士要全面了解患者的既往健康信息。对所有患者应用神经内科患者连续护理认知问卷对身体、心理及社会状况进行评估。协助患者完成必需的检查项目：血常规、肝肾功能、凝血功能、脑脊液、头部CT、磁共振检查，必要时行经颅超声检查。告知患者检查注意事项。根据患者的健康状况及检查结果，全面评估其病情程度。

（2）护理相关方面：因为患者肌肉不协调，不要催促患者快速进食。固定患者进食的碗和盘子防滑动。指导患者平衡进食糖、蛋白质、脂肪、维生素食物，不偏食、细嚼慢咽，食物品种多样化，防止便秘。在浴盆内或淋浴池板上铺上一层止滑的东西，如橡胶垫，并可在浴盆内放置一把矮凳，以便让患者坐着淋浴。长握把的海绵、洗浴用的手套等有助于患者洗浴。刮胡子使用电动刮须刀，使用纸杯或塑料杯刷牙。选择容易穿脱的拉链衣服。拉链与纽扣可用尼龙粘链代替。尽量穿不用系鞋带的鞋子。在浴盆内或淋浴池板铺上一层止滑的东西如橡胶垫，并可在浴盆内放置一把矮凳，以便让患者坐着淋浴。

（3）社会心理方面：早期轻型病例无需特殊治疗，主要是鼓励患者进行适当的活动与体育锻炼；当疾病影响到患者日常生活和工作能力时，适当的药物治疗可以不同程度减轻症状，并不能组织病情发展，而长期的药物治疗可能有导致后期并发症的风险，因此，疾病总的趋势是越来越重。应指导患者及家属了解本病的临床表现、病程进展和主要并发症，帮助患者和照顾者适应角色的转变，掌握自我护理知识。

2. 住院时　医疗团队由主管医生、护士及康复师组成。根据患者病情实施不同治疗与护理方案。

（1）治疗相关方面：帕金森病早期无需药物治疗，当疾病影响患者日常生活和工作能力时，适当的药物治疗可不同程度地减轻症状，并可因减少并发症而延长生命。有手术指征的可转至神经外科行手术治疗。

（2）护理相关方面

1）在指导患者服用药物的同时，应向患者强调治疗帕金森病的药物只能改善症状，不能阻止病情发展，因此必须遵照医嘱服药，遵循从小剂量开始，缓慢递增，尽量以小剂量取得满意疗效的原则，及时调整药物剂量和用药时间，不可随意停药或减药，要坚持长期治疗，明确告知患者终身服药的重要性。某些药物治疗初期可出现胃肠不适，表现为恶心、呕吐等，可指导患者进食少量非蛋白质类食物后再服药，以减轻不适，告知患者切不可因担心药物不良反应而自行推迟用药时间或减少药物服用量。

2）上肢锻炼：每项练习 3~5 次，在责任护士与家属的指导下进行。缓慢触摸下颏和胸部，约 5 秒，头向后翘起大约 5 秒；头向右转向后看，大约 5秒，同样动作向左转；右肩向下，右耳向右肩上靠，保持片刻。左侧重复，缓慢大范围地旋转头部，然后换方向；下颏前伸，保持 5 秒，然后内收保持 5秒；伸直手臂，高举过头，向后保持 10 秒；双手向后在背部扣住，往回拉，10 秒；将手放在肩上，试着用面部去接触肘部 10 秒，双肘分开，挺胸，10秒；手臂置于头上，肘关节弯曲，左手抓住右肘右手抓住左肘，身体向两侧弯曲。

3）躯干锻炼：每项练习 3~5 次，在责任护士与家属的指导下进行。双脚稍分开，双膝微曲，右臂高举过头，缓慢向左侧弯曲，保持片刻，然后左侧重复。手臂前伸，轻轻地向对侧交叉。平躺在床上，膝关节屈向胸部，保持住，另一侧重复。平躺在床上，双臂抱住双膝，慢慢地将头伸向膝关节。双手置于头下，保持一腿伸直，另一腿弯曲、交叉、弯曲向身体的对侧，保持片刻，另一侧重复。腹部伸展，腿与骨盆紧贴床板，用手臂上撑，维持 10 秒。俯卧，手臂和双腿同时高举离地，维持 10 秒，放松。

4）下肢锻炼：每项练习 3~5 次，在责任护士与家属的指导下进行。站立，屈身弯腰向下，双腿稍分，10 秒，做上述动作时双膝稍弯。手扶墙，右手抓住右脚，向后拉，维持，然后左腿重复。面向墙壁站立，双腿分开，双膝紧靠，手掌贴墙，身体前倾，感觉小腿肌肉牵拉，维持，重复。坐在床上，一腿伸直，另一腿弯曲，屈腿紧靠直腿部，试将头靠向直腿，维持，另一侧重复。双腿盘坐在床上，双脚掌相对，试将膝部靠向床板，维持并重复。双脚呈"Ｖ"形坐下，头靠向右腿，中间和左腿，每个位置维持 10 秒。

（3）社会心理方面：每个帕金森病患者的病情进展速度是不一样的，这种不同很大程度上取决于患者的心理因素。家庭关怀尤为重要。帕金森病患者的家人，一定要保持乐观的心态，努力营造和谐的家庭关系，并舍得投入精力，对患者进行全方位的身心护理很重要。

3. 出院前　在住院治疗转到居家康复的过渡阶段，护士通过对患者及家属的健康指导，让其了解康复锻炼的重要意义，可有效减少并发症的发生，提高患者生活质量。

（1）治疗相关方面：告知患者及家属出院后门诊复查时间，坚持用药的必要性、锻炼的注意事项，复查资料保存的注意事项、联系医生及随访护士的方法。护士建立帕金森病患者健康档案，医院保留患者家庭住址及联系方式。

（2）护理相关方面：帕金森病患者伴有肢体活动障碍，如震颤、肌强直、体位不稳、随意运动等状况，对患者进行肢体运动、语言、进食等训练和指导，可改善患者生活质量，减少并发症。

1）放松和呼吸锻炼：患者可以先闭上眼睛，再开始深而缓慢地呼吸。这时患者的腹部在吸气时鼓起，在呼气时腹部放松，并想象气从头顶顺流而下，经过背部到达脚底，放松全身肌肉。如此反复练习 5~10 分钟。

2）面部动作锻炼：患者可对着镜子做皱眉、用力睁闭眼、鼓腮、露齿、吹哨、微笑、大笑、露齿笑、撇嘴等动作。

3）手部的锻炼：可以利用家庭已有的各种器械或物品，如毛巾卷、黄豆等，可反复进行握拳伸直、手指对捏及分指训练等。

4）头颈部训练：让患者的头部上下运动、左右转动、侧转、左右摆动等。

5）躯干训练：让患者有节奏地进行侧弯运动、转体运动、仰卧起坐、俯卧撑等训练，可控制躯干腹背肌力量与协调。

6）上肢及肩部训练：患者可进行耸肩，臂上举、后伸等牵伸的锻炼，也可利用内吊环等器械加强肩关节的活动度和灵活性。

7）下肢训练：双腿稍分开站立，双膝微屈，向下弯腰，双手尽量触地。左手扶墙，右手抓住右脚向后拉维持数秒钟，然后换对侧下肢重复。

8）翻身训练：卧位，双手自然放于体侧，双下肢屈髋弯膝，双足立于床上。双手十指交叉，左右摆动，用力摆动至一侧，头转向同侧，双膝摆向同侧，尽量使同侧手和膝触碰到床。

9）步态训练：步态训练时要求患者双眼直视前方，身体直立，双脚稍分开，双手自然置于体侧。起步时足尖要尽量抬高，先足跟着地再足尖着地，跨步要尽量慢而大，两上肢尽量在行走时前后摆动，走直线，步幅由大逐渐变小，使两足尽量在一条直线上小步行走。其关键是要抬高脚和跨步要大。患者在起步和行进中，常常会出现"僵冻现象"出现，脚步迈不开，就像粘在地上了一样。遇到这种情况：首先将足跟着地，全身直立站好。在获得平衡之后，再开始步行，切记行走时先以足跟着地，足趾背屈，然后足尖着地。在脚的前方每一步的位置摆放一块高 10~15cm 的障碍物，做脚跨越障碍物的行走训练。但这种方法比较麻烦，在家里不可能摆放一堆障碍物，因此借助"L"形拐杖是一个很好的方法。将"L"形拐杖放于地面上，让患者跨过"L"形拐杖的横梁。

10）语言障碍的训练：和患者多进行语言交流，避免患者和亲属情感上的交流障碍和隔阂。

（3）社会心理方面：告知患者及家属帕金森病的相关知识，比如病情复发时如何巩固病情，从而树立起患者的信心，使其在治疗过程中遇到困难也绝不轻易放弃，始终保持积极乐观。告知患者及家属即使出院了，也应该遵循医嘱服药，根据临床统计，在治疗帕金森病时长期使用多巴丝肼也会产生一些药物不良反应。因此，告知患者及家属注意服药反应以及恢复状况，保持和医护人员的沟通交流，按时检查病情。

4. 出院后　对于帕金森病患者的长期治疗，除药物治疗外，家庭护理也是治疗帕金森病的一个重要部分。患者出院后，其家庭对康复护理知识、技能欠缺，并带有随意性和盲目性，其依从性远远不如住院期间，因此，必须加强帕金森病患者的随访，及时给予康复指导和护理干预，以提高患者的依从性，减少居家并发症的发生，从而提高患者生存率和生活质量，促进患者康复。

（1）治疗相关方面：患者治疗从医院转到社区。出院后第 1、3、6、12 个月及每年，患者都需要到医院门诊复查，监测肢体活动功能，语言功能，并由神经内科医生评估患者情况，积极预防并发症的发生。其他时间，由随访护士及社区医生与患者联系，对患者进行健康宣教跟踪指导。

（2）护理相关方面

1）鼓励患者每天做六步帕金森病康复操：第一步：在开始训练前，确保膝关节可以正常活动。手扶椅子将受病情影响较重一侧的膝关节跪在地板上。第二步：然后再将另一侧膝关节跪在地板上。第三步：跪在地板上后，依次向后移动膝关节。双手放开椅子，双侧上肢能撑于地板上，处于爬行姿势。第四步：向后移动到你准备躺卧的位置。确保有足够的空间伸展腿和手臂。第五步：缓慢放低一侧臀部贴近地板，呈半坐姿势。此动作可能会使身体有些过于伸展，但只要不感到疼痛，可继续。进行下一个动作前，确保能够站起来。第六步：将身体完全放低，翻转侧卧在地板上，并将头部舒服地依靠在事先准备好的枕头上。准备再开始锻炼。

2）家属或患者可以设置闹铃或者将手机设置闹钟提醒，当需要服药的时候闹铃和手机就会提醒服药。而在服药时，患者或家属可以将当天的口服药事先按服药时间顺序摆放在不同颜色、有标记的小药盒里，这样就可以让患者按正确的顺序服药，避免出现漏服和错服。当漏服药物的情况发生时，千万不要急忙补服，而是应该区别对待，如漏服时间很短的情况下，可以及时补服，如果时间过长的话，不需要补服，而下次务必按原间隔时间用药。禁止下次服药时加倍剂量服用，以免引起药物中毒。

（3）社会心理方面：引导患者训练的过程中采取放松训练的模式，让患者更好地理解心理调解过程，转移注意力，保持轻松愉快的心情，积极配合治疗。引导患者进行一些社会活动，与性格开朗且同龄人多沟通交流，把自己的想法和不开心的事情告诉对方，使得自己的负面情绪得到有效的疏导。至少选择1位与患者长期共同居住的家属参与教育指导，并确保每次复诊时至少有1名接受过教育的家属陪同。

（三）院外延伸护理

帕金森病患者因为出现静止性震颤、肌强直、运动迟缓和姿势步态异常等临床表现，影响患者的日常生活，需要神经内科医护人员给予连续护理。建立帕金森病患者的随访档案，可以及时记录病情，随时掌握患者有关用药、肢体活动、语言康复锻炼、心理等方面的情况。患者出院后在家中进行后期康复，通过连续护理，及时给予患者或其照顾者个体化的护理服务，会取得良好的效果，对患者康复尤为重要，还可增进医患之间的信任。①皮肤护理：患者因震颤和不自主运动，出汗较多，应勤洗勤换衣物，保持皮肤卫生，预防压疮；②康复训练：鼓励患者维持和培养兴趣爱好，坚持适当的运动和体育锻炼，做力所能及的家务劳动等，可以延缓身体功能障碍的发生和发展，从而延长寿命，提高生活质量；③照顾者指导：帕金森病是一种无法根治的疾病，病程长，家庭成员身心疲惫，经济负担加重，医护人员应关心患者家属，倾听他们的感受，理解他们的处境，尽力帮他们解决困难、走出困境，以便给患者更好的家庭支持。

第六节 阿尔茨海默病患者的连续护理

阿尔茨海默病（Alzheimer disease，AD）是发生于老年和老年前期，以进行性认知功能障碍和行为损害为特征的中枢神经系统退行性病变。临床上表现为记忆障碍、失语、失用、失认、视空间能力损害、抽象思维和计算力损害、人格和行为改变等。阿尔茨海默病是老年期常见的痴呆类型，约占老年期痴呆的50%~70%。流行病学调查显示，65岁以上老年人阿尔茨海默病患病率在发达国家约为4%~8%，我国约为3%~7%，女性高于男性。随着年龄的增长，阿尔茨海默病患病率逐渐上升，至85岁以后，每3~4位老年人中就有1位罹患阿尔茨海默病。阿尔茨海默病发病的危险因素有低教育程度、膳食因素、吸烟、女性雌激素水平降低、高血糖、高胆固醇、高同型半胱氨酸和血管病等。

【疾病特点】

（一）病因

阿尔茨海默病是一种获得性进行性认知功能障碍综合征，病因不明，可能与遗传、环境、代谢、病毒感染等因素有关。家族性阿尔茨海默病为常染色体显性遗传，环境因素包括受教育程度低、头部外伤、吸烟及重金属接触史等。

（二）症状及体征

根据疾病的发展和认知功能缺损的严重程度，可分为轻度、中度和重度。

1. 轻度 首发最明显症状为近记忆障碍，如常遗失物品，但个人生活基本能自理。患者出现部分人格改变，如变得缺乏主动性、活动减少、孤独、自私、对周围环境兴趣减少、对周围人较为冷淡，甚至对亲人漠不关心、情绪不稳、易激惹、对新的环境难以适应等。

2. 中度 表现为日益严重的记忆障碍，除近记忆障碍外，远记忆也受损。地点定向也出现障碍，容易迷路走失，言语功能障碍明显，面容失认、失用表现为不能正确的以手势表达。患者情绪波动，睡眠障碍，行为紊乱，有时出现攻击行为等。

3. 重度 患者其他认知功能皆受损。表现为忘记自己的姓名和年龄，不认识亲人。语言表达能力进一步退化。患者自发言语，内容单调；活动逐渐减少，大小便失禁。

【治疗原则】

由于阿尔茨海默病患者认知功能衰退不可逆，目前临床治疗仍是未能解决的问题。

（一）药物治疗

改善认知功能：①胆碱酯酶抑制剂：是目前用于改善轻中度 AD 患者认知功能的主要药物。代表性药物有多奈哌齐、卡巴拉汀、加兰他敏、石杉碱甲等。②N-甲基-D-门冬氨酸受体拮抗剂：代表药物是美金刚。③临床上依据患者病情还选择脑代谢赋活剂如茴拉西坦和奥拉西坦等。

控制精神症状：常用抗抑郁药物和抗精神病药物，如利培酮、奥氮平、舍曲林、帕罗西汀等。使用原则：①低剂量起始；②缓慢增量；③增量间隔时间稍长；④尽量使用最小有效剂量，短期使用；⑤治疗个体化；⑥注意药物间的相互作用。

（二）非药物治疗

包括职业训练、认知康复治疗、音乐治疗等。

（三）支持治疗

重度患者自身生活能力严重减退，常导致营养不良、肺部感染、泌尿系感染、压疮等并发症，应加强支持治疗和对症治疗。

【连续护理】

阿尔茨海默病已成为老年期患者致残和致死的主要原因之一，在阿尔茨海默病的整个病程中，随着认知功能的减退，患者会出现各种不同的症状。激惹行为及自我照顾能力的减退是阿尔茨海默病较常出现并具有特征性的症状，严重影响患者本人及家属的生活质量，照护方面必定面临许多实际问题。我国社会医疗保障体系正在不断完善中，医疗资源相对有限，阿尔茨海默病患者的照护主要以家庭为主。患者自理能力低下易发生感染、跌倒、走失等意外，每次意外都不同程度地加快患者的体力及智能减退的速度。阿尔茨海默病患者出院后，其家庭对康复护理知识、技能欠缺，并带有随意性和盲目性，其效果远远不如住院期间。因此，必须加强阿尔茨海默病患者的连续护理，及时给予康复指导和护理干预，提高患者生存质量。

（一）综合护理评估

1. 健康基本情况评估

（1）一般情况评估：评估患者体温、脉搏、呼吸、血压等情况。观察瞳孔大小及对光反射是否正常。注意有无肢体活动障碍或感觉缺失，四肢肌力肌张力等情况。了解患者生活饮食习惯、有无吸烟史、既往健康状况等。根据日常生活能力量表（ADL）（表 7-5）和改良 Barthel 指数（表 2-4），评估患者生活自理能力。

（2）认知活动评估：简易智能精神状态检查量表（Mini-Mental State Examination，MMSE）由 Folstein 等于 1975 年编制，是最有影响力、最常用的认知功能筛查工具。该量表包括以下 7 个方面：时间定向力、地点定向力、即刻记忆、注意力及计算力、延迟记忆、语言、结构能力。共 30 项题目，每项回答正确得 1 分，回答错误或答不知道评 0 分，量表总分范围为 0~30 分。测验成绩与文化水平密切相关，正常界值划分标准为：文盲>17 分，小学>20 分，初中及以上>24 分，见表 7-8。

表 7-8 简易智能精神状态检查量表（MMSE）

姓名： 性别： 年龄： 文化程度： 得分：

项目		积分			
定向力 （10 分）	1. 今年是哪一年？			1	0
	现在是什么季节？			1	0
	现在是几月份？			1	0
	今天是几号？			1	0
	今天是星期几？			1	0
	2. 您住在哪个省？			1	0
	您住在哪个县（区）？			1	0
	您住在哪个乡（街道）？			1	0
	咱们现在在哪个医院？			1	0
	咱们现在在第几层楼？			1	0
记忆力 （3 分）	3. 告诉您三种东西，我说完后，请您重复一遍 并记住，待会还会问您（各 1 分，共 3 分）	3	2	1	0
注意力和计算力 （5 分）	4. 100−7 =？连续减 5 次（93、86、79、72、 65。各 1 分，共 5 分。若错了，但下一次 答案正确，只记一次错误）	5 4 3	2	1	0
回忆能力 （3 分）	5. 现在请您说出我刚才告诉您让您记住的那 些东西？	3	2	1	0
语言能力 （9 分）	6. 命名能力				
	出示手表，问这个是什么东西？			1	0
	出示钢笔，问这个是什么东西？			1	0

续表

项目		积分
语言能力 （9分）	7. 复述能力 我现在说一句话，请跟我清楚的重复一遍 （44只石狮子）！	1　0
	8. 阅读能力 （闭上您的眼睛）请您念念这句话，并按 上面意思去做！	1　0
	9. 三步命令 我给您一张纸请您按我说的去做，现在开 始："用右手拿着这张纸，用两只手将纸对 折起来，放在您的左腿上。"（每个动作1 分，共3分）	3　2　1　0
	10. 书写能力要求受试者自己写一句完整的 句子。	1　0
	11. 结构能力 （出示图案）请您照上面图案画下来！	1　0

（3）情感活动及意志力行为评估：运用临床痴呆评定量表（Clinical Dementia Rating，CDR），该量表是医生通过与患者和其家属交谈中获得信息，加以提炼，完成对患者认知受损程度的评估，继而快速评定患者病情的严重程度。评定的领域包括记忆、定向力、判断与解决问题的能力、工作和社会交往能力、家庭生活和个人业余爱好、独立生活自理能力，以上六项功能的每一个方面分别作出从无损害到重度损害5级评估，但每项功能的得分不叠加，而是根据总的评分标准将6项能力的评定综合成一个总分，其结果以0、0.5、1、2和3分表示，分别判定为健康、可疑、轻度、中度、重度等5级，见表7-9。

2. 疾病相关评估　结合血常规、尿常规、便常规、血生化、脑脊液、脑电图、CT、MRI检查，神经心理学检查，基因检查等来评估患者的知识水平和学习能力，特别要评估患者与照顾者对该病的了解程度，如该病的特点、发病原因、流行病学的情况，有哪些临床表现和体征、治疗方法等。根据评估结果，遵循满足患者需要和循序渐进的原则，制订因人施教的健康教育计划。

表7-9　临床痴呆评定量表（CDR）

	健康 CDR=0	可疑痴呆 CDR=0.5	轻度痴呆 CDR=1	中度痴呆 CDR=2	重度痴呆 CDR=3
记忆力	无记忆力缺损或有轻微不恒定的健忘	轻微、持续的健忘；对事情能部分回忆，"良性"健忘	中度记忆缺损；对近事遗忘突出；缺损对日常生活活动有妨碍	严重记忆缺损；仅能记着过去非常熟悉的事情；对新发生的事情则很快遗忘	严重记忆力丧失；仅存片段的记忆
定向力	完全正常	除在时间关系定向上有轻微困难外，定向力完全正常	在时间关系定向上有中度困难；对检查场所能作出定向；对其他的地理位置可能有定向	在时间关系上严重困难，通常不能对时间作出定向；常有地点失定向	仅有人物定向
判断解决问题的能力	能很好地解决日常、商业和经济问题，能对过去的行为和业绩作出良好的判断	仅在解决问题、辨别事物间的相似点和差异点方面有轻微损害	在处理问题和判断问题上有中度困难；对社会和社交事件的判断力通常保存	在处理问题、辨别相似点和差异点方面有严重损害；对社会和社交事件的判断通常有损害	不能作出判断；不能解决问题

续表

	健康 CDR=0	可疑痴呆 CDR=0.5	轻度痴呆 CDR=1	中度痴呆 CDR=2	重度痴呆 CDR=3
社会事物	在工作、购物、一般事务、经济事务、帮助他人和与社会团体社交方面，具有通常水平的独立活动能力	在这些活动方面有损害的话，仅是可疑的或轻微的损害	虽然仍可以从事部分活动，但不能独立进行这些活动；在不经意的检查中看起来表现正常	很明显地不能独立进行室外活动；但看起来能够参加家庭以外的活动	不能独立进行室外活动，看起来病得很重，也不可能参加家庭以外的活动
家庭生活业余爱好	家庭生活、业余爱好、智力均保持良好	家庭生活、业余爱好、智力活动仅有轻微损害	家庭生活有轻度而肯定的损害，较困难的家务事被放弃；较复杂的业余爱好和活动被放弃	仅能做简单的家务事；兴趣减少且非常有限，做得也不好	在自己卧室多，不能进行有意义的家庭活动
个人照料	完全自理		需要监督	在穿衣、个人卫生以及保持个人仪表方面需要帮助	个人照料需要更多帮助；通常不能控制大小便

注：只有当损害是由于认知功能缺损引起才进行记分，由其他因素（如肢体残疾）引起的不记分

3. 心理社会评估　采用老年抑郁量表（Geriatric Depression Scale，GDS）（表7-10）评估，该量表由 Brink 在 1982 年编制，专用于老年人抑郁的筛查。量表共有 30 个条目，表现为抑郁的评分为：回答为"否"的被认为是抑郁反映的问题：1、5、7、9、15、19、21、27、29、30。回答为"是"的被认为是抑郁反映的问题：2、3、4、6、8、10、11、12、13、14、16、17、18、20、22、23、24、25、26、28。一般地讲，在最高分30分中，得0~10分可视为正常范围，即无郁症，11~20 分显示轻度抑郁，21~30 分为中重度抑郁。根据评估结果，了解患者的心理健康情况，准确评估是否存在心理问题，以及问题的轻重程度，采取相应的方法，来缓解心理压力，保持健康积极的心理状态。

表 7-10　老年抑郁量表（GDS）

选择最切合您最近一周来的感受的答案	答案	
	是	否
1　你对生活基本上满意吗？	0	1
2　你是否已经放弃了许多活动和兴趣？	1	0
3　你是否觉得生活空虚？	1	0
4　你是否常感到厌倦？	1	0
5　你觉得未来有希望吗？	0	1
6　你是否因为脑子里有一些想法摆脱不掉而烦恼？	1	0
7　你是否大部分时间精力充沛？	0	1
8　你是否害怕会有不幸的事落到你头上？	1	0
9　你是否大部分时间感到幸福？	0	1
10　你是否常感到孤立无援？	1	0
11　你是否经常坐立不安，心烦意乱？	1	0
12　你是否希望待在家里而不愿意去做些新鲜事？	1	0
13　你是否常常担心将来？	1	0
14　你是否觉得记忆力比以前差？	1	0
15　你觉得现在生活很惬意？	0	1
16　你是否常感到心情沉重、郁闷？	1	0
17　你是否觉得像现在这样生活毫无意义？	1	0
18　你是否常为过去的事忧愁？	1	0
19　你觉得生活很令人兴奋吗？	0	1

续表

选择最切合您最近一周来的感受的答案	答案	
	是	否
20 你开始一件新的工作困难吗？	1	0
21 你觉得生活充满活力吗？	0	1
22 你是否觉得你的处境毫无希望？	1	0
23 你是否觉得大多数人比你强的多？	1	0
24 你是否常为些小事伤心？	1	0
25 你是否常觉得想哭？	1	0
26 你集中精力困难吗？	1	0
27 你早晨起的很快活吗？	0	1
28 你希望避开聚会吗？	1	0
29 你做决定很容易吗？	0	1
30 你的头脑像往常一样清晰吗？	0	1

（二）连续护理实施

根据阿尔茨海默病患者临床治疗护理常规、ADL 评分、简易智能精神状态检查量表、临床痴呆评定量表、神经内科患者连续护理认知问卷制订连续护理方案。使患者及家属掌握阿尔茨海默病后观察重点及康复训练的方法，预防意外的发生。指导家属保管好患者所有 CT、MRI、神经心理学检查的资料及血、脑脊液的化验结果，医护人员追踪患者认知及行为能力情况、肢体功能等的变化，提高阿尔茨海默病患者的生活质量。

1. 入院时　患者由社区的疾病预防及健康观察，转到医院的治疗阶段。主要由社区医生、神经内科医生及护士参与，根据对患者的查体及患者的临床表现，确定治疗方案。

（1）治疗相关方面：对社区建立健康档案的患者，护士要全面了解患者的既往健康信息。对所有患者应用神经内科患者连续护理认知问卷对身体、心理及社会状况进行评估。协助患者完成必需的检查项目：血常规、尿常规、便常规；肝肾功能、甲状腺功能、生化和离子、血清同型半胱氨酸、血糖、血脂；血沉、C 反应蛋白；凝血功能、血型；头部 CT、MRI 检查。告知患者检查注意事项。根据患者的健康状况及检查结果，全面评估其病情程度。

（2）护理相关方面：对待患者态度亲切、耐心，使患者有安全感；详细向患者及家属介绍科室环境，让其适应角色；为患者系腕带，标注患者姓名、年龄、病案号、所在科室、联系方式等；告知家属 24 小时陪伴患者，如需检查外出，必须全程陪伴。给予患者高蛋白质、高维生素、清淡易消化饮食，多吃新鲜水果、蔬菜，补充足够的水分；有吞咽困难障碍者，遵医嘱留置胃管，并做好留置胃管的护理。对于症状较轻的患者，指导其做记忆保健操：在头颈后部找到"风池""天柱"穴位，用拇指指腹按压这 2 个穴位，每次按压 5 秒，突然加压，然后将拇指移开，按压 5~10 次，患者会感到头脑清醒；让患者回忆所住病区的环境，精细化记忆病区环境每一个细节部分，然后再去检查遗漏了什么细节部分；让患者回忆 1 小时之前发生的事情，如和什么人在一起，说了什么，做了什么，那个人和你什么关系，长相怎么样。具体也可以教会患者应用联想记忆法来增强记忆力等。

（3）社会心理方面：向患者及家属介绍阿尔茨海默病的临床表现、病程及预后，让家属认识到负面情绪对疾病的影响，使其监督患者积极配合治疗。

2. 住院时　医疗团队由主管医生、护士及康复师组成。按照患者病情的轻重制订不同的护理方案。

（1）治疗相关方面：护士遵医嘱给予患者改善认知功能和控制精神症状的药物治疗，病情较重自理能力减退者给予支持治疗，协助康复师给予职业训练、音乐治疗等非药物治疗。

（2）护理相关方面

1）门禁系统 24 小时关闭，嘱家属或护工 24 小时陪伴患者，不能让患者单独外出。护士按时巡视病房，随时观察患者的动态。护士根据患者身份识别和给药制度及流程对老年患者进行有效身份识别和实施分时给药，并做到服药到口，确保患者用药的安全。

2）对于轻、中度患者，地面保持平整、干燥，防湿、防滑，并设立警示牌，呼叫器和患者经常使用的物品应置于床头患者伸手可及处。尽量避免让患者直接接触电源、热水瓶等。识别有自伤企图患者的症状特征，及时采取相应的护理措施，保证患者安全。喂食应在患者清醒时进行，一日三餐定时定量。喂食时抬高床头或坐起，小口喂食，速度不宜过快，给予足够的时间咀嚼。

3）对于重度患者，保持床单位整洁、干燥、无渣屑，减少对皮肤的机械性刺激。定时为患者翻身、叩背，按摩关节及骨隆突部位。每天温水擦浴，促进肢体血液循环。进行关节被动运动及主动运动，并保持良肢位摆放。

4）对轻度认知功能障碍患者进行认知训练 2 次/周，每次 1 小时。内容包括：记忆训练、推理训练、策略训练等。记忆训练主要包括顺叙数字、倒叙数字、图形记忆、数字运算等。顺叙数字和倒叙数字要求被试者记住一组阿拉伯数字，然后顺向或反向说出这组数字，数字的个数逐渐递增。图形记忆要求被试者将幻灯片上出现过的图片复述出来。数字运算要求被试者进行简单的加减乘除运算。推理训练是提高通过遵循一定的顺序、模式来解决问题的能力。要求受试者识别一组文字或数字的规律，或进行日常活动的推理（如基本的逻辑推理等）。策略训练主要是提高被训练者在进行不同任务要求时需要的不同策略，如视觉、联系、分类等的能力。如人脸记忆采用视觉相关策略，要求名字和脸部特征联系起来；将日常生活的众多不同事件采用分类策略进行有效的管理安排等。

（3）社会心理方面：充分尊重患者的尊严、隐私，杜绝污辱患者人格的事情发生。患者在进行各种认知训练的过程中，要多给予鼓励和赞赏，提高其自信心和成就感，形成良性循环。同时，也注意保持患者与家属之间的亲密关系。教会家属沟通技巧，保持患者愉悦情绪。

3. 出院前 在住院治疗转到居家照护的过渡阶段，神经内科护士需要对患者进行心理指导：患者因记忆力减退、认知功能障碍等原因而悲观抑郁，家属也存在一定的压力，护士要根据病情需要进行系统性、综合性护理干预，使其积极配合治疗与康复护理。

（1）治疗相关方面：教会家属对重度患者的卧位护理方法、饮食管理，在家休养避免感染、坠床等意外的方法；告知家属患者的门诊复查时间，记忆力的锻炼、认知训练等的注意事项，复查资料保存的注意事项、联系医生及随访护士的方法。护士建立阿尔茨海默病患者健康档案，医院保留患者家庭住址及联系方式。

（2）护理相关方面

1）通过对出院患者口服给药存在的问题进行评估及分析，向患者家属强调按时服药的重要性，阿尔茨海默病患者因认知功能障碍及可能伴随的精神症状，服药到位状况堪忧，因此，需指导家属看护患者服药到口。

2）指导家属对患者进行康复训练：①记忆力训练：向患者提问今天的日期、上次训练的时间、自己的病房号和床位号、周围物体的名称等，要让患者意识中存在"这里""那里""夜晚"等概念，帮助他们不断的强化信息。②计算力训练：让患者试着计算物品价值，合计一堆物品多少钱，或者玩扑克牌的方式提高计算能力。③注意力训练：护士给患者一张 A4 纸大小的表格，上面布满数字，随机选择一个个位数，让患者删掉表格中所有出现这个个位数的数字，或在几个汉字中找出 1 个不同偏旁部首的汉字；对于小学以下文化程度的患者，护士在几张水果图片中放进蔬菜的图片，让患者找出与水果不同性质的图片，或者辨认图形的方式。

3）对于重度阿尔茨海默病患者，向家属讲解疾病的相关知识，使家属对病情有所了解，心理上有充分的准备，从心理上安慰、鼓励患者，让患者生活在充满亲情和关爱的环境中，增添信心和希望，积极配合治疗和康复。并向家属及陪护人员认真讲解护理晚期阿尔茨海默病患者的方法、技巧及注意事项，避免因出院后家庭护理不当而影响患者的生存质量。

（3）社会心理方面：通过认知重建、心理应付、问题解决等技术对患者家属及照顾者进行心理辅导和治疗，改变照顾者的压力评价，促进照顾者的应对策略，增进社会支持，促进应对压力的技能；提高照顾者的照顾技能。

4. 出院后　家庭是绝大多数阿尔茨海默病患者长时期的庇护场所，但是由于诸多因素的影响，阿尔茨海默病患者居家照护存在许多问题，目前仅能达到一般性的生活照护。根据患者的具体情况和照护者的需求，尽快给予专业的连续护理指导服务，有效改善患者日常生活能力，不仅减轻了社会及患者家庭的经济压力和负担，也提高了患者的生活质量。

（1）治疗相关方面：患者治疗从医院转到社区。出院后第 1、3、6、12 个月及每年，患者都需要到医院门诊复查，监测血压、血脂、血清同型半胱氨酸、生化等血液指标。并由神经内科医生评估认知功能、自理能力等，查看 CT、MRI 影像结果，评估病情进展。其他时间，由随访护士及社区医生与患者联系，对患者进行健康宣教跟踪指导：生活护理、饮食护理、认知功能障碍护理、情感障碍护理、精神行为异常护理及为家属提供知识和技能的支持与帮助。

（2）护理相关方面

1）指导家属或照顾者协助患者的日常生活：对无法完成扣纽扣的患者，指导家属或照顾者给患者穿带拉链的上衣或者使用扣纽扣器；对于无法完成系鞋带的患者，使用穿鞋器或鼓励患者穿不系鞋带的鞋；对于大小便偶有失禁的患者，嘱咐患者家属为其穿容易穿脱的松紧腰身的裤子；上下楼梯有困难，条件许可，建议让患者住带电梯的房子或使用助行器；针对偏瘫患者日常自理能力缺陷，防止偏瘫侧肢体挛缩，改良制作牙刷、梳子、口杯等，使用穿衣棒及穿裤、穿袜自助器等锻炼偏瘫侧肢体。

2）智能训练：运用刺激-反应方法，即让患者在相关的视觉和听觉刺激物里，进行鉴别与选择。如比较两幅图像相同和不同之处；读短文或听故事后回答细节性问题；连续数字；从一系列的数字或字母中标出指定的符号；从电话本中找出需要的电话号码；一边看电视，一边与患者谈话，然后再回答相关提问。还可以利用玩扑克、玩智力拼图、练书法等帮助患者扩大思维和增强记忆。

3）现实训练：将要做的事情和每日活动记录下来，以提醒患者去执行；嘱患者按时睡觉与起床，按时吃饭，并给予督促、提示；将常用的物品固定放置于显眼的地方：如钥匙、钱包、电话本放在床头柜，将每天日常生活活动安排列表贴于床头，并逐步规律化；手把手教患者做些力所能及的家务，如扫地、整理床毡等；选择患者熟悉的日常生活活动内容，如进餐、穿衣、洗刷、沐浴等日常生活活动能力训练，进行力所能及的家务劳动，由简到繁使患者保持其基本生活习惯；坚持户外运动，如散步、慢跑、保健操、体育锻炼等，具体训练、运动方式、强度根据患者的运动能力而定。

4）娱乐爱好：通过唱歌、跳舞、联欢增加老人之间的沟通和联系，舒缓情绪，创造温馨和谐的气氛。

（3）社会心理方面：晚期阿尔茨海默病患者常会有孤独、抑郁、焦虑情绪及死亡恐惧感，应及时向患者传递生活的热情，让患者感觉到大家的理解和支持。有效的沟通及温和、接纳、稳定的态度可以缓解压力、稳定情绪，增加治疗疾病的信心。

（三）院外延伸护理

阿尔茨海默病患者不仅需要在住院期间进行系统的认知、行为训练，出院后依然需要进行持续的认知、行为训练，只有通过院内外联合及神经内科医护人员的连续护理干预，才能更加有效地改善患者的认知功能，提高患者的生活质量。建立阿尔茨海默病患者的随访档案，可以及时记录病情，有效预防患者走失、意外伤害、卧床并发症等风险因素。由于阿尔茨海默病病程可长达 5～10 年，且大部分患者生活不能自理，需部分或全部由他人照护，因此，高质量正规的居家照护对提高患者生存质量至关重要。包括以下方面：①疾病知识指导：指导患者及家属了解本病的基本病因、主要危险因素和危害，告知本病的早期症状和就诊时机，掌握本病的康复治疗知识与护理方法，帮助分析和消除不利于疾病康复的因素，落实康复计划。②用药管理：教会家属指导患者安全用药，监督患者服药到口，坚持按医嘱服药，不要随意调节药物的种类及质量，不能随意停药。③认知、行为功能：患者出院后第 1、3、6、12 个月及每年，需要门诊复查认知、行为功能是否改善。医生根据日常生活能力量表、改良 Barthel 指数、蒙特利尔认知评估量表、临床痴呆评定量表（表 7-5、表 2-4、表 7-8、表 7-9）对患者日常生活自理能力、认知能力、行为功能进行评估并记录，随时改进训练计划和重点。④其他：提高家属的安全意识，为防止走失等意外事故的发生，需专人看护患者，对容易走失的患者设安全卡放在身上，安全卡应注明姓名、家庭住址、联系电话及联系人等。由随访护士跟踪进行指导。

参考文献

[1] 张敏，汪友兰，刘蕾，等. 脑卒中患者的延续性护理效果评估. 护理学杂志，2015，30（5）：30-32.

[2] 徐城，杨晓秋，刘丹彦. 常用的疼痛评估方法在临床疼痛评估中的作用. 中国疼痛医

学杂志，2015，21（3）：210-212.

[3] 蔡业峰，贾真. 美国国立卫生院卒中量表（NIHSS）中文版多中心测评研究. 北京中医药大学学报，2008，31（7）：494-498.

[4] 李小峰，陈敏. 改良 Barthel 指数评定量表的设计与应用. 护理研究，2015，29（5）：1657-1658.

[5] 刘若琳，王宁华. 工具性日常生活活动能力评定量表在脑卒中患者中的应用. 中国康复医学杂志，2011，26（2）：187-190.

[6] 孟蕙君，黄建业. 脑卒中患者院外连续护理需求的探讨. 中国实用护理杂志，2013，29（35）：34-36.

[7] 李萍，赵树明. 脑出血发病机制研究进展. 中华老年心脑血管病杂志，2015，17（2）：214-215.

[8] 宋水江，戴加勇，汤永国. 脑出血相关治疗指南与临床现状. 中国实用内科杂志，2013，33（8）：612-614.

[9] 张建荣，李燕，张金秀，等. 延续性护理在高血压脑出血患者中的实施及对生活能力的影响. 国际神经病学神经外科学杂志，2015，42（1）：37-40.

[10] 吴亚丽，任蕾蕾. 脑出血偏瘫病人康复综合护理措施探讨. 护士进修杂志，2010，25（18）：1688-1689.

[11] 潘贤妃. 综合性护理干预对脑出血患者负性情绪、治疗依从性和并发症的影响. 中国医药导报，2013，10（33）：135-137.

[12] 曾宪杰，孙光裕，曾培灿，等. 改良的 $ABCD^2$ 评分在短暂性脑缺血发作进展为脑梗死的早期危险评估中的应用. 临床医学工程，2014，21（9）：1176-1180.

[13] 魏妮萍，张弦，雷久革. 临床护理路径在急性脑梗死急诊溶栓治疗中的应用. 中国实用神经疾病杂志，2013，7（20）：106-107.

[14] 张通. 中国脑卒中康复治疗指南（2011 完全版）. 中国康复理论与实践，2012，18（4）：301-318.

[15] 马月利. 护理干预对改善老年脑卒中患者吞咽功能障碍的效果评价. 中国实用护理杂志，2012，28，（6）：13-14.

[16] 戚青花，任磊. 循证护理在急性脑梗死致肢体功能障碍早期康复中的应用. 中国医学创新，2012，9（14）：73.

[17] 程淑玲，臧小英，赵岳，等. 连续护理模式在老年慢性病护理中应用的质性研究. 护士进修杂志，2012，27（10）：916-918.

[18] 康丰娟，杨丽娟. 神经内科老年患者步态与平衡训练预防跌倒的效果研究. 护理学报，2015，22（8）：46-48.

[19] 林彬. 综合护理干预对帕金森病患者生活质量的影响. 中国现代医学杂志，2011，21（16）：1931-1933.

[20] 张瑾. 优质护理服务对帕金森病人生活质量的影响研究. 护理实践与研究，2013，10（10）：8-10.

[21] 张玉兰，李冬梅. 简易步态训练预防老年帕金森病患者跌倒的临床研究. 护理研究，

2013，27（4）：878-880.

［22］熊丽娜，金燕飞，金昌德. 阿尔茨海默病患者家属心理干预研究现状. 中国护理管理，2015，15（2）：250-253.

［23］张静爽，王蓉. 阿尔茨海默病发生机制的研究进展. 首都医科大学学报，2014，35（6）：721-724.

［24］龚雪. 简易智能精神状态检查量表检测老年期痴呆患者的应用探讨. 世界最新医学信息文摘，2015，15（104）：199-201.

［25］王桃，王莉. 强化护理干预对住院阿尔茨海默病患者生活质量的影响. 中国医学创新，2015，12（31）：94-97.

第八章

骨科疾病患者的连续护理

第一节 概 述

　　骨骼具有支撑身体的作用，是人体运动系统的重要组成部分。骨骼系统包括骨、关节、肌、肌腱、韧带、筋膜、滑囊及相关的血管、神经等，这些组织结构均可因慢性损伤而受到损害，表现出相应的临床征象。骨科疾病按患病部位的不同，可分为四肢疾病、脊柱疾病、髋部疾病和其他骨科疾病，据世界卫生组织统计，在65岁以上的人群中90%的女性和80%的男性均患有不同程度的骨关节病，常见的四肢疾病包括膝关节骨性关节炎、膝关节半月板或韧带损伤等。我国中老年人群中97%患有脊柱疾病，近年来，又呈年轻化的趋势，在40岁以下的人群中，40%以上的人患病，脊柱疾病包括腰椎间盘突出症、腰椎管狭窄症、脊椎骨折伴截瘫等。髋部疾病常见髋部骨折，占成人全身骨折的7.01%，65岁以上的老年人中，髋部骨折占全身骨折的23.79%。其他骨科疾病主要包括骨肿瘤等。

【症状及体征】

　　骨科疾病常涉及机体多个部位，症状各异，主要的症状和体征如下。

　　1. 疼痛　骨科疾病多伴有疼痛。急性损伤，如骨折、关节脱位等，可以导致突发的剧烈疼痛。慢性骨科疾病，关节结构发生改变，骨质遭到破坏，迁延反复的疼痛给患者生理、心理均造成负担。

　　2. 肿胀　血管破裂处出血形成血肿，软组织损伤导致局部组织水肿，患肢严重肿胀，甚至出现张力水疱和皮下瘀斑。由于血红蛋白的分解，可呈紫色、青色或黄色。

　　3. 功能障碍　局部肿胀、疼痛、关节僵硬及骨质破坏等使者活动受限，影响日常生活。

　　4. 畸形　骨关节炎、关节脱位、骨折可使患肢外形改变，表现为短缩、内收、外旋、成角、旋转畸形。

5. 应力适应能力降低 当人体有慢性疾病或退行性病变时，可降低对应力的适应能力。局部有畸形时，可增加局部应力；在工作中注意力不集中、技术不熟练、姿势不正确、疲劳等，均可使应力集中。

6. 肌力下降 各种原因导致的肌肉萎缩，可使骨骼因缺少保护，运动能力降低等造成损伤。

7. 神经损伤 骨骼损伤压迫神经，导致神经传导减弱或中断，造成感觉减弱或缺失，运动能力减退。

8. 全身炎症反应综合征 创伤后释放的炎性介质、疼痛、精神紧张和血容量减少等可引起体温、心血管、呼吸和血细胞等方面的异常。

【治疗原则】

（一）非手术治疗

根据病变部位、病情轻重进行相应处理，如固定、理疗、局部封闭、牵引、功能锻炼等。疼痛严重者遵医嘱使用镇静、止痛药物。

（二）手术治疗

根据骨科疾病，选择相应手术。微创手术如关节镜探查手术，骨折可以选择闭合或开放复位内固定手术，重度骨关节炎可以选择关节置换手术等。

【护理原则】

骨科患者主要是运动、感觉的障碍，护理过程中，不仅要求功能的康复，还需要身体、心理、社会适应等方面的恢复。骨科疾病多因骨、关节及其附属结构长期处于紧张、压迫、摩擦等状态，使人体组织对局部的应力发生了改变。患者在饱尝疾病折磨的同时，也给家人和社会带来许多负担。因其影响运动功能，伴随血管、神经、肌肉等组织的相应改变，如果得不到及时治疗会造成长期的痛苦，降低生活质量。疼痛是骨科护理要点，通过手术改变结构后，还需要肌肉、关节活动度的练习，日常生活的适应，并发症的规避，健康活动方式的调整及养成等，这些都需要得到长期的专业指导。目前骨科护理工作在院期间开展完善，但是，没有全面建立起从骨病预防、入院治疗、出院康复和健康习惯养成的不间断的护理模式，这对保障骨骼健康，提高患者生活质量都有重大影响。因此，需要形成骨科规范、合理的连续护理模式。

【连续护理】

骨科疾病患者出院后，还需要心理及康复指导，监测相关检查结果，养成健康的生活方式，患肢理疗和代偿肢体训练、预防跌倒及相关并发症等。因此，患者从入院到出院居家康复，需要连续的病情观察，要完善患者健康档案，全程记录患者的健康信息，包括入院时疼痛及功能，住院期间治疗及效果，出院时状态，随访时间及重点观察内容，居家康复阶段的病情及转归。连续护理能够巩固患者的治疗效果，预防并发症，处理术后新出现的骨科疾病症状。

（一）多专业支持

在治疗和康复过程中，患者住院期间需要营养供给等专科的配合，伴随其他并发症，如糖尿病等，还需要内分泌等专科参与。患者在出院以后，需要社区医疗机构、家庭医生、健康管理师等相关人员指导，建立起骨科与其他医学专科和社会保障服务提供机构之间的网络式联合，共同满足骨科患者的多维度诊疗与护理需求。

（二）连续护理程序

1. 综合护理评估　评估患者的一般资料，如性别、年龄、职业等，以及骨科疾病的既往史、治疗方法及效果、家族史、合并症情况。

（1）健康状况评估：对患者进行体格检查，了解患者 X 线片、CT、磁共振等检查结果，对骨科疾病进行确诊分级。评估患者疼痛的部位、性质、诱发因素、加重疼痛的因素及缓解的措施、效果，肢体的感觉、活动、肌力、反射异常及躯体特殊感觉。

（2）疾病认知评估：应用骨科患者连续护理认知问卷（表 8-1），对患者治疗相关知识、康复相关需求、社会生活需求等进行评估。

（3）心理社会评估：应用症状自评量表等工具（表 2-2），从感觉、意识、行为等多角度评估患者的心理状态，有无焦虑、恐惧等负面情绪。

2. 连续护理方案　骨科疾病的病程较长，需要整合骨科专业人员及社区卫生服务人员共同完成。实现患者自我管理支持、服务提供系统支持、慢性病照护决策支持及临床信息支持的统一。开展骨科连续护理，需要具备完善并积极实践的骨科医疗护理团队和知情并主动参与的骨病患者。患者需要在社区建立健康档案，记录患者的健康变化、疾病治疗情况。患者发现骨科疾病症状后，经过社区医生的诊断，根据病情需要，到综合或骨科专科医院接受手术或者其他治疗。出院后居家康复，接受社区医生的指导，患者也可通过信息平台，与经治的骨科医生及护士保持联系，确保康复。遇到疾病变化及其他症状，再回到医院接受诊疗，形成社区-医院-社区的循环过程。骨科护士是连续护理过程中的参与者及协调者，通过独立的或与其他医疗团队的成员合作，完成患者的评估、健康教育、手术的护理、骨科疾病档案的管理等工作。

3. 连续护理实施　在骨科疾病康复的过程中，专业的医护团队和配合的骨病患者是开展的核心。患者需要学会观察功能状况，克服康复过程中的困难，形成健康的生活习惯从而发挥身体功能。患者在接诊、住院及出院前后，进行如下的连续护理措施。

（1）入院时：了解患者基本情况，包括既往史、疾病相关信息、生活习惯等。所有患者进行身体基础状况的评估，心理、社会相关信息的登记。并根据需要，进行相关的实验室、影像学的检查。对患者进行骨科疾病相关的健康宣教，安排患者的住院相关事宜。

（2）住院时：主管医生依照治疗方案开展治疗，责任护士负责患者心理护理、术前护理、术后护理、并发症预防等落实，骨科康复师对患者手术前及手术后进行康复指导。

（3）出院前：主管医生及康复师共同确定患者的出院康复计划，责任护士教会患者掌握包括拆线时间、功能锻炼强度、复查时间、科室联系方式，关节肿胀或异常疼痛的处理方法，影像学资料的保存方法等。随访护士记录患者和家属的联系方式及地址。

（4）出院后：责任护士及随访护士按复查时间联系患者复查，或根据主管医生的告知，进行电话随访。完成患者骨科疾病相关的健康档案，为社区健康服务人员提供依据。同时，患者在出院后，突发的病情变化可联系随访护士或者主管医生，及时安排处理。

（三）院外延伸护理

骨科疾病主要影响患者的运动功能，根据所患骨科疾病的不同，康复时间长短不一。不能都在医院得到全面康复。目前没有普遍开展骨科疾病的家庭病床，患者出院后，主要依靠门诊复查及电话随访。大多数医院骨科的医疗资源，达不到医护人员的定期入户随访。可以配合网络平台、手机客户端等途径，补充患者对骨科连续护理知识的需求。骨科疾病患者，疼痛及骨骼功能是治疗护理的重点：①疼痛：根据需要随时评估，并教会患者掌握疼痛评估方法，将患者疼痛控制在理想范围内。②术后恢复：观察伤口恢复情况，评估患肢肿胀的程度、持续的时间，及时监测血象变化，有效预防感染。评估患者肌力及神经感觉的恢复。③血栓预防：评估手术患者血栓风险因素，起到有效预防、监测血栓发生的作用。④功能：评估患者的患肢功能，日常生活能力，选择适用于专病的骨科功能评分量表，记录改善情况。⑤骨骼：测量患者术前及术后骨骼畸形角度、改善情况，定期复查患者手术部位周围骨质的变化。

（四）评价工具

以下评估工具，普遍适用于骨科疾病患者，可根据需要选择对应量表进行评估。

1. 骨科患者连续护理认知问卷　评估骨科疾病患者对连续性康复及护理知识和技能的掌握情况，应用骨科患者连续护理认知问卷，在连续护理的原则下，参考生活质量综合评定量表 SF-36、Harris 髋关节评分、HSS 膝关节评分

（Hospital of Special Surgery）、Lysholm 功能评分表、ODI 评分（Oswestry Disability Index）、美国膝关节外科学会人工膝关节置换术后评分法，结合文献检索，制订了包括 3 个一级维度、14 个二级维度和 57 个三级维度的出院患者连续护理知识测评指标。非常熟悉得 5 分，比较熟悉得 4 分，熟悉得 3 分，稍有了解 2 分，完全不知道 1 分，见表 8-1。

表 8-1 骨科患者连续护理认知问卷

一级维度	二级维度	三级维度	选项				
			非常熟悉	比较熟悉	熟悉	稍有了解	完全不知道
治疗相关知识	用药	常用药物的名称、剂量、服用方法、服药时间、注意事项等	☐	☐	☐	☐	☐
		服用药物是否属于医保范围	☐	☐	☐	☐	☐
		服用药物不良反应的表现以及处理	☐	☐	☐	☐	☐
		调整服药剂量的时机、方法	☐	☐	☐	☐	☐
		药物的保存方法	☐	☐	☐	☐	☐
	复诊	复诊时间	☐	☐	☐	☐	☐
		复诊地点	☐	☐	☐	☐	☐
		复诊项目	☐	☐	☐	☐	☐
		复诊前的准备工作，如：携带门诊病历、X 线片等	☐	☐	☐	☐	☐
		绿色通道，如：急诊入院	☐	☐	☐	☐	☐
		急诊就诊的指征，如：肿胀、疼痛、功能障碍等	☐	☐	☐	☐	☐
	伤口护理	拆线的时间	☐	☐	☐	☐	☐
		伤口发生感染的指征	☐	☐	☐	☐	☐
		伤口的清洗方法	☐	☐	☐	☐	☐
		特殊情况下伤口护理的注意事项，如：洗澡、流汗、伤口污染等	☐	☐	☐	☐	☐
		伤口的常见意外情况以及处理，如：伤口裂开、红肿、化脓等	☐	☐	☐	☐	☐

一级维度	二级维度	三级维度	选项				
			非常熟悉	比较熟悉	熟悉	稍有了解	完全不知道
治疗相关知识	病情评估	发病的典型症状，如：活动异常，剧烈疼痛、肿胀等	☐	☐	☐	☐	☐
		发病时的注意事项，如：活动、体位等	☐	☐	☐	☐	☐
康复相关需求	饮食与排便	所患疾病的饮食注意事项	☐	☐	☐	☐	☐
		需要摄入食物量、营养素要求	☐	☐	☐	☐	☐
		不良饮食习惯	☐	☐	☐	☐	☐
		如何通过饮食调节排便情况	☐	☐	☐	☐	☐
		排便的注意事项，如：坐便器的高度、关节屈曲的角度、关节的活动程度等	☐	☐	☐	☐	☐
	睡眠	如何评价睡眠质量	☐	☐	☐	☐	☐
		影响睡眠的因素，如：疼痛、体位等	☐	☐	☐	☐	☐
		睡眠障碍的应对方法，如：调节体位、应用药物等	☐	☐	☐	☐	☐
	心理	对待疾病的正确态度	☐	☐	☐	☐	☐
		简单评估自己的焦虑、抑郁情况，如：情绪、判断能力、恐慌等	☐	☐	☐	☐	☐
		出现焦虑、抑郁时如何处理	☐	☐	☐	☐	☐
	康复锻炼	石膏、支具、绷带等固定的时间及注意事项	☐	☐	☐	☐	☐
		正确选择辅助设施、锻炼的形式和方法，如：助行器、扶单拐、双拐	☐	☐	☐	☐	☐
		锻炼的进度、时机	☐	☐	☐	☐	☐
		锻炼的强度	☐	☐	☐	☐	☐

一级维度	二级维度	三级维度	选项				
			非常熟悉	比较熟悉	熟悉	稍有了解	完全不知道
康复相关需求	活动时间	首次床上坐起和床边站立的时间、条件	☐	☐	☐	☐	☐
		在协助下行走的时间、条件。如：拔出引流管后、扶拐、助行器辅助行走等	☐	☐	☐	☐	☐
		短时间独立行走的距离、条件。如：有人监护、平地行走、助行器辅助行走	☐	☐	☐	☐	☐
		他人陪伴下外出行走较长距离的时间、条件	☐	☐	☐	☐	☐
		停止活动的指征，如：关节肿胀、酸痛、活动度的改变等	☐	☐	☐	☐	☐
	康复知识	掌握康复基本知识、技能，如：肌肉的锻炼方法，推髌骨练习等	☐	☐	☐	☐	☐
		能够简单判断关节功能、疼痛评估	☐	☐	☐	☐	☐
		安装内植物假体的康复注意事项	☐	☐	☐	☐	☐
		循序渐进地执行康复计划表	☐	☐	☐	☐	☐
社会生活需求	医疗保障	特殊医疗项目及大病用药医疗统筹经费补助申报手续（军队人员）	☐	☐	☐	☐	☐
		检查、用药的保障范围及标准	☐	☐	☐	☐	☐
		就诊的流程，如：逐级就诊原则（初诊-转诊）本单位卫生机构—体系医院—上级医院（军队人员）	☐	☐	☐	☐	☐
		就诊相关手续，如：持有军人保障卡、有效证件、转诊信；师级以上"一卡通"门诊就诊（军队人员）	☐	☐	☐	☐	☐

续表

一级维度	二级维度	三级维度	选项				
			非常熟悉	比较熟悉	熟悉	稍有了解	完全不知道
社会生活需求	医疗保障	随军家属享受的医疗待遇	□	□	□	□	□
		特殊情况者的特定康复需求，如：空巢老人家庭、临终关怀者	□	□	□	□	□
	回归社会	适合从事的工作岗位，如：人工关节置换后不宜从事重体力工作	□	□	□	□	□
		可从事的劳动强度	□	□	□	□	□
	社会活动	增加疾病相关知识，如：疾病预防、治疗、康复等知识的讲座	□	□	□	□	□
		恢复适宜的娱乐休闲，如：太极拳、慢跑、骑自行车、游泳、钓鱼等	□	□	□	□	□
		积极参加病友联谊会	□	□	□	□	□
	疾病转归	疾病发展后患者有权选择治疗方案及手段	□	□	□	□	□
		疾病终末期患者的治疗愿望应该受到尊重	□	□	□	□	□
		尊重疾病终末期患者对医疗机构的选择，如：医院、家庭	□	□	□	□	□
		患者病危抢救时，患者及家属应当履行的义务	□	□	□	□	□

2. 疼痛评估尺，见图 2-1。

3. 症状自评量表（SCL-90），见表 2-2。

4. Barthel 指数（Barthel index，BI）及改良 Barthel 指数（modified Barthel index，MBI）分别见表 2-3 与表 2-4。

第二节　膝关节骨性关节炎患者的连续护理

膝关节骨性关节炎是指由于膝关节软骨变性、骨质增生而引起的一种慢性骨关节疾患，又称为膝关节增生性关节炎、退行性关节炎及骨性关节病等。发病率随年龄增长而增加，男女比例为 1 : 2，女性多于男性。病理早期表现为关节软骨局灶性软化，表面粗糙，随之出现裂隙、剥脱，软骨下骨质暴露、增生、硬化，关节边缘新骨形成，关节间隙变窄。最突出的表现是关节疼痛，负重或过度活动后疼痛加重，休息后疼痛缓解，可伴有关节肿胀、活动受限和畸形。

【疾病特点】

（一）病因

1. 慢性劳损　长期姿势不良、负重用力等导致膝关节软组织损伤。

2. 肥胖　体重的增加和膝关节骨性关节炎的发病成正比。

3. 骨密度　骨质疏松者出现骨性关节炎的概率增多。

4. 外伤和力的承受　膝关节经常损伤，关节负重异常，承受肌力不平衡并加上局部压力，就会出现软骨的退行性变。

5. 遗传因素　骨关节炎与遗传因素有关。

（二）症状及体征

1. 膝关节活动时疼痛加重，其特点是初起疼痛为阵发性，后为持续性，劳累及夜间加重。早期症状为上下楼梯时的疼痛，下楼时较重，呈单侧或双侧交替出现。后期疼痛持续，关节活动明显受限，股四头肌萎缩。

2. 膝关节活动受限，加重可引起行走跛行。

3. 关节活动时有弹响、摩擦音，部分患者伴有关节肿胀及关节畸形。膝关节屈伸活动时可扪及摩擦音。

4. 膝关节疼痛和僵硬，早晨起床时症状较明显，活动后减轻，活动较多时症状又加重，休息后症状缓解。

5. 膝关节正、侧位 X 线片，显示髌骨、股骨髁、胫骨平台关节缘呈唇样骨质增生，胫骨髁间隆起变尖，关节间隙变窄，软骨下骨质致密。

【治疗原则】

（一）非手术治疗

物理治疗、运动治疗、手法按摩、肌力锻炼、关节保护等。

（二）手术治疗

1. 膝关节镜下探查并清理手术　是诊断治疗膝关节疾病比较安全实用的技术，患者痛苦小、并发症少，具有恢复快、疗效显著等特点。

2. 人工全膝关节置换术（total knee arthroplasty，TKA）　通过手术将病损的膝关节部分或全部由人工制造的关节部件代替，是将已磨损破坏的关节面切除，植入人工关节，使其恢复正常平滑的关节面。

【连续护理】

膝关节骨性关节炎患者出院后，康复运动能够最大限度地实现膝关节功能而成为术后常规治疗中不可缺少的部分。患者术后存在不同程度的疼痛，康复训练也会产生疼痛，患者可能因此停止训练；老年人平衡能力下降，担心发生关节脱位、假体松动等并发症而恐惧活动；有些患者误以为少运动、少使用患肢可以延长假体寿命；还有些患者对膝关节功能要求不高，只要求缓解疼痛；有些患者缺少社会、家庭支持，失去信心；也有些家庭过分谨慎，导致患者角色不能很好转变。因康复锻炼是长期、系统的过程，且主要是出院后在家庭进行，所以锻炼的系统性、科学性、连续性难以得到有效的保证，影响预期疗效。连续护理是面向有医疗护理需求的出院患者提供医疗护理、康复促进、健康指导等服务，是住院护理的延续。通过院外延伸护理服务，能够了解患者出院后功能锻炼效果和存在的不足，及时给予指导，解除患者出院后康复过程的盲目状态，使者按期恢复，避免或减少患者痛苦和并发症。

（一）综合护理评估

1. 健康状况评估

（1）疼痛情况：疼痛的具体部位，相关因素。疼痛时间，静息痛或是活动后疼痛。疼痛的性质：锐痛、钝痛还是酸痛、持续痛还是间断痛，特别要观察记录引起关节疼痛的动作和习惯、有无近期加重等情况。评分采用疼痛评估尺（图2-1）。

（2）活动及功能：如关节的活动度，有无关节僵硬及持续时间，能否下蹲、屈伸、行走、行走时有无"交锁"征、活动时有无骨摩擦感等。

（3）周围情况：评估患肢关节周围有无红、肿、热、痛等炎症表现，有无肌肉萎缩、关节畸形等其他情况。

（4）辅助检查：X线检查、血常规等检查。

2. 疾病相关评估　国内研究得出的骨科患者连续护理认知问卷，对患者治疗相关知识、康复相关需求、社会生活需求情况进行评估，见表8-1。美国特种外科医院（HSS）评分系统是TKA术后较早也是最广泛应用的评分标准，这是一个百分制系统；美国膝关节学会评分标准（American knee society score，AKSS）是目前在北美使用最广泛的评分系统，这两种问卷都是对膝关节功能进行评估，见表8-2和表8-3。

3. 心理社会评估　对患者存在的恐惧及焦虑情况进行评估，可应用症状自评量表SCL-90，见表2-2。

表 8-2　膝关节 HSS 评分标准

项目		评分
疼痛 （30 分）	任何时候均无疼痛	30
	行走时无疼痛	15
	行走时轻度疼痛	10
	行走时中度疼痛	5
	行走时重度疼痛	0
	休息时疼痛	15
	休息时轻度疼痛	10
	休息时中度疼痛	5
	休息时重度疼痛	0
功能 （22 分）	行走和站立无限制	22
	行走距离 5~10 个街区和间断站立<30 分钟	10
	行走距离 1~5 个街区和站立>30 分钟	8
	行走距离少于 1 个街区	4
	不能行走	0
	能上楼梯	5
	能上楼但需支持	2
	能自由移动	5
	能移动但需支撑	2
活动范围 （18 分）	每活动 8° 得 1 分	
	最多 18 分	18
肌力 （10 分）	优：完全能对抗阻力	10
	良：部分对抗阻力	8
	可：能带动关节活动	4
	差：不能带动关节活动	0
固定畸形 （10 分）	无畸形	10
	小于 5°	8
	5°~10°	5
	大于 10°	0

续表

项目		评分
稳定性 （10分）	无	10
	轻度：0°~5°	8
	中度：5°~15°	5
	重度：>15°	0
减分	单手杖	−1
	单拐	−2
	双拐	−3
	伸直滞缺5°	−2
	伸直滞缺10°	−3
	伸直滞缺15°	−5
	拇内翻5°	−1
	拇外翻5°	−1

表 8-3　膝关节 AKSS 评分标准

患者分级

　单侧或双侧（对侧膝关节已经成功置换）

　单侧，对侧膝关节有症状

　多关节炎或身体虚弱

膝评分	得分
（1）疼痛（50分）	
不痛	50
轻微或偶尔疼痛	45
仅上楼时有点痛	40
上楼和走路时有点痛	30
偶尔中等程度疼痛	20
经常中等程度疼痛	10
疼痛特别厉害	0
（2）活动度（25分）	
＿＿＿（屈）＿＿＿（伸）（每5°得1分）	

（3）稳定性（在任何位置最大活动度）（25分）			
A. 前后移动	<5mm	10	
	5~10min	5	
	>10min	0	
B. 内外移动	<5°	15	
	6°~9°	10	
	10°~14°	5	
	>15°	0	
（4）减分			
A. 屈曲挛缩	5°~10°	−2	
	10°~15°	−5	
	16°~20°	−10	
	>20°	−15	
B. 伸直滞缺	<10°	−5	
	10°~20°	−10	
	>20°	−15	
C. 对线	0°~4°	0	
	5°~10°	（每度减3分）	
	11°~15°	（每度减3分）	
其他		−20	

总得分：_____　　　总减分：_____　　　膝评分：

功能评分	得分
（1）行走能力（50分）	
不受限	50
1km 以上	40
<0.5km	30
50~100m	20
只能在室内活动	10
不能行走	0

续表

（2）上下楼能力（50）		
上下楼正常	50
上楼正常，下楼须扶栏杆	40
上下楼均须扶栏杆	30
上楼需要扶栏杆，下楼困难	15
根本无法上下楼	0
（3）行走时使用辅助器		
出门时使用手杖	−5
离不开手杖	−10
使用双手杖/双拐、步行器	−20
总得分：_____　　总减分：_____　　功能分：		

（二）连续护理实施

根据膝关节骨关节炎患者临床治疗护理常规，膝关节功能 HSS 及 AKSS 评分标准、骨科患者连续护理认知问卷制订连续护理方案。使患者掌握膝关节手术后注意事项、功能锻炼的方法，预防和减少高危患者并发症的发生。指导患者保存术前、术后及复查的影像学资料，医护人员追踪患者术后感染指标、关节活动度、肌力的变化等。

1. 入院时　患者从社区的疾病预防及健康观察，转到医院的治疗阶段。主要由社区医生、骨科医生及护士参与，明确患者骨关节炎分型，选择治疗方案。

（1）治疗相关方面：对社区建立健康档案的患者，护士要全面了解患者的既往健康信息。对所有患者应用骨科患者连续护理认知问卷对身体、心理及社会状况进行评估。协助患者完成必需的检查项目：血常规、尿常规、便常规；肝肾功能、电解质、血糖、血脂；血沉、C 反应蛋白；凝血功能、血型；传染性疾病筛查；X 线胸片、心电图；双侧膝关节正侧位 X 线片及髌骨轴位片检查。告知患者检查注意事项。根据患者的健康状况及检查结果，全面评估其手术适应能力。

（2）康复相关方面：对于膝关节骨关节炎患者，肌肉锻炼是保护骨骼健康的基础，也是术后康复的前提，从患者入院起，护士及康复师就要开始指导患者进行针对性的肌肉练习。可根据患者的具体情况调整练习数量，因人而异，循序渐进。以下内容，患者在入院时就要开始学习并掌握，长期坚持练习。

1）勾脚-绷脚：用力、缓慢、全范围屈伸踝关节，在勾脚和绷脚背的极限位置保持 3~5 秒，30~50 个/组，8~10 组/日。此练习能够有效预防下肢深静脉血栓的形成。

2）股四头肌等长收缩：大腿肌肉收缩变硬，保持 3~5 秒然后放松。在不增加疼痛的前提下尽可能多做，建议大于 500 个/日。

3）腘绳肌等长收缩：患肢膝盖用力向下压，使大腿后侧肌肉绷紧，保持 3~5 秒然后放松。在不增加疼痛的前提下尽可能多做，建议大于 500个/日。

4）直抬腿：仰卧，脚尖向上勾起，膝关节绷直，缓慢向上抬腿至 30°~45° 处保持 8~10 秒，10~15 个/组，组间休息 30 秒，4~6 组连续，3 次/日。当能够轻松完成以上数量后，可以在踝关节处稍加重量，沙袋重量从 1kg 开始，逐渐增至 3kg，可双腿交替进行。

5）床边抗重力伸膝：坐在床边，双小腿自然下垂，缓慢伸直一侧膝关节，保持 5 秒，缓慢、有控制地落下，双腿交替进行，10~15 个/组，组间休息 30 秒，2~4 组连续，2 次/日。当能够轻松地将膝关节伸直并保持一定时间后，可以在踝关节处稍加重量。

6）侧抬腿：侧卧，腿伸直缓慢向后上方抬起，再缓慢落下，20~30 个/组，2~4 组/日。

7）提踵练习：术后 2 周后开始。扶固定物体站立，双脚同时用脚尖站立，即 "踮脚尖"，保持 3 秒/个，15~20 个/组，组间休息 30 秒，2~4 组连续，1 次/日。可以分别采用内八字位、双脚尖平行位、外八字位三个不同方向，以练习小腿肌肉的不同部位。

8）腰背肌锻炼：双下肢伸直放松，腰骶部肌肉收缩，用头部、双肘和双足跟辅助撑床，腹部收缩、抬起臀部，保持 3 秒，5 个/组，4 组连续，2~4 次/日。注意练习时不要憋气。

9）腹肌锻炼：仰卧，腹肌绷紧，腰部向下压床，头部抬起看脚尖，但注意肩背部不能离床。保持 3~4 秒/个，5 个/组，4 组连续，2~4 次/日。注意练习时不要憋气。

（3）社会心理方面：患者入院后，责任护士要建立良好的护患关系，使其以更加积极和健康的心态面对疾病，提高痛觉控制的潜在能力，积极进行心理疏导，缓解紧张、焦虑的情绪。告知患者手术及麻醉方式，应用的关节假体等，减少患者因知识缺乏造成的恐惧。

2. 住院时　医疗团队由主管医生、护士及康复师组成。按照诊疗指南，对患者进行手术治疗。

（1）治疗相关方面：护士根据医嘱应用抗菌药物，对患者进行静脉输液治疗；术后在监测患肢血栓征象的同时，对患者预防血栓的注意事项及观察重点进行健康宣教；镇痛按骨科无痛病房标准流程进行。协助患者练习床上大小便、保证充足的睡眠，以良好的状态进行康复锻炼。

（2）康复相关方面：人工膝关节置换手术，用假体取代磨损的关节结构后，恢复关节活动度，是术后康复的重点。主要进行以下四组练习：

1）膝关节被动伸直：仰卧或坐位，踝关节下垫高，使患腿抬离床面，肌肉放松自然伸直，放置15~20分钟/次，3次/天（早/中/晚）。必要时在膝关节上方放一重物，或由他人辅助向下压腿。注意与屈曲练习时间间隔开。

2）坐位垂腿：坐在床边，双小腿自然下垂，双脚交替做向上勾起脚尖的动作，5~10分钟/次，2次/日。

3）"滑板"练习：此练习代替住院期间的CPM机练习。半坐半卧位，用宽带子勾住足底，双手拉动带子使足跟沿床面缓慢屈髋屈膝，到微痛角度保持住，待疼痛缓解后进一步屈曲，直至最大限度，保持10秒后缓慢伸直，10~15分钟/次，2次/日。

4）主动屈膝练习：仰卧位，足跟不离开床面，主动、缓慢屈髋屈膝。到微痛角度保持住，待疼痛缓解后进一步屈曲，直至最大限度，保持10~30秒后缓慢伸直，4~6个/组，2组/日。活动度练习后即刻给予冰敷15~20分钟。若平时感到关节肿、痛、发热明显，可多次冰敷。

（3）社会心理方面：膝关节置换术后患者常因疼痛、肿胀等因素，出现失眠、焦虑、恐惧等，应积极给予干预。可以让患者的注意力集中于某项活动，如听轻音乐、阅读、看电视等，形成疼痛以外的专注力，也可进行放松疗法，依次放松各个部位肌肉，体验全身肌肉紧张和放松的感觉，告知患者可能出现疼痛的时间、程度，可以有效调节患者的情绪。

3. 出院前 在住院治疗转到居家康复的过渡阶段，骨科护士需要对患者进行心理指导：患者因术后疼痛、伤口周围感觉不适等原因不能按时、按需进行功能锻炼，护士要根据病情需要讲解锻炼的重要性和必要性，使其积极配合。

（1）治疗相关方面：教会患者卧床方法，饮食及疼痛管理，在家休养避免摔倒、感染、脱位等并发症的方法。出院时复查时间，疼痛的控制、锻炼的注意事项，复查资料保存的注意事项。告知患者门诊复查时间、携带资料，联系医生及随访护士的方法。骨科护士建立膝关节置换患者健康档案，医院保留患者家庭住址及联系方式。

（2）康复相关方面：患者在康复过程中，要逐步恢复日常功能，功能性练习是护士健康宣教的重点。主要掌握以下 4 个方面：

1）站立位终末伸膝训练：术后 2 周后开始。扶固定物体站立，利用弹力带做膝关节抗阻力主动伸直练习，用膝盖后侧向后顶弹力带，膝关节尽量伸直保持 5 秒/个，10~15 个/组，组间休息 30 秒，2~4 组连续，2 次/日。

2）负重及平衡：扶固定物体站立，双足分开与肩同宽，在微痛范围内分别左右、前后交替重心。注意膝关节尽量伸直。1 分钟/次，2 次/日。

3）原地踏步练习：扶固定物体站立，左膝缓慢屈曲做高抬腿动作，缓慢落向前方，与正常行走的步幅相同，注意足跟先着地，脚掌后着地，然后收回原处。再换右膝屈曲，双腿反复交替进行，3 分钟/次，2 次/日。

4）步态训练：下地行走必须扶助行器或双拐。术后 1 个月内以高抬腿动作行走，使用助行器的动作顺序为：助行器-左脚-助行器-右脚，注意足跟先着地，脚掌后着地，脚落地的位置不能超过助行器中线。使用双肘拐的动作顺序为：右拐-左脚-左拐-右脚，脚落地的位置不超过对侧拐杖，熟练后可逐渐改为一侧拐杖和对侧脚同时迈出，接近正常行走姿势。单手杖的使用：术后待患肢肌力恢复至健侧的 85%，即可由助行器或双拐改为单手杖辅助行走。行走时右手持手杖与左腿同时向前迈，手杖起到掌握平衡和少部分支撑作用，然后再向前迈右腿。建议不必专项练习，只需在去厕所的途中注意纠正步态即可。

（3）社会心理方面：出院前由责任护士向患者介绍出院后连续性护理的目的、具体内容，使患者提前做好心理准备。至少选择 1 位与患者长期共同居住的家属参与教育指导，并确保每次复诊时至少有 1 名接受过教育的家属陪同。为患者家属提供疾病相关信息，饮食及日常生活指导的健康宣教。

4. 出院后　患者出院后缺乏有效、便捷的途径获取康复知识，导致居家康复训练形成盲区。患者由于疼痛、康复意愿低、缺少家庭成员的监督和支持等原因放弃康复训练或不按正确的方法锻炼，错过最佳康复时机，延缓康复进程，出现膝关节粘连、下肢静脉血栓形成等术后并发症，严重者需进行二次手术，给患者及其家庭带来沉重的经济负担，因此，出院后连续护理实施至关重要。

（1）治疗相关方面：患者治疗从医院转到社区。出院后第 1、3、6、12 个月及每年，患者都需要到医院门诊复查，拍摄膝关节正、侧位 X 线片。并由骨科医生评估膝关节功能，观察伤口恢复、肢体肿胀情况，评估血栓风险并预防，积极预防关节感染。其他时间，由随访护士及社区医生与患者联系，对患者进行健康宣教跟踪指导。人工膝关节置换后可缓解患者疼痛，重建膝关节功能。

（2）康复相关方面：成功的手术需要患者长期的康复训练，训练内容和方法技巧较多，连续护理可以使患者在出院后得到持续和有效的健康指导和功能锻炼。患者居家康复时，需要掌握锻炼要点：①功能练习中存在的疼痛，是不可避免的。如疼痛在练习停止半小时内可消退至原水平，则不会对组织造成损伤，应予以耐受。②早期关节活动度练习，每日只需进行 1~2 次，避免反复屈伸引起肿胀和过度疼痛。如活动度大于 2 周无进展，应高度重视，检查练习方式是否正确、练习强度是否适当，并与手术医生沟通，根据假体类型及术中具体情况确定患肢的活动度。③除患肢外，其余身体部位应尽可能多的活动，以提高整体循环代谢水平，促进手术局部的恢复。④关节的肿胀会持续一段时间，直到关节活动度、肌力恢复，刺激因素消失才会逐渐消失。但必须控制肿胀的程度，不可持续增加，总趋势应是在逐渐消退。如肿胀增加、局部红、肿、热、痛明显，必须停止练习，增加冰敷次数，并及时就医。⑤术后 2 周时，每次膝关节屈曲练习后应超过 90°，膝关节伸直应达 180°；术后 3 个月内屈膝尽量达到最大范围。术后至少 6 周内，走楼梯时"健腿先上，患腿先下"，经复查后方可正常上下楼。

（3）社会心理方面：建立计算机、手机等网络信息平台，为护士、医生及康复师与患者、患者家属以及患者家属之间的相互沟通提供平台。随访护士向患者及家属了解患者居家康复锻炼的执行情况及出现的问题，根据患者的生理、心理状态及膝关节功能情况酌情调整训练方案。对伴有高血压、心脏病、糖尿病等慢性病患者适当降低训练难度，减少训练次数，保证患者安全。

（三）院外延伸护理

膝关节骨关节炎患者，接受治疗后，因为膝关节假体的植入及功能的适应，需要骨科医护人员给予连续护理。建立膝关节置换患者的随访档案，可以及时记录病情，有效预防关节感染、脱位、骨折、血栓栓塞等风险因素。TKA 患者假体使用为 15~20 年，甚至更长时间。膝关节骨关节炎患者，需要观察膝关节的结构、疼痛、关节活动度及膝关节功能的变化。①术后恢复：患者出院一个月后，需要门诊复查伤口愈合、患肢恢复情况。②X 线检查：X 线片可以显示患者骨关节炎程度及假体的变化情况，患者需要在入院时，出院前及手术后的 3 个月、6 个月、1 年及每年复查时拍摄膝关节正、侧位 X 线片，每次门诊复查时需要携带之前的 X 线片，作为病情变化的参考。③功能评分：在每次随访时，医生根据 HSS 评分标准及相关评价指标（见表 8-2、表 8-3）对关节功能、疼痛、肌力情况进行评估并记录，随时改进康复计划及训练重点。④其他：如果有关节感染、脱位指征以及异常疼痛的患者，随时接受相关检查。由随访护士及康复师跟踪进行指导。

第三节　膝关节半月板损伤患者的连续护理

在股骨内、外髁与胫骨平台之间，两侧各有一个周边较厚而中间较薄的圆弧形纤维软骨，即半月板。半月板是膝关节复杂生物力学结构必需的组成部分，它具有传递载荷、吸收震荡、润滑营养、协助维持膝关节稳定的生理功能。半月板损伤是常见的膝关节运动性损伤之一，它包括创伤性损伤和退行性损伤，可发生在外侧、内侧或内外两侧，多由创伤、关节退变、炎性疾患等因素引起，患者男性略多于女性，多为青壮年。

【疾病特点】

（一）病因

1. 创伤性损伤　创伤性损伤可分为直接接触性损伤和非接触性半月板损伤。暴力直接接触膝关节造成的半月板损伤往往合并其他损伤。非接触性半月板损伤多发生在关节负荷状态下运动速率或下肢轴的旋转突然改变。半月板损伤的特征性因素：膝半屈、内收或外展、重力挤压和旋转力量。

2. 退行性损伤　退行性半月板损伤多见于中老年人，可自行发生，水平撕裂多见。

3. 超微结构因素　半月板由环形、纵向和放射性纤维构成，这些纤维交织成网状结构时半月板能够较好地承受压力传递负荷。但这些胶原纤维的排列方式也是半月板水平撕裂、纵行撕裂和放射状撕裂的结构基础。

（二）症状及体征

1. 急性期膝关节有明显疼痛、肿胀和积液、屈伸活动障碍。由于疼痛，膝关节活动受限，随着周围组织的愈合，疼痛肿胀逐渐减轻或消失，无外伤史的表现为持久性的膝关节疼痛及反复发作的关节肿胀。

2. 膝关节失稳，出现"打软腿"现象。

3. 一部分可出现"关节交锁"现象，活动后往往可"解锁"，活动时可听到"咔嗒"声，频繁的"交锁"影响日常生活与运动。

4. 慢性阶段体征有关节间隙压痛，压痛点随着膝关节伸屈活动会转移。

5. 相关检查体征

（1）过伸试验：膝关节完全伸直并轻度过伸时，半月板破裂处受牵拉或挤压而产生剧痛。

（2）过屈试验：将膝关节极度屈曲，破裂的后角被卡住而产生剧痛。

（3）半月板旋转试验：半月板损伤表现为麦氏征阳性。

（4）研磨试验：检查髋关节强直患者的半月板有一定实用意义。

（5）蹲走试验：半月板后角破裂蹲走时弹响明显。

【治疗原则】

（一）非手术治疗

非手术疗法主要适用于半月板损伤的急性期，主要包括卧床休息，抽吸关节腔积液，冷敷，弹性绷带挤压包扎，石膏托制动4～8周，口服非甾体类抗炎药，局部中药外敷等。急性期过后疼痛减轻，可开始做股四头肌锻炼，以免发生肌肉萎缩。

（二）手术治疗

确诊半月板损伤后，目前主张在关节镜下进行手术，边缘分离的半月板可以缝合，容易交锁的破裂的半月板瓣片可以局部切除，有条件缝合的可以予以修复，破碎不堪的半月板可镜下全部摘除。内镜下手术创口小，对关节干扰小，术后恢复快，可早期下床活动，已成为常规处理方法。

【连续护理】

膝关节半月板损伤患者围术期，在常规护理基础上实施积极的连续性护理模式。①术前指导：医护人员根据治疗原则，结合临床实际，针对患者手术后可能出现的关节疼痛、肿胀等一系列并发症问题，在实施护理前做出详细的调查，并制订完善的护理方案。护理人员向患者详细讲解手术的目的及意义，顺利完成各项检查。及时关注患者的心理状态，对于负面情绪要加以正确引导，建立健康的就医观念。②住院期间指导：做好术后伤口、疼痛、管路、体位、饮食的护理，制订康复计划，提供完善的康复指导。为患者创造一个充满信任感的治疗环境。③开展出院拓展服务：针对不同恢复状况的患者进行个性化的出院指导，出院前开展健康教育，让患者了解术后及院外注意事项，避免并发症的发生。患者出院后，医护人员定期做电话随访，了解患者恢复情况，帮助患者解答出现的问题。具体措施如下：

（一）综合护理评估

1. 健康状况评估

（1）疼痛情况：患者疼痛的体位、部位、持续的时间。评分采用疼痛评估尺（图2-1）。

（2）活动及功能：评估关节的活动度，能否下蹲、屈伸、行走、行走时有无"交锁"征、活动时有无打软腿等。

（3）周围情况：评估患肢关节周围有无肿胀、皮肤破损，有无肌肉萎缩等其他情况。

（4）辅助检查：检查X线片、磁共振、血常规等。

2. 疾病相关评估　应用骨科患者连续护理认知问卷，对患者治疗相关知识、康复相关需求、社会生活需求情况进行评估，见表 8-1。应用 Lysholm 功能评分对保守治疗、关节镜治疗患者的膝关节功能评估（表 8-4）。Lysholm 评分不仅能评价患者最为重要的日常活动的功能感知，而且对于患者不同强度的运动功能等级也能做出初步评估。它通过数字式的评分和患者活动级别的联系，对于患者功能障碍的程度做出清楚的划分，从而使评估系统中每一个内容参数都能反映治疗过程。Lysholm 评分总分 100 分，如果评分低于 70 分，说明膝关节功能受到影响。

表 8-4　Lysholm 功能评分表

		术前	术后1周	术后4周	术后8周	术后3个月	术后6个月	术后1年
	评估日期							
跛行（5）	无（5）							
	轻度或间歇性（3）							
	严重或持续性（0）							
支持（5）	无（5）							
	手杖或拐杖（2）							
	不能负重（0）							
交锁（15）	无交锁或卡感（15）							
	有卡感但无交锁（10）							
	偶发交锁（6）							
	经常交锁（2）							
	体检时交锁（0）							
不稳定（25）	从无打软腿（25）							
	运动或用力时偶打软（20）							
	运动或用力时常打软（15）							
	日常活动时偶打软（10）							
	日常活动时常打软（5）							
	每一步都打软（0）							

续表

		术前	术后1周	术后4周	术后8周	术后3个月	术后6个月	术后1年
疼痛（25）	无（25）							
	不常疼痛或用力时轻疼痛（20）							
	用力时显著疼痛（15）							
	步行2公里后显著疼痛（10）							
	步行2公里内显著疼痛（5）							
	持续疼痛（0）							
肿胀（10）	无（10）							
	过度用力后肿胀（6）							
	正常用力后肿胀（2）							
	持续肿胀（0）							
上楼（10）	没问题（10）							
	轻度受限（6）							
	一次上一阶（2）							
	不能上楼（0）							
下蹲（5）	没问题（5）							
	轻度受限（4）							
	不超过90°（2）							
	不能下蹲（0）							
总分								
评定者								

3. 心理社会评估　由于膝关节半月板损伤多发生于青壮年，疼痛、功能受限等症状将会影响患者的生活质量，手术情况以及术后并发症和预后情况，都会引发患者的焦虑及恐惧心理。应对患者存在的心理状况进行评估并给予护理。可应用症状自评量表 SCL-90，见表 2-2。

（二）连续护理实施

根据膝关节半月板损伤患者临床治疗护理常规，膝关节功能 Lysholm 评分标准、骨科患者连续护理认知问卷制订连续护理方案。使患者掌握膝关节手术后注意事项、功能锻炼的方法，预防并发症的发生，帮助患者最大限度地恢复功能。

1. 入院时　在明确患者半月板损伤分型后，选择治疗及护理方案。

（1）治疗相关方面：护士要全面了解患者的既往健康信息及现病史。对所有患者应用骨科患者连续护理认知问卷对身体、心理及社会状况进行评估。协助患者完成必需的检查项目：血标本检查、尿标本检查、便标本检查；传染性疾病筛查；X线胸片、心电图；患侧膝关节X线、磁共振等检查。根据患者的专科查体及检查结果，全面评估制订其治疗方案。

（2）康复相关方面：对于半月板损伤患者，从入院起，责任护士及康复师就要开始指导患者进行针对性的肌力练习。患者在入院时就要开始学习并掌握，循序渐进，长期坚持练习，为功能恢复提供强有力的基础。主要锻炼包括勾脚-绷脚练习、股四头肌等长收缩练习、直抬腿练习。具体方法，参照本章第二节内容。

（3）社会心理方面：半月板损伤患者，年轻人居多，大多担心术后的运动功能康复情况，老年人担心手术的风险，因此，需要加强患者半月板损伤及手术相关知识的宣教，减轻患者的紧张焦虑情绪。

2. 住院时　主要对患者进行围术期的护理与康复。

（1）治疗相关方面：护士定期观察伤口敷料及引流情况；告知患者抬高患肢以促进静脉回流，减轻肿胀；镇痛按骨科无痛病房标准流程进行；术后对患者预防感染和关节粘连的注意事项及观察重点进行健康宣教；指导患者功能位的摆放，避免导致长期受压腓总神经受损；协助患者使用便器，为患者提供舒适的休息睡眠环境，以良好的状态进行康复锻炼。

（2）康复相关方面：半月板损伤术后，增强膝关节稳定性、消除肿胀、恢复关节活动度、预防关节粘连，是术后康复的重点。主要进行以下关节活动度练习和功能性练习：膝关节被动伸直练习、坐位垂腿练习、主动屈膝练习。

（3）社会心理方面：半月板损伤术后患者常因疼痛、肿胀、担心预后等因素，出现失眠、焦虑甚至恐惧等不良心理反应，在护理过程中应积极给予干预。做好疼痛宣教，通过转移注意力、放松疗法等减轻疼痛。

3. 出院前　骨科护士需要对患者进行完善系统的宣教：术后疼痛的评估及处理，伤口情况的观察，换药及拆线时间，并发症的预防及观察。讲解院外锻炼的重要性和必要性，确保患者院内掌握功能锻炼方法。

（1）治疗相关方面：告知患者注意观察伤口情况，保持切口敷料干燥，预防感染，换药1次/3日，术后2周拆线。告知其加强患肢关节的屈伸功能锻炼，防止关节粘连。向患者详细说明复查时间及影像资料的保存。

（2）康复相关方面：恢复日常功能是患者半月板损伤术后的最直接目标，

功能性练习是护士健康宣教的重点。主要掌握以下两个方面：①站立、负重及平衡：扶固定物体站立，双足分开与肩同宽，在微痛范围内分别左右、前后交替重心，3~5分/次，2次/日。②单手杖的使用：行走时健侧手持手杖与患侧腿同时向前迈，手杖起到掌握平衡和少部分支撑作用，然后再向前迈健侧腿。

（3）社会心理方面：对于年龄小，或是认知、接受能力较差的患者，护士在进行宣教时应至少选择1位与患者长期生活且具有一定接受能力的家属参与，并确保每次复诊时至少有1名接受过教育的家属陪同。患肢经过康复锻炼能够进行正常活动后，要告知患者在运动和生活中，注意膝关节的保护，尤其是肥胖患者，要注意控制体重，以免加重膝关节负担。

4. 出院后 出院后患者的治疗及康复由医院转入社区及家庭。明确复查时间，建立随访体系，由随访护士及社区医生与患者联系，对患者进行健康宣教跟踪指导。

（1）治疗相关方面：患者出院后，主要观察膝关节的功能，重点是活动度的练习。出院后第1、3、6、12个月及每年，患者都需要到医院门诊复查，根据医嘱拍摄膝关节磁共振。并由骨科医生评估膝关节功能，观察伤口恢复、肢体肿胀情况，积极预防关节感染和关节粘连，评估血栓风险及预防。

（2）康复相关方面：半月板损伤患者功能锻炼，关于疼痛、活动度的练习及肿胀情况的观察，参照本章第二节内容，需要针对性掌握的内容如下：

1）术后4周内患肢避免负重：仅限于足尖点地，术后4周后开始部分负重，以可耐受的疼痛为度，术后6~8周逐渐至完全负重。术后6周内睡觉、下地及练习抬腿时必须佩戴伸直位支具。术后1周后开始间断性去除支具练习膝关节屈曲，每天1~2次，练习后即刻将支具固定好。膝关节屈曲角度，建议术后4周内不得超过70°，6周内不得超过90°，术后14周达正常，同健侧。术后6周根据复查情况可去除支具逐渐恢复正常行走。术后3个月内避免深蹲及跑、跳等剧烈活动。4个月后根据恢复情况可逐渐恢复直线慢跑，6个月后逐渐尝试变向跑并恢复基本运动。术后至少1年后才能尝试对抗性运动。能否按照上述进度进展需视复查情况而定，不可擅自盲目尝试，必须遵医嘱进行。

2）患肢负重练习需循序渐进：掌握逐渐负重原则，即从1/5体重开始，逐步增加到2/5、3/5、4/5、全部体重，利用体重秤测量负重的量，测量方法：找一与体重秤等高的平台，健腿站在平台上，负全重；患腿站在体重秤上，缓慢把身体重心移向患侧，当体重秤读数为自身体重的1/5时，记住这一感觉，在练习行走中以此为标准。

（3）社会心理方面：增加护士、医生及康复师与患者、患者家属以及患者家属之间的相互沟通。由于半月板损伤的患者多为青壮年，一部分患者会自恃身强体壮，未按照康复计划，盲目进行锻炼，影响预后，应加强随访监督，告知利弊。

（三）院外延伸护理

膝关节半月板损伤患者，接受治疗后，因为膝关节功能的恢复情况，需要骨科医护人员给予连续护理。建立半月板损伤患者的随访档案，可以及时记录病情，有效预防关节感染、粘连、血栓栓塞等风险因素。主管医生，康复师是随访的主导因素，随访护士是患者规律复查及病情及时反馈的关键因素。①患者出院 1 个月后，需要门诊复查伤口愈合、患肢恢复情况。②患者需要在入院时，出院前及手术后的 3 个月、6 个月、1 年及每年进行复查。③出院前对关节功能评价，Lysholm 功能评分：在术前，术后 1、4、8 周，术后 3、6 个月，术后 1 年进行评分。在每次随访时，医生根据评分标准及相关评价指标对关节功能、疼痛、肌力情况进行评估并记录，随时改进康复计划及训练重点。④如果有关节感染、粘连指征以及异常疼痛的患者，随时进行相关检查。通过整个连续护理方案，我们要使膝关节半月板损伤的患者获得整体的、全面的、连续性的治疗、护理及康复。

第四节　膝关节韧带损伤患者的连续护理

膝关节韧带抗拉力强，并具有一定的弹性，其功能为维持关节的稳定，并限制其超越生理范围的活动。非生理性暴力活动时，牵拉韧带超过其耐受时，即发生韧带损伤。完全断裂时可撕脱其附着部位的骨质，甚至引起半脱位或全脱位。临床表现为局部肿痛、压痛或关节不稳定，向暴力方向前拉时疼痛加剧。治疗不当有可能发生不稳定或创伤性关节炎。以青少年多见，男性多于女性，尤以运动员最为多见。

【疾病特点】

（一）病因

1. 内侧副韧带损伤　为膝外翻暴力所致，多见于运动创伤。

2. 外侧副韧带损伤　主要为膝内翻暴力所致，单独外侧副韧带损伤少见。

3. 前交叉韧带损伤　膝关节伸直位下内翻损伤和膝关节屈曲位下外翻损伤都可以使前交叉韧带断裂。一般前交叉韧带很少会单独损伤，往往合并有内、外侧韧带和半月板损伤。

4. 后交叉韧带损伤　无论膝关节处于屈曲位或伸直位，来自前方的使胫骨上端后移的暴力都可以使后交叉韧带断裂。

（二）症状及体征

1. 局部剧烈疼痛、肿胀，组织内出血，血肿，关节肿胀。

2. 膝部肌痉挛，活动障碍。

3. 膝关节侧副韧带的断裂处有明显压痛点，有时还会摸到蜷缩的韧带断端。

4. 体检时发现牵拉韧带明显疼痛，如果完全断裂，关节稳定性下降。

5. 专科检查　侧方应力试验、抽屉试验、轴移试验。

6. X线平片检查显示内外侧间隙张开情况，磁共振检查清晰显示前、后交叉韧带情况。

【治疗原则】

（一）非手术治疗

不完全损伤，可先用长腿石膏固定患膝于屈曲 30°位注意在石膏成型前将患侧胫骨上端向后推，固定 4~6 周。石膏固定 3 日后开始股四头肌训练，对陈旧性单纯前十字韧带损伤，膝关节不稳定者，应考虑重建韧带。但少数患者由于股四头肌代偿功能良好，能较有效的控制患侧胫骨后移不稳，可暂不处理。

（二）手术治疗

完全损伤，前十字韧带断裂，合并内侧韧带损伤，或合并后十字韧带断裂，或合并外侧韧带损伤，膝关节明显前外侧或前内侧旋转不稳，或出现内、外翻异常活动时，均宜早期手术修复，或施行关节镜韧带重建手术。

【连续护理】

膝关节韧带损伤患者出院后的恢复期相对较长，对术后康复锻炼的要求也相对更加严格，且需要长时间佩戴支具，因此功能锻炼和支具的使用是术后康复的重中之重。韧带损伤患者术后较其他运动损伤疼痛严重，康复训练也会产生疼痛，患者可能因此停止训练，更严重的会伴随并发症，这将很大程度上影响手术的预期。膝关节韧带损伤患者术后的恢复及康复锻炼主要是出院后在家庭进行，所以锻炼的系统性、科学性、连续性难以得到有效的保证。连续护理是面向有医疗护理需求的出院患者提供医疗护理、康复促进、健康指导等服务，是住院护理的延续。通过院外康复计划的制订与随访指导，有助于促进患者功能的恢复。

（一）综合护理评估

1. 健康状况评估

（1）疼痛情况：膝关节韧带损伤的患者多伴有运动时疼痛、关节松弛等症状，需要评估患者疼痛的时间、体位及疼痛的原因。

（2）活动及功能：如关节的活动度，能否屈伸、行走等。

（3）周围情况：评估患肢关节有无肌肉萎缩、皮损、肿块或结节等。

（4）辅助检查：检查 X 线片、磁共振、血常规等结果。

2. 疾病相关评估　骨科患者连续护理认知问卷是对患者治疗相关知识、康复相关需求、社会生活需求情况进行评估。通过评估，能够了解韧带损伤患者对疾病的认知状况，见表 8-1。应用 Lysholm 功能评分对患者的膝关节功能评估。

按韧带损伤程度分度标准，对膝关节单纯韧带损伤进行分度。Ⅰ度：限于少数韧带纤维的撕裂，局部疼痛，关节的稳定性无变化。Ⅱ度：多数韧带纤维撕裂，局部反应较重，功能受限明显，但对关节稳定性影响不大。Ⅲ度：韧带完全断裂。Ⅲ度：损伤根据韧带断裂后应力试验测定的关节面移位程度又可分为轻度不稳定（5mm，＋）、中度不稳定（5～10mm，＋＋）和重度不稳定（>10mm，＋＋＋）。

3. 心理社会评估　由于患者突然致伤，下肢运动功能障碍影响工作和生活，加之剧烈疼痛以及对手术效果的担忧，易产生焦虑烦躁等心理。对患者存在的恐惧及焦虑情况进行评估并给予护理。可应用症状自评量表 SCL-90，见表 2-2。

（二）连续护理实施

根据膝关节韧带损伤患者临床治疗护理常规，膝关节 Lysholm 功能评分、骨科患者连续护理认知问卷制订连续护理方案。使患者掌握膝关节手术后注意事项、功能锻炼的方法，预防和减少高危患者并发症的发生。指导患者保存术前、术后及复查的影像学资料，医护人员追踪患者术后感染指标、关节活动度、肌力等的变化，帮助患者减轻疼痛，最大限度恢复功能。

1. 入院时　骨科医生及责任护士通过各项指征评估、专科查体及病情观察，明确患者膝关节韧带损伤型，选择治疗和护理方案。

（1）治疗相关方面：责任护士要全面了解患者的既往史、现病史及病情变化情况。对所有患者应用骨科患者连续护理认知问卷对身体、心理及社会状况进行评估。协助患者完成必需的检查项目：血常规、尿常规、便常规，血生化检查；传染性疾病筛查；X 线胸片、心电图；患侧膝关节应力位平片、磁共振等检查。由于患者关节周围有不同程度的肿胀、活动受限、并有撕裂样疼痛，患者平卧于床，将患肢抬高超越心脏 20cm，促进静脉回流，在受伤 24 小时内冰袋冷敷，减少组织出血，采用支具制动，以减轻疼痛，以利于消除肿胀，为手术创造良好的条件。根据患者的健康状况及检查结果，全面评估其治疗方案及手术适应能力。

（2）康复相关方面：对于膝关节韧带损伤患者，加强肌肉锻炼非常重要，关节的稳定除了需要韧带的保护，还需要借助强有力的肌肉，肌肉强壮了，运动对韧带的负荷就会减少。从患者入院起，护士及康复师就要开始指导患者进行针对性的肌肉练习。可根据患者的具体情况调整练习数量，因人而异，循序渐进。以下内容，患者在入院时就要开始学习并掌握，长期坚持练习，主要包括：勾脚-绷脚、股四头肌等长收缩、腘绳肌等长收缩、直抬腿、侧抬腿、腰背肌锻炼、腹肌锻炼。具体练习方法，参照本章第二节，除此之外，还需练习：

1）抗阻勾脚-绷脚：勾脚时在脚面上增加阻力，绷脚时在脚掌下增加阻力。保持 3~5 秒/个，15~20 个/组，组间休息 30 秒，2~4 组连续，2 次/日。

2）后抬腿：俯卧，腿伸直缓慢向后上方抬起，保持 5 秒/个，20~30 个/组，2~4 组/日。

（3）社会心理方面：融洽护患关系，讲解疾病相关知识，积极进行心理疏导，缓解紧张、焦虑的情绪。告知患者治疗方法、手术及麻醉方式等，减少患者因知识缺乏造成的恐惧。纠正患者对疼痛的误区，树立疼痛管理的正确观念。

2. 住院时　对患者进行围术期的治疗及护理。

（1）治疗相关方面：遵医嘱用药，对患者进行静脉输液治疗；镇痛按骨科无痛病房标准流程进行；术后对患者预防关节粘连、感染、下肢深静脉血栓的注意事项及观察重点进行健康宣教；告知患者使用直腿抬高垫、支具的必要性及使用方法；协助患者生活护理，掌握康复锻炼的正确方法。

（2）康复相关方面：膝关节韧带损伤术后，增强膝关节稳定性，恢复关节活动度，是术后康复的重点。主要进行：膝关节被动伸直、坐位垂腿、主动屈膝练习、"滑板"练习，还有以下两项练习：

1）髌骨松动术：用手指推住髌骨边缘，分别向内侧、上、下三个方向缓慢、水平用力推动髌骨，致极限位置，每方向 15~20 次/组，2~3 组/日。

2）坐位顶墙：适用于屈曲角度长期无进展，膝关节僵硬者。面向墙壁坐好，脚尖顶住墙面，缓慢向前移动身体以增大屈曲角度，到疼痛处保持 10 分钟，待疼痛减轻后继续加大角度。注意身体保持正直，不能倾斜或抬起患侧臀部，1 次/日。

（3）社会心理方面：膝关节韧带损伤术后患者常因剧烈疼痛、肿胀、活动受限等因素，出现失眠、焦虑、恐惧等，应积极给予干预。

3. 出院前　患者会对院外的康复治疗缺乏信心和安全感，责任护士需要对患者进行心理指导，同时要向患者讲解家庭疼痛管理方法，伤口的护理方法，支具的使用时间，按时、按需进行功能锻炼的重要性和必要性，以及并发症的预防及观察。详细的宣教能够树立患者院外康复的信心。

（1）治疗相关方面：教会患者患肢体位摆放，饮食及疼痛管理，在家休养避免跌倒、感染、关节粘连等并发症的方法以及使用支具的注意事项。出院后复查时间，疼痛的控制、锻炼的注意事项，复查资料保存的注意事项。告知患者门诊复查相关事宜。骨科护士建立膝关节韧带损伤患者健康随访档案，记录患者家庭住址及联系方式。

（2）康复相关方面：患者在恢复日常功能的过程中，需要重点进行以下两项练习：

1）负重及平衡：扶固定物体站立，健腿负全重，双足分开与肩同宽，在微痛范围内分别左右、前后交替重心（患腿部分负重）。注意膝关节尽量伸直，1分/次，2次/日。

2）双拐的使用：下地时健腿负全部体重，双拐与健腿同时向前迈，体重放在双拐上，患腿部分负重，然后再向前迈健腿。

（3）社会心理方面：韧带损伤患者出院前，需要向其强调使用支具的意义，并掌握功能锻炼方法，可以有效防止再次损伤或粘连。做好患者健康宣教的同时，家属也应该掌握相关健康知识，让家属成为患者院外康复过程中的照护者、指导者、监督者、情感支持者，同时成为医护的协助者，共同致力于患者的康复。

4. 出院后　患者出院后由于不正确使用支具，过早负重等，出现膝关节再次损伤，或因缺少正确的康复锻炼，造成粘连影响活动度等，都会影响治疗效果。因此连续护理在出院后意义深远。

（1）治疗相关方面：出院后第1、3、6、12个月，建议有条件的患者到门诊复查，根据医生评估判断，拍摄X线片或磁共振。并由骨科医生评估膝关节功能，观察伤口恢复情况。由随访护士对患者进行跟踪指导。膝关节恢复正常功能后，在运动和日常生活中，要注意膝关节的保护，避免韧带再次损伤。

（2）康复相关方面：良好的预后需要患者长期的康复训练，训练内容和方法技巧因人因病而异。患者居家康复时，按照康复方案继续进行功能锻炼，需要掌握锻炼要点：

1）重要进度和时间点：术后患肢可部分负重，以可耐受的疼痛为度，逐渐致完全负重。术后6周内睡觉、下地及练习抬腿时必须佩戴伸直位支具。术后4日可以间断性去除支具练习膝关节屈曲，练习后即刻将支具固定好，术后4周内不得超过90°，术后6周应超过120°，8周达正常（同健侧）。3个月后根据恢复情况可逐渐恢复直线慢跑，4~5个月后逐渐尝试变向跑，6个月后恢复基本运动。术后至少一年后才能尝试对抗性运动。

2）患肢负重练习需循序渐进，掌握逐渐负重原则，即：从1/5体重开始，逐步增加到2/5、3/5、4/5、全部体重，利用体重秤测量负重的量，测量方法：找一与体重秤等高的平台，健腿站在平台上，负全重，患腿站在体重秤上，缓慢把身体重心移向患侧，当体重秤读数为体重的 1/5 时，记住这一感觉，在练习行走中以此为标准。

（3）社会心理方面：增强医护人员与患者的沟通，解除家属在指导患者锻炼过程中的顾虑。因韧带损伤术后的功能恢复期较长，且多为青壮年，难免在康复锻炼过程中会出现急功近利的现象，对于不遵医、盲目进行康复锻炼的患者要及时纠正，同时做好心理疏导。随访护士向患者及家属了解患者居家康复锻炼的执行情况及出现的问题，根据患者情况酌情调整训练方案。

（三）院外延伸护理

膝关节韧带损伤患者，接受治疗后，因为功能恢复，需要骨科医护人员给予连续护理。建立膝关节韧带损伤患者的随访档案，可以及时记录病情，有效预防术后并发症。膝关节韧带损伤术后患者，需要观察膝关节的结构、疼痛、关节活动度及膝关节功能的变化。①患者出院 1 个月后，需要门诊复查伤口愈合、患肢恢复情况。②磁共振可以显示患者膝关节韧带修复变化情况，患者需要在入院时，出院前及手术后的 1 个月、3 个月、6 个月、1 年复查。③在每次随访时，对关节功能、疼痛、肌力情况进行评估并记录，随时改进康复计划及训练重点。④如果有关节感染、粘连指征以及异常疼痛的患者，随时接受相关检查。由随访护士及康复师跟踪进行指导。在此期间，连续护理团队定期评估患者康复进度、功能锻炼情况，及时了解存在的问题并指导功能锻炼。韧带损伤患者功能的恢复需要至少 1 年，甚至更长时间。需要患者韧带损伤资料全面、长期保存。

第五节　骨肿瘤患者的连续护理

发生在骨内或起源于各种骨组织成分的肿瘤，以及由其他脏器恶性肿瘤转移到骨骼的肿瘤统称为骨肿瘤。骨肿瘤分为原发性和继发性两类。前者来自骨及其附属组织，后者是由其他部位的恶性肿瘤通过血液或淋巴转移而来。原发性骨肿瘤约占全身肿瘤的 2%～3%，以良性肿瘤多见。良性肿瘤中骨软骨瘤发病率最高，恶性肿瘤中骨肉瘤发病率最高。骨肿瘤男性发病率稍高于女性。

【疾病特点】

（一）病因

病因上不完全明确，但骨肿瘤的发生具有年龄和部位特点。如骨肉瘤多见于儿童和青少年，骨巨细胞瘤多见于成人，而骨髓瘤多见于老年人。

（二）症状及体征

1. 疼痛　疼痛是恶性肿瘤的重要症状，开始时为轻度、间歇性，后来发展为持续性疼痛，夜间明显，并有局部压痛。良性肿瘤生长缓慢，多无疼痛或仅有轻度疼痛，少数良性肿瘤，如骨样骨瘤可因反应骨的生长而产生剧痛。

2. 肿块和肿胀　恶性骨肿瘤局部肿胀和肿块常发展迅速，表面可有皮温增高和浅静脉怒张。良性骨肿瘤生长缓慢，病程较长，通常被偶然发现。

3. 功能障碍和压迫症状　位于长骨干骺端的骨肿瘤多邻近关节，由于疼痛、肿胀和畸形，可使关节肿胀和活动受限。肿块巨大时，可压迫周围组织引起相应症状，如位于盆腔的肿瘤可引起机械性梗阻，表现为便秘与排尿困难；脊柱肿瘤可压迫脊髓，出现截瘫。

4. 病理性骨折　肿瘤生长可破坏骨质，轻微外力引发病理性骨折常为某些骨肿瘤的首发症状，也是恶性骨肿瘤和骨转移瘤常见并发症。

5. 其他　晚期恶性肿瘤可出现贫血、消瘦、食欲减退、体重下降、低热等全身症状。恶性骨肿瘤可经血流和淋巴向远处转移，如肺转移。

【治疗原则】

（一）非手术治疗

1. 化学治疗　化学药物治疗，特别是新辅助化疗的应用，大大提高了恶性骨肿瘤患者的生存率和保肢率。

2. 放射治疗　放疗可抑制和影响恶性骨肿瘤细胞的繁殖能力，可控制病变和缓解疼痛，降低局部复发率。

3. 其他治疗　包括血管栓塞治疗、温热-化学疗法、干扰素、白细胞介素-2、淋巴因子活化的杀伤细胞、集落刺激因子和单克隆抗体等的治疗。

（二）手术治疗

1. 刮除植骨术　彻底刮除病灶组织至正常骨质，使用药物或烧灼方法杀灭残存肿瘤细胞。刮除后空腔内置入填充材料。填充材料以自体骨较好，但来源少、完全愈合较慢、疗程长；也可使用骨水泥等其他生物活性骨修复材料。

2. 外生性骨肿瘤切除术　将肿瘤自基底部正常骨质处切除，如骨软骨瘤切除术，手术的关键术是完整切除肿瘤骨质、软骨帽及软骨外膜，否则易复发。

3. 截肢术　对于病变广泛和其他辅助治疗无效的晚期高度恶性肿瘤，截肢术仍然是重要治疗手段。应严格掌握手术适应证，选择安全截肢平面，同时也应考虑术后假肢的制作与安装。

【连续护理】

恶性骨肿瘤转移早、预后差，病死率高，一旦确诊，患者和家属往往难以接受。此外，由于患者多为青少年，对保肢手术寄予过多的希望，对截肢术后肢体的外观改变和遗留残疾缺乏承受能力，往往拒绝治疗。由于治疗持续时间较长，患者和家属对手术前后化疗的认识和准备不足，不能坚持完成手术前后的化疗。良性骨肿瘤有恶变的可能，需要长期监测相关指标。连续护理对骨肿瘤患者的疾病转归有重要的影响。

（一）综合护理评估

1. 健康状况评估

（1）病变部位：骨性肿块常见于股骨远端、胫骨近端或肱骨近端，肩胛骨、髂骨和脊柱也可发生。

（2）疼痛：早期症状为局部隐痛，可发生在肿瘤出现以前，起初为间断性疼痛，逐渐发展为持续性剧烈疼痛，尤以夜间为甚。

（3）局部肿胀：骨端近关节处可见肿块，触之硬度不一，伴有压痛，局部皮温高，静脉怒张。肿块增大时可累及邻近关节，出现关节活动受限。

（4）并发症：可伴有病理性骨折，多见于溶骨性病变为主的骨肉瘤。肺转移发生率较高。

（5）辅助检查：X线检查、血管造影、血钙及血清碱性磷酸酶的变化、CT及磁共振或核素骨显影等检查。

2. 疾病相关评估　通过治疗与护理，评估患者。①恐惧减轻；②疼痛缓解，无疼痛的症状和体征；③肌、关节功能得以恢复，能满足日常活动需要；④能正确面对自我形象改变；⑤病理性骨折得到预防或发生后得到处理。

3. 心理社会评估　评估患者对术后康复的认识，对术后肢体外观改变和缺失是否能承受，对手术后化疗及功能锻炼是否有充分的心理准备。家庭成员是否能为患者提供术后长期照护，是否有足够的经济能力满足患者的治疗和康复。

（二）连续护理实施

骨肿瘤患者多为青少年，一旦确诊，患者和家属往往难以接受。此外，患者对保肢手术寄予过多的希望，对截肢手术后肢体外观的改变和遗留残疾缺乏承受能力，往往拒绝治疗。由于治疗时间持续较长，患者和家属对手术前后化疗的认识和准备不足，不能坚持完成手术前后的化疗。因此，连续护理非常重要。需要对上述问题进行全面评估，判断患者和家属的承受程度开展相应的连续护理。

1. 入院时　骨肿瘤患者主要表现为疼痛和肿胀，瘤内出血或病理骨折时疼痛加重，病变邻近关节活动受限。患者入院时对疾病的理解程度存在差异，需要加强各方面的护理。

（1）治疗相关方面：指导患者避免诱发或加重疼痛。协助患者采取适当体位，如肿瘤局部固定制动，以减轻疼痛；进行护理操作时避免触碰肿瘤部位，尽量减少诱发或加重疼痛的护理操作。与患者讨论缓解疼痛的有效措施，如缓慢地翻身和改变体位，转移注意力等。药物止痛根据 WHO 推荐癌性疼痛三阶梯疗法进行。

（2）康复相关方面：下肢肿瘤患者可能发生病理性骨折，搬运患者时应轻柔，避免暴力。翻身时应给予协助。功能锻炼要循序渐进，不要急于下地行走。患者开始站立或练习行走时应在旁保护，防止跌倒。术前 2 周，与患者讨论功能锻炼的方法，指导下肢手术患者进行股四头肌等长收缩锻炼。

（3）社会心理方面：与患者和家属沟通，了解疾病对患者本身和家庭带来的影响，理解患者的情绪反应。向患者及家属介绍目前骨肿瘤的治疗方法和进展，手术治疗和化疗的重要性，鼓励患者积极配合治疗。介绍治疗成功患者与其交流，以树立战胜疾病的信息。骨肿瘤术前各种检查项目较多，充分做好介绍工作，促使患者配合术前准备。对于拟行截肢术的患者，给予精神上的支持，与患者一起讨论术后可能出现的问题，并提出可能的解决方案，使患者在心理上对截肢术有一定的准备。

2. 住院时 患者住院后接受手术治疗或者放、化疗，在住院时需要加强针对性的护理及健康教育。

（1）治疗相关方面：预防术后出血，观察术后伤口的渗血情况，创口引流液的性质和引流量。保持各引流管通畅。预防术后伤口感染，按时换药，观察伤口渗出情况。若伤口疼痛加剧或疼痛时有跳动感并伴体温升高，局部有波动感，可能有术区深部感染，及时报告医生查找原因，调整抗生素种类及剂量，必要时局部穿刺或及时拆除缝线，充分引流。

（2）康复相关方面：鼓励患者进行功能锻炼，预防肌肉萎缩和关节僵硬。术后病情平稳即可开始患肢肌肉的等长收缩和足趾活动；术后 1~2 周逐渐开始关节活动。人工膝关节置换患者练习外展运动，术后 2 周扶拐下地，训练站立负重；人工膝关节置换患者练习屈曲运动；异体骨与关节移植者，根据愈合程度，逐渐增加活动量，以防异体骨发生骨折。

（3）社会心理方面：向患者解释相关治疗的必要性，手术、放疗或化疗中可能出现的反应。

3. 出院前 患者的支持系统对手术、化疗、放疗的经济承受能力，患者对治疗方法、预后的认知程度及心理承受能力都会影响预后。在出院前要加强相关指导。

（1）治疗相关方面：观察患者有无化疗后的不良反应，常见有：①静脉炎、静脉栓塞或药物外渗引起皮肤软组织损伤；②恶心、呕吐、腹泻、口腔溃疡等；③骨髓抑制，白细胞、血小板减少；④肝、肾功能损害及神经系统毒性；⑤免疫功能降低；⑥其他，如脱发、色素沉着、过敏反应等。放疗后有无出现骨髓抑制、皮肤黏膜改变和胃肠道反应等。

（2）康复相关方面：帮助患者制订康复锻炼计划，指导患者按照计划锻炼，调节肢体适应能力；指导患者正确使用各种助行器，如拐杖、轮椅等，以最大程度恢复患者的生活自理能力。

（3）社会心理方面：指导患者保持平稳心态，树立战胜疾病的信心；对于截肢者，介绍类似经历的患者现身说法，消除患者的心理顾虑或障碍，促使患者逐渐接受和坦然面对自身形象。

4. 出院后　人的性格、情绪、工作压力及环境变化等，可通过影响人体内分泌、免疫功能等而诱发肿瘤。骨肿瘤患者出院后，依然需要对病情进行监测，调整生活方式。

（1）治疗相关方面：患者进行自我检查和监测，定期复诊；按时接受化疗；发现有肢体肿胀及疼痛及时就医。

（2）康复相关方面：患者伤口愈合后开始功能锻炼。俯卧位练习大腿内收、后伸；肩关节进行外展、内收及旋转运动；用弹性绷带每日反复包扎，均匀压迫残端，促进软组织收缩；当残端瘢痕不敏感，伤口愈合牢固后，可以行残端按摩、拍打及蹬踩，增加残端的负重能力。制作临时义肢，鼓励患者拆线后尽早使用，以消除水肿，促进残端成熟，为安装义肢做准备。

（3）社会心理方面：绝大多数截肢患者在术后相当长的一段时间内感到已切除的肢体仍然有疼痛或其他异常感觉。疼痛多为持续性，尤以夜间为甚，属于精神因素疼痛。患者需要自我训练调节心理平衡，达到自我分析、自我控制、自我暗示的目的。应用发泄疗法等心理治疗手段逐渐消除患肢感。

（三）院外延伸护理

建立出院患者随访档案。记录患者住院期间的疾病情况，患者的家庭地址，联系方式，主要家庭成员的联系方式。对于放疗、化疗患者还应明确记录放疗、化疗疗程，化疗药物使用情况。PICC 置管患者记录院内及院外管道维护情况。随访时间：术后 1 年每个月复查 1 次，术后 1~2 年每 2 个月复查 1次，以后每 3 个月复查 1 次，如有不适，及时随诊。对于恶性骨肿瘤患者应进行 5 年存活率的随访。最近影像学资料，血液化验结果，有无发生转移，疼痛评估，肢体功能及活动度，假肢活动情况，放疗、化疗不良反应，体重及营养状况，家庭支持情况，心理状况评估。设定专人负责定期拨打随访电话或门诊复查。由随访护士记录每名患者出院后的病情变化，随时记录患者出院在家康复期间的反馈，根据患者的评价功能状态及主诉，给予指导。

第六节　腰椎间盘突出症患者的连续护理

腰椎间盘突出症是指由于椎间盘变性、纤维环破裂、髓核组织突出刺激和压迫马尾神经或神经根所引起的一种综合征。腰椎间盘突出症为临床上最为常见的疾患之一，可发生于任何年龄，最多见于中年人，20~50岁为多发年龄。虽然腰椎各节段均可发生，但以腰$_{4-5}$、腰$_5$~骶$_1$最为多见。

【疾病特点】

（一）病因

1. 腰骶先天异常　腰骶椎畸形可使发病率增高，包括腰椎骶化、骶椎腰化、半椎体畸形等。

2. 椎间盘退行性变　随年龄增长，纤维环和髓核水分减少，弹性降低，椎间盘变薄，易于脱出。椎间盘退行性变是腰椎间盘突出症的基本原因。

3. 外伤　外伤是腰椎间盘突出症的重要因素。特别是儿童及青少年的发病与之密切相关。

4. 职业特性　腰椎间盘突出症有明显的职业特性。从事有反复举重物、垂直震动、扭转等特点的工作，腰椎间盘突出症的发病率高。

5. 体育运动　很多体育活动可增加腰椎间盘突出症发生的可能性，如跳高、跳远、高山滑雪、体操、足球、投掷等。

6. 其他因素　寒冷、酗酒、腹肌无力、肥胖和某些不良站、坐姿，也是腰椎间盘突出症的危险因素。

（二）症状及体征

1. 腰痛　超过90%的患者有腰痛表现，也是最早出现的症状。痛的程度与活动有明显关系，与体位亦有明显关系，卧床休息时疼痛减轻。疼痛范围主要是在下腰部及腰骶部，多为持久性钝痛。在病变腰椎间隙的棘突间，棘突旁侧1cm处有深压痛、叩痛，向下肢放射。

2. 下肢放射痛、麻木　主要是因为突出的椎间盘对脊神经根造成化学性和机械性刺激，表现为腰部至大腿后侧的放射性疼痛或麻木感。肢体麻木多与下肢放射痛伴发。麻木是突出的椎间盘压迫本体感觉和触觉纤维引起的。

3. 间歇性跛行　椎间盘组织压迫神经根或椎管容积减小，使神经根出现充血、水肿等炎性反应。行走时，椎管内受阻的椎静脉丛逐渐扩张，加重了对神经根的压迫，导致缺氧而出现症状。

4. 马尾神经症状　主要表现为会阴部麻木和刺痛感，排便和排尿困难。

5. 其他　可发现腰椎生理曲度改变，腰背部压痛和叩痛，步态异常，直腿抬高试验阳性等体征。

【治疗原则】

（一）非手术治疗

卧床休息、理疗、针灸、牵引疗法、封闭等。

（二）手术治疗

1. 椎板切除术和髓核摘除术　将一个或多个椎板、骨赘及突出的髓核摘除或切除，可减轻神经受压，是最常用的一种手术方式。

2. 椎间盘切除术　将椎间盘部分切除。

3. 脊柱融合术　在椎体间插入一楔形骨块或骨条以稳定脊柱。

4. 腰椎动态内固定术　Dynesys 是一种后路经椎弓根动态内固定装置，目前临床上使用较为广泛的非融合内固定方式之一。其设计目的在于维持手术节段稳定性的同时保留一定的椎体间活动度，以减缓邻近节段退变。

5. 微创治疗　侧/后路椎间孔镜下椎间盘切除术、微创通道下腰椎融合术。

【连续护理】

腰椎间盘突出症患者出院后的康复锻炼，能够增强腰背肌力量达到治疗和预防复发的目的。出院后患者的康复锻炼缺乏有效的监督和指导，患者及家属不能掌握正确锻炼的方法，慢慢对康复锻炼失去信心，不能坚持。有的患者认为做完腰椎手术后疼痛症状缓解了，就和平日一样参与重体力劳动却不注意休息，未定时复诊。通过院外延伸护理服务，让患者及其家属得到健康指导，养成科学的生活方式。降低患者术后并发症的发生率，改善患者的生活质量。

（一）综合护理评估

1. 健康状况评估

（1）病史：详细了解与患病有关的情况，例如有无外伤、从事何种职业、治疗经过、服药史等。

（2）体格检查：观察患者步态，是否跛行，腰椎生理曲度，脊柱是否出现侧凸，直腿抬高试验等。

（3）疼痛情况：有无腰痛及下肢放射痛，是静息痛，还是活动后疼痛，休息后有无缓解。注意疼痛的性质，有无一侧或双下肢的麻木、疼痛、酸胀、无力等感觉。应用疼痛评分尺对患者的疼痛情况进行评价（图 2-1）。

（4）辅助检查：腰椎正侧位、左右斜位 X 线片，CT、磁共振检查等。

2. 疾病相关评估　Oswestry 功能障碍指数（ODI）评分，是目前国际上最常用的评定腰痛的功能量表，具有良好的效度和信度，在脊柱外科领域作为"金标准"评定和观察治疗效果。原始表共有 10 项，国内一般采用前 9 项进行评分，将 9 个项目的选择答案相应得分累加后，计算其占 9 项最高分合计（45分）的百分比。0% 为正常，越接近 100% 则功能障碍越严重，见表 8-5。

表 8-5　The Oswestry Disability Index（ODI）评分表

姓名：　　　　　　　　　　　　　　　　病案号：

项目日期	
Ⅰ. 疼痛的程度（腰背痛或腿痛）	
无任何疼痛	0 分
有很轻微的痛	1 分
较明显的痛（中度）	2 分
明显的痛（相当严重）	3 分
严重的痛（非常严重）	4 分
痛得什么事也不能做	5 分
Ⅱ. 日常活动自理能力（洗漱、穿脱衣服等活动）	
日常活动完全能自理，一点也不伴腰背或腿痛	0 分
日常活动完全能自理，但引起腰背或腿疼痛加重	1 分
日常活动虽能自理，由于活动时腰背或腿痛加重，以致小心翼翼，动作缓慢	2 分
多数日常活动能自理，有的需要他人帮助	3 分
绝大多数的日常活动需要他人帮助	4 分
穿脱衣物、洗漱困难，只能躺在床上	5 分
Ⅲ. 提物	
提重物时并不导致疼痛加重（腰背或腿）	0 分
能提重物，但导致腰背或腿疼痛加重	1 分
由于腰背或腿痛，以至不能将地面上的重物拿起来，但是能拿起放在合适位置上的重物，比如桌面上的重物	2 分
由于腰背或腿痛，以致不能将地面上较轻的物体拿起来，但是能拿起放在合适位置上较轻的物品，比如放在桌面上的	3 分
只能拿一点轻东西	4 分
任何东西都提不起来或拿不动	5 分

续表

项目日期	
Ⅳ. 行走	
腰背或腿痛，但一点也不妨碍走多远	0 分
由于腰背或腿痛，最多只能走 1000 米	1 分
由于腰背或腿痛，最多只能走 500 米	2 分
由于腰背或腿痛，最多只能走 100 米	3 分
只能借助拐杖或手杖行走	4 分
不得不躺在床上，排便也只能用便盆	5 分
Ⅴ. 坐	
随便多高椅子，想坐多久，就坐多久	0 分
只要椅子高矮合适，想坐多久，就坐多久	1 分
由于疼痛加重，最多只能坐 1 个小时	2 分
由于疼痛加重，最多只能坐半小时	3 分
由于疼痛加重，最多只能坐 10 分钟	4 分
由于疼痛加重，一点也不敢坐	5 分
Ⅵ. 站立	
想站多久，就站多久，疼痛不会加重	0 分
想站多久，就站多久，但疼痛有些加重	1 分
由于疼痛加重，最多只能站 1 小时	2 分
由于疼痛加重，最多只能站半小时	3 分
由于疼痛加重，最多只能站 10 分钟	4 分
由于疼痛加重，一点也不敢站	5 分
Ⅶ. 睡眠	
半夜不会被痛醒	0 分
用止痛药后，仍睡得很好	1 分
由于疼痛，最多只能睡 6 个小时	2 分
由于疼痛，最多只能睡 4 个小时	3 分
由于疼痛，最多只能睡 2 个小时	4 分
由于疼痛，根本无法入睡	5 分

项目日期	
Ⅷ. 社会活动	
社会活动完全正常，决不会因为这些活动导致疼痛加重	0 分
社会活动完全正常，但是这些活动会加重疼痛	1 分
疼痛限制剧烈活动，如运动，但对参加其他社会活动没有明显影响	2 分
由于疼痛限制了正常的社会活动，以致不能参加某些经常性的活动	3 分
由于疼痛限制参加社会活动，只能在家从事一些社会活动	4 分
由于疼痛，根本无法从事任何社会活动	5 分
Ⅸ. 旅行（郊游）	
能到任何地方去旅行，腰背或腿一点也不痛	0 分
可以到任何地方去旅行，但会导致疼痛加重	1 分
由于受疼痛限制，外出郊游超不过 2 个小时	2 分
由于受疼痛限制，外出郊游最多不超过 1 小时	3 分
由于受疼痛限制，外出郊游最多不超过 30 分钟	4 分
由于疼痛，除了到医院，根本就不能外出郊游	5 分
总得分：	
最后评分：总得分÷45×100%	

3. 心理社会评估　可应用社会普遍采用的一些简单的自评量表进行科学有效的自我评估，可应用症状自评量表 SCL-90，见表 2-2。根据评估结果，了解其心理健康情况，准确评估是否存在心理问题，以及问题的轻重程度，采取自我调节或请专业人士帮助调节的方法，对担心手术不成功及预后的患者，介绍本病区同种疾病成功患者现身说法，来缓解心理压力，保持健康积极的心理状态，有利于疾病的康复。

（二）连续护理实施

根据腰椎间盘突出症患者临床治疗护理常规、Oswestry 功能障碍指数（ODI）评分、骨科患者连续护理认知问卷，制订连续护理方案。实施连续性护理使患者出院后有专业人员为其提供医疗护理服务，对腰椎间盘突出症患者的连续性护理可以让患者得到较好的心理辅导、健康锻炼、用药指导等，使得护理服务可以进一步延伸到每个患者的家庭，让患者得到更加优质、便捷、快速的护理服务，最大限度上满足腰椎间盘突出症术后患者的需求。

1. 入院时　患者由门诊入骨科病房，住院医生明确患者腰椎间盘突出症的分型，选择治疗方案。

（1）治疗相关方面：护士要全面评估患者的住院主因及既往史。协助患者完成必要的检验；全身身体状况辅助检查如 X 线胸片、心电图；专科检查如腰椎磁共振等。按照护理程序对患者进行入院评估，制订护理计划并实施。

（2）康复相关方面：腰椎间盘突出症患者多以疼痛为主要症状，一些患者疼痛严重，故在对腰椎间盘突出症患者进行术前康复指导时应当关注患者的实际情况。术前进行康复指导的主要目的是为患者术后康复做准备。

1）轴线翻身练习：让患者颈、肩、腰、髋保持在同一水平线上，翻转至侧卧位。各部肌肉轮换承受身体的重量，减少压疮及关节畸形等并发症。

2）踝泵练习：患者仰卧，双侧踝关节做屈伸的交替运动。运动时患者应缓慢用力，踝关节应活动到最大范围。

3）股四头肌等长收缩练习：患者仰卧，双侧股四头肌收缩，将膝关节伸直，但不引起膝关节运动。

4）股后肌群等长收缩练习：患者仰卧，双侧股后肌群用力，将膝关节屈曲，但不引起膝关节运动。

（3）社会心理方面：患者入院后，责任护士要深入病房与患者交流，了解患者所思所虑，给予正确疏导解除患者各种疑虑，取得患者的信任。对慢性疼痛的患者要耐心讲解疾病相关知识，让患者对医疗操作安全放心，帮助患者重塑自信，为患者营造安静、舒适和温馨的治疗环境。

2. 住院时　患者住院后接受手术治疗或保守治疗，在住院时进行针对性的护理及康复健康教育。

（1）治疗相关方面：护士根据医嘱应用镇痛药物，必要时对患者进行静脉输液治疗，镇痛按骨科无痛病房标准流程进行。嘱患者戒烟酒。术后及时观察患者双下肢感觉、运动功能并注意观察切口的渗出及是否有肿胀情况预防感染。向患者及家属做好术后心理护理。护士对术后患者及时进行坠床危险评估，导管滑脱危险评估，给予患者床挡保护，用物放在随手易取处，妥善固定各种管路。

（2）康复相关方面：向患者介绍围术期康复的内容，目的是让患者对术后的状态有所了解，缓解患者的焦虑情绪，以便配合治疗。

1）坐-卧转移练习（以从左侧下床为例）：患者仰卧位，采用轴线翻身方法向左侧翻身，双下肢屈髋屈膝，将膝关节、小腿和足部伸到左侧床缘以外，左侧肘关节和右侧上肢在身体左前侧支撑躯干，从左侧卧位转移到端坐位。

2）患者应做好下肢主要肌肉的等长收缩练习：以预防下肢深静脉血栓的发生。方法：踝泵练习，股四头肌等长收缩练习，股后肌群等长收缩练习，30个/次，1次/小时。患者可根据自身情况增减数量。

3）患者应进行必要的下肢被动牵伸：以预防神经根粘连。方法：患者仰卧，全身放松，护士将患者一侧下肢抬高，抬高过程中保持膝关节伸直。以不引起患者疼痛为宜，10个/次，2次/日。

（3）社会心理方面：护理人员耐心倾听，了解患者的心理状况，耐心解释手术及麻醉相关事宜，积极进行手术相关知识健康教育，减少患者因知识缺乏造成的恐惧。鼓励患者勇敢面对手术，帮助患者树立战胜疾病的信心。鼓励患者朋友、家属探访时多倾听其诉说，增强社会支持。必要时，对焦虑抑郁严重患者请心理科会诊。

3. 出院前　对于出院前的患者，要做好健康教育工作，介绍自我保护的重要性，使其明白只有注意腰部保护，坚持功能锻炼，才能最大限度地减少本病的复发，减轻痛苦，从而使其自觉、主动地遵照医嘱锻炼。

（1）治疗相关方面：骨科护士建立腰椎患者健康档案，记录患者住院期间的疾病情况，功能恢复程度，患者的家庭居住地址、联系方式、主要家庭成员的联系方式等，不仅可以使医院对患者的服务延续到出院后，也是医院维系出院患者的主要方式。告知患者门诊复查时间、携带资料，联系医生及随访护士的方法。出院后仍应卧硬板床，3个月内尽可能多卧床，有利于术后康复。出院后不要到人员拥挤的地方或乘坐公共汽车，以免碰撞、摔伤、扭伤，继续加强腰背肌功能锻炼。注意腰部及下肢的保暖、防寒、防潮。术后1年内，避免增加腹压的运动。

（2）康复相关方面：向患者重点介绍出院前康复期的内容，以提高患者的自理能力及生活质量。①根据医嘱指导患者坐起，坐起前应帮助患者佩戴好腰部护具。坐起过程中应摇床坐起30°、60°直至90°，此期间护士应密切观察患者是否有体位性低血压的症状，如出现体位性低血压，则立即停止练习，让患者卧床休息。②站立练习：当患者完成坐起练习后，可根据患者自身情况进行下地站立和步行练习。练习过程中，应有护士或家属在患者身边提供指导与陪护。

（3）社会心理方面：出院前由责任护士向患者讲解连续性护理的目的、具体内容，使患者认识到连续性护理的重要性，能够积极配合从而提高治疗效果。让患者明白现阶段要循序渐进地进行康复锻炼，增强患者康复的信心。术后教会患者掌握日常生活中各种正确姿势，避免弯腰动作及腰部过度劳累。

4. 出院后　随着社会经济发展，人们生活条件的改善，患者出院后更加注重生存质量，从既往单一的治病需求转变为综合性的防病需求，对疾病预防保健康复方面有更高的期望值，因此把护理措施延伸到院外是社会发展的客观需求，也是体现以患者为中心的主动服务理念，提高患者的自我管理效能，使患者遇到问题有了方便的反馈渠道。患者和家属得到专业的护理指导同时护士、临床医师可及时追踪患者的病情变化。医患双方的共同参与形成良性循环有效促进患者的康复减少复发。因此，出院后连续护理实施至关重要。

（1）治疗相关方面：按时复查，患者出院后第1、3、6、12个月门诊复查如有不适，及时随诊。拍摄腰椎正、侧位X线片，并由骨科医生评估康复情况，观察切口恢复、双下肢活动情况，评估血栓风险并预防。其他时间，由随访护士记录每名患者出院后的病情变化，随时记录患者出院在家康复期间的反馈。根据患者的评价功能状态及主诉，给予患者指导。患者也可根据量表，自己在家中进行测评，但是测评中应注意客观评分，不要为了盲目追求高分数，过早去除辅助工具行走，评分只是测评指标，还要根据医生在复查时的指导进行功能锻炼。

（2）康复相关方面：患者出院后应进行系统的腰背肌力量练习。主要是腰背肌的训练。

1）"飞燕"式：俯卧位，腰背肌用力，使头和双下肢抬离床面，3~4次/日，50个/次。循序渐进，逐渐增加次数。

2）五点支撑法：仰卧位，用头部、双侧肘关节和双脚支撑，腰部用力，将躯干抬离床面，3~4次/日，50个/次。循序渐进，逐渐增加次数。

（3）社会心理方面：腰椎术后患者，自觉症状减轻，加上出院后，缺少医生及护士的帮助，患者可能会忽视功能锻炼，造成支具摘除后，患者腰椎稳定性不够，影响患者的活动。因此，需要加强患者的心理指导，向患者宣教术后康复及定期门诊复查的重要性。同时，为患者树立起术后康复的信心，使患者以最好的心态面对术后可能出现的问题，并积极按时随访及自我康复。

（三）院外延伸护理

建立腰椎间盘突出症患者的随访档案，可以及时记录患者住院期间的疾病情况及功能恢复情况，有效预防术后感染、下肢深静脉血栓等并发症的发生，为医疗护理工作展开提供全面的临床数据。连续护理团队整理每名腰椎间盘突出症患者的健康档案，通过整体评估患者情况，拟订康复计划，对患者及照顾者进行疾病相关知识宣教。由随访护士记录每名患者出院后的病情变化，应用腰椎ODI评分指标，随时记录患者出院在家康复期间的反馈。根据患者的评价功能状态及主诉，给予患者指导。患者也可根据量表，自行在家中进行测评，但是测评中应注意客观评分，不要为了盲目追求高分数，过早去除辅助工具行走，评分只是测评指标，还要根据医生在复查时的指导进行功能锻炼。

随访时间：患者一般于出院后1、3、6、12个月门诊复查，如有不适，及时随诊。随访内容：患者携带最近影像学资料，体格检查肢体功能及活动度，肌肉功能恢复情况，疼痛评估，患者的主诉等。

随访方式：设定专人负责，定期拨打随访电话或门诊复查。腰椎手术治疗，可对受压的马尾神经组织进行充分、有效的减压，解除对神经根的压迫，缓解患者的临床症状。近年来，国内外学者共同主张以较小的手术创伤，达到彻底减压并维持腰椎术后稳定性的作用。减少手术创伤，有利于患者身体情况恢复，使患者及家属有更多精力用于患者自理能力及生存质量提高。广泛、长期的连续护理服务，可贯穿于患者由入院到出院，直至整个术后康复阶段的始终，这对护理工作提出了更高的要求，也是我们今后完善和加强的目标。

第七节 腰椎管狭窄症患者的连续护理

腰椎管狭窄症是指由各种原因引起的骨质增生或纤维组织增生肥厚，导致椎管或神经管的矢状径较正常者狭窄，刺激或压迫由此通过的脊神经根或马尾神经而引起的一系列临床症状。狭窄可以是局限的，也可以是广泛的。骨组织及软组织，均可以造成腰椎管狭窄。它是导致腰痛或腰腿痛的最常见原因之一。

【疾病特点】

（一）病因

1. 先天性椎管狭窄　系先天发育过程中，腰椎弓根短而致椎管矢径短小，此种情况临床较为少见。

2. 退变性椎管狭窄　临床最为多见，系腰椎退变的结果，随年龄增长，腰椎间盘首先退变，随之而来的是椎体唇样增生，后方小关节增生、肥大、内聚、突入椎管，上关节突肥大增生时，在下腰椎（腰$_3$、腰$_4$、腰$_5$）由上关节突背面与椎体后缘间组成的侧隐窝发生狭窄，该处为神经根通过，从而可被压迫，继而椎板增厚、黄韧带增厚，甚至骨化，这些均占据椎管内一定空间，合起来称为退变性腰椎管狭窄症。

3. 其他原因

（1）中央型腰椎间盘突出，占据腰椎管的空间，可产生椎管狭窄症状。

（2）全椎板切除之后形成的瘢痕，使椎管狭窄或椎板融合之后，椎板相对增厚，致局部椎管狭窄。

（3）腰椎爆裂骨折，椎体向椎管内移位。急性期，休息无症状，起床活动或活动增加后，可出现椎管狭窄症状。

（二）症状及体征

1. 腰椎管狭窄症发作的特异性表现是间歇性跛行，约占 95% 以上。直腿抬高试验阳性表现者较少。

2. 腰部、腰骶部及下肢疼痛，常伴有下肢放射痛及感觉异常。

3. 坐骨神经痛，与腰椎间盘突出症引起的坐骨神经痛，常无法做出准确鉴别。许多继发性腰椎管狭窄症，多以坐骨神经痛为首发症状，经反复发作，出现间歇性跛行。侧隐窝狭窄症压迫神经根，为较典型的坐骨神经痛，直腿抬高试验可阳性。

4. 马尾神经受压症状。有些患者会出现排尿困难、频繁便意等表现，会阴部感觉迟钝，大、小便功能障碍。

【治疗原则】

（一）非手术治疗

卧床休息、腹肌锻炼、腰部保护及对症处理，如理疗外敷药物等。

（二）手术治疗

手术方式主要有椎板切除术、扩大椎板切除术、腰椎管扩大术等。

【连续护理】

腰椎管狭窄症患者出院后，康复运动能够最大限度地恢复患者功能，提高患者的自我护理能力。因此采用连续护理对患者进行指导，可使患者获得优质的健康指导，有利于患者康复。连续性护理服务实施使患者出院后有专业人员为其提供医疗护理服务，患者主动积极参与护理服务，容易产生成就感与满足感。进一步加强对腰椎管狭窄症患者的连续性护理服务可以让患者得到较好的心理辅导、健康锻炼、用药指导等，使得护理服务可以进一步延伸到每个患者的家庭，让患者得到更加优质、便捷、快速的护理服务，最大限度上满足术后患者的需求。

（一）综合护理评估

健康状况评估

1. 一般健康状况

（1）病史：了解患者患病情况及既往史。

（2）体格检查：观察患者步态，脊柱形态，进行直腿抬高试验等。

（3）疼痛情况：有无坐骨神经痛，疼痛的性状、持续时间等。

（4）辅助检查：腰椎正侧位、左右斜位 X 线片、CT、磁共振检查等，对有马尾神经损伤者行肌电图检查。

2. 疾病相关评估　应用国内研究得出的骨科患者连续护理认知问卷及 Oswestry 功能障碍指数（ODI）评分（表 8-5）进行评估。

3. 心理社会评估　腰椎管狭窄症患者一般患病时间较长，受到病痛的折磨大多存在焦虑症状，因此，需要对患者焦虑情况进行评估，并开展针对性护理。

（二）连续护理实施

根据腰椎管狭窄症患者临床治疗护理常规，Oswestry 功能障碍指数（ODI）评分及骨科患者连续护理认知问卷制订连续护理方案。使患者掌握腰椎管狭窄症手术后注意事项、功能锻炼的方法，预防和减少患者并发症的发生。指导患者保存术前、术后及复查的影像学资料，医护人员通过患者门诊复查、主动电话随访等方式追踪患者术后服药依从性、支具佩戴依从性及自我康复锻炼程度等的变化，提高患者的自我照顾水平及生存质量。

1. 入院时　患者从门诊转入病房，责任护士通过综合的护理查体，明确患者疾病主要状况，进行详细的入院介绍，进行生命体征测量，详细询问用药史、过敏史及家族史，熟悉患者病情，向患者及家属简要介绍腰椎管狭窄症分型及治疗方案。

（1）治疗相关方面：患者入院后，对患者应用骨科患者连续护理认知问卷对其身体、心理及社会状况进行评估。遵医嘱协助患者完成大小便标本的采集，完善必需的血液检查项目。遵医嘱行腰椎正侧位 X 线片、腰椎磁共振、腰椎 CT 扫描，必要时可增加脊柱侧弯正侧位片。遵医嘱给予适当的止疼或者营养神经药物，改善患者症状，尽可能保证患者舒适。

（2）康复相关方面：腰椎管狭窄症患者多以间歇性跛行为主要症状，伴有或者不伴有腰腿痛，故在对腰椎管狭窄症患者进行入院康复指导时应当关注患者的实际情况，以加强双下肢肌力为主，不引起患者不适为宜，避免下肢无力导致跌倒。需要练习轴线翻身，下肢肌肉等长收缩练习，包括：踝泵练习、股四头肌等长收缩练习、股后肌群等长收缩练习。

（3）社会心理方面：该病多发生于中老年，病情较重且病程长，发病后生活难以完全自理，症状易反复发作，逐渐加重，易出现焦虑、悲观情绪，又由于缺乏医学知识，对手术持怀疑态度，担心手术安全及术后肢体康复程度、劳动能力是否丧失，表现为紧张焦虑。责任护士应当就患者入院时最关心的问题进行入院宣教，告知患者积极有效地配合医疗及护理工作，可以最大程度地促进康复，并向患者提供成功案例，对患者提出的相关问题给予细致耐心的解释，争取最短时间内，缩短医患、护患之间的心理距离，缓解患者焦虑紧张的情绪，以最大的积极性投入到治疗中。

2. 住院时　根据患者病情，确定治疗方案，开展针对性的护理。

（1）治疗相关方面：完善术前各项检查，对于老年患者的常见病如糖尿病、高血压病、心脏病等，应积极治疗，排除不利手术的因素。指导患者术前禁烟禁酒，教会患者做深呼吸和有效咳嗽，预防肺部感染。术前备皮、交叉配血、抗生素实验、停用抗凝药物如阿司匹林等，术前晚根据需要给予灌肠。术后严密观察生命体征及双下肢活动情况等，及时发现患者异常情况，预防术后深静脉血栓、感染等并发症的发生。

（2）康复相关方面：向患者讲解腰椎管狭窄症围术期康复的内容，教会患者及家属独立完成相关康复训练，使患者以最好的状态接受手术，促进康复。主要内容包括：体位及翻身训练、床上排便训练及下肢肌肉等长收缩练习。

（3）社会心理方面：护士要针对患者不同的心理特点，多与患者交谈，给患者以关心、理解和安慰，向患者讲解腰椎管狭窄症的有关知识、手术疗效及目前对此病的治疗水平，以典型病例做现身说法，让患者与术后患者交流，了解手术的可靠性，消除患者紧张焦虑情绪，使患者增加战胜疾病的信心，以最佳的心理状态配合手术。术后患者因身体不适，更需要家属陪伴及医生、护士的关心，因此应及时巡视患者，进行心理疏导，形成良好的医患、护患关系，使患者解除心理顾虑，以最好的状态配合医生、护士的治疗及护理，有利于患者早日康复。

3. 出院前　协助患者掌握疾病康复的主要内容及出院后注意事项。

（1）治疗相关方面：大部分腰椎管狭窄症患者与腰椎间盘突出症患者最大的不同就是疼痛轻，下肢肌力弱。因此，应着重指导腰椎管狭窄症患者，按照康复师要求，自行或者在家属协助下起床下地活动，观察患者活动并进行相应的指导，保证患者在出院后可以按照正确的方式，自行或者在家属协助下床上坐起、下床活动等，根据患者手术术式及具体情况，使患者实现部分或者完全生活自理。腰椎管狭窄症患者，大部分患者存在双下肢肌力较弱情况，应向患者及家属做好相应健康教育，教育患者防止跌倒。同时完善患者健康档案，向患者讲解出院随访的重要性，教育患者按时门诊随访。

（2）康复相关方面：出院前主要对在院期间的康复相关内容给予系统介绍及巩固，指导患者独立完成日常相关活动，并向患者及家属说明康复治疗的重要性。主要掌握以下几方面：患者坐起方法、站立练习、轴线翻身练习、腰背肌力量及下肢力量训练。

（3）社会心理方面：出院前责任护士向患者讲解出院后注意事项、连续性护理的目的、具体内容，使患者认识到连续护理的重要性，能够积极配合从而提高治疗效果。腰椎管狭窄症患者，手术后自觉症状好转，开始将注意力转移到术后康复问题上。应向患者及家属介绍循序渐进增加活动的重要性，告知康复锻炼不能急于求成，缓解患者焦虑急躁的心理。并向患者及家属宣教，正确且持续的康复锻炼，可逐步恢复患者的生活自理，逐渐融入社会，增强患者康复的信心。

4. 出院后　腰椎管狭窄症患者出院后缺乏医生、护士的康复指导，可能使患者进行的康复锻炼出现偏差，同时由于害怕伤口疼痛、缺少家庭成员的监督和支持等原因，会造成患者康复意愿降低，甚至放弃康复训练。另外，不正确的康复锻炼可能造成患者的损伤，因此，需要加强出院后连续护理指导。

（1）治疗相关方面：患者出院后，遵医嘱告知患者于第1、3、6、12个月门诊复查，如有不适，随时门诊复查。向患者告知可能会发生的术后并发症的观察方法，有特殊情况，及时门诊复查。

（2）康复相关方面：参考腰椎间盘突出症术后康复方案。原则是循序渐进，根据性别、年龄、手术式式及手术节段等具体情况，制订康复计划，长期训练，逐步增加数量及难度，以患者身体能适应为调节点，适当进行调整。

1）休息与减轻体重：指导患者在休息时寻找舒适的体位，根据患者具体身体情况，循序渐进的下地活动。同时，指导患者合理控制饮食，适当减轻体重，以减少对腰椎的压力，利于症状的缓解及恢复。

2）药物治疗：出院后，遵医嘱服用一定时间的营养神经及非甾体抗炎药，以达到营养及镇痛的作用。有利于缓解患者不适，同时可增强患者康复的信心，达到治疗的目的。

3）支具保护：根据手术节段及方式的不同，术后支具佩戴1~3个月，短期可起到制动及保护的作用，使伤口周围局部组织得到休息，缓解肌肉痉挛，促进局部血液供应，减少对神经根的刺激，从而达到缓解疼痛的目的。同时，支具保护可以增强腰椎的稳定性，但应配合相应的腰背肌功能锻炼，防止肌肉失用性萎缩。

4）仰卧位拱桥式背伸肌锻炼（包括三点式、五点式）：患者仰卧于床上，双脚掌、双肘部、后枕部着床，小腿与床垂直用力，使身体其他部分离床拱起像拱桥一样。此方法可使脊柱两侧腰背肌得到锻炼。腰背肌发达受力平衡，可保护脊柱在受力时不挤压椎间盘。

5）飞燕点水式背伸肌锻炼：患者俯卧位，使腹部着床，四肢、头部抬起像飞燕一样。锻炼目的同拱桥式。

（3）社会心理方面：腰椎管狭窄症术后患者，自觉症状减轻，会降低佩戴支具的意愿，同时不易坚持功能锻炼，应鼓励患者根据医嘱坚持锻炼，增强患者的信心。

（三）院外延伸护理

腰椎管狭窄症手术治疗后的患者，出院后需常规佩戴腰围1~3个月，由于佩戴腰围会限制患者活动，可能会造成一定程度的肌肉失用性萎缩，摘除腰围后，患者会感到腰背肌无力，影响患者的生活及自理，因此患者的康复锻炼显得尤为重要。同时，患者术后腰椎功能恢复情况及个人自理能力的提高，都要求骨科医护人员给予患者连续护理。建立腰椎管狭窄症患者的随访档案，可以及时记录患者住院期间的疾病情况及功能恢复情况，有效预防术后感染、血栓栓塞等并发症的发生，为医疗护理工作展开提供全面的临床数据。主管医生、康复师是随访的主导因素，随访护士是患者规律复查和病情及时反馈的关键因素。连续护理以电话随访和患者门诊复查为主要手段。在入院时，责任护士除登记患者本人电话号码及直系亲属电话外，对于老年患者还需登记家庭电话，以便电话随访时可第一时间联系患者本人。门诊复查患者，由主管医生利用 Oswestry 功能障碍指数（ODI）量表，对患者进行评分，由随访责任护士进行记录，并将其门诊复查光片收集整理。腰椎管狭窄症外科手术治疗，可对受压的马尾神经组织进行充分、有效的减压，解除对神经根的压迫，缓解患者的临床症状。近年来，国内外学者共同主张以较小的手术创伤，达到彻底减压并维持腰椎术后稳定性。减少手术创伤，有利于患者身体情况恢复，使患者及家属有更多精力用于患者自理能力及生存质量提高。广泛、长期的连续护理服务，可贯穿于患者由入院到出院，直至整个术后康复阶段的始终，这对护理工作提出了更高的要求，也是我们今后完善和加强的目标。

第八节　脊椎骨折伴脊髓损伤患者的连续护理

脊柱、脊髓损伤常发生于矿难、交通事故。脊柱损伤比脊髓损伤的发生率高，一般愈合后功能障碍不大，而脊髓损伤较重。伤情严重复杂、复合伤较多、并发症多、预后较差甚至造成终生残疾或危及生命。脊髓损伤以胸腰段为最多，近些年颈脊髓损伤有增多趋势。可能由于汽车安全带可固定胸腰椎，但不能固定颈椎，故在交通意外事故中，颈椎脊髓损伤增加。老年人增多，其颈椎退变狭窄，遇有外伤易发生脊髓损伤。

【疾病特点】

（一）病因

1. 交通事故　发生交通意外时常致乘车人发生脊柱脊髓外伤，或者伤者在车外被车轮撞击或碾压过躯干致脊髓损伤。

2. 工伤事故　从高处摔下、躯干或头颈被砸伤。头向下落地易发生颈椎脊髓损伤，足落地易发生脊椎脊髓损伤，臀部落地易发生胸腰椎脊髓损伤。

3. 运动失误　如骑马摔伤从马背侧方掉下多致胸腰椎脊髓损伤。跳水头顶撞击水底致颈脊髓损伤。

4. 其他　火器伤、锐器伤等。

（二）症状及体征

1. 感觉障碍　损伤平面以下的痛觉、温度觉、触觉及本体觉减弱或消失。

2. 运动障碍　脊髓休克期，脊髓损伤节段以下表现为弛缓性瘫痪，反射消失。休克期过后，部分患者会出现肌张力增高，腱反射亢进，出现髌阵挛和踝阵挛及病理反射。

3. 括约肌功能障碍 表现为尿潴留或尿失禁，大便出现便秘或失禁。

4. 腹胀、腹痛 主要因骨折所致后腹膜血肿刺激腹腔神经丛引起腹肌反射性紧张或痉挛。

【治疗原则】

及早解除对脊髓的压迫是保证脊髓功能恢复的首要问题。治疗目的是复位并获得脊柱的稳定性；预防未受损神经的功能丧失并促进神经功能的恢复；获得早期的功能恢复。要有专人托扶头部，沿纵轴使头、颈随躯干同时搬运至木板上。严禁随便强行搬动头部或搂抱、一人抬头一人抬足。

（一）非手术治疗

脊柱骨折脱位压缩或移位较轻者，无压迫的稳定型脊柱损伤可牵引复位、支具固定。

（二）手术治疗

1. 颈椎损伤通过颈椎前路、后路或前后路结合行颈椎损伤修复术。

2. 胸、腰椎损伤手术方法有后路椎弓根内固定术、前路经胸（腹）手术、脊髓神经减压术等。

【连续护理】

脊椎骨折伴截瘫患者出院后，康复锻炼能够改善患者全身关节僵硬和预防各类并发症。出院后患者的康复锻炼缺乏有效的监督和指导；患者及家属不能掌握正确锻炼的方法，慢慢对康复锻炼不能坚持。有的患者认为已经瘫痪，缺少社会、家庭支持，做任何康复已没有意义，严重影响生活质量并导致其他并发症发生。有的患者康复方式不当，存在安全隐患，这些都会影响患者的生活质量，通过连续护理，可以给予患者科学有效的指导，意义深远。

（一）综合护理评估

1. 健康状况评估

（1）神经功能评定：按 ASIA 国际神经学功能评定标准评定损伤的神经平面、完整性和 ASIA 残损分级（表8-6）。神经平面（损伤水平）：是指身体两侧有正常的感觉和运动功能的最低脊髓节段。感觉平面是指身体两侧具有正常感觉功能的最低节段，通过检查身体两侧各 28 个关键点来确定；运动平面是指身体双侧具有正常运动功能的最低脊髓节段，通过检查身体两侧各 10 条关键肌肌力来确定。并根据身体两侧各 28 个关键点及身体两侧各 10 条关键肌肌力来确定感觉评分和运动评分。

表 8-6　ASIA 脊髓损伤神经学分类标准（2006）

节段	运动（肌力在 3 级以上）	感觉
C_2		枕骨粗隆
C_3		锁骨上窝
C_4		肩锁关节顶部
C_5	屈肘肌（肱二头肌、肱肌）	肘窝桡侧
C_6	腕伸肌（桡侧伸腕长和短肌）	拇指近节背侧皮肤
C_7	伸肘肌（肱三头肌）	中指近节背侧皮肤
C_8	中指屈肌（指深屈肌）	小指近节背侧皮肤
T_1	小指外展肌	肘窝尺侧
T_2		肘窝顶部
T_3		第三肋间隙
T_4		第 4 肋间隙
T_5		第 5 肋间隙
T_6		第 6 肋间隙（剑突）
T_7		第 7 肋间隙
T_8		第 8 肋间隙
T_9		第 9 肋间隙
T_{10}		第 10 肋间隙（脐）
T_{11}		第 11 肋间隙（T_{10} 与 T_{12} 中点）
T_{12}		腹股沟韧带中点
L_1		$T_{12} \sim L_2$ 中点
L_2	屈髋肌（髂腰肌）	大腿前中部
L_3	伸膝肌（股四头肌）	股骨内髁
L_4	踝背伸肌（胫前肌）	内踝
L_5	拇长伸肌	第三跖趾关节足背侧
S_1	踝跖屈肌（腓肠肌与比目鱼肌）	足跟外侧
S_2		腘窝中点
S_3		坐骨结节
$S_{4\sim5}$		肛门周围

（2）运动功能评定：肌力检查法，见表 7-2。

在关节主动运动时施加阻力与所测肌肉对抗，测量其肌力并进行双侧对比。

2. 疾病相关评估　根据脊柱骨折伴脊髓损伤的特点，重点评估患者的生命体征变化，尤其对第 4 颈椎平面以上的患者注意观察呼吸和血氧饱和度的变化。评估患者的神志、情绪，注意有无烦躁不安和意识淡漠等异常状态。评估瘫痪肢体的活动及感觉变化、运动及反射等功能的恢复情况，并详细记录对照。评估瘫痪肢体的位置，注意保持功能位。注意易发生压疮的骨突部位的皮肤颜色和温度。日常生活能力的评定主要是了解患者生活自理的能力和需要帮助的程度，常用的评价方法有 Barthel 指数（表 2-4），FIM 量表（表 8-7，表 8-8）；以及专用于四肢瘫患者的四肢瘫功能指数 QIF 等。

表 8-7 功能独立性评定（FIM）内容

自理活动	进食、梳洗修饰、洗澡、穿上衣、穿下衣、如厕
括约肌控制	排尿管理、排便管理
转移	床椅间转移、转移至厕所、转移至浴盆
行进	步行/轮椅、上下楼梯
交流	理解、表达
社会认知	社会交往、解决问题、记忆

表 8-8 FIM 评分标准

条目	能力	得分	评分标准
独立	完全独立	7	不需要辅助具
	有条件独立	6	能独立，要辅助工具，时间长，考虑安全
有条件的依赖	监护或准备	5	活动时需要帮助者，没有身体接触，只有提示或帮助穿戴矫形器
	最小量帮助	4	帮助限于轻触，患者付出 75% 的努力
	中等量帮助	3	多轻触，患者付出 50%~74% 的努力
完全依赖	最大量帮助	2	患者主动完成 25%~49% 的活动
	完全帮助	1	患者主动完成 <25% 的活动，完全由他人帮助

FIM 用于各种疾病或创伤者：六个方面，共 18 项，其中 13 项运动性和 5 项认知性。ADL 评分为 7 分制，最高 7 分，最低 1 分；总积分最高 126 分，最低 18 分。

四肢瘫功能指数（QIF）包括转移、梳洗、洗澡、进食、穿衣、坐轮椅、床上活动、直肠功能、膀胱功能和护理知识测试 10 大项内容，各大项又包含若干小项，每小项的得分为 5 级（0~4 分），根据各大项的权重系数得出各大项的得分，总分为 0~100 分，见表 8-9。

表 8-9　脊髓损伤的疗效评定

	ADL	
	截瘫患者 Barthel 指数（分）	四肢瘫功能指数（QIF）（分）
优	≥70	≥50
中	25~69	25~50
差	<25	<25

3. 心理社会评估　脊柱损伤伴脊髓损伤是一种严重创伤性损伤，伤情常较严重而复杂，导致患者恐惧、悲哀、焦虑、绝望的心理，可应用社会普遍采用的一些简单的自评量表进行科学有效的自我评估。根据评估结果判断是否存在心理问题，以及问题的严重程度，采取护理干预或请专业的心理医生帮助调节，增强康复信心，调动患者的主观能动性，争取积极配合。

（二）连续护理实施

根据脊椎骨折伴脊髓损伤患者临床治疗护理常规，脊髓损伤患者 Barthel 指数及功能独立性评定（FIM）内容制订连续护理方案。使患者掌握脊椎骨折伴脊髓损伤术后注意事项、功能锻炼的方法，预防和减少并发症的发生。指导患者保存术前、术后及复查的影像学资料，医护人员追踪患者术后关节活动度、肌力、生活自理能力等变化，提高患者生活质量。

1. 入院时　明确患者脊椎骨折伴脊髓损伤的类型，选择治疗方案，并对患者进行相关护理教育。

（1）治疗相关方面：责任护士要全面了解患者的既往健康信息。对所有患者应用骨科患者连续护理认知问卷对身体、心理及社会状况进行评估。协助患者完成必需的检查项目：血常规、尿常规、便常规、肝肾功能、电解质、血糖、血沉、C 反应蛋白、凝血功能、D-二聚体监测、血型、输血前九项、X 线胸部、心电图、脊椎 X 线片及磁共振检查。告知患者检查注意事项。根据患者的健康状况及检查结果，全面评估其手术适应能力。

（2）康复相关方面：康复治疗的早期介入不仅有助于预防并发症，缩短急性期住院时间；主要进行床边训练，目的为防止关节挛缩等各种并发症，为以后的康复做好准备工作。

1）体位摆放及姿势训练：良肢位摆放和体位变换练习，必要时可使用夹板防止踝关节跖屈挛缩。

2）仰卧位：双肩向前，枕下垫枕头以防肩后缩，上肢置于体侧，肘伸展，腕背屈 45°，指自然屈曲，颈髓损伤者手握毛巾卷，以防"猿手"形成。髋关节伸展并轻度外展，膝伸展但要防过伸展，踝背屈，可用足板抵住足底，足趾朝上。

3）侧卧位：胸前和后背各放一个枕头，下面的肩关节前屈置于头下和胸前的枕头之间，肘关节伸展，前臂旋后。上面的上肢置于胸前的枕上。髋、膝关节屈曲，两腿之间放枕头，使上面的腿轻压在下面的枕头上，踝背曲，趾伸展。

4）体位变换练习：指定时翻身，一般每2小时/次，以预防压疮发生。

5）注意颈椎患者：肩关节外展、前屈不得超过90°，腰椎骨折屈髋不得超过90°。

6）呼吸练习：先练习缓慢的腹式呼吸，逐步过渡到用手施加一定阻力于患者膈肌上的呼吸方式，最后可利用沙袋给患者上腹部增加负荷进行训练。注意在进行呼吸练习前，先协助患者翻身、排痰。

7）咳嗽及排痰练习：对于腹肌部分麻痹或完全麻痹的患者，需由治疗师进行辅助咳嗽：治疗师的双手置于患者的下胸和上腹部，在患者咳嗽时，治疗师借助身体重量均匀有力地向内向上挤压胸廓，帮助患者把痰排出。对于可自主咳嗽者，治疗师也需要利用叩击、振动、咳嗽、体位引流等方式来帮助排痰，必要时还需吸痰。

（3）社会心理方面：对患者应用亲切、友好的语调、言辞，并收集以往恢复良好的病例向患者讲述，使尽早摆脱恐惧，重新建立信心；建立良好的护患关系，以缓解患者的负性情绪为主要目的；医护人员应反复向患者及家属讲解脊髓损伤的病理、病症、治疗、康复，强调康复治疗的必要性和可行性，帮助患者尽早接受配合康复治疗。

2. 住院时　根据患者病情，采取相应的治疗及护理康复方案。

（1）治疗相关方面：术后鼓励患者保持每日饮水量在1500ml以上、多食富含粗纤维的蔬菜、水果，教会家属以脐为中心顺时针方向环形按摩腹部3~4次/日，15~30分/次，可热敷，养成定时排便的习惯，必要时使用润滑剂；截瘫患者因长期卧床，呼吸道分泌物排出不畅，可引起肺部感染，应每天勤做深呼吸和有效咳嗽。对于高位截瘫的患者，24小时心电监护，床旁备气管切开包，随时观察患者伤口情况，有无血肿、呼吸困难等。对于已气管切开的患者，严格无菌操作，及时吸痰、加强雾化治疗。

（2）康复相关方面：脊椎截瘫术后已基本恢复脊柱稳定性，患者可进入治疗室进行物理治疗及作业治疗，以最大限度改善患者的功能和生活自理能力。

1）关节活动练习：开始所有关节全范围关节活动练习，每天2次，8~10组/次，注意应在痉挛缓解后、无痛范围内进行。

2）肌力强化练习：包括对正常肢体肌力和残存肌力的训练，所有残存肌力达2级者均应进行肌力练习。前者利用抗阻练习增强肌力以补偿瘫痪肢体的运动功能；后者通过主动练习或助力活动来进行，以代偿瘫痪肢体的功能。

3）软组织牵拉练习：包括腘绳肌、内收肌和跟腱的牵拉，每天至少进行2次，每次牵拉3~5组。

4）翻身练习：双上肢伸直，头、躯干协同向两侧摇摆，在摆动幅度足够大时，向希望翻转的一侧用力摆动；另外，还可借助床挡等辅助用具进行翻身训练，方法为欲翻向的一侧上肢固定，另一上肢和躯干、头协同摆动。

5）坐起训练：需要上肢具有一定的功能，可利用床头上方的悬吊带和床位的绳梯进行。

6）坐位平衡训练：患者在可以进行无外来支撑条件下坐直时，即可开始坐位平衡训练。训练原则为从静态平衡逐步过渡到动态平衡；静态平衡练习的方法常有：双手支撑坐位练习、单手支撑坐位练习、双上肢抬起的坐位平衡练习；动态平衡练习的方法常有：坐位下单手取放物品，坐位下（轮椅上）接、传、投球训练等。训练过程中注意防止体位性低血压的发生。

7）坐位上的活动训练：包括支撑训练、移动臀部训练及摆放下肢技术。支撑训练和移动臀部训练需要肱三头肌功能存在，从而通过双手用支撑架在垫上支撑，抬起臀部并移动；肱三头肌功能缺乏而前屈肌有功能时，可通过降低肩胛来抬起臀部，在抬起臀部的同时向与臀部移动相反的方向摆动头和上部躯干。下肢摆放技术：患者一手支撑以保持坐位，另一手牵拉下肢向支撑手一侧移动，头和上部躯干向下肢移动的反方向用力，以增加牵拉下肢的力量。

8）转移训练：包括床上移动、翻身、床与轮椅、轮椅与坐便器之间的转移。一般将脚放在地面上，使腿与地面垂直，双手支撑，头和上躯干前顷，抬起臀部并向侧方移动。注意床-椅转移训练须在达到坐位平衡后才可进行。

9）ADL再训练：颈脊髓损伤患者根据损伤水平借助自助具进行进食、穿衣、梳洗等日常生活活动训练，胸腰段脊髓损伤患者进行轮椅上的各种活动训练。

（3）社会心理方面：脊髓损伤术后常因四肢麻木或较术前无明显改善等因素，出现焦虑、恐惧、自卑甚至抑郁等心理，应积极给予干预。鼓励患者朋友、家属探访陪伴，调整建立良好心态，鼓励患者将自己置身于社交环境，配合以放松训练；采取支持心理治疗、认知心理治疗外，必要时，对焦虑抑郁严重的患者请心理科会诊应用抗抑郁药物。

3. 出院前　巩固患者掌握康复锻炼的方法，增强康复的信心，积极准备居家康复。

（1）治疗相关方面：加强安全防护，应特别对家属强调，截瘫患者因皮肤感觉丧失，加上行动不便，在家中不仅要防止烫伤、冻伤、跌伤、碰伤等意外伤害，而且要预防自伤、自杀等情况；患者身旁不可长时间无人陪伴，若暂时无人陪伴，各种用具应方便患者拿取，物品放置牢靠；出院后告知患者复查时间、需携带的资料，联系主管医生及随访护士的方法；骨科护士要建立脊髓损伤患者健康档案，医院保留患者家庭住址及联系方式。

（2）康复相关方面：康复目的是最大限度恢复患者的自理能力，并使之重返社会。

1）站立训练：先利用斜床（站立床）进行站立训练，待伤后12周左右，跪位平衡良好时可开始佩戴下肢支具在平衡杠内进行站立训练。

平行杠内的站立训练：患者双手握杠，双足稍分开，体重由双足负担；重心转移到右足，同时身体右倾，然后重心转移到左侧身体左倾；右手放开，利用左手和双足保持平衡，然后放开左手进行相同练习；放开双手保持平衡练习，逐步延长时间。

平行杠外利用腋拐进行站立训练：患者肩部和足跟尽量靠墙站立，拐杖放于脚趾前外侧15~20cm处，指示患者将身体重心向一侧移动，进行重心左右移动的训练；在患者具有一定的稳定性后，在身体重心移到一侧时，将对侧拐杖向前上方甚至头顶举起，左右交替进行；在肩部靠墙时，将两侧的拐杖同时向前上方举起；利用双拐支撑，使身体上提，双足离开地面，然后屈肘使身体下降双足回到地面，此时，应指示患者立即将拐杖向前方伸出，以保持平衡；指示患者将拐杖前移，肩部离开墙壁，身体前屈，然后复原；肩和髋部同时均离开墙壁，利用双足和双拐支撑体重。注意：进行上述训练时，患者应佩戴下肢长支具（髋-膝-踝-足矫形器HKAFO或膝-踝-足矫形器KAFO），康复师应站在患者前方进行指导，并随患者稳定性的增加逐步增加训练难度。

2）步行训练：伤后3~5个月，患者已完成上述训练，并在需要时佩戴矫形器后进行此项训练。

平行杠内行走训练：迈步至平行杠内站立，双手先移向前，握持双杠，再抬起双腿摆向前，双脚落于手的后方；迈越步：双手先移向前，握住双杠，抬起双腿向前摆动一大步，使双脚落于手的前方；四点步：动作顺序为右手-左脚-左手-右脚；二点步：右手左脚向前-左手右脚向前，交替进行。

减重步行训练、水中步行训练：有条件者可借助减重步行训练系统或水中电动活动平板进行步行训练。

3）上下台阶和楼梯训练

从前方上阶梯的训练：双足于台阶边缘平衡站立，双拐置于台阶上，伸肘、压低肩胛骨把双脚提上台阶，向后摆头、收缩肩胛骨使骨盆向前。

后退上阶梯训练：双足于台阶边缘平衡站立，双拐置于上一级台阶上，伸肘、压低肩胛骨把双脚提上台阶。

4）重新站起训练：患者俯卧，双掌撑地；尽量低头、抬起骨盆，以双掌和双足撑在地上；伸出一只手抓住一根拐杖；利用拐杖和双足平衡，另一手抓另一根拐杖；放好前臂套环；利用双拐撑起身体、站直并平衡。

（3）社会心理方面：指导患者及家属克服功能锻炼的畏难情绪，因为康复过程时间较长，恢复时间不能确定，需要患者及家属坚定信心，培养乐观积极的心态。

4. 出院后　患者出院后可能出现压疮、关节挛缩、呼吸系统、泌尿系统等并发症，严重者危及生命，给患者及家庭带来巨大的经济负担和心理压力，因此，需要出院后连续护理行之有效。

（1）治疗相关方面：患者居家康复，需要按照医嘱规律复查。复查时，患者需到医院骨科门诊，拍摄X线片。并由骨科医生评估患者脊椎各阶段运动及感觉功能，评估血栓风险并预防，积极预防关节僵硬、肌肉萎缩等并发症。其他时间，由随访护士及社区医生与患者联系，对患者进行健康宣教跟踪指导。

（2）康复相关方面：成功的手术需要患者长期持续的康复训练，训练内容和方法技巧较多，连续护理可以使患者在出院后得到持续有效的健康指导和功能锻炼。患者居家康复时，需要掌握锻炼要点：

1）功能锻炼过程中存在疼痛，是不可避免的。如果疼痛在停止练习后半小时内减轻，则不会对组织造成损伤，应予以耐受。

2）在正常关节活动过程中，注意各个关节活动度，不可过度用力，练习强度要适当。

3）卧床时给予患者各个肢体摆放功能位，受压部位骨突处垫软枕。

（3）社会心理方面：脊柱骨折伴脊髓损伤患者，康复锻炼时间长，患者家庭负担重，居家护理不当，出现并发症大多较严重，因此需要医护人员给予长期的心理指导及专业支持。

（三）院外延伸护理

脊椎骨折伴脊髓损伤患者，因为脊椎骨折节段以下相对应的感觉运动功能改变，需要骨科医护人员给予连续护理。建立脊椎骨折伴脊髓损伤患者的随访档案，可以及时记录病情，有效预防肺部感染、压疮、关节挛缩僵硬等并发症。主管医生、康复师是随访的主导因素，随访护士是患者按时复查、病情及时反馈的关键因素。患者出院后1个月需在骨科门诊进行复查伤口愈合情况及脊椎骨折伴脊髓损伤平面以下的功能恢复情况。X线片可以显示患者脊椎骨折复位的情况，患者需要在入院时，出院前及手术后的3个月、6个月、1年及每年复查时拍脊椎骨折处X线片，每次门诊复查时需要携带之前的X线片，作为病情变化的参考。在每次随访时进行效果评价，根据Barthel指数、FIM量表能够简单判断感觉及肌力的恢复情况，随时改进康复计划及训练重点。如果患者出现呼吸系统、泌尿系统等异常的并发症，应随时接受相关检查和治疗。

第九节　髋部骨折患者的连续护理

髋部骨折是老年人常见的骨折，指股骨颈和转子间骨折，随着人均寿命的逐年增长，其发病率逐年增加。本病多因跌倒或其他易引起髋部骨折的因素导致，其中最常见的是股骨颈骨折，多发生于老年人，也可发生青年人。病理特点由于老年性骨质疏松的增多，骨脆性增加，易于骨折，随着老龄化社会的到来，髋部骨折的发生率逐年增高，通过髋部 X 线片检查可以明确诊断。

【疾病特点】

（一）病因

1. **骨质疏松**　骨质疏松是引起股骨颈骨折的重要因素，由于老年人多有不同程度的骨质疏松，而女性由于生理代谢的原因骨质疏松发生较早，因此，即便创伤较轻也会发生骨折。

2. **直接暴力**　年轻人髋部骨折多为严重创伤所致，常伴软组织损伤。常因高处坠落导致髋部着地或直接撞击髋部而致骨折。

3. **间接暴力**　较多见，下肢突然扭转，用力过猛；或滑跌时髋部着地引起骨折。

（二）症状及体征

1. 患者有跌倒病史。伤后患侧髋部疼痛。

2. 外展骨折伤后尚可行走，但伴有因疼痛而造成的跛行。内收骨折者的髋部畸形明显，不能站立，患肢呈典型的短缩、外展畸形。

3. 局部有压痛，并有轴向叩击痛。

4. 局部可见肿胀及瘀斑。

5. 髋正侧位 X 线检查可见骨小梁连续性消失。

【治疗原则】

（一）非手术治疗

非手术治疗适应证：高龄患者，内科情况不稳定，不能耐受外科手术；合并严重的骨质疏松；存在晚期疾病，预期的存活时间在 1 年以下；粉碎性骨折，无法通过内固定获得骨折稳定者。非手术治疗方法主要有：丁字鞋固定、牵引治疗、石膏固定。

（二）手术治疗

1. **闭合复位内固定术**　适于所有各种类型骨折，包括有移位或者无移位。

2. **切开复位内固定术**　主要包括单纯切开复位、空心钉内固定及切并复位，空心钉固定及股骨颈植骨术。

3. 人工髋关节置换　是指用生物相容性和机械性能良好的材料，制成一种类似人体骨关节的假体，利用手术方法用人工关节置换被疾病或损伤所破坏的关节面。

【连续护理】

髋部骨折患者出院后，患者术后由于疼痛或者基础病的原因往往会卧床，卧床会导致基础病加重和并发症的发生。康复功能训练可以最大程度上减少并发症的发生。因此康复锻炼是术后的重中之重。功能训练是长期、系统的过程，且主要是出院后在家庭进行，所以锻炼科学性、连续性难以得到有效的保证，影响预期疗效。连续护理是面向有医疗护理需求的出院患者提供医疗护理、康复促进、健康指导等服务，是住院护理的延续。通过院外延伸护理服务，能够了解患者出院后功能锻炼效果和存在的不足，及时给予指导，解除患者出院后康复过程的盲目状态，使年轻患者尽早恢复重返社会，提高老年患者生存质量。

（一）综合护理评估

1. 健康状况评估　髋部骨折患者的一般健康状况评分主要包括疼痛评分及髋关节评分。入院时由主治医师及责任护士进行评估，根据评分进行针对性的治疗及护理。目前采用的评分方法如下。

（1）疼痛评分：应用疼痛评分尺对患者的疼痛情况进行评价，评估尺包含数字模拟评分法、文字描述评分法、面部表情评分法。（图2-1）

（2）周围情况：评估髋部周围组织或器官的损伤程度，对疾病恢复的影响。

（3）辅助检查：X线片可以确诊髋部骨折。

2. 疾病相关评估　Harris髋关节评分用于髋部骨折术前术后的功能评价，且主要用于髋关节置换的患者，见表8-10。

表8-10　Harris髋关节评分（HHS）

项目							
疼痛	没有或可忽略	44分					
	轻微或偶尔，不影响活动	40分					
	轻度疼痛，不影响一般的活动，非日常活动中很少见呈中度疼痛，可以服用阿司匹林	30分					
	中度疼痛，能忍受但疼痛的影响，一般活动和工作受一定的影响	20分					
	明显疼痛，活动严重受限	10分					
	完全残疾，跛行，静息痛，卧床不起	0分					

项目								
功能	步态（行走最大距离）	跛行	无	11分				
			轻度	8分				
			中度	5分				
			重度（不能行走）	0分				
		辅助支持物	无	11分				
			长时间行走需手杖	7分				
			全部时间需手杖	5分				
			单拐杖	3分				
			双手杖	2分				
			双拐	0分				
			不能行走（特殊原因）	0分				
		行走距离	不受限	11分				
			6个街区	8分				
			2~3个街区	5分				
			仅室内	2分				
			仅床椅	0分				
	活动	上下楼梯	正常上下，不用把扶手	4分				
			正常上下，需把扶手	2分				
			用其他方式	1分				
			不能上下楼梯	0分				
		穿鞋袜	很轻松	4分				
			困难	2分				
			不能	0分				
		坐	坐任何椅子1小时没有不适	5分				
			坐高椅子半小时没有不适	3分				
			坐任何椅子都感不适	0分				
		上公共汽车		1分				
		不能上公共汽车		0分				

项目						
没有畸形	屈曲挛缩小于30°	1分				
	固定的内收畸形小于10°	1分				
	伸直位内旋畸形小于10°	1分				
	肢体长度相差小于3.2cm	1分				
运动范围	屈曲	(0°~45°) ×1.0				
		(45°~90°) ×0.6				
		(90°~120°) ×0.3				
		(120°~140°) ×0				
	外展	(0°~15°) ×0.8				
		(15°~30°) ×0.3				
		(30°~60°) ×0				
	内收	(0°~15°) ×0.2				
		(15°~60°) ×0				
	伸直位外旋	(0°~30°) ×0.4				
		(30°~60°) ×0				
	伸直位内旋	(0°~60°) ×0				
	运动范围最终得分（各指标分值之和×0.05）					
总分						
评定者						

另一种活动范围计分法为：计算屈曲、外展、内收、外旋、内旋活动度之和，评分标准为：210°~300°评5分；160°~209°评4分；100°~159°评3分；60°~99°评2分；30°~59°评1分；0°~29°评0分。

Harris 髋关节评分（HHS）评定标准：满分100分；优90~100分；良80~89分；中70~79分；差0~70分。

3. 社会心理评估　髋部骨折能够明显影响患者的运动能力，由于损伤较重，加之老年人居多，经常存在患病压力，对病情接受困难，由于身体虚弱，导致的抗压能力降低，因此，需要应用焦虑自评量表（SAS）、抑郁自评量表（SDS）和症状自评量表（SCL-90）等，对患者进行评估，开展针对性的心理护理。

（二）连续护理实施

老年人生理功能退化，常合并有内脏器官的损害。由于创伤的刺激，可诱发应激性溃疡或加重心脏病、高血压、糖尿病，发生脑血管意外。所以治疗过程中应观察患者病情变化。若患者出现头痛、头晕、四肢麻木、表情异常、健肢活动障碍、心前区疼痛、脉搏细速、血压下降、腹部不适、呕血、便血等症状，及时联系医护人员紧急处理。加强观察患肢血液循环的变化，包括患肢的颜色、温度、肿胀程度、感觉等，如发现患肢苍白、厥冷、发绀、疼痛、感觉减退及麻木等需要得到快速诊断及帮助。

1. 入院时　患者由于骨折入院，且多为老年人。因此应该由骨科医生、责任护士先把控好患者的全身整体情况，积极联系相关疾病科室医生进行会诊，同时完善各项实验室检验、影像学检查，明确诊断以及骨折类型，为整体治疗做好准备。

（1）治疗相关方面：对于入院的老年髋部骨折患者，护士要全面了解患者的既往健康信息。协助患者完成必需的检查项目：血常规、尿常规、便常规；肝肾功能、电解质、血糖、血脂；血沉、C反应蛋白；凝血功能、血型；传染性疾病筛查；X线胸片、心电图、下肢静脉超声血栓筛查；髋关节正侧位X线片及患侧髋关节侧位片。

（2）康复相关方面：对于骨折的患者，早期康复的介入往往以宣教的形式，因为患者入院后就开始康复运动往往会造成不必要的疼痛，因此可以让患者在无痛的情况下进行检测活动，告知患者或者家属康复训练的重要性。

（3）社会心理方面：患者因髋部骨折影响活动功能，入院后多存在紧张、焦虑等情绪，需要对患者进行疾病相关宣教，告知患者或者家属手术及麻醉方式多进行成功病例的介绍提高患者的自信心。

2. 住院时　评估患者髋部骨折情况，及时对症处理，加强健康教育，促进康复。

（1）治疗相关方面：医生根据骨折类型和情况对患者早期进行骨牵引或皮牵引的固定，待完善相关检查后，如果患者符合手术条件则进行手术治疗。术后按照髋关节术后规范化护理流程，教会患者在床上翻身、排便、预防并发症。

（2）康复相关方面：

1）术后1日：可做深呼吸，健肢和躯干尽量进行正常活动，患肢进行股四头肌、腘绳肌等长收缩和踝关节的主动屈伸，收缩与放松的时间均为5秒钟，每组20~30次，每日4~6组。

2）术后2~3日：继续进行以上练习。拔除伤口引流管后，拍片显示髋关节位置良好。

3）术后3日：继续做患肢肌力训练，在医生的允许下增加髋部屈曲练习和直腿抬高练习。髋部屈曲练习方法：患者仰卧下肢伸直，缓缓将患肢足跟向臀部滑动，使髋屈曲，足尖保持向前，注意防止髋内收、内旋，屈曲角度不宜过大（<90°）以免引起髋部疼痛和人工关节置换者的假体脱位。保持髋部屈曲5秒钟后回到原位，放松5秒钟，每组10次，每日1~2组。直腿抬高练习为：仰卧位，患腿伸直抬离床面10~15cm，10~15秒钟后回到原位，放松5秒钟，每组20次，每日2~4组。

4）术后4日：继续患肢肌力训练。髋关节置换者可下地、站立、行走。空心钉内固定术后患者继续床上进行上述练习，术后1个月医师复查后才可开始下地，逐步负重，术后3个月完全负重。髋关节置换患者下地方法：患者用双手支撑床坐起，屈曲健肢，伸直患肢，移动躯体至床边。护士在患侧协助，一手托住患肢的足跟部，另一手托起患侧的腋窝部，随着患者移动而移动，使患肢保持轻度外展中立位。协助患者站立时，嘱患者患肢向前伸直，用健肢着地，双手用力撑住助行器挺髋站起。患者坐下前，腿部应接触床边。注意安全，防止意外发生。

5）术后5日：继续患肢肌力训练和器械练习。护士要督促患者在助行器协助下做站立位练习，包括外展和屈曲髋关节。患者健肢直立，缓慢将患肢向身体侧方抬起，然后放松，使患肢回到身体中线。做此动作时要保持下肢完全伸直，膝关节及足趾向外。屈曲髋关节时，从身体前方慢慢抬起膝关节，注意勿使膝关节高于髋关节，小腿垂直于地面，胸部勿先前弯曲。指导患者在助行器的协助下练习行走：患者双手撑住助行器，先迈健肢，身体稍向前倾，将助行器推向前方，用手撑住助行器，将患肢移至健肢旁；重复该动作，使患者向前行走，逐步增加步行距离。在进行步行锻炼时，根据患者人工关节假体的固定方式决定患肢负重程度。在练习过程中，患者双手扶好助行器，以防跌倒。

（3）社会心理方面：老年髋部骨折术后患者常因疼痛、肿胀等因素，出现谵妄、失眠、焦虑、恐惧等，应积极给予干预。可以让患者的注意力集中于某项活动，如听轻音乐、阅读、看电视等，形成疼痛以外的专注力，也可进行放松疗法，依次放松各个部位肌肉，体验全身肌肉紧张和放松的感觉，如果严重的精神症状频繁发生应该及时报告医生请心理医学科或精神病专科前来会诊。

3. 出院前　应该消除患者与家属对疾病的恐惧，出院之后的不安，有效的做好出院之前的心理护理。

（1）治疗相关方面：教会患者卧床方法，饮食及疼痛管理，在家休养避免跌倒、感染、脱位等并发症的方法。出院后复查时间，疼痛的控制、锻炼的注意事项，复查资料保存的注意事项。告知患者门诊复查时间、需携带的资料，联系医生及随访护士的方法。

（2）康复相关方面：如果行内固定的患者应该逐步加强在床上的功能训练，在第一次复诊之前不能擅自下床负重活动，这样有可能造成再骨折和内固定失效。

（3）社会心理方面：出院前由护士向患者介绍出院后连续性护理的目的、具体内容，使患者提前做好心理准备。至少选择一位与患者长期共同居住的家属参与教育指导，并确保每次复诊时至少有一名接受过教育的家属陪同。为患者家属提供疾病相关的信息，饮食及日常生活指导的健康宣教。

4. 出院后　患者应该牢记在院期间的治疗相关事项，定期复诊。

（1）治疗相关方面：患者治疗从医院转到社区或者回家。出院后第 1、3、6、12 个月及每年，患者都需要到医院门诊复查，通过复诊判断骨折愈合情况或者人工关节假体在位情况，以便确定下一步治疗方案。

（2）康复相关方面：对于髋部骨折行内固定治疗的患者定期复诊之后逐步进行由部分负重到全部负重的练习，且逐渐进行相关肌力练习，关节活动度练习，平衡能力练习。而行髋关节置换的患者应该定期行功能性步行训练，尽可能恢复到受伤之前的功能活动情况，直到肌力正常之前患肢仍为外展中立位，不盘腿，不侧卧，仰卧时在两大腿之间置软枕或三角形厚垫。

（3）社会心理方面：随访护士向患者及家属了解患者居家康复锻炼的执行情况及出现的问题，根据患者的生理、心理状态及膝关节功能情况酌情调整训练方案。对伴有高血压、心脏病、糖尿病等慢性病患者适当降低训练难度及次数，保证患者安全。

（三）院外延伸护理

通过住院期间对患者的健康教育及功能指导，依据髋关节功能状况 HSS 评分，在随访过程中对患者的功能恢复情况进行评价，及时从中发现患者的薄弱环节，现存的护理问题，进行连续的护理指导。①患者出院一个月后，需要门诊复查伤口愈合，患肢恢复情况。②X 线片可以显示患者恢复程度及人工关节假体的变化情况，患者需要在入院时，出院前及手术后 3 个月、6 个月、1 年及每年复查时拍摄髋关节正、侧位 X 线片，每次门诊复查时需要携带之前的 X 线片，作为病情变化的参考。③在每次随访时，医生根据 HSS 评分标准及相关评价指标对关节功能、疼痛、肌力情况进行评估并记录，随时改进康复计划及训练重点。④如果有关节感染、脱位指征以及异常疼痛的患者，随时接受相关检查。由随访护士及康复师跟踪进行指导。随访护士记录每名患者出院后的病情变化，应用 HSS 评分指标，随时记录患者出院在家康复期间的反馈。根据患者的评价功能状态及主诉，给予患者指导。

参考文献

1. 李乐之，路潜. 外科护理学. 第 5 版. 北京：人民卫生出版社，2012.
2. 吕探云，孙玉梅. 健康评估. 第 3 版. 北京：人民卫生出版社，2012.
3. 燕铁斌. 康复护理学. 第 3 版. 北京：人民卫生出版社，2012.

第九章

肾脏疾病患者的连续护理

第一节　概　　述

肾脏位于人体腰部脊柱的两侧，左右各一，形如蚕豆，是泌尿系统的重要组成部分。肾脏主要功能是形成尿液，排出代谢产物，同时可以调节体内水电解质和酸碱平衡，从而维持内环境的相对稳定，另外肾脏可分泌活性物质来调节机体生理功能。正常成人肾脏长 10~12cm，宽 5~6cm，厚 3~4cm。肾结构和功能的基本单位是肾单位。每个肾脏约有 100 万个肾单位，每个肾单位由肾小体和肾小管组成，肾小体由肾小球和肾小囊组成，这些组织结构异常均可导致肾脏疾病。肾脏病科常见的肾脏疾病包括原发性肾小球疾病，肾小管及间质疾病，代谢性肾病，自身免疫性肾病，泌尿系感染，肾功能不全等。

【症状及体征】

1. 肾性水肿　肾性水肿是肾脏疾病常见的临床症状，水肿常出现于组织疏松部位，如眼睑、颜面部、足踝部等，以晨起明显，严重时可出现全身的凹陷性水肿、胸腔积液及腹水。水肿位置可随着体位的变化而移动，如平卧时以眼眶周围的软组织最明显，站立或久坐后可以在内踝处出现凹陷性水肿，水肿发生时常伴有尿少及体重增加。

临床上根据水肿程度分为轻、中、重三度。

轻度：水肿仅限于眼睑、眼眶下软组织、胫骨前、踝部皮下组织，指压后可出现组织轻度凹陷，平复较快。部分患者早期水肿，仅有体重迅速增加而无水肿征象出现。

中度：全身疏松组织均有可见性水肿，指压后可出现明显的或较深的组织凹陷，平复较慢。

重度：全身组织严重水肿，身体低垂部位的皮肤紧张发亮，甚至可有液体渗出，有时可伴有胸腔、腹腔、鞘膜腔积液。

2. 肾性高血压　是肾实质性疾病，肾动脉主干或分支狭窄、堵塞所致，是肾脏疾病的常见症状之一。可以隐匿存在，直到发现肾功能不全时方才被发现，也可发生急性症状，如头痛、视物模糊、抽搐、心力衰竭等。高血压严重程度与预后密切相关。

3. 尿量异常　是指 24 小时排尿量的异常。正常成人 24 小时尿量为 1000~2000ml。24 小时尿量>2500ml 为多尿，常见于内分泌代谢障碍、肾小管浓缩功能不全，尿崩症等；<400ml 为少尿常见于休克、肾功能不全等；12 小时无尿或<100ml 为无尿，常见于严重血液循环不足、肾功能衰竭等；夜尿量超过白天尿量或夜间睡眠时尿量>750ml 称夜尿多。

4. 尿成分异常　①蛋白尿：普通尿常规检查中检测到蛋白即为蛋白尿，24 小时尿蛋白定量，正常值为成人<150mg/24 小时，儿童<300mg/24 小时；尿蛋白≥3.5g/24 小时，称大量蛋白尿。②血尿：肉眼血尿外观呈血样或洗肉水样。镜下血尿为新鲜尿沉渣每高倍镜视野>3 个/HP，离心尿红细胞>5 个/HP，或 12 小时爱迪计数（Addis）超过 50 万个。③白细胞尿，脓尿：新鲜离心尿液每个高倍视野白细胞超过 5 个，或 1 小时新鲜离心尿液白细胞数超过 40 万或 12 小时计数超过 100 万个称为白细胞尿或脓尿。④菌尿：指清洁外阴后在无菌技术下采集的中段尿标本，如涂片每个高倍视野均可见细菌，或培养菌落计数超过 10 万个/ml，可做出泌尿系统感染的诊断。⑤管型尿：正常人尿中偶见透明及颗粒管型。若 12 小时尿沉渣计数管型超过 5000 个，或镜检出其他类管型时，称为管型尿。包括透明管型、细胞管型、颗粒管型、脂肪管型、蜡状管型、细菌管型、真菌管型等。

5. 尿路刺激征　尿频、尿急、尿痛、排尿不尽感及下腹坠痛等。

6. 肾区疼痛　单侧或双侧肾区持续或间歇型隐痛、钝痛或绞痛。不伴恶心、呕吐。患病部位的肋脊角常有轻度或明显的叩压痛。疼痛明显者主要是由于肾实质或肾周围急性缺血、脓肿、破裂或创伤所致。

【治疗原则】

（一）肾组织活检检查

临床上常用的方法为：经皮肾穿刺活检，简称肾穿刺。肾穿刺是在 B 超定位下，用肾穿刺针经背部皮肤刺入肾脏下极取材，可以确定肾脏病的病理类型、受损程度，并指导治疗和评估疗效。

（二）慢性肾衰竭的非透析治疗

非透析治疗是指在肾功能损害的早期、中期，应用一些积极合理的措施，防止肾功能恶化，减轻症状，提高患者的生活质量。

（三）透析治疗

透析治疗包括血液透析和腹膜透析。

【护理原则】

肾病患者多有水肿、低蛋白血症、血尿、少尿、无尿及血肌酐升高等症状体征，在护理的过程中，需要根据患者的自身情况，制订个性化的护理措施，当患者出现血尿、蛋白尿时，患者可能因为看到血尿、泡沫尿及水肿而引起紧张、恐惧，需要安抚患者，增强战胜疾病的信心，并根据患者病情进行长期有效的护理指导。对已透析的患者，要给予患者透析通路的定期指导及护理，定期透析治疗及饮食护理。慢性肾病患者病情多迁延不愈，患者出院后仍需要连续治疗及护理，如激素的应用及并发症的观察等，而连续护理是整体护理的一部分，即住院护理的延伸，连续护理使肾病患者在出院回家中得到持续的卫生保健，从而促进患者的康复，减少因病情恶化出现再住院的需求。

【连续护理】

肾脏疾病患者在住院期间的健康问题并不能全部解决，回家后仍有很多健康问题需要解决如：饮食、用药、透析通道的护理等。肾病的迁延性及转归过程不但使患者饱受疾病的折磨，也给家人和社会带来许多负担。因此患者从入院至出院回家后需要连续的护理，从而帮助患者及家属提高自我护理能力。对患者的指导内容以循证为依据，包括药物指导、饮食指导、症状指导与识别、居家环境提供相应建议、社区资源的利用等。

（一）多专业支持

在治疗和康复过程中，患者住院期间需要循环系统、呼吸系统、营养科等专科的配合，伴随其他并发症，如糖尿病、眼底病变等，还需要内分泌及眼科等专科参与。患者在出院以后，需要社区医疗机构、家庭医生、健康管理师等相关人员指导，建立起肾科与其他医学专科和社会保障服务机构之间的网络式联合，共同满足肾病科患者的多方面需求。

（二）连续护理程序

1. 综合护理评估　评估患者的一般资料，如患病性别、年龄、职业等，详细了解患者的患病经过，包括起始时间、病因和诱因，发病的缓急及伴随症状。评估患者主要症状及病情变化。

（1）健康状况评估：对患者进行体格检查，了解患者肾脏超声，血常规、尿常规、血生化、凝血等检查结果，对肾脏疾病进行评估，评估肾性水肿情况、血压情况、排尿情况及尿液成分检查结果等，患者有无透析治疗及透析种类，透析通道是否在位通畅。

（2）疾病认知评估：应用肾脏病科患者连续护理认知水平评估（表 9-1），对患者治疗相关知识、疾病发展情况、未来转归等进行评估。

（3）心理社会评估：应用症状自评量表等工具（表 2-2）从感觉、意识、行为等多角度评估患者心理状态，评估有无焦虑、恐惧等负面情绪。

2. 连续护理方案　随着我国老龄社会的到来，高血压、高血糖等疾病的高发导致慢性肾脏疾病的发病率持续上升。我国慢性肾脏疾病的发病率高达 11%，并呈逐年上升趋势。慢性肾脏疾病及其并发症严重影响人类的生命和生活质量，并给患者、家庭、社会带来沉重的社会负担。而连续护理可以改善慢性肾脏疾病患者的肾功能状况、生活质量、满意度及遵医行为，极大地影响患者的预后。患者需要在社区建立健康档案，记录患者的健康变化、疾病治疗情况。患者发现肾脏疾病症状后，经过社区医生的诊断，根据病情需要，到综合医院或肾脏疾病专科医院接受治疗。出院后居家连续治疗，接受社区医生的指导，患者也可通过信息平台，与经治的肾脏病科医生及责任护士保持联系，确保治疗效果。遇到疾病变化及其他症状，再回到医院接受诊疗，形成社区-医院-社区的循环过程。肾脏病科责任护士是连续护理过程中的参与者及协调者，通过独立的或与其他医疗团队的成员合作，完成患者的评估、健康教育、透析指导、肾病患者档案的管理等工作。

3. 连续护理实施　慢性肾病患者经治疗病情稳定后需要进行居家治疗，但因为患者对疾病的认识不足，影响其居家治疗的依从性。患者出院后需要克服自身困难，改变不良生活习惯，严格遵照出院医嘱居家治疗。患者在入院、住院及出院前后，进行如下的连续护理措施。

（1）入院时：患者需进行护理查体，重点检查躯体有无水肿、肾区有无叩击痛、透析所用血管通路状况等。根据病情变化进行各种评估，询问患者有无既往史、有关疾病的相关信息及饮食生活习惯。根据疾病的不同进行入院宣教，小讲座，随机回答，病友交流等，强调个体化教育。进行教育之前，应了解患者的专业知识、文化程度、文化背景、疾病严重程度、年龄、认识误区、依从性、心理需求等，以便做到有针对性的宣教，并做好患者入院的其他事宜。

（2）住院时：主管医生应依照治疗方案开展治疗，责任护士根据疾病情况，对患者心理护理、药物护理、饮食护理、病情观察等落实，透析患者还应做好患者透析通路的维护及教育，确保通畅。准确记录出入量，保证患者营养供应，并对患者进行营养评估（表 9-3）。

（3）出院前：主管医生确定患者的出院治疗方案，责任护士教会患者掌握，包括：服药方法及注意事项，透析通路的维护及出现异常情况的处理方法，每周透析时间，在 2 次透析期间的饮食护理等。出院后的复诊时间，科室联系方式等。随访护士记录患者和家属的联系方式及地址。

（4）出院后：患者出院后护士是康复管理的指导者、教育者、协调者、督促者，随访中增进患者及家属的信任，提高治疗依从性，满足患者连续护理的需求。随访护士根据主管医生的告知，进行电话随访。完成患者肾病相关的健康档案，为社区服务人员提供依据，对居家期间发生的治疗、护理及生活误区进行有针对性的指导教育，保证护理的延续。

（三）院外延伸护理

慢性肾病具有患病率高、长期生存率低、反复发作、治疗周期长、治疗费用高以及病死率高等特点，现已成为全球性的公共问题。因此肾脏疾病患者在医院期间不能完成全部治疗，需要患者回家后继续服药治疗或透析治疗，患者居家治疗与医院的沟通方式主要依靠门诊复查及电话随访。大多数医院肾脏病科的医疗资源，尚不能保证医护人员的定期入户随访。可以配合网络平台、手机客户端等途径，补充患者对肾脏疾病连续护理需求。肾脏病科患者水肿、高血压、尿量异常是治疗护理的重点。①水肿程度：要嘱患者正确记录24小时尿量，测量体重1次/周，腹围2次/周，血压2次/日，注意观察水肿的部位、程度及消退情况。饮食宜清淡而富含营养，水肿期禁忌钠盐，水肿消退可酌情给食盐。②肾性高血压：患者的生活方式和生存环境会对血压产生不同程度的影响，因此健康宣教需要建立在对患者血压病情、饮食特点、生活习惯等诸多信息的了解基础之上，对其进行综合评估以后，对患者进行更为有效的健康干预，可以规范患者的生活习惯，剔除不良因素的影响，有助于提高患者血压控制效果。③尿量异常：评估患者尿量异常的程度及病程长短，伴随症状和体征，以及患者的心理感受，结合实验室及其他检查进行全面评估。尿量异常常伴有电解质和酸碱平衡的紊乱，如多尿可见于糖尿病、尿崩症和肾功能损伤的多尿期，如慢性肾盂肾炎、肾动脉硬化、肾髓质退行性变等，造成肾小管破坏，降低肾小管对水的重吸收功能，可引起低血钾、高血钠及脱水等。

（四）评价工具

以下评估工具，普遍适用于肾脏病科疾病患者，可根据需要选择对应量表进行评估。

1. 肾病科患者连续护理认知水平评估　在连续护理的原则下，本着满足肾脏系统疾病患者需求为出发点，参考慢性病患者的生活质量（Quality of Life，QOL）、疾病影响程度量表（Sickness Impact Profile，SIP）等，结合文献检索，制订了包括3个一级维度、12个二级维度和64个三级维度的出院患者连续护理知识测评指标。非常熟悉得5分，比较熟悉得4分，熟悉得3分，稍有了解2分，完全不知道1分，见表9-1。

表 9-1 肾脏病患者连续护理认知问卷

一级维度	二级维度	三级维度	非常熟悉	比较熟悉	熟悉	稍有了解	完全不知道
治疗相关知识	用药	知道常用药物的名称、剂量、服用方法、主要作用，如：口服复方 α-酮酸片，宜在用餐时嚼用，使其充分吸收并转化为相应的氨基酸。应定期监测血钙水平，并保证摄入足够的热量	□	□	□	□	□
		知道药物的价格	□	□	□	□	□
		知道药物不良反应的表现及处理，避免使用肾毒性大的药物，如氨基糖苷类抗生素、非甾体抗炎药、抗癌药等	□	□	□	□	□
		知道用药疗程，如遵医嘱使用重组人促红素注射液等	□	□	□	□	□
		知道服药剂量不足（过量）的指征如何处理	□	□	□	□	□
		知道药物的保存方法，如：避光、低温保存	□	□	□	□	□
		知道用药时的饮食知识，如：严格控制液体入量，给予低盐、优质低蛋白、高热量、高维生素饮食	□	□	□	□	□
	复诊	知道复诊的时间：一般 1 次/月，如有不适，随时就诊	□	□	□	□	□
		知道复诊的地点	□	□	□	□	□
		知道复诊前的准备工作	□	□	□	□	□
		知道复诊的项目	□	□	□	□	□
		知道复诊需携带的资料	□	□	□	□	□
		知道急诊就诊的指征	□	□	□	□	□
		知道专家门诊时间	□	□	□	□	□

一级维度	二级维度	三级维度	非常熟悉	比较熟悉	熟悉	稍有了解	完全不知道
治疗相关知识	动静脉内瘘	知道血管保护的必要性：保护和有计划的使用血管，尽量保留前臂、肘部等部位的血管，以备透析治疗时建立血管通路	□	□	□	□	□
		知道动静脉内瘘的自我监测方法	□	□	□	□	□
		知道动静脉内瘘的日常居家保护方法	□	□	□	□	□
		知道动静脉内瘘的促进成熟的训练方法	□	□	□	□	□
		知道动静脉内瘘的急诊就诊指征	□	□	□	□	□
	深静脉留置管	知道深静脉留置管潜在并发症，如：感染、脱管、折断、移位等	□	□	□	□	□
		知道深静脉留置管注意事项，如：严格无菌操作，防止感染及观察缝线有无脱落和穿刺处周围皮肤情况等	□	□	□	□	□
		知道带深静脉置管出院后居家日常护理	□	□	□	□	□
		知道带管出院后导管维护就诊流程，如：维护时间、地点、联系方式和异常情况及时就医等	□	□	□	□	□
	病情评估	知道疾病早期发现，如：定时查体，血常规、尿常规、便常规，肾功能检查等，如有异常及时就诊	□	□	□	□	□
		知道发病后的注意事项	□	□	□	□	□
康复相关需求	生活护理	知道所患疾病的饮食注意事项	□	□	□	□	□
		知道需要摄入食物量及营养需求	□	□	□	□	□
		知道不良饮食的指征及注意事项	□	□	□	□	□
		知道优质低蛋白饮食的必要性	□	□	□	□	□

一级维度	二级维度	三级维度	非常熟悉	比较熟悉	熟悉	稍有了解	完全不知道
康复相关需求	生活护理	知道良好排便习惯的重要性	☐	☐	☐	☐	☐
		知道排便的注意事项，如：根据病情掌握排便次数、大便颜色及性质等	☐	☐	☐	☐	☐
		知道如何评价睡眠质量，如：每天有效睡眠时间、入睡时间	☐	☐	☐	☐	☐
		知道睡眠障碍的原因	☐	☐	☐	☐	☐
		知道改善睡眠的应对方法	☐	☐	☐	☐	☐
	心理	知道如何与家人、同事、领导友好相处	☐	☐	☐	☐	☐
		知道对待疾病的正确态度	☐	☐	☐	☐	☐
		知道如何化解生活中出现的不愉快事情	☐	☐	☐	☐	☐
		知道如何简单评估自己的焦虑、抑郁情况，如：情绪、判断能力、恐慌等	☐	☐	☐	☐	☐
		知道出现焦虑、抑郁时如何处理	☐	☐	☐	☐	☐
		知道如何通过户外活动来改变心情	☐	☐	☐	☐	☐
		知道跟什么样的病友之间交流，可以心情愉悦，积极参加病友联谊会	☐	☐	☐	☐	☐
		知道正确调整心态的方法	☐	☐	☐	☐	☐
	活动时间	知道如何把握活动的时间、条件、强度	☐	☐	☐	☐	☐
		知道停止活动的指征，如：免疫功能下降，疲劳，胸闷、喘憋、疼痛，虚弱等	☐	☐	☐	☐	☐
		知道如何循序渐进地进行康复活动	☐	☐	☐	☐	☐
		恢复适宜的娱乐休闲	☐	☐	☐	☐	☐

续表

一级维度	二级维度	三级维度	非常熟悉	比较熟悉	熟悉	稍有了解	完全不知道
康复相关需求	康复知识	知道专科健康教育的内容及时间	□	□	□	□	□
		知道获取康复知识正常途径	□	□	□	□	□
		掌握康复基本知识、技能	□	□	□	□	□
		能够简单判断疾病恢复状况	□	□	□	□	□
	医疗保障	知道就诊的流程	□	□	□	□	□
		知道自己所患疾病治疗的相关政策、规定，如：特殊医疗项目申报手续、大病用药医疗统筹经费补助申报手续	□	□	□	□	□
		知道自己检查、用药的保障范围及标准	□	□	□	□	□
	军人就诊	军队就诊患者知道自己所在部队的直接医疗体系医院	□	□	□	□	□
		知道如何预约挂号	□	□	□	□	□
		知道就诊的流程	□	□	□	□	□
		知道就诊相关手续	□	□	□	□	□
	疾病转归	特殊情况者的特定康复需求	□	□	□	□	□
		知道自己适合从事的工作强度	□	□	□	□	□
		已经开始从事适宜劳动强度的工作	□	□	□	□	□
		知道病危时患者有权选择治疗方案及手段	□	□	□	□	□
		知道病危患者的治疗愿望应该受到尊重	□	□	□	□	□
		知道家人及单位人员应尊重终末患者对医疗机构的选择	□	□	□	□	□
		知道患者病危抢救时，患者及家属应当履行的义务	□	□	□	□	□

2. 症状自评量表（SCL-90） 见表 2-2。

3. 营养评估表 见表 4-7。

4. 心理社会评估 可应用社会普遍采用的一些简单的自评量表进行科学有效的自我评估，如焦虑自评量表（SAS）（表 3-5）、抑郁自评量表（SDS）（表 3-6）等，根据评估结果，了解自己的心理健康情况，准确评估是否存在心理问题，以及问题的轻重程度，采取自我调节或请专业人士帮助调节的方法，来缓解心理压力，保持健康积极的心理状态，有利于疾病的康复。

5. 抑郁自评量表 见表 3-6。

第二节 慢性肾小球肾炎患者的连续护理

慢性肾小球肾炎简称（慢性肾炎），系指蛋白尿、血尿、高血压、水肿为基本临床表现，起病方式各有不同，病情迁延，病变缓慢进展，可有不同程度肾功能减退，最终将发展为慢性肾功能衰竭的一组肾小球疾病。由于本组疾病的病理类型及病期不同，主要临床表现各不相同，疾病表现呈多样化。慢性肾炎可发生于任何年龄，以青、中年为主，男性居多。仅少数是由急性肾炎发展所致（直接迁延或临床痊愈若干年后再发）。

【疾病特点】

（一）病因

绝大多数慢性肾炎是由某种原发性肾小球疾病直接迁延发展而来的，少数可能是急性肾炎演变而来。慢性肾炎多为免疫介导性炎症，但是随着疾病的发展，也有非免疫非炎症性因素的参与，如肾小球的高压、高灌注、高滤过等，促进肾小球硬化；此外，疾病过程中出现的高脂血症、蛋白尿等也会加重肾脏损伤。

（二）症状及体征

慢性肾炎病理类型不一样，临床表现也不一致，主要临床表现为：水肿、高血压、蛋白尿、血尿、肾功能损伤等。早期，可能仅表现为尿蛋白的增多，尿沉渣轻度异常，或轻度的高血压和水肿等。晚期发展为慢性肾功能不全。

实验室检查，尿蛋白通常阳性，24 小时尿蛋白定量多在 1~3g。尿中有变形红细胞。肾功能不全的患者会出现肾小球率过滤下降，血肌酐、尿素氮升高及贫血。B 超检查双肾缩小，结构紊乱，皮质变薄。

【治疗原则】

治疗以防止或延缓肾功能进行性恶化、改善或缓解临床症状及防止严重并发症为主要目的，而不是以消除蛋白尿和尿红细胞为目标。

1. 积极控制高血压　高血压可引起肾小球内高压，造成高滤过，降压不宜过快、过低，避免减少肾血流量。高血压者应限钠盐摄入。

2. 限制食物中的蛋白质及磷的摄入　低蛋白、低磷饮食可减轻肾小球囊内高压、高滤过、高灌注的状态，延缓肾小球硬化。

3. 应用抗血小板药物　长期服用抗血小板药如双嘧达莫或小剂量阿司匹林可延缓肾功能衰退。

4. 避免加重肾功能损害因素　如避免感染、劳累及使用肾毒性药物等。

【连续护理】

慢性肾小球肾炎具有可控性，但是患者出院后仍延续以往的不良生活方式、不遵医嘱按时用药，会导致疾病的反复，影响疾病控制。而连续护理通过电话、微信平台、电子邮件等方式加强与患者及其家属之间的联系，给予患者相应的心理辅导、疑问解答、健康教育、药物治疗方法等服务，使其自我护理能力和遵医行为得到改善，使患者在出院之后依然能够接受到相应的护理服务。

（一）综合护理评估

1. 健康状况评估

（1）一般健康评估：慢性肾炎可发生于任何年龄，以青、中年为主，男性居多。大多数病例隐匿，病程长，呈缓慢进展。责任护士要对患者的体温、脉搏、血压、呼吸等生命体征进行评估，护理查体观察患者皮肤有无破溃、水肿情况、有无肾区叩击痛、尿路刺激征等。

（2）病史评估：慢性肾炎多数起病缓慢、隐匿，病情时轻时重，临床表现呈多样性，个体差异较大。早期可有乏力、疲倦、腰部疼痛、食欲减退，或无明显临床症状，后期可出现营养不良、贫血等表现，肾功能呈慢性进行性损害。

2. 疾病相关评估

（1）评估患者相关症状：蛋白尿是慢性肾炎的必有症状。可见肉眼血尿，但大多是镜下血尿。早起可有乏力、疲倦、腰部疼痛、食欲减退或无明显临床症状。水肿可有可无，系水钠潴留和低蛋白血症所致，早晨以眼睑及颜面部明显，下午及晚上出现下肢轻、中度凹陷性水肿，一般无浆膜腔积液。血压可正常或轻度增高，有些患者可呈持续中度以上升高，有肾功能衰竭时90%以上有高血压。后期可出现营养不良、贫血等表现。肾功能呈慢性进行性损害，也可因劳累、感染、血压增高或肾毒性药物而使肾功能急剧恶化。由于该病病程长，病情反复，长期服药疗效差，药物不良反应大且肾功能逐渐下降，患者易产生悲观情绪。

（2）评估患者对疾病的认知：患者对疾病的正确认知有助于慢性肾小球肾炎患者治疗及护理，提高生活质量，相应的减轻了社会及家庭负担；同时患者得到爱与尊重，能正确认识疾病，提高自我康复意识。从医院的康复延伸到家庭的康复，患者在家可以积极主动地接受治疗及护理，有利于疾病的恢复。

3. 心理社会评估　对患者存在的恐惧及焦虑情况进行评估并给予护理。可应用症状自评量表 SCL-90（表 2-2），准确评估患者存在的心理问题，以及问题的轻重，采取自我调节或请专业心理治疗师调节的方法，来缓解心理压力，保持健康积极的心态。

（二）连续护理实施

慢性肾小球肾炎是临床中较为多见的原发性疾病，病程长、预后差，治疗时间长，患者病情稳定后需要回家延续治疗。根据肾脏病科患者连续护理认知水平问卷制订连续护理方案，向患者及家属讲述慢性肾炎治疗的关键在于防止或延缓肾功能进行性减退，嘱患者保持乐观情绪，避免受凉，注意劳逸结合，预防呼吸道感染，注意合理膳食，尽可能不选择对肾功能有害的药物，育龄期妇女应避孕；指导患者及家属学会观察水肿、尿量、蛋白尿、尿色等。连续护理是面向有护理需求的出院患者提供的医疗护理，是住院护理的延伸，通过院外延伸护理服务，可以对出院患者进行指导，解除患者出院后的疾病康复的盲目状态，保护肾功能，提高生活质量。

1. 入院时

（1）治疗相关方面：对社区建立健康档案的患者，护士要全面了解患者的既往健康信息。对所有患者应用肾脏病科患者连续护理认知水平评估对身体、心理及社会状况进行评估。协助患者完成必需的检查项目：血常规、尿常规、便常规、肝肾功能、电解质、血糖、血脂、血沉、C 反应蛋白、凝血功能、血型、X 线胸片、心电图。告知患者检查注意事项。根据患者的健康状况及检查结果，全面评估。

（2）护理相关方面：①根据患者受教育程度、生活习惯以及病因等方面制订个体化的教育方案。医护人员应协助患者建立保健计划，从患者日常工作、生活着手，改变不良的生活方式。②建议患者多摄取富含蛋白质、维生素的食物，注意营养支持。③护理人员应努力建立良好的病房环境，定期开窗通风，保持空气新鲜，增加病房清洁、消毒频次，保持温度、湿度适宜。

（3）社会心理方面：责任护士应主动与患者及家属进行交流，对心理压力较大的患者，应避免使用刺激性语言，对其以诚挚的态度以及语言缓解患者内心压力，使其以良好的方式恢复自信。可应用症状自评量表 SCL-90（表 2-2），准确评估患者存在的心理问题。

2. 住院时　医疗团队由主管医生、责任护士组成。按照诊疗指南，对患者进行治疗护理。对诊断不明确的患者，应遵医嘱行肾脏穿刺活检术，以明确诊断、指导治疗、判断预后。

（1）治疗相关方面：护士遵医嘱给予患者利尿消肿、降压降脂、抗凝、抗血小板聚集、保护肾功能等治疗，以防止和延缓肾功能恶化，改善临床症状，防止并发症发生。

（2）护理相关方面

1）饮食指导：对有明显水肿、高血压的患者，限制水、钠盐的摄入，每日摄入钠盐<3g，避免食用含钠高的食品。肾功能正常者蛋白质摄入以 1g/（kg·d）；若发现血肌酐、尿素氮升高，则应控制蛋白质的供应量，延缓肾功能进一步恶化，尽量避免进食植物性蛋白。若有血钾增高，应减少水果的摄入，蔬菜应用开水煮过之后再食用；若有低钾，应进行补钾，多食含钾丰富的食物，如香蕉、橘子、西瓜、香瓜、蘑菇等。口服激素进行长期治疗时，饮食上应注意低糖、低盐、低脂，减轻库欣综合征发生的程度及水钠潴留。

2）用药指导

①使用糖皮质激素的观察指导：

服药指导：定时定量服药，不可漏服或少服，为每日晨间服药，并根据检查情况和医生医嘱逐步减量。

饮食指导：糖皮质激素可增加分解代谢，升高血糖，因此应避免高糖饮食，减少糖果、糕点、雪糕等含糖高的食物，降低引起类固醇性糖尿病的概率。由于糖皮质激素可以增加患者食欲，因此应指导患者避免过多食用，以免引起过度肥胖。

用药观察：糖皮质激素有精神兴奋作用，部分患者出现夜间入睡晚或失眠，应告诉患者，必要时服用镇静药以保证睡眠；糖皮质激素有胃肠道刺激作用，用药过程中观察大便颜色，以及时发现有无消化道溃疡的发生；长期使用糖皮质激素可以引起骨质疏松，因此应口服钙剂或促进钙吸收剂，同时多晒太阳，以促进维生素 D 的转化。

②使用利尿剂的观察指导：

观察利尿效果：每日记录尿量、体重变化，通过两者的变化来评估患者利尿效果。

观察有无电解质紊乱：当尿量>2000ml 以上时，可能出现电解质紊乱的情况，尤其以低钾血症最多见。当患者出现疲乏、无力、食欲减退，甚至恶心、呕吐时，应考虑低钾血症的可能。可检测血生化变化。

低钾血症的处理：首先进行饮食治疗，多进食含钾丰富的食物，如香蕉、橘子、蘑菇、西瓜、葡萄、香瓜等。若患者出现食欲减退，甚至恶心、呕吐时，应及时就诊，必要时静脉补钾。

③使用环磷酰胺的观察及指导：

服用或静脉用药时应多饮水，促进排泄，减少药物在膀胱的蓄积，减少出血性膀胱炎的发生；用药前及用药时应检测血常规的情况，当白细胞小于 $3×10^9$/L 时，应停用，避免感染的发生；环磷酰胺应用时患者抵抗力下降，因此要注意防寒保暖，注意口腔及会阴部卫生，避免感染。

④使用抗血小板药物的观察及指导：

抗血小板药物可使止血时间延长，因此应注意指导患者避免碰撞，减少出血的发生，同时特别注意各种有创治疗后，如各种注射应延长按压时间，保证止血的效果。

3）疾病指导：向患者阐明能使病情加重的诱因，注意避免感染、劳累、妊娠、使用肾毒性药物（如氨基糖苷类抗生素、非甾体类消炎药）等有害因素，防止肾功能进一步恶化。

①观察水肿的部位、程度以及消长情况，做好水肿部位的皮肤护理。对有胸腔、腹腔积液的患者应注意观察有无胸闷、气急、腹胀等变化。监测患者的生命体征，做好 24 小时出入液量记录，定期测量体重和腹围。

②向患者讲述感染的危险因素、易感部位（口腔、皮肤黏膜，胃肠道、尿道等）及征象（体温升高、皮肤黏膜肿胀、发红、糜烂、咳嗽、腹痛、腹泻等），督促患者做好皮肤清洁，养成良好的卫生习惯，经常洗澡，更换内衣，注意口腔卫生，饭后漱口。

③严格执行无菌操作，防止交叉感染。对严重水肿的患者进行静脉穿刺时要注意将静脉充分暴露再进针，拔针后立即用无菌干棉球按压穿刺部位，以防针眼渗液，引起感染。

④对长期卧床的水肿患者，每 2 小时翻身一次，避免局部长期受压；翻身时避免拖、拉、拽等动作，以免皮肤破损；加强局部皮肤受压情况的观察及护理，严格交接班。

⑤服用降压药时，应严格遵医嘱服用，起床时，应先在床边坐几分钟，然后缓慢站起，以防眩晕及体位性低血压的发生；若服用糖皮质激素，切勿自行减量或停药，以免引起病情反跳。

4）生活指导：保持病室环境清洁，定时开窗通风，定期做好病室空气的消毒，保持适宜的温度、湿度。告知患者天气变化时及时增减衣物，避免感冒。尽量避免去人群聚集的公共场所，避免交叉感染。如出现咽疼、喷嚏、鼻塞、咳嗽、发热等症状时及时报告医生，并遵医嘱合理应用药物。

（3）社会心理方面：指导患者及家属掌握慢性肾小球肾炎病的康复知识与自我护理方法，帮助分析和消除思想负担，学会自我心理调适，如听音乐、散步等，使其积极配合治疗，有利于疾病恢复。可应用症状自评量表 SCL-90（表2-2），准确评估患者现存的心理问题。

3. 出院前　是住院治疗转到居家康复的过渡阶段，肾脏病科责任护士需要对患者进行心理指导。护士应以亲切语言安慰患者，使患者消除焦虑情绪，树立战胜疾病的信心，积极配合治疗及护理。护士要根据病情需要讲解治疗护理的重要性和必要性，使其积极配合，为患者出院后做准备。

（1）治疗相关方面：教会患者正确服药方法、注意事项和药物不良反应，饮食及生活管理，在家休养需要避免感染，按时服药，能及时观察和发现疾病并发症。如出现血尿、水肿等不适症状应及时复诊，要告知患者复诊时间、服用糖皮质激素的注意事项、正确的生活及饮食习惯等。告知患者门诊复查时间、需携带的资料，联系医生及随访护士的方法。肾脏病科责任护士建立患者健康档案，医院保留患者家庭住址及联系方式。

（2）护理相关方面：①尽量避免使用对肾功能有毒的药物，如氨基糖苷类抗生素、抗真菌药、解热镇痛药等。②避免感冒、劳累、感染等肾小球肾炎的诱发因素，因此要注意卫生，预防感染，特别是注意预防呼吸道感染，注意口腔清洁和保持皮肤卫生，避免复发。③教会患者与家庭护理有关的护理知识，如：如何控制饮水量、自我监测血压等。避免受凉潮湿，注意休息。避免剧烈运动和过重的体力劳动。④按时服药，定期随访，根据检查结果及医生的意见逐步进行药物调整，当出现疲劳、食欲减退、眼睑水肿等情况时，应及时就诊，早期治疗。

（3）社会心理方面：对患者加强心理护理，要做到精心加细心，从细微处关心患者，做好心理疏导工作，使患者正确对待和认识疾病，调整心态，做好出院准备。

4. 出院后　慢性肾小球肾炎是一种慢性疾病，病程往往比较长。再者患者出院后因缺乏有效、便捷的途径获取康复知识，导致居家治疗护理形成盲区，患者治疗依从性随之降低，所以出院后连续护理实施至关重要。

（1）治疗相关方面：患者治疗从医院转到社区。出院后一般每1次/1~2个月门诊复诊，医护人员要综合评价患者：饮食情况、是否掌握用药方法方式、学会观察用药效果及不良反应，尤其是选择应用糖皮质激素的患者。

（2）护理相关方面

1）建立患者健康档案：医护人员要定期电话随访，从而掌握患者生活状况、疾病情况、健康信念、治疗依从性以及自我护理能力等方面的资料。评估患者心理以及生理情况，从而建立完整的健康档案。

2）加强同患者家属的沟通：肾脏病科护士应当以亲切的态度同患者及家属建立融合的关系，采取针对性措施处理患者较为常见的问题，之后综合评价问题处理情况，如果未能达到预期的目标，需要分析原因并找出相应的解决对策，不断改进连续护理措施。并为患者介绍慢性肾小球肾炎的疾病知识以及负面情绪调节措施。在这个过程中，护理人员要引导患者家属根据要求配合各项护理工作的展开。

3）定期开展健康教育：肾病科医护人员要定期组织患者及家属参与健康宣传活动，并且根据患者出现的问题设计健康教育的内容以及方式，促进患者及家属全面掌握慢性肾小球肾炎的相关知识以及护理方法。对患者家属也要提供相应的健康教育，确保他们掌握慢性肾小球肾炎护理的基础知识及治疗方法，从而督促并辅助患者坚持治疗。

（3）社会心理方面：出院前由护士向患者介绍出院后连续性护理的目的、具体内容，使患者提前做好心理准备。为患者家属提供疾病相关的信息，饮食及日常生活指导的健康宣教。可应用症状自评量表 SCL-90（表 2-2），准确评估患者现存的心理问题。

（三）院外延伸护理

建立出院患者的随访档案 根据肾病患者不同的疾病情况及不同发展阶段为随访对象制订专门的随访计划。随访的时间：慢性肾小球肾炎患者一般每 1 次/1~2 个月，如有不适，随时就诊。随访时应针对患者不同情况、疾病不同阶段，如水肿情况、血压控制、用药情况、心理状态等进行跟踪连续的有针对性护理指导。采用通俗易懂的谈话方式，为患者提供疾病相关医学知识，包括：①疾病知识指导：让患者了解疾病相关知识及定期复查的必要性，以提高治疗依从性。预防各种感染若患感冒、咽炎、扁桃体炎和皮肤感染等应及时就医。教会患者自测血压、留取 24 小时尿量及尿蛋白测定的方法，以了解疾病的进展。②生活指导：患者加强休息，避免剧烈运动和过重的体力劳动，以延缓肾功能减退。饮食上应注意摄取低盐、优质蛋白、低磷、高热量饮食，指导患者选择适合自己病情的食物和量。③疾病恢复情况：慢性肾炎病程长，需定期随访疾病的进展。若病情出现水肿加重、血压增高、血尿等，应及时就诊。④避免诱因：告知患者感染、受凉、劳累、妊娠及过度的夫妻生活，均可加重或诱发慢性肾炎。避免使用对肾功能有毒害的药物，如氨基糖苷类抗生素、抗真菌药等。

第三节　肾病综合征患者的连续护理

肾病综合征（nephrotic syndrome，NS）是指各种肾脏疾病表现出来的一组综合征，其不是一独立的疾病，而是多种肾小球疾病的共同表现。以大量蛋白尿（>3.5g/d）、低蛋白血症（<30g/L）、高度水肿和高脂血症等代谢异常为特征。其中尿液中丢失大量蛋白是导致肾病综合征系列症状的决定因素。

【疾病特点】

（一）病因及发病机制

肾病综合征可由多种肾小球疾病引起，分为原发性和继发性两大类。继发性肾病综合征是指继发于其他疾病，如系统性红斑狼疮、糖尿病、过敏性紫癜、淀粉样变、多发性骨髓瘤等，而原发性肾病综合征是指原发于肾脏本身的疾病。

引起原发性肾病综合征的肾小球疾病病理类型主要为微小病变型肾病、系膜增生性肾炎、系膜毛细血管性肾炎、膜性肾病及局灶节段性肾小球硬化。

（二）症状及体征

1. 大量蛋白尿　肾小球滤过膜具有筛孔屏障及电荷屏障作用，但受损时，通透性增加，导致大量血浆蛋白从尿中漏出，漏出量远超近曲小管回吸收量，形成大量蛋白尿。

2. 低蛋白血症　白蛋白从尿中丢失，刺激肝脏代偿性的合成蛋白增加，若代偿合成仍不能补足丢失和分解时，即出现低蛋白血症。肾病综合征患者多伴有胃肠道水肿，以致蛋白质摄入减少，进一步加重低蛋白血症。

3. 水肿　水肿往往是肾病综合征患者最常见体征，部位可因重心的移动而不同。久卧或清晨以眼睑、头枕部、骶尾位部明显，起床活动后又以下肢的水肿较为明显，为凹陷性水肿。

4. 高脂血症　与肝脏合成脂蛋白增加及脂蛋白分解减少有关。长期高脂血症易引起各种冠心病等心血管并发症，增加血液黏稠度，也促进肾小球系膜细胞增生及肾小球硬化。

【治疗原则】

1. 一般治疗　注意休息，防止肢体静脉血栓的形成，并保持适度的床上活动及床边活动。给予易消化吸收的清淡饮食。

2. 主要治疗　抑制免疫及炎症反应，包括糖皮质激素、细胞毒性药物、环孢素等（参考慢性肾小球肾炎章节）。

3. 对症治疗

（1）利尿消肿：在应用利尿剂效果差时，改用渗透性利尿药如低分子右旋糖酐或 706 代血浆扩容后，再静脉注射利尿剂，可获得较好的利尿效果。

（2）减少蛋白尿：持续大量蛋白尿可致肾小球高滤过，加重肾脏病变，促进肾小球硬化。主要应用血管转化酶抑制药，肾功能不全患者服药期间要注意高血钾的发生。

4. 防止并发症，预防感染发生。

5. 肾功能失去代偿功能后，应行肾脏替代治疗。

【连续护理】

肾病综合征具有病情长，易复发等特点。目前早期、足量应用糖皮质激素是本病治疗的首选，但是由于需要长期用药，患者很难在住院期间一次性完成疾病的全程治疗与康复，出院后大多数患者只能通过自行服药，而缺少专业的指导和护理，易产生护理误区，给患者带来风险。而连续护理是为患者提供一个延伸式的健康教育形式，护士的健康教育从医院延伸到家庭。为肾病综合征患者提供疾病康复知识、指导用药、培养良好的遵医行为。

（一）综合护理评估

1. 健康状况评估

（1）一般健康评估：监测患者生命体征，观察评估患者水肿情况、全身营养状态、生活自理能力等。患者年龄>65 岁、病情重、存在安全隐患、自理能力缺陷者应给做跌倒、坠床评估。全身高度水肿、卧床及有压疮者应做压疮评估。

（2）病史评估：询问患者病史及发病原因。发病前是否患有系统性红斑狼疮、糖尿病、过敏性紫癜、淀粉样变、多发性骨髓瘤等。

2. 疾病相关评估　肾病综合征是一组肾小球疾病引起的尿蛋白丢失，从而引起的一组临床综合征，其预后与肾脏的病理密切相关。因大量蛋白质的丢失导致患者体内出现低蛋白血症，同时血浆中的某些免疫球蛋白（如 IgG）和补体成分、抗凝及纤溶因子、金属结合蛋白及内分泌素结合蛋白也可减少。患者易产生感染、高凝、微量元素缺乏、内分泌紊乱和免疫功能低下等并发症。低蛋白血症、血浆胶体渗透压下降，使水分从血管腔内进入组织间隙，出现明显水肿。同时高胆固醇、高三酰甘油血症、脂蛋白浓度增高，常与低蛋白血症并存。患者由于免疫力紊乱、营养不良、血液黏稠度增加、肾脏的有效血流量下降及应用糖皮质激素等，易并发感染、血栓、栓塞、急性肾功能不全等。患者常有焦虑、厌倦、烦躁情绪。

3. 心理社会评估　由于该病病情长，反复发作，长期应用激素或细胞毒性药物产生的不良反应，易使患者产生焦虑、恐惧以及悲观失望的沮丧心理。可应用症状自评量表 SCL-90（表 2-2）评估患者心理。

（二）连续护理实施

连续护理是以患者为中心，从医院延伸到患者家中的优质护理服务，在护士和患者乃至家庭成员之间进行有目的的互动，从而促进和维护患者健康。根据肾病综合征患者临床治疗护理常规，肾脏病科患者连续护理认知水平评估制订连续护理方案。使患者掌握服用激素、合理饮食、预防感染的方法及注意事项，从而减少并发症的出现及病情反复。

1. 入院时

（1）治疗相关方面：对社区建立健康档案的患者，医护人员要全面了解患者的既往健康信息。对所有患者应用肾脏病科患者连续护理认知水平评估对身体、心理及社会状况进行评估。协助患者完成血常规、尿常规、便常规、24小时尿蛋白定量、血生化、血沉、肝肾功能等检查，查体检查患者水肿情况，有无胸腔积液等。

（2）护理相关方面：①肾病综合征患者入院时，护士应协助患者了解和熟悉环境，使患者尽快适应医院生活，消除紧张、焦虑等心理；满足患者的各种合理需求，以调动患者配合治疗护理的积极性；做好健康教育，满足患者对疾病知识的需求。②水肿严重的患者应减少水钠的摄入，加强皮肤护理，防止压疮的发生。③加强饮食管理，给予高热量、高维生素、优质蛋白饮食。④保持皮肤黏膜清洁，每日刷牙漱口；清洗皮肤、保持外阴清洁，防止感染的发生。

（3）社会心理方面：向患者及家属讲解有关肾病综合征的临床表现、病程、时间及预后，知道肾病综合征的治疗是个慢性的过程，需要长期治疗和护理。并告知坚持长期正规治疗可有效缓解疾病，并帮助患者树立战胜疾病的信心，以取得患者对治疗护理的配合。

2. 住院时　肾病综合征患者在住院期间护士要对患者住院期间需要护理的问题，进行全方位的指导和护理，为患者回家后的延续护理打好基础。

（1）治疗相关方面：护士遵医嘱给予患者糖皮质激素、免疫抑制剂、降脂、抗凝、抗血小板聚集和中医药治疗。

（2）护理相关方面

1）生活指导：肾病综合征的患者应注意多休息，养成良好的生活方式。重症患者应多卧床休息，高度水肿而致胸闷憋气者，可取半卧位，下肢水肿者适当抬高患肢，水肿减轻后可以适当活动，防止肢体血栓形成。病情逐渐平稳后，可逐渐增加活动量，以利于减少并发症的发生。高血压的患者，应限制活动量。

　　2）饮食指导：给予高热量、高维生素、优质蛋白质、低磷、低盐饮食。宜进清淡、易消化的食物。钠盐摄入：水肿时应低盐饮食，一般以每日食盐量不超过 2g 为宜，禁用腌制食品，少用味精及食碱。蛋白质摄入：无肾功能衰竭时，其早期、极期应给予较高的高质量蛋白质饮食，每日蛋白质的摄入量为 1~1.5g/kg，有助于缓解低蛋白血症所致的并发症；对于慢性、非极期的肾病综合征患者应限制蛋白质的摄入量，每日为 0.8~1.0g/kg，热量供给为每日 30~35kcal/kg 为宜。严重高脂血症者应限制脂肪的摄入，采用少油低胆固醇饮食，同时补充铜、铁、锌等微量元素，在激素应用过程中，适当补充维生素及钙剂。

　　3）用药指导：使用药物时要注意观察疗效和药物不良反应。降压药使用时避免过快、过猛，一般较多使用血管紧张素转换酶抑制剂（ACEI）。利尿剂使用前可先使用一些胶体扩容剂，比如血浆、白蛋白提高血浆胶体渗透压来达到理想的利尿效果，同时注意水、电解质的平衡。使用抗凝药时注意患者有无出血倾向；使用糖皮质激素及细胞毒性药物时（参考慢性肾小球肾炎章节），应严密观察药物不良反应如高血压、高血糖、消化道溃疡、骨质疏松等，环磷酰胺使用后要注意观察尿色，多喝水防止出血性膀胱炎的发生。

　　4）疾病指导：①观察水肿的部位、范围、程度及消长情况。水肿时每日测体重，体重的增减和尿量的情况可较清晰的反应水肿消退的情况。有腹水的患者必须每日测量腹围，并记录。②注意观察利尿药的治疗效果及有无电解质紊乱等药物不良反应。正确记录 24 小时尿量，利尿时以尿量 2000~2500ml/d，体重下降 1kg/d 左右为标准。电解质紊乱以低钾血症最为常见，表现为食欲减退、软弱无力、恶心、呕吐等，应定期抽血查血电解质情况。③密切观察生命体征变化，免疫抑制药尤其激素可掩盖患者感染的症状，因此应定期监测血常规、尿常规及做各种标本的培养，如痰培养、咽拭子、尿培养、血培养等，以便及早发现、及早治疗。④保持患者口腔清洁，每日用碳酸氢钠漱口至少 2 次，保持会阴部清洁。注意保持皮肤的清洁完整。对于水肿患者尤其要保护好水肿处皮肤，护理时动作应轻柔，以免造成皮肤破损。卧床患者水肿明显者，应增加翻身次数。男性睾丸处水肿时应给予抬高，减轻水肿。⑤纠正低蛋白血症，必要时静脉输入血白蛋白，但量不宜过大，以免补得多漏得多，反而加重肾小球负担。

　　（3）社会心理方面：患者常有恐惧、烦躁、忧愁、焦虑等表现，不利于疾病的治疗和康复。护理人员要有责任心及热情亲切的服务态度，首先给患者安全和信赖感，进而帮助他克服不良的心理因素，解除其思想顾虑。

　　3. 出院前　肾病综合征患者出院前仍有很高的健康护理需求，为保证护理的延续性，在患者出院前进行规范化的出院指导，是肾病综合征患者连续护理的一个重要环节，是整体护理中不可缺少的一部分。

（1）治疗相关方面：教会患者及家属的饮食及生活管理方法，居家口服药物时应严格遵医嘱定时定量服用，切勿多服、少服或漏服，特别是激素类药物，防止疾病复发。告知患者家属出院后门诊复查时间，复查资料保存的注意事项。联系医生及随访护士的方法。护士建立肾病综合征患者健康档案，医院保留患者家庭住址及联系方式。

（2）护理相关方面：①向患者及家属讲明肾病综合征的发生发展过程及注意事项，并抓住患者心理特点，有针对性地做好宣传工作。②告知患者出院后保持居室空气清洁、新鲜、舒适，保持合适的温度、湿度，尽可能地避免到人群密集的公共场所，避免劳累和剧烈体育运动。③做好患者的心理护理，向患者讲解正确用药的重要性，使患者能积极配合治疗，应保持乐观开朗，对疾病治疗充满信心。④避免诱发因素，应注意卫生，预防感染，保持口腔及皮肤的清洁，当感染存在时应积极抗感染治疗。⑤规律服药，根据检查结果及医生的意见逐渐进行药物的调整，勿自行减量或停用激素，尽可能避免选择肾毒性药物，如氨基糖苷类抗生素、四环素、非甾体抗炎药等。⑥指导患者有水肿时应注意限水、钠的摄入。

4. 出院后　肾病综合征患者出院后因缺乏有效、便捷的途径获取康复知识，导致居家护理形成盲区。患者治疗依从性随着降低，所以出院后连续护理实施至关重要。

（1）治疗相关方面：患者治疗从医院转到社区。出院后一般每1、2、4周来医院随访，以后1次/月，患者都需要到医院门诊复查。医务人员要综合评价患者：饮食情况、是否掌握用药方法方式，学会观察用药疗效及不良反应，尤其是应用糖皮质激素的患者。评估患者心理以及生理情况，从而建立真实、完整的健康档案。

（2）护理相关方面：肾脏病科责任护士要定期电话随访，与患者及家属建立融合的关系，采取针对性措施处理患者较为常见的问题，之后综合评价问题处理情况，如果未能达到预期目标，需要分析原因并找出相应的解决对策，不断改进连续护理措施。从而掌握患者生活状况、疾病情况、健康信念、治疗依从性以及自我护理能力等方面的资料。并为患者介绍肾病综合征的疾病知识以及负面情绪调节措施。在这个过程中，护理人员要引导患者及家属根据要求配合各项护理工作的展开。肾科医护人员要定期组织患者参与健康宣传活动，并且根据患者出现的问题设计健康教育的内容以及方式，促进患者全面掌握肾病综合征的相关知识以及护理方法。对患者家属也要提供相应的健康教育，确保他们掌握肾病综合征护理的基础知识以及技巧，从而督促并辅助患者坚持治疗。

（3）社会心理方面：肾病综合征病程长、疗效慢，而且使用激素后多出现药物不良反应和并发症，许多患者尤其年轻人由此产生忧虑、紧张、恐惧、悲观等心理。随访时应用症状自评量表 SCL-90（表 2-2）进行心理评估。及时发现患者不良心理变化，对患者要有高度同情心，尽量满足患者的合理要求，解决其日常生活困难，消除悲观情绪，耐心做好解释、安慰、鼓励工作，使他们感到护士是可以信赖的人。

（三）院外延伸护理

建立出院患者的随访档案。根据肾病患者不同的疾病情况及不同发展阶段为随访对象制订专门的随访计划。患者根据随访时间定期来院复查，如有不适，随时就诊。随访时应针对患者不同情况、疾病不同阶段，采用通俗易懂的谈话方式，为患者提供疾病相关医学知识。①疾病知识指导：让患者了解疾病相关知识及药物治疗的必要性，提高治疗依从性。遵医嘱服药，特别是激素类药物，不可骤然停药，以免病情加重或复发。②生活知识指导：严重水肿和高血压时需卧床休息，轻者可以适当活动，但以不疲劳为宜，以免病情反复。病情缓解期，应避免激烈的体育活动。饮食上注意摄取低盐饮食，以减轻水肿。③疾病恢复情况：嘱患者坚持长期（6 个月~1 年）服用激素，按时来院复查，不可因出现激素的药物不良反应而擅自停药，并告知自行停药的严重后果以及有关疾病的保健知识。一般第 1、2、4 周来医院随访，以后 1 次/月，患者都需要到医院门诊复查。④避免诱发：感染、受凉、劳累、妊娠及过度的性生活，均可加重或诱发肾病综合征。尽可能避免使用对肾功能有毒害的药物，如氨基糖苷类抗生素、抗真菌药等。

第四节　肾盂肾炎患者的连续护理

肾盂肾炎是由细菌（极少数可由真菌、原虫、病毒）直接侵袭所引起的上尿路感染。本病多见于女性，男：女比约为 1：10，尤其已婚育龄女性、女婴、老年妇女患病率高。临床上分急性肾盂肾炎和慢性肾盂肾炎，慢性肾盂肾炎后期可出现肾功能减退的表现。

【**疾病特点**】

（一）病因

非复杂性尿路感染 80% 有大肠埃希杆菌引起，10%~15% 由葡萄球菌和克雷伯杆菌引起，仅有 2%~5% 是由变性杆菌所致。而复杂性尿路感染的细菌谱则要广得多，大肠埃希杆菌仍为主要致病菌，但是许多其他的革兰阴性细菌如变性杆菌、沙雷菌属、克雷伯杆菌及铜绿假单胞菌属等，均可导致复杂性尿路感染。糖尿病和免疫力低下时易伴发尿路真菌感染。

急性肾盂肾炎可单侧或双侧肾受累，表现为局限或广泛的肾盂肾盏黏膜充血、水肿，表面有脓性分泌物，黏膜下可有细小脓肿，大小不一、尖端指向肾乳头、基底伸向肾皮质的楔形炎症病灶。病灶内可有不同程度的肾小管上皮细胞肿胀、坏死、脱落，肾小管腔内有脓性分泌物。肾间质水肿，内有白细胞浸润和小脓肿形成。炎症剧烈时可有广泛性出血，较大的炎症病变愈合后局部形成瘢痕。

（二）症状及体征

1. 急性肾盂肾炎

（1）全身症状：发热、寒战、头痛、全身酸痛、恶心、呕吐等，体温多在 38.0℃ 以上，多为弛张热。

（2）泌尿系症状：尿频、尿急、尿痛、排尿困难、下腹部疼痛、腰痛等。腰疼程度不一，多为钝痛或酸疼。

2. 慢性肾盂肾炎　临床表现复杂，全身及泌尿系统局部表现均可不典型。一半以上患者可有急性肾盂肾炎病史，后出现不同程度的低热、间歇性尿频、排尿不适、腰部酸痛及肾小管功能受损表现，如夜尿增多、低比重尿等。病情持续发展为慢性肾功能衰竭。急性发作时患者症状明显，类似急性肾盂肾炎。

【治疗原则】

1. 一般治疗　急性期多卧床休息，多饮水，勤排尿。发热者给予易消化、高热量、富含维生素的饮食。

2. 抗感染治疗　选用致病菌敏感的抗生素。抗生素在尿及肾内的浓度较高。选择肾毒性小，不良反应相对较少的抗生素。单一用药治疗失败、严重感染、混合感染、耐药菌株出现时应联合用药。对不同类型的尿路感染给予不同的治疗时间。

3. 碱化尿液　膀胱刺激征和血尿明显者，可口服碳酸氢钠片 1g，3 次/日，以碱化尿液、缓解症状、抑制细菌生长、避免形成血凝块，对磺胺类抗生素还可增强药物的抗菌活性，并避免尿路结晶的形成。

【连续护理】

肾盂肾炎经住院治疗后，病情得到控制，但出院回家后仍需服用药物维持后续治疗。另外培养良好的生活习惯是防止疾病复发的重要手段。而连续护理是为患者提供一个延伸式的健康教育形式，护士的健康教育从医院延伸到家庭，为肾盂肾炎患者提供疾病康复知识、指导用药、培养良好的遵医行为。

（一）综合护理评估

1. 健康状况评估　正常情况下，尿道外周有少量的细菌存在，这些细菌来自粪便的污染，但不致病，当机体免疫力低下或尿道黏膜损伤时，细菌大量繁殖，黏附在尿道黏膜，并沿尿道上行，侵袭膀胱和肾脏造成上行感染，造成肾盂肾炎。此外，还有血行感染，由体内感染病灶中细菌侵入血流后，随血行到达肾脏引起炎症。少数可见淋巴道感染，当盆腔器官炎症、阑尾炎和结肠炎时，细菌经淋巴管引起感染。

2. 疾病相关评估

（1）主要症状评估：急性肾盂肾炎起病急骤，有寒战、高热、头痛、全身不适、疲乏无力、食欲减退、恶心、呕吐等全身症状，并伴有尿频、尿急、尿痛等尿路刺激症状，还可有下腹痛或肾区不适、肾区压痛、叩击痛等、腹部上中输尿管点和耻骨上膀胱区压痛。慢性肾盂肾炎，临床表现多不典型而复杂多样化，间歇急性发作类似于急性肾盂肾炎，体征不明显，后期可出现高血压及水肿等。

（2）评估患者对疾病的认知：评估患者知识水平和学习能力，评估患者对肾盂肾炎的了解程度，如发病特点、发病原因、生活习惯、临床表现和体征、治疗方法、药物过敏史等，特别要评估患者对用药原则和药物不良反应了解情况。根据评估结果，遵循满足患者需要和循序渐进的原则，制订因人施教的健康教育计划。

3. 心理社会评估　由于起病急，排尿困难，或病情迁延不愈及羞于描述病情，患者可出现烦躁、紧张、焦虑情绪。可应用症状自评量表 SCL-90（表2-2）评估患者心理。

（二）连续护理实施

肾盂肾炎是一种临床上较为常见的泌尿系统疾病，女性是好发人群，尤其是老年女性，患病容易反复，往往需要长时间治疗，患者住院期间一般不能全部治愈，仍需要患者回家继续服药治疗，加强生活护理。因为患者及家属为非专业人员，对治疗及护理易产生误区，影响治疗效果，甚至引起疾病反复，迁延不愈。而连续护理的实施保障了医疗服务的连贯性、规范性和科学性，巩固了患者自我护理的能力和健康行为，提高肾盂肾炎患者生活质量，降低治疗费用具有重要意义。

1. 入院时　患者从社区的疾病预防及健康观察，转到医院的治疗阶段。对患者进行护理查体，分析、判断并正确做出护理诊断或提出护理问题提供依据。

（1）治疗相关方面：对社区建立健康档案的患者，护士要全面了解患者的既往健康信息。对肾盂肾炎患者采用慢性肾病患者连续护理认知问卷对身体、心理及社会状况进行评估。协助患者完成必需的检查项目：血常规、尿常规、便常规、血生化等检查。告知患者检查注意事项。

（2）护理相关方面：①立即安排患者住院治疗，保持环境清洁、安静、光线柔和，维持病室适合的温湿度，使患者可以充分休息。②在无禁忌的情况下鼓励患者多饮水，每日饮水量在 2000～3000ml，同时摄取清淡、易消化、营养丰富的饮食。③发热时患者出汗增多，出汗后要及时更换衣物和床单。内衣裤应为吸汗且透气性好的棉质材料，应宽松、干净。做好会阴部的护理。④养成良好的卫生习惯，用温开水清洗外阴，避免长期用高锰酸钾或其他消毒液清洗。排便后最好冲洗外阴或擦拭。⑤注意女性在月经期或妊娠期更应注意多饮水，勤排尿，禁忌憋尿。已婚女性注意房事清洁，事后排尿以冲洗尿道。

（3）社会心理方面：责任护士在与患者接触和进行语言交流中，取得患者信任，鼓励患者表达内心感受，向患者解释病因及预后，减轻患者紧张、焦虑等不良心理反应。可应用症状自评量表 SCL-90（表 2-2），准确评估患者存在的心理问题，以及问题的轻重，采取自我调节或请专业心理治疗师干预治疗。

2. 住院时

（1）治疗相关方面：对肾盂肾炎的患者，要根据患者本人的实际情况，诸如性别、年龄以及是否患有糖尿病、是否妊娠等，把握其不同的临床特点，采取不同的治疗措施。积极选用敏感抗生素抗感染，碱化尿液，保护肾功能，加强生活习惯的管理。

（2）护理相关方面

1）饮食指导：病情较轻者，进食清淡、高营养、高维生素的饮食。重症患者应给予流质或半流质饮食，指导患者尽量多摄入水分，每日 2000ml 以上，使尿量增加达到冲洗膀胱、尿道，促进细菌和炎症分泌物排出，减少尿路刺激症状。

2）用药指导：尿路感染使用抗生素治疗一般根据中段尿培养和药敏结果用药，而中段尿培养应在未使用抗生素治疗或停用抗生素使用 7 日后进行，中段尿培养应连续留取 3 日，阳性结果可能性较大。使用抗生素治疗疗程为 7～14 日，用药过程中应复查尿常规白细胞的减少情况，必要时复查中段尿培养。注意观察药物的疗效及药物不良反应，如磺胺类药物口服可引起恶心、呕吐、厌食等胃肠道反应，经肾脏排泄时易析出结晶，还可引起粒细胞减少等。喹诺酮类药物可引起轻度的消化道反应，皮肤瘙痒等。发现不良反应时，应及时报告医生处理。

3）疾病指导：向家属和患者说明肾盂肾炎是可以预防和治愈的疾病。当患者有高热时应卧床休息，体温超过 39℃ 时进行物理降温或药物降温，碱化尿液，多饮水。对于慢性肾盂肾炎后期的患者，应注意观察有无肾功能不全的表现，并遵医嘱及时送检血生化检查标本，患者发生肾功能不全时，按肾功能不全实施相应的护理。

4）生活指导：保持室内适宜的温湿度，做好生活护理。各项护理操作最好能集中进行，避免过多的打扰患者，加重不适。

（3）社会心理方面：部分肾盂肾炎为难治性反复发作性尿路感染，常由于患者的不规范治疗引起，因此做好患者的心理疏导，减轻对尿路感染的恐惧心理，积极配合治疗。可应用症状自评量表 SCL-90（表 2-2），及时发现患者心理状况，进行心理疏导。

3. 出院前　为保证整体护理的连续性，在患者出院前给予患者正确的出院指导是护理过程中的重要部分。所以出院前应与患者及家属进行有效沟通，树立正确意识，并建立连续护理随访档案，保证患者出院后的治疗及护理的完整性及延续性。

（1）治疗相关方面：教会患者及家属常用药物的服用方面和并发症的观察，加强患者居家生活习惯的管理，让患者明白多喝水勤排尿对肾盂肾炎的治疗及预后至关重要。告知患者出院后门诊复查时间，复查时需要携带的资料，为患者建立健康档案，医院保留患者的家庭住址及联系方式。

（2）护理相关方面：①加强身体锻炼，提高机体抵抗力，避免劳累、便秘和不必要的导尿和泌尿系检查，积极治疗全身性疾病，如糖尿病、慢性肝病等，去除各种易感因素，减少感染机会。②保持个人卫生，尤其是会阴部及肛周皮肤清洁，便后及时清洗，如炎症与性生活有关，应在性生活后即排尿或行高锰酸钾坐浴。并做好月经期、妊娠期、产褥期的卫生。③日常生活中多饮水，勤排尿是最简单有效的预防尿路感染的措施。④遵医嘱服用抗生素治疗，定期随访，检查尿常规，当出现尿频、尿急、尿痛等症状时，应及时就诊，早期治疗。⑤避免使用肾毒性药物，如四环素类、氨基糖苷类、非甾体抗炎药等，用药时应在医生指导下进行，切勿滥用。⑥育龄期妇女急性期治愈后 1 年内避免妊娠。

（3）社会心理方面：护士在出院前对患者以诚相待，并用温和、通俗易懂的语言耐心细致地与患者交谈，安慰患者，了解患者各方面的需要以便在护理活动中尽可能地满足患者需求。

4. 出院后　肾盂肾炎患者出院后护士要与其保持有效合作，通过定期电话回访，并与患者家属有效沟通，强化患者按时服药及生活护理是否到位。并及时解答患者及家属提出的问题。

（1）治疗相关方面：急性肾盂肾炎患者抗菌治疗 10~14 日，或用药至症状完全消失，出院后每周行尿菌检查，共 2~3 周，尿检阴性后，第 6 周再复查 1 次，若为阴性为临床治愈，若尿菌为阳性，应再抗菌药物治疗一疗程。慢性肾盂肾炎疗程应适当延长，一般需用药 2~3 周，疗程长达 6~12 个月，方能有效防止再发。期间需每月复查尿检，如有不适，随时就诊。

（2）护理相关方面：①注意个人清洁卫生，尤其会阴部及肛周皮肤的清洁，特别是女性月经期、产褥期、婴儿尿布卫生等。不穿紧身衣裤，保持居室空气清新，不到人群集中的场所，避免受凉、感冒、劳累和剧烈活动。②避免引起肾盂肾炎复发的各种诱因，注意劳逸结合，坚持体育锻炼，增强机体抵抗力。③鼓励患者进食高热量、高维生素、适量优质蛋白质和低脂肪的低盐饮食。④多饮食勤排尿是最简单而有效的预防尿路感染的措施。定期门诊随访，了解尿液检查的内容、方法和注意事项。

（3）社会心理方面：告知患者情绪与症状的关系，教会患者自我放松的方法，以减轻患者的紧张、焦虑等不良心理反应；对于慢性患者焦虑严重者，可适当应用抗焦虑药物或进行心理咨询，采取倾听或暗示疗法减轻患者的焦虑。鼓励患者家属和朋友给予患者关心和支持。患者还可以通过听音乐、看电视、聊天等方式减轻焦虑症状。可应用症状自评量表 SCL-90（表 2-2），及时发现患者心理状况，进行心理疏导。

（三）院外延伸护理

肾盂肾炎患者接受治疗，出院后仍需要较长时间应用抗生素。患者知道并能做到多饮水、勤排尿，避免辛辣刺激性食物，如有发热及泌尿系统感染症状时及时就诊。要定期门诊复查尿常规。①疾病知识指导：指导患者及家属了解本病的发病原因、主要危险因素和危害、肾盂肾炎常见症状体征，帮助其掌握本病服药方法、并发症的观察与自我护理方法，帮助分析和消除不利于疾病康复的因素，落实康复计划。②生活指导：指导患者注意个人清洁卫生，勤换内衣内裤，勤洗澡，特别是要在产褥期、月经期的卫生，已婚妇女注意性生活的清洁，事后及时排尿或清洗。要做到多饮水勤排尿，注意休息，加强体育锻炼。③疾病恢复情况：急性肾盂肾炎患者抗菌治疗 10~14 日，出院后每周行尿菌检查，尿检阴性后，第 6 周再复查 1 次，若为阴性为临床治愈，若尿菌为阳性，应再使用抗菌药物治疗一个疗程。慢性肾盂肾炎疗程适当延长，一般需用药 2~3 周，疗程长达 6~12 个月，方能有效防止再发。期间需每月复查尿检。④避免诱发：指导患者尽量多饮水、勤排尿，注意个人清洁卫生，劳逸结合，增强体质。

第五节　慢性肾功能不全患者的连续护理

慢性肾功能不全，是指各种原因造成的慢性进行性肾实质损害，致使肾脏明显萎缩，不能维持其基本功能，临床出现以代谢产物潴留，水、电解质、酸碱平衡失调，全身各系统受累为主要表现的临床综合征，也称为尿毒症。

【疾病特点】

（一）按肾功能损害程度分期（表 9-2）

表 9-2　肾功能损害程度分期

分期	描述	GFR（肾小球率过滤）ml/（min·1.73m³）
1 期	肾损伤	GFR 正常或增加≥90
2 期	肾损伤	GFR 轻度下降 60~89
3 期	GFR 中度下降	GFR 30~59
4 期	GFR 严重下降	GFR 15~29
5 期	肾功能衰竭	GFR<15（或透析）

（二）症状及体征

大多数病例起病隐匿，病程长，病情多缓慢进展。不同的病理类型，临床表现不一致，多表现为基础疾病的症状。在肾功能轻中度下降时，患者可无明显症状或仅有乏力、食欲减退、轻度贫血、腰酸、夜尿增多等表现。随着肾功能恶化，上述症状明显加重，各个脏器系统功能失调，可出现急性心力衰竭、代谢性酸中毒、严重高钾血症、消化道出血、中枢神经系统障碍、内分泌系统功能紊乱等尿毒症的各种临床表现。

【治疗原则】

纠正水电解质紊乱、控制感染、解除尿路梗阻、治疗心力衰竭、停用肾毒性药物等，防止肾功能进一步恶化，促使肾功能不同程度的恢复。

1. 注意水及电解质平衡，有失水或低钠血症时应及时纠正。高血磷低血钙者，予碳酸钙，根据血钙浓度调整剂量。

2. 尿少、水肿明显可用呋塞米（速尿）。但禁用保钾类利尿剂，以免加重高钾血症。明显高血压者用降压药，以选用血管紧张素转换酶抑制剂（ACEI）类药物为主。

3. 有感染因素者应以抗生素积极控制感染。

4. 肾脏替代治疗　肾脏移植或透析治疗。

【连续护理】

慢性肾功能不全患者的肾功能是不可逆转性减退直至肾功能丧失，导致以代谢产物和毒物潴留，水、电解质紊乱为主要表现的临床综合征。患者病情反复、久治不愈，症状复杂，且受饮食、生活所限制。所以患者出院回家后的休息、饮食及用药都至关重要，饮食方面应给予低蛋白、低磷、低脂，低盐饮食以及必需氨基酸，足够热量的维生素饮食。慢性肾功能不全患者有多系统症状，涉及药物广，指导患者不可自行乱服药，尤其是其他中药、"偏方"等，应严格遵医嘱服药，不能漏服，正确服药，如复方 α-酮酸片应餐中嚼服。慢性肾功能不全患者的休息方式及时间应根据病情而定，运动量不宜过大，时间不宜过长，以不感到劳累为宜，运动方式应结合患者的爱好，如慢跑、散步、打太极拳等，高血压患者应指导其预防体位性低血压。

（一）综合护理评估

1. 健康状况评估　对患者的精神状况、贫血表现及慢性病表现加以评估。仔细观察患者血压是否升高，眼睑及身体是否有水肿，呼出的气体是否有尿的味道，注意患者的肢体及胸背部的皮肤是否干燥，有无抓痕，还要评估患者呼吸困难的程度、呼吸的深度及频率，心律是否整齐，心率是否正常。对患者有无心包摩擦音，皮肤黏膜出血、瘀斑等情况也要注意观察评估。

2. 疾病相关评估

（1）主要症状评估：慢性肾功能不全起病多隐匿，早起多无临床症状，而仅表现为基础疾病的症状，随着肾功能代偿功能的下降，逐渐出现尿毒症症状：①胃肠道症状，是最早和最常见症状，可表现为厌食、腹胀、口腔和舌黏膜溃疡、口腔内有尿臭味、恶心、呕吐、腹泻，甚至上消化道出血等。②贫血，是尿毒症患者共有症状，面部萎黄伴轻度水肿，也可出现皮下出血、月经过多或外伤后严重出血等。③心血管系统，常表现为高血压、心脏扩大、心律失常、心力衰竭、尿毒症性心包炎、动脉粥样硬化，而心力衰竭和动脉硬化是常见死亡原因。④呼吸系统，表现为尿毒症性支气管炎、肺炎和胸膜炎，酸中毒时呼吸深大。⑤神经、肌肉系统，早期有疲乏、失眠、注意力不集中，神经肌肉兴奋性增强，出现呃逆、肌肉痛性抽搐、抑郁、记忆力下降、瞻望、昏迷等，晚期常有周围神经病变，可出现肢体麻木、腱反射消失、肌无力等。⑥皮肤瘙痒，伴抓痕，尿毒症面容。⑦易并发严重感染，常见肺部和尿道感染，为主要死亡原因之一。⑧水、电解质和酸碱紊乱，可表现为高钾或低钾血症、高钠或低钠血症，水肿或脱水，低钙血症，高磷和高镁血症，代谢性酸中毒等症状。⑨患者常有焦虑甚至绝望心理反应。

（2）评估患者对疾病的认知：评估患者的知识水平和学习能力，特别要评估患者对该病的了解程度，如该病的特点、发病原因、发展及转归、流行病学情况，有哪些临床表现和体征，治疗方法等，特别是评估患者对用药原则、用药方法和药物不良反应及是否具有肾毒性等的了解情况。根据评估结果，遵循满足患者需要和循序渐进的原则，制订因人施教的健康教育计划。

3. 心理社会评估　慢性肾功能不全患者的最终发展结局是慢性肾功能衰竭，患者常有明显的心理变化，心理问题不仅影响疾病转归，而且易造成患者丧失生活信心，家庭不和谐，部分患者甚至放弃治疗结束生命。因此要正确评估患者心理状况，及时发现患者心理变化，可以最大限度地减少不良事件的发生。可应用症状自评量表等工具（表 2-2），根据评估结果，制订相对应的护理计划。

（二）连续护理实施

慢性肾功能不全患者由于肾功能进行性减退，多表现为代谢产物潴留，水、电解质、酸碱平衡失调和全身各个系统症状。根据慢性肾功能不全患者临床治疗护理常规，慢性肾病患者连续护理认知问卷及患者住院期间的护理问题制订连续护理方案。患者回家后要保持情绪稳定，积极面对居家治疗、生活及工作；尽量提高自主生活能力，自身进行生活照料。患者能严格按照饮食要求进餐，保证出入液量平衡。

1. 入院时　患者由社区的疾病预防及健康观察，转到医院的治疗阶段。主要由社区医生、肾脏病科医生及责任护士参与，明确患者的肾功能情况及症状、体征，制订相应的治疗护理方案。

（1）治疗相关方面：对社区建立健康档案的患者，责任护士要全面了解患者的既往健康信息。对所有患者的身体、心理及社会状况进行评估。协助患者完成必需的检查项目：血常规、尿常规、便常规、肝肾功能、电解质、血糖、血脂、血沉、C 反应蛋白、凝血功能、血型；感染性疾病筛查；X 线、心电图。告知患者检查注意事项。根据患者的健康状况及检查结果，全面评估其病情严重程度。

（2）护理相关方面：①慢性肾功能不全患者入院时，护士应协助患者了解和熟悉环境，使患者尽快适应医院生活，消除紧张、焦虑等心理情绪。②满足患者的各种合理需求，以调动患者配合治疗护理的积极性；做好健康教育，满足患者对疾病知识的需求。③做好病室的消毒，并适当定时开窗通风，保持室内空气新鲜、流通、安全、安静。④给予患者低盐、低磷优质低蛋白饮食，适当限制蛋白质的摄入，以减轻肾脏的负担。⑤重症患者卧床休息可减少代谢产物的形成。保持皮肤清洁，注意个人卫生，督促患者勤换衣、勤洗澡。保持口腔、会阴部清洁，避免到公共场所，做好保护性隔离，预防感染和感冒。

（3）社会心理方面：患者入院后，护士要建立良好的护患关系，向患者及家属介绍慢性肾功能不全的临床表现、病程及时间等，缓解患者紧张、焦虑的情绪，减轻患者因知识缺乏造成的恐惧，使患者积极配合治疗。

2. 住院时　住院时医疗团队由主管医生、责任护士组成，按照肾功能损害程度的不同对患者进行药物治疗延缓肾脏功能衰竭的速度或肾脏替代治疗。

（1）治疗相关方面：护士根据医嘱应用利尿、降压药物，消除水肿，降低血压达到目标值，对于有感染的患者使用抗感染药物，对于肾功能严重损害的患者使用透析治疗，做好患者用药及透析的健康宣教。

（2）护理相关方面

1）饮食指导：严格控制液体入量，给予低盐、优质低蛋白、高热量、高维生素饮食。限制蛋白质的摄入，可降低血尿素氮的产生，减轻尿毒症症状，同时也有利于降低血磷和减轻酸中毒。长期低蛋白饮食的患者，应给予足量的糖类和脂肪，以减少体内蛋白质的分解。根据患者的肾功能来调整蛋白质的摄入量。

非透析患者：宜低蛋白饮食，尽量控制蛋白质的摄入，宜优质低蛋白饮食[0.4~0.8g/（kg·d）]，多食淀粉类以增加热量。患者有高钾血症时，应限制含钾高的食物的摄入，如：白菜、萝卜、榨菜、橘子、香蕉、梨、桃、葡萄、香瓜、西瓜等。

透析患者：保证足够的营养和弥补透析的丢失，保证正氮平衡；每日蛋白质以优质蛋白为主；透析后饮食中蛋白质量需增加，血液透析每日1~1.2g/kg体重供给，腹膜透析每日1.2~1.3g/kg体重供给；每日可进食鸡蛋2个，牛奶500ml，适量的鱼、肉等。饮食中还应注意补充富含铁质、维生素C、维生素B及叶酸的食物等。

2）用药指导：遵医嘱正确使用药物，尤其是利尿药，避免使用肾毒性大的药物，如氨基糖苷类抗生素、非甾体抗炎药、抗癌药等。并观察治疗疗效和药物不良反应。严格控制输液速度。积极纠正贫血，如遵医嘱使用促红细胞生成激素时，需观察用药后反应，如头痛、高血压、癫痫发作等，定期复查血红蛋白和血细胞比容等。遵医嘱使用降压药和强心药。用药过程中出现不良反应时，应及时告诉医生，及时减量或停用对肾脏功能有影响的药物。需长期用药者，应经常到医院检测药物浓度。注意药物间的相互作用，以防止某种药物的疗效或药物不良反应因其他药物的影响而发生变化。在用药过程中应定期检查肝、肾功能，同时细致观察自己原有疾病有无变化。

3）疾病指导：密切观察患者的意识状态，贫血及尿毒症面容、有无血压升高、水肿、呼出的气味有无尿酸味，皮肤是否干燥及抓痕，有无恶心、呕吐、腹泻、呼吸困难、呼吸的频率和深度的改变，心率是否规律，有无心包摩擦音，皮肤黏膜是否有瘀斑等。注意观察血、电解质的变化。如钾、钠、钙、磷、pH 的变化情况，有无出现水中毒或稀释性低钠血症的症状，严格控制出入量，量出为入，掌握水电解质的平衡。①消化系统指导：保持口气清新，加强口腔护理，饭后漱口，观察呕吐物及粪便的颜色。恶心、呕吐不能进食者，遵医嘱给予氯丙嗪、甲氧氯普胺肌内注射。②贫血：严重时，要多卧床休息。遵医嘱静脉补充铁剂及皮下注射促红细胞生长激素。坐起、上下床时动作宜慢，防止体位性低血压及皮肤黏膜受损。③神经系统：如有头疼、失眠、躁动，应安置在光线较暗的房间内，保持安静，注意安全，使用镇静药物时防止蓄积中毒。④心血管系统：严格观察血压、心率、心律的变化及降压药物的不良反应，发生颅内压增高及心功能不全时应及时报告医生，做必要处理。⑤呼吸系统：观察患者有无咳嗽、胸闷、呼吸困难等表现，若出现深大呼吸伴嗜睡，提示代谢性酸中毒，需及时处理。⑥皮肤护理：因尿素沉积对皮肤的刺激，故应勤用温水擦洗，保持皮肤清洁，忌用肥皂和酒精，勤换衣裤及被单。对严重水肿者，应经常变换卧床体位，防止压疮。

4）透析指导：透析前向患者介绍透析有关知识，消除患者的恐惧心理，取得其配合，评估患者的总体健康状况。透析过程严密观察患者生命体征及透析的各项监测指标是否在正常范围，及时发现患者不适或透析并发症、监护系统的报警、机器故障等，及时处理。维持性血液透析患者一般透析 2～3 次/周，透析前后测量患者生命体征、体重，留取血标本做生化检查。可以据此对患者进有针对性的指导，如体重增加过多者应控制水分的摄入。

（3）社会心理方面：大多数患者有多年的慢性肾脏病史，病情迁延不愈，症状日益加重，大部分存在抑郁和恐惧心理，耐心解释疾病有关知识，使其能正确对待疾病，积极参与治疗护理，争取延缓病程的进展。

3. 出院前　慢性肾功能不全患者的出院前护理工作是很重要的，在此期间，护士不能单纯地完成医嘱内容的护理工作，应针对患者的心理、生理、病理、医疗以及社会生活家庭情况，经济情况、文化水平等进行全面了解，与患者建立起密切关系，根据慢性肾功能不全患者疾病分期的不同特点进行不同程度的护理。如一慢性肾功能不全的患者住院 1 个月，病情好转，多方面检查未发现明显异常，患者仍主诉无力、胸闷，后经过观察、接触、交流，才了解到他想在医院多住一些时日，待疾病完全治好，稳定后再出院，担心早期出院，回家后病情复发，因为他家较偏远。针对这些情况，护士做了细致的解释工作，讲清了要患者怎样对待自己的疾病，怎样做好预防工作及注意事项等，几天后患者就安心出院了。

（1）治疗相关方面：教会患者及家属休息及饮食管理，讲解饮食控制的必要性和重要性，使其积极配合。教会患者观察疾病症状，告知其出院后门诊复查时间，需携带的资料；联系医生及随访护士的方法；医院保留患者家庭住址及联系方法。

（2）护理相关方面：①增强自我保健意识，预防感染，避免各种应激因素的发生。要减轻工作负荷，避免受凉、受湿和过劳，防止感冒。劳逸结合，坚持锻炼，提高机体抵抗力。②饮食指导：高热量、高维生素、高钙、低磷和优质低蛋白饮食，高血压、水肿及尿少者，应限盐。如行透析治疗，适当增加蛋白质的摄入量，每日尿量少于 500ml 时，应避免高钾食物及饮料。③按医嘱服药，定期检查尿液，出现症状立即就医。避免使用肾毒性较大的药物。④心理梳导：指导患者正确对待疾病，积极配合治疗，延缓疾病进展。⑤日常活动：讲究卫生，做好口腔护理，保持皮肤清洁，注意保暖，避免外邪侵袭。准确记录每日体重、血压、尿量。⑥保护血管：慢性肾衰竭的患者应注意保护和有计划的使用血管，尽量保留前臂、肘部等部位的血管，以备透析治疗时使用。已行透析治疗的患者，血液透析者应注意保护好血管通路，腹膜透析者保护好腹透短管。⑦育龄妇女注意避孕。

（3）社会心理方面：慢性肾功能不全患者思想负担重，使患者失去安全感和信心，护士应对患者加强解释工作，增加患者战胜疾病的信心，积极配合治疗和护理。

4. 出院后　由于慢性肾功能不全是慢性迁延性疾病，疾病多呈逐渐发展状态，所以慢性肾功能不全患者在病情稳定出院回家后，如果不能正确认识疾病，树立战胜疾病的信心，积极配合治疗，预防感染，按时服药，加强饮食及生活护理，肾单位将会不断毁损，最终引起体内氮质和其他代谢产物潴留，水电解质和酸碱平衡失调以及某些内分泌活性物质生成和灭活障碍等一系列临床综合征。因此慢性肾功能不全患者出院后的连续护理至关重要，护士要根据患者的心理、生理、社会、环境及疾病发展情况等因素综合评估，制订护理方案，使患者处于最佳的治疗状态和治疗环境，减缓疾病的进展。

（1）治疗相关方面：患者治疗从医院转到社区。出院后根据肾功能损害程度的不同要定期来门诊复查，如慢性肾功能不全 4 期的患者至少 3 个月来门诊复查 1 次，慢性肾功能不全 5 期的患者至少 1 个月门诊复查一次，每次复查都要填写调查问卷，复查血常规、肾功能、血电解质、血铁三项、甲状旁腺素、24 小时尿蛋白定量、尿常规等，并由肾脏病科医生根据检查结果评估肾脏功能。其他时间，由随访护士及社区医生与患者联系，对患者进行健康宣教跟踪指导。

（2）护理相关方面：预防感染，限制亲友过多探视，尽量避免慢性肾功能不全患者去人员聚集较多的公共场所，避免交叉感染。由于大量肌酐、尿素氮经口腔、皮肤、消化道排出，可引起患者口腔溃疡、皮肤感染、恶心、呕吐等不适症状，应加强指导患者饭前饭后漱口，选软毛牙刷及正确的刷牙方法。保持皮肤清洁，避免抓挠，居家床单位保持清洁、干燥、平整。积极控制血压，减轻肾小球的高压状态，尽可能每日测体重、尿量，以便对摄入的液体量加以控制，减轻心脏负担。当患者出现食欲下降、恶心、呕吐等消化道症状时应及时联系医生及随访护士，给予及时的处理。

（3）社会心理方面：慢性肾功能不全病程长，病情进展快，医疗费用昂贵，患者易产生焦虑、烦躁不安、悲观失望心理，不敢正视现实等心理问题。或部分患者缺乏本病的相关信息，认识不到疾病的严重性等出现角色缺如。根据慢性肾功能不全患者的不同心理状态，采取不同的护理措施，向患者及家属耐心讲解疾病的起因、发展、转归、治疗经过以及所用药物的作用和不良反应，使其对疾病有一个正确的认识，树立战胜疾病的信心，积极配合治疗。

（三）院外延伸护理

慢性肾功能不全患者出院后实施护理延伸服务，可提高患者对疾病自我管理能力，患者根据计划进行正确生活和饮食，按时服药，预防感染，延缓肾功能不全的进展速度，增强治疗效果，提高生活质量。根据患者知识结构、社会背景、人文环境了解患者的依从性，通过对家庭随访、效果评估、定期举办病友会等方式，加强患者对疾病知识的认识。患者可以自行保存治疗相关资料，还可通过互联网平台、手机客户端、电话沟通等多媒体方式与主管医生或肾内科专业人员保持联系，随时接受指导：①疾病知识指导：介绍肾功能不全的相关知识，做好自我观察护理，减少并发症。定期就诊，频度按病情决定，一般1次/1~3个月，查血常规、尿常规、便常规、肝肾功能、电解质等。②生活指导：正确指导患者休息和活动，以不感到劳累为准。合理摄取蛋白质，非透析及早期血液透析的患者给予优质蛋白质饮食，腹膜透析、充分透析阶段的血液透析患者给予优质高（或适量）蛋白饮食。限制水、钠摄入，保持平衡。合理调节食物中的钙、磷、钾，保持电解质平衡。③预防感染指导：定期测量生命体征及其他感染征象，发现异常，及时处理；病室定期通风并做空气消毒；注意防寒保暖，避免与呼吸道感染者接触。保持皮肤、黏膜的完整性。注意保护腹膜透析出口处、静脉置管处以及动静脉内瘘穿刺处，疑有感染时应及时来院处理，必要时拔管。④避免诱发：养成良好的卫生习惯和生活方式，适当参加户外运动，以增强抵抗力，避免受凉、劳累等诱发因素。

第六节 血液透析患者的连续护理

血液透析是急慢性肾功能衰竭患者肾脏替代治疗方式之一。是将血液与透析液在透析器内用半透膜隔开，通过物质交换清除体内的代谢废物、维持电解质和酸碱平衡；同时清除体内过剩的液体。在血液透析疗法的基础上，逐渐形成一门新的科学——血液净化学，它是多种治疗方法的总称，共同特点是通过体外循环，借助各种净化装置（血液透析器、血液滤过器、血液灌流器和血浆滤过器等）清除血液中病理性物质，以达到血液净化的目的。血液净化包括：血液透析、血液滤过、血液灌流、血浆置换、免疫吸附等。建立和维护良好的血液净化血管通路，是保证血液净化顺利进行和充分透析的首要条件。血管通路也是长期维持性血液透析患者的"生命线"。根据患者病情的需要和血液净化方式，血管通路分为临时性透析血管通路和维持性透析血管通路。

【疾病特点】

（一）病因

血液透析患者的首位肾基础疾病为糖尿病肾病，约占 1/3，其次为高血压肾损害和慢性肾小球肾炎、多囊肾等。

（二）适应证及禁忌证

1. 适应证　①终末期肾病：透析指征：非糖尿病肾病 EGFR < 10ml/（min·1.73m^2）；糖尿病肾病 EGFR < 15ml/（min·1.73m^2）。②急性肾损伤。③药物或毒物中毒。④严重水、电解质和酸碱平衡紊乱。⑤其他：如严重高热、低体温等。

2. 禁忌证　无绝对禁忌证，但下列情况应慎用：①颅内出血或颅内压增高。②药物难以纠正的严重休克。③严重心肌病变并有难治性心力衰竭。④活动性出血。⑤精神障碍不能配合血液透析治疗。

【治疗原则】

纠正水电解质紊乱，调节酸碱平衡，减轻心脏负荷，改善心功能，提高生活质量，维持患者生命。

【连续护理】

慢性肾脏病发病率逐年上升，慢性肾脏病导致的尿毒症而接受血液净化治疗，给社会、家庭带来沉重负担。提高血液净化治疗水平，保障患者医疗安全，降低血液净化治疗过程中的感染等重大事件的发生率，已经成为亟待解决的问题，建立良好的血管通路，是透析患者的首要条件，也是患者的"生命线"，使得血液透析患者的血管通路问题成为长期血液透析的最主要问题之一。因此，必须加强长期血液透析患者血管通路的连续护理，及时给予健康宣教和护理指导，提高患者生存质量。

（一）综合护理评估

1. 健康状况评估

（1）生命体征：监测血压、脉搏、呼吸、心率、心律等情况。

（2）意识和精神状态：观察患者有无意识障碍及其类型。

（3）皮肤情况：有无压疮及破溃等情况。

（4）病史评估：询问患者病史及起病原因，有无家族史。

（5）辅助检查：进行心脏、肢体血管、肺、肝、腹腔等器官组织检查，了解其结构及功能。

2. 疾病相关评估　主要症状评估，慢性肾功能不全尿毒症期患者多有慢性肾炎、糖尿病、多囊肾病史。慢性肾功能不全的分期，见表9-3。

表9-3　慢性肾功能不全的分期

分期	肌酐清除率 （ml/min）	血肌酐		临床症状
		μmol/L	μmol/L	
肾功能代偿期	80~50	133~177	1.5~2.0	无症状
肾功能失代偿期	50~25	186~442	2.1~5.0	轻度贫血、乏力和夜尿增多
肾衰竭期	25~10	451~707	5.1~7.9	贫血、消化道症状明显，夜尿增多，可有轻度水、电解质、酸碱平衡紊乱
尿毒症期	<10	≥707	≥8.0	各种尿毒症症状：明显贫血，恶心，呕吐，水、电解质、酸碱平衡紊乱，神经系统症状

（二）连续护理实施

根据治疗方法的不同，分为间歇性血液透析治疗和连续性血液透析治疗。除了应用于慢性肾衰替代治疗外，还广泛应用于不同原因引起的急性肾衰、多器官功能衰竭、严重外伤、急性坏死性胰腺炎、高钾血症、高钠血症、急性酒精中毒等。对减轻患者症状，延长生存期均有一定意义，也是抢救急、慢性肾功能衰竭的有效措施之一。

1. 入院时　首次透析患者主要由透析室医生及护士参与，明确患者病情需要及通路情况，制订治疗护理方案。

（1）治疗相关方面：①明确患者有无透析指征。②对患者进行系统检查及评估，决定透析模式及血管通路方式。③建立血管通路：中心静脉导管

（临时、半永久、永久性）和自体动静脉内瘘。

（2）护理相关方面

1）中心静脉导管健康指导：颈内静脉插管患者，头尽量偏向对侧，不要剧烈活动，防止管路脱出。股内静脉插管患者，活动时间不宜过长、过猛，防止血流下行流出，形成血栓，导致管路堵塞和脱出。插管处保持清洁、干燥，24小时无菌换药1次，敷料固定牢固，防止脱落，避免引起感染。遵医嘱定期使用尿激酶注射液溶栓，防止管壁形成血栓，造成堵塞、失用。

2）动静脉内瘘术后的健康指导：如渗血较少可轻压止血，压迫时注意保持血管震颤的存在；如有较多渗血及时报告医生处理。术后内瘘近心端能触到震颤，听到血管杂音，表示内瘘通畅。早期应每日3次检查，如果出现震颤或杂音消失、变弱应立即通知医生。适当抬高内瘘手术侧肢体，可减轻肢体水肿，术后12~24小时建议患者卧床休息。避免敷料或衣物过紧而限制肢体活动，造瘘口避免暴露在过热或过冷的环境中。造瘘口侧肢体不能持重物。内瘘成形术24小时后手部可适时做握拳动作及腕关节运动以促进血液循环，防止血栓形成。术后2周内手术侧上肢禁止缠止血带和测量血压，避免在内瘘侧肢体输液、输血及抽血化验。促使内瘘尽快"成熟"，通常在术后1周且伤口无感染、无渗血、愈合良好的情况下，每天用术侧手捏握皮球或橡皮圈数次，每次10~15分钟，3~4次/日；术后2周可在上臂捆扎止血带或血压表袖套，术侧手做握拳或握球锻炼，每次10~15分钟，3~4次/日。内瘘成熟至少需要4周，最好等待8~12周后再开始穿刺，糖尿病患者时间需等待更长，以延长使用寿命。

动静脉内瘘成熟的标准：自然血流量>600ml/min，直径>6mm，皮下深度<6mm，可供穿刺长度>6cm，内瘘成熟时间最好>6个月。

（3）社会心理方面：给患者创造温馨的透析室环境，向患者及家属讲解血液透析技术的一般知识、操作程序及安全性、可靠性，减少患者对透析的恐惧心理，使患者积极配合治疗。

2. 住院时　医疗团队由主管医生及透析室护士组成。对病情危重或血流动力学不稳定的患者，可行连续性血液净化治疗（CRRT）。

（1）治疗相关方面：遵医嘱选择透析器、治疗方式及血管通路情况。遵医嘱设定治疗时间、超滤量、血流量及抗凝剂类型和剂量；根据病情需要设定超滤模式、可调钠模式及透析液钠浓度及温度。

1）首次透析（诱导透析期）：透析前应有乙肝五项、丙肝抗体、HIV和梅毒指标，以决定透析治疗分区及血透机安排。确立抗凝方案。确定每次透析治疗时间：建议首次透析时间不超过2~3小时，以后每次逐渐延长透析时间，直至达到设定的透析时间。确定血流量：首次透析血流速度宜适当减慢，可设定为150~200ml/min。以根据患者情况逐渐调快血流速度。选择合适膜面积透析器（首次透析应选择相对小面积透析器），以减少透析失衡综合征发生。透析液流速：可设定为500ml/min。通常不需调整，如首次透析中发生严重透析失衡表现，可调低透析液流速。透析液成分：常不作特别要求，可参照透析室常规应用。但如果患者严重低钙，则可适当选择高浓度钙的透析液。透析液温度：常设定为36~37℃。确定透析超滤总量和速度：根据患者容量状态及心肺功能、残肾功能等情况设定透析超滤量和超滤速度。透析频率：诱导透析期内为避免透析失衡综合征，建议适当调高患者每周透析频率。

2）维持透析期：维持透析患者每次透析前均应进行症状和体征评估，观察有无出血，测量体重，评估血管通路，并定期进行血生化检查及透析充分性评估，以调整透析处方。确立抗凝方案：（同上）。依据透析治疗频率，设定透析治疗时间，一般建议3次/周透析治疗。每次透析时，先予150ml/min血流速度治疗15分钟左右，如无不适反应，调高血流速度至200~300ml/min。

（2）护理相关方面：严密观察患者生命体征变化情况，一旦发现，应立即报告医生。治疗过程中30分钟巡视患者1次，动静脉内瘘患者：观察穿刺处有无渗血、脱针；中心静脉置管患者：观察插管处有无渗血、脱管，缝针处有无脱线等情况。病重患者30min监测一次生命体征；一般患者1小时监测生命体征1次，生命体征不稳定患者根据病情需要随时监测。特殊治疗患者（无肝素）治疗过程中定时生理盐水冲管，防止凝血。病重、老年、行动不方便患者，治疗过程中需密切观察，防止意外情况发生，同时悬挂特殊标示卡于床旁。

（3）社会心理方面：加强教育，纠正不良生活习惯。包括戒烟、戒酒、生活规律等。饮食控制，包括控制水和钠盐摄入，使透析间期体重增长不超过体重5%或每日体重增长不超过1kg；控制饮食中磷的摄入，少食高磷食物；控制饮食中钾摄入，以免发生高钾血症。保证患者每日蛋白质摄入量达到1.0~1.2g/kg体重，并保证足够的碳水化合物摄入，以避免出现营养不良。指导患者记录每日尿量及每日体重情况，并保证大便通畅；教育患者有条件时每日测量血压情况并记录。指导患者维护和监测血管通路。对采用动静脉内瘘者每日应对内瘘进行检查，包括触诊检查有无震颤，也可听诊检查有无杂音；对中心静脉置管患者每日应注意置管部位出血、局部分泌物和局部出现不适表现等，一旦发现异常应及时就诊。

3.出院前 治疗结束后主管医生需要告知患者下次治疗时间，护士需要根据患者病情安全送出治疗室。

（1）治疗相关方面：治疗结束后，遵医嘱给予注射促红细胞生成素、左卡尼汀、铁剂等药物。严格按照标准操作程序（SOP）的操作规程给予结束治疗。治疗结束后观察动静脉内瘘无渗血，松紧适宜，患者无特殊不适后安全送出治疗室。

（2）护理相关方面：教会患者及家属对自己通路的护理方法、饮食管理，在家休养避免跌倒、感染等意外的方法；告知患者及家属在2次治疗期间控制体重的增长及通路维护的注意事项，如有特殊情况及时联系。

（3）社会心理方面：鼓励患者进行适量和有规律的体育锻炼，可消除部分患者的心理压力，缓解焦虑低沉的情绪，逐渐克服患者角色行为强化的心理。如散步、下棋、打太极拳等；培养患者欣赏音乐，悦耳动听的乐曲能使人生理活动协调。患者在已接受规律，充分的血液透析且无明显并发症的情况下，应争取恢复以往的工作，如果没有可能，也应积极参加一些力所能及的工作，通过交流、交友，使血液透析者彼此相互鼓励树起战胜疾病的信心，相互传授治病防病的经验体会，从而使透析患者从消极的自我封闭状态中走出来，积极面对人生，热情地参加各类力所能及的社会活动。

4. 出院后　病情较重和行走困难者应用平车或轮椅接送患者，对可以行走者予以搀扶，使患者产生安全感和信任感。指导患者参加适量和有规律的体育锻炼。

（1）治疗相关方面：广义的透析充分性指患者通过透析治疗达到并维持较好的临床状态，包括血压和容量状态、营养、心功能、贫血、食欲、体力、电解质和酸碱平衡、生活质量等。狭义的透析充分性指标主要是指透析对小分子溶质的清除，常以尿素为代表，即尿素清除指数 Kt/V［包括单室 Kt/V（spKt/V）、平衡 Kt/V（eKt/V）和每周标准 Kt/V（std-Kt/V）］和尿素氮下降率（URR）。充分性标准：①患者自我感觉良好。②透析并发症少，程度较轻。③患者血压和容量状态控制较好。透析间期体重增长不超过体重5%，透前血压<140/90mmHg，透后血压<130/80mmHg。④血电解质和酸碱平衡指标基本维持于正常范围。⑤营养状况良好。⑥血液透析溶质清除较好。小分子溶质清除指标单次血透 URR 达到 65~70%，spKt/V 达到 1.2~1.4。

（2）护理相关方面

1）中心静脉置管患者：插管处保持清洁、干燥，24小时无菌换药1次，敷料固定牢固，防止脱落，避免引起感染。遵医嘱定期使用尿激酶注射液溶栓，防止管壁形成血栓，造成堵塞、失用。

2）动静脉内瘘患者：内瘘侧肢体不易负重。睡眠时注意不要使内瘘侧肢体受压。内瘘侧肢体保持清洁干燥，不能穿袖口窄、紧的衣服。内瘘侧肢体不要佩戴手表或首饰等物品。每次透析前用肥皂清洗穿刺部位皮肤。透析后当天不要清洗穿刺部位，以免感染。如果内瘘切口出现红、肿、热、痛要及时通知医生。要养成早、晚检查动静脉内瘘是否通畅的习惯。具体方法：2~3 个手指指腹放在内瘘吻合口近心端，感觉血管震颤是否存在。还可以用耳朵听血管杂音，如果震颤或杂音消失、变弱，应立即通知医生。应注意在低血压或血容量不足的情况下所引起的内瘘闭塞的危险，如有腹泻及高热等大量脱水情况，请及时来医院就诊，防止内瘘闭塞。

（3）社会心理方面：由于该疾病不能彻底根治，透析时间长，费用昂贵，加重家庭经济负担，生活自理能力下降，惧怕透析时穿刺、疼痛，因此，要根据不同的原因，有针对性地给予说服解释，鼓励患者增强生活自理能力，从事力所能及有意义的活动，以体现自身价值。

（三）院外延伸护理

加强维持性血液透析患者的管理及监测是保证透析效果、提高患者生活质量、改善患者预后的重要手段，包括建立系统而完整的病历档案，记录患者原发病、透析病史、透析过程中不良反应、用药及治疗情况和透析间期患者教育管理。指导患者：①每个月检查 1 次血常规、肾功能、血电解质（包括血钾、血钙、血磷、HCO_3^- 或 CO_2CP 等）。②每 3 个月检查 1 次铁指标、甲状旁腺素水平，进行一次营养评估及炎症状态评估，Kt/V 和 URR 评估。③传染病学指标必须检查。要求开始透析不满 6 个月患者，应每 1~3 个月检测 1 次；维持性透析 6 个月以上患者，应每 6 个月检测 1 次。④心血管结构和功能测定建议每 6~12 个月 1 次。⑤内瘘血管检查评估：每次内瘘穿刺前均应检查内瘘皮肤、血管震颤、有无肿块等改变。

第七节　腹膜透析患者的连续护理

腹膜透析是利用人体自身的腹膜为透析膜，通过腹膜内的毛细血管与腹腔内注入的腹膜透析液之间进行物质交换，以达到清除体内毒素和多余水分，并维持人体电解质及酸碱平衡的治疗方法。

【腹膜透析特点】

（一）腹膜透析原理

1. 弥散　尿毒症毒素顺着浓度梯度从腹膜毛细血管弥散到腹透液中，而腹透液中的葡萄糖、乳酸盐、钙则向相反的方向弥散。

2. 超滤　腹透液具有相对的高渗透性，可引起血液中水的超滤，同时伴有溶质的转运。

3. 吸收　在弥散和超滤的同时。淋巴系统还直接和间接地从腹腔中吸收水和溶质。

（二）适应证与禁忌证

1. 适应证　慢性肾衰竭、急性肾衰竭、急性药物或毒物中毒、顽固性水肿、电解质紊乱及酸碱平衡紊乱、急性肝功能衰竭、充血性心力衰竭、先天性代谢疾病、急性胰腺炎、牛皮癣、多发性骨髓瘤等。

2. 禁忌证　临床上约 20% 的患者腹膜透析受到限制，包括腹腔感染或肿瘤等所致腹膜广泛感染或严重烧伤或其他皮肤病等。腹膜广泛纤维化、粘连可减少透析面积，影响透析效果。

【治疗原则】

1. 间断式腹膜透析（IPD）　是指透析交换过程频率较高，持续时间较长的一种腹膜透析方式。每次向腹腔内注入透析液后，透析液保留 1 小时，每日交换 10~20 次不等，每周透析时间不少于 36~42 小时。

2. 持续性不卧床腹膜透析（CAPD）　每日 24 小时持续透析，透析 4~5 次/日，白天透析液在腹腔中每次保留 4~5 小时，夜间最后 1 次透析液注入后直至第 2 天早上再更换。是慢性腹膜透析中最为常用的方式。

3. 持续性循环式腹膜透析（CCPD）　是指患者夜间睡眠时间应用循环自动式腹透机交换透析液 4~6 次，白天腹腔内放 2L 腹透液，每日只需装卸 2 次，故减少感染的机会。

4. 夜间间歇腹膜透析（NIPD）　有机器操作，每晚 10 小时内透析 8~10 次，白天腹腔内不留置腹透液。

5. 潮式腹膜透析（TPD）　是一种特殊的腹膜透析方式，在开始腹膜透析时注入通常剂量的腹透液，在维持 2~3 小时后将腹腔内的腹透液按一定的比例引流出腹腔，并将新鲜腹膜透析液按前次引流量注入腹腔，并持续循环这样的治疗。直至腹膜透析结束时将腹腔内腹膜透析液全部引流出体内。

【连续护理】

腹膜透析多需要患者居家进行操作，很多患者出院后缺乏护理知识及专业人员的连续性护理，健康需求难以得到及时满足而导致出现多种并发症，不得不再次住院治疗，增加了患者和社会的医疗负担。而腹膜透析的连续护理是将医院护理服务延伸至患者家庭的一种护理服务模式，主要内容是有效应对患者返家后面临的健康问题。从而安全地从医院转移至家庭。

（一）综合护理评估

1. 透析充分性评估　临床评估腹膜透析充分性的重要性在于患者接受透析治疗一段时间后，其治疗剂量是否足以清除体内毒素及维持体液平衡；随着时间的推移，患者的残余肾功能逐渐减少，甚至消失，此时腹膜透析能否负担。腹膜透析充分性的标准包括以下三方面：①患者临床症状稳定，自我感觉良好，有较好的社会适应能力，不存在因透析不充分引起的失眠、头痛、恶心、呕吐、乏力、纳差、皮肤瘙痒等症状。②无明显的水肿或脱水、血压可以控制正常范围内，外周神经传导速度正常。③实验室检查，血红蛋白 11～13g/L，红细胞压积（Hct）>25%，钙磷比例达标，没有酸中毒及电解质紊乱，Kt/V>1.2 以上，尿素清除率 65% 以上。

2. 操作评估　患者居家腹膜透析用物准备齐全，房间独立，干净、整洁。透析液加热至接近人体体温 37℃，用干热法加热。换腹透液操作前减少房间人员走到及打扫，紫外线室内照射消毒，洗手、戴口罩，取出腹透短管，将透析液与短管连接正确，引流患者腹腔内已交换的液体至空袋内，引流结束后，关闭短管，冲洗透析液管路，打开短管开关，将透析液灌入腹腔，灌入结束后，分离短管与透析液袋，更换新的碘液微型帽。

3. 心理评估　患者在治疗前都会有恐惧心理，担心治疗时的感觉，自己能否胜任操作，存活时间等。可应用症状自评量表等工具（表 2-2）。根据评估结果，制订相对的护理计划。

（二）连续护理实施

根据腹膜透析患者临床治疗护理常规，慢性肾病患者连续护理认知问卷及患者住院期间的护理问题制订连续护理方案。医护人员必须将腹膜透析的知识有目的、有计划地对患者及家属进行培训和教育。提高患者的依从性、减少腹膜透析感染的发生。使患者尽量做到自主生活，自身进行生活照料。

1. 入院时

（1）治疗相关方面：对社区建立健康档案的患者，护士要全面了解患者的既往健康信息。对所有患者应用慢性肾病患者连续护理认知问卷对身体、心理及社会状况进行评估。协助患者完成必需的检查项目：血常规、尿常规、便常规；肝肾功能、电解质、血糖、血脂、血型；心电图、腹部超声检查。告知患者检查注意事项。根据患者的健康状况及检查结果，全面评估其病情程度。

（2）护理相关方面：患者入院时，责任护士应协助患者了解和熟悉环境，使者尽快适应医院生活，消除紧张、焦虑等心理；患者居室环境清新，温度、湿度适宜。保持皮肤清洁，注意个人卫生，督促患者勤换衣、勤洗澡。保持口腔、会阴部清洁。

（3）社会心理方面：患者入院后，对确定采用腹膜透析治疗的患者，针对其心理特点，责任护士应及时向患者讲解有关腹膜透析的原理及相关知识，同时告知患者透析可使体内的毒素通过腹膜透析液及时的清除到体外，使症状得到改善，同时也能很好的保护残余肾功能。通过精心护理及专业讲解，使患者消除恐惧心理，使其更好地配合医护人员进行治疗，使病情得到改善。

2. 住院时

（1）治疗相关方面：检查和评估有无影响透析导管出口愈合的相关因素，如糖尿病、应用糖皮质激素、慢性咳嗽等，在置管前进行治疗，同时评估是否需要进行腹壁薄弱或疝的修复。对患者进行有关手术过程及注意事项的教育，使患者配合围术期的处理。

（2）护理相关方面

1）切口感染：切口感染并发症较少见，但一旦发生则有可能影响置管的质量。致病菌主要为金黄色葡萄球菌及假单胞菌属。护理措施主要包括：预防性应用抗生素；术中止血彻底；缝合紧密不留死腔；术后及时换药更换敷料。

2）腹腔脏器损伤及穿孔：置管操作过程中可能损伤大肠、小肠、肠系膜动脉、腹主动脉、膀胱及其他腹腔脏器。多见于穿刺置管（盲插），少见于解剖法置管。护理措施包括：术前应嘱患者排空膀胱，术中操作时动作应轻柔，避免任何粗暴的动作。

3）血性引流液：主要为术中止血不彻底所致。护理措施主要包括：采用未加温的腹膜透析液反复冲洗腹腔，可达到使腹腔内血管收缩的目的，同时可减少出血部位出血；避免使用抗凝药物；在向腹腔内灌注腹透液后，用腹带加压包扎腹膜；经过上述处理后仍然为血性引流液，则应打开伤口找出出血部位加以止血。此外，女性患者在月经期可有血性引流液，当月经干净后引流液变清，其原因为月经血流经输卵管伞端排入腹腔所致。

4）腹痛：腹痛可表现为局限性或弥漫性腹痛。置管后出现的切口周围疼痛，可用镇痛剂控制，其意义不大。约有 3%~4% 的患者可出现会阴部及肛周部位的疼痛，尤其在灌入腹膜透析液或引流腹膜透析液即将结束时更加明显，这主要是因为置管时导管腹内段末端刺激该部位的腹膜所致，一般置管后 1~2 周自动消失。护理措施主要有：将灌入液体和引流液体的速度减慢，可减少这种疼痛；如果疼痛严重且持续较长时间应将导管腹内段向外拔出 1cm 左右，这种疼痛即可缓解或消失。并且最好将透析液温度控制在 37℃ 左右，个别患者可能因腹膜透析液偏酸性而导致透析液灌入时的疼痛，可加用碳酸氢盐（5~25mEq/L）提高透析液的 pH。

5）肠梗阻：腹膜透析管植入后可发生不完全性肠梗阻，一般在置管后 24~36 小时内发生。

6）早期腹透液渗漏：置管后 30 日内发生的腹透液渗漏称为早期腹透液渗漏。发生腹透液渗漏的原因有：肥胖、糖尿病、年龄>60 岁、多产妇、多次置管等。表现为导管周围渗漏，前腹壁局限性水肿及引流量减少。出现早期渗漏增加隧道感染和腹膜炎的危险，常需预防使用抗生素，可暂停腹膜透析，改做血液透析，大多数渗漏可得到解决。

7）伤口血肿：在切口及皮肤下隧道形成血肿的原因有：患者有出血倾向，高血压或操作者技术不熟练，如术中未正确止血等。血肿可导致伤口愈合延迟，感染及早期腹透液渗漏。

8）腹膜透析液引流不流畅：多在置管后 2 周较常见，可表现为单向或双向阻塞，单向阻塞最为常见，主要表现为腹透液灌入腹腔通畅，而引流困难。双向阻塞表现为腹膜透析液灌入或引流均不畅。护理措施主要有：嘱患者不断改变体位，观察引流情况。如果是由于患者膀胱充盈，便秘所致，则嘱患者排空膀胱或口服缓泻剂排出大便。如患者引流液内含有肉眼可见的纤维蛋白，而又出现透析液引流不畅时，应高度怀疑为纤维蛋白凝块阻塞所致。用 5~10mg 肝素溶于 20ml 生理盐水中加压注射（冲洗）有时可将导管内的凝块冲走；也可将肝素以 5~10mg/L 的浓度加入透析液袋中，再加压透析袋，达到高压灌注冲洗效果。以上方法如无效可采用尿激酶 1 万 U 用生理盐水 20ml 稀释后，注入导管内并封管 5~10 小时，使腹透液引流通畅。亦可用内镜刷去除导管内凝块。如经腹部 X 线证实引流不畅是由置管所致，且患者只安装了一个深层涤纶袖套时，可将一金属丝消毒，涂石蜡油，缓缓插入导管内腔，插入的金属丝长度短于导管长度 2cm，避免粗暴动作以免损伤内脏。应用腹腔镜分离吸附在导管内的大网膜。在另一腹部定位点消毒局麻后切开皮肤 2cm，插入包绕着"可吸收无需打结外科缝线（Quill）"引导器的穿刺针，拔出针芯后，向腹腔内注入一定的消毒空气，这样有利于观察，将吸附于导管上的大网膜剥离。证实导管引流通畅后拔出腹腔镜并缝合创口。手术清除导管内阻塞物。在深部涤纶袖套上方皮肤作一切口，分离深部袖套后将导管的腹腔部分移出。用肝素盐水充分洗涤导管，去除导管内的大网膜脂肪及纤维蛋白。然后再将导管的腹腔段送回腹腔，证实导管引流通畅后，分层缝合肌肉，皮下及皮肤。采用非手术重新置管方法，3 日内仍不能使腹膜透析导管恢复通畅者，应考虑拔出原导管，重新置管，尽早恢复腹膜透析。

（3）社会心理方面：腹膜透析患者住院期间由于腹膜透析管理的植入，各种并发症的相继出现，易引起患者紧张、恐惧心理，因此做好患者的心理疏导，减轻对腹膜透析的恐惧心理，积极配合治疗。可应用症状自评量表 SCL-90（表 2-2），及时发现患者心理问题，进行心理疏导。

3. 出院前　腹膜透析患者出院回家后需要患者或家属自行进行换液操作，所以需要患者或家属熟练掌握更换透析液方法及物品的消毒方法，检查合格后方可出院。交代家庭透析的注意事项：包括透析环境、透析方式、透析次数、生活起居、饮食管理、劳动活动等。定期家庭随访或电话家访，定期门诊复查。

（1）治疗相关方面：腹膜透析装置主要包括腹透液、连接装置和腹透管3方面，各种不同腹透方式所需要的装置各不相同，在此主要介绍临床上最常用的腹膜透析方式所需要的腹透装置。

1）腹透液：目前使用的腹透液是装在密闭塑料袋内，此塑料袋带有双联装置。腹透液溶量：成人使用的腹透液容量有1.5L、2.0L、2.25L、2.5L、3.0L和5.0L。一般所指的标准容量为2.0L，而应用自动化腹膜透析机则用5.0L较为多见。手工进行操作的如CAPD患者，则塑料袋连接一Y形管路，形成双联系统，而自动化腹膜透析机则不需要。透析液的电解质浓度：透析液中电解质浓度与人体血清电解质浓度相差不多，为了减少水钠潴留，透析液中钠离子浓度较人体血浆低，为132mmol/L，而钙离子浓度有两种，1.75mmol/L和1.25mmol/L，后者适用于高钙血症的患者。为了避免加重肾功能衰竭患者的高钾血症，所有透析液中均不含钾离子。透析液的渗透剂：一般的透析液采用葡萄糖作为渗透剂，溶液中含有的葡萄糖浓度分别为1.5%、2.5%和4.25%，其含有的无水葡萄糖浓度分别为1.36%、2.27%和3.86%。

2）腹透管：慢性腹膜透析成功的关键是要有永久的安全的腹透管与腹腔相连接。一根好的腹透管要符合以下条件：能够提供足够的透析液流入和流出的速度，能够安全被植入，对人体无害，其设计应使出口感染发生率最低。

3）连接系统：包括钛接头、连接外短管。钛接头是连接腹透管与外短管的装置，无特殊情况下不需更换，而外短管是连接腹透管和腹透液的装置。对于有双联系统的腹透液，可直接连接到外短管进行腹膜透析操作，而应用腹膜透析机进行操作的患者，必须在外短管与腹透液袋之间用专用的多头腹膜透析机管路进行连接。外短管一般每3~6个月更换1次。

（2）护理相关方面

1）皮肤隧道口及隧道感染，正常的皮肤隧道口应洁净、干燥、无痛及无炎症。皮肤隧道口感染一般表现为：皮肤硬结、红肿、皮肤口处溢脓及高度增生的肉芽组织形成。皮肤隧道口结痂并不意味着感染。皮肤隧道口及隧道感染通常被认为是腹膜透析的严重并发症。这种并发症有时呈慢性反复发作，可导致反复发作的腹膜炎，置管失败及住院时间延长。皮肤隧道口及隧道感染已成为腹膜透析的主要并发症，是导致腹膜透析患者死亡的主要因素之一，也是拔除导管的常见原因。护理措施主要包括：定期清洗皮肤隧道口，可采用双氧水+肥皂水或络合碘+双氧水或单用络合碘定期清洗消毒皮肤隧道口，并以无菌纱布覆盖，换药1~2次/日，对隧道口周围肉芽组织可用硝酸银烧灼。根据感染处分泌物做细菌培养，选用敏感药物，在培养结果未出来之前，首选用抗革兰阳性菌的药物，同时应联合使用抗革兰阴性菌的抗生素，最好静脉用药，必要时加服利福平。2周左右临床表现无明显改善，应考虑导管的拔出或去除皮下袖套。去除皮下袖套的方法：局麻皮肤隧道口处的皮肤，用手术刀切开皮肤出口，用止血钳钝性分离出袖套，再用剪刀剪除导管上的涤纶袖套及结缔组织。注意个人卫生，妥善固定导管，避免过多牵拉导管。当皮肤隧道口处不洁或潮湿时，应及时更换敷料，保持导管出口处的清洁和干燥。避免使用对皮肤隧道口处有刺激或可引起皮肤过敏的药品，不要强行去除隧道口的痂皮防止创伤的发生。如隧道口处有创伤，应及时使用抗生素，金葡菌鼻腔携带者应使用抗生素。隧道口愈合期及感染期避免盆浴及游泳。一般认为隧道口愈合期至少需要2~3周。

2）皮下袖套脱出原因：置管时，皮下袖套距离皮肤出口较近，如果小于1cm，则脱出的机会较多；在更换腹膜透析液时，过于向外牵拉导管；以及皮肤隧道口感染。一般袖套脱出后常常合并该处的感染，常需全身使用抗生素。必要时去除袖套，由双袖套导管变成单袖套导管。

3）晚期腹透液渗漏：腹膜透析开始30日以后出现的腹透液渗漏成为晚期透析液渗漏。腹透液皮下渗漏可发生于任何时期。早期常因引流减少而误诊为超滤失败。当渗漏部位不明时，可注入2L含同位素的腹透液，或注入2L含造影剂（加入76%的泛影葡胺100ml）的透析液，让患者站立、行走、收腹、咳嗽及弯腰等，至少30分钟，以增加腹压，然后行同位素扫描或CT检查，可探明渗漏的部位。晚期渗漏的处理同早期渗漏，但保守治疗通常无效，常需手术治疗。

4）腹膜炎：腹膜炎是指腹腔内的感染，它是腹膜透析的一个严重并发症。腹膜炎使得经过腹膜的液体和毒素滤过减少，导致透析效率降低。腹膜炎还伴有轻微至严重的腹痛。严重感染甚至可能导致拔出导管，停止腹膜透析。腹腔内部的长时间严重感染可引起腹膜粘连，还可能丧失透析功能。但是腹膜炎是可以避免的，而且即使发生腹膜炎，若能及早发现和治疗，大多很容易治愈。腹膜炎的健康指导有以下内容：

操作前环境要求清洁干燥，常规室内紫外线消毒，备齐用物，关闭门窗，无人走动，正确洗手，佩戴口罩。换液前一定要检查透析液，是否在有效期内和有无透析液漏出，如有破损，该袋透析液禁止使用。严格按照无菌要求进行换液。禁止触摸无菌区域，定期正确的出口处的护理，对预防感染非常重要。指导患者学会观察腹膜炎的临床表现和紧急处理：用腹透液进行腹腔冲洗，直至引流出透析液清澈后，保持干腹，带上引流出的浑浊透析液到医院就诊。从浑浊的引流液取样送检，做白细胞计数与分类、细菌培养。在培养结果出来之前，可先在透析液中加入抗生素，如头孢唑啉钠进行经验性抗感染治疗，等药敏结果出来后，再根据结果更改抗生素。透析液里加药时，要注意加药时无菌操作。出现腹膜炎之后，腹透超滤功能会下降，因此不可再做 CAPD，而应晚上干腹，次晨进行透析前先冲洗腹腔，直至引流出的透析液清澈后再进行透析。部分患者干腹时腹痛会加重，此时可进行腹腔冲洗数次，必要时腹腔内注入 100~200ml 透析液，可减轻腹痛程度。询问患者操作过程，寻找引起腹膜炎的原因，并进行纠正，必要时进行操作技术再培训。

4. 出院后　腹膜透析患者出院后护理工作是很重要的，在此期间，护士要与患者建立起密切的关系，正确的指导患者及家属进行腹膜透析操作，为居家操作做好准备。教会患者及家属常见并发症的观察及处理方法，门诊复查时间，需要携带的资料，联系医生及随访护士的方法，医院保留患者家庭住址及联系方法，保证患者居家治疗时能按时、正确的进行，减少并发症的发生。

（1）治疗相关方面：腹膜透析治疗过程中以尿毒症合并症和伴随疾病的发病情况，往往还需要使用一些药物。但是药物的使用，包括药物的品种、剂量和使用方法应遵照医生的指导进行。擅自地停药或减药可能会造成严重后果。常用药物有：促红细胞生成素（使用同时还应补充铁剂和叶酸），治疗高血压的药物（用药阶段应注意不要做快速起立的动作，以免低血压的发生），预防和治疗继发性甲状旁腺功能亢进症的药物（碳酸钙：应饭中嚼服，活性维生素 D：应睡前服用）等。

（2）护理相关方面

1）饮食指导：合理饮食，总原则为低盐、低脂、低糖、高蛋白饮食。由于腹透会丢失体内大量的蛋白质以及其他营养成分，应通过饮食来补充，要求患者蛋白质摄入量为 1.2~1.5g/（kg·d），其中 50% 以上为优质蛋白，水的摄入量根据每日的出量来决定，如出量为 1500ml 以上，患者无明显高血压、水肿等，可正常饮水。

2）透析指导：居家腹膜透析的条件如下。环境要求：换液房间应保证清洁、整洁、没有杂物且光线充足，禁止饲养宠物。每日紫外线灯消毒 2 次，每次 30 分钟以上。房间地面、桌面每日消毒液擦拭 2 次。换液时要关闭门窗、电扇及空调，禁止人员走动及打扫。所需物品准备：能够存放两袋腹膜透析液的加温箱，用于加热腹膜透析液。可以承重 3kg 以上的挂钩，用于悬挂透析液。托盘称，用于称量透析液的入量及出量。体重计，用于检测患者体重。血压计，用于测量血压。具有刻度的水杯及量杯，用于测量患者每日饮水量及尿量。紫外线消毒灯，用于消毒换液房间空气。糖尿病患者需准备血糖仪，监测血糖。

3）居家腹膜透析换液操作：在可能的情况下，鼓励患者自行完成换液操作，必要时由其他人员辅助进行。准备清洁工作台面、所需物品。洗手、戴口罩。首先检查透析液无渗漏，是否在有效期内及浓度，并采用干热方法加热至

37℃左右。拉开接口拉环，取出短管上的碘伏帽，迅速将双联系统腹膜透析液与短管相连。连接时注意无菌操作。将患者体内已交换的透析液引流到空袋子里，引流过程中观察引流液的清亮度及时间。引流结束关闭短管开关，将双联系统的绿色出口塞折断，冲洗管路5秒，用蓝夹子夹住出液管路，打开短管开关，注入透析液。灌注结束后关闭短管开关，再用一个蓝夹子夹住入液管路，分离短管及透析液袋，将短管朝下，更换新的碘伏帽。将短管放入固定袋内固定，避免造成对外口皮肤的牵拉和损伤。交换后检查透出液是否浑浊，称量，并做好记录。将透析液袋用剪刀剪开，透析液丢弃至马桶内。

4）生活指导：保持正常的膳食，按照自己的习惯合理安排食物搭配。患者置管手术后2周内不能洗澡，术后2周后可以进行淋浴。建议使用肛袋保护置管外口，肛袋可以在药店购买。洗澡后马上进行外口护理，禁止盆浴。保持大便通畅，多进食富含纤维的水果和蔬菜，保持定时排便的良好习惯。保持充足的睡眠，养成良好的睡眠习惯，避免白天长时间的睡眠造成夜间睡眠困难。对中青年患者，积极鼓励患者继续学习和工作，对退休在家老人，从事力所能及的家务活。根据患者的自身情况，适当运动，增强体质，提高抵御疾病的能力。

（3）社会心理方面：由于疾病影响及长期治疗导致患者经济上的压力，常易产生焦虑、紧张、抑郁、无助甚至绝望等不良心理。可应用症状自评量表SCL-90（表2-2）。针对患者的不同心理特征予以心理支持，耐心细致地疏导、支持，建立良好的护患关系，鼓励病友之间互相联络交流透析护理经验，互相提供有关疾病的治疗和护理信息，得到相互之间的情感支持。

（三）院外延伸护理

腹膜透析需要在家由患者或家属自行进行透析操作。由于诸多因素影响着腹透的维持，如：腹透操作者的熟练程度，无菌观念的强弱，导管护理是否正确，透析环境以及个人卫生习惯等。通过对患者的连续护理，对患者居家操作进行再教育，及时发现问题，解决问题，增加医患沟通，保证患者长期有效的透析，减少并发症，提高生活质量。

参考文献

1. 叶文琴，王筱慧，张玲娟. 现代临床内科护理学. 北京：人民军医出版社，2009.

2. 张菁，张静，袁红. 临床护理学规范与进展. 吉林：吉林科学技术出版社，2015.

3. 张英，张丽娟. 实用肾病护理. 北京：人民军医出版社，2013.

4. 丁淑贞，朱旭芳. 肾内科护理学. 北京：中国协和医科大学出版社，2014.

5. 王敬丹. 现代临床疾病护理常规实用大全. 上海：中国教育出版社，2005.

6. 杨倩荣，杨明莹，王剑松. 我国延续护理的应用研究现状. 护理学报，2014（9）：17-19.

7. 曾洁，杨雅. 延续护理对改善老年压疮高危患者照顾者居家护理行为的研究. 护士进修杂志，2015，30（21）：1934-1937.

8. 吴茜，毛雅芬，施雁. 对构建医院-社区-家庭慢性病延续性护理模式的思考. 中国护理管理，2013，13（8）：96-99.

9. 张强国，邵黎黎. 网络平台延续性管理在老年糖尿病患者中应用效果分析. 中国现代医生，2015，53（22）：126-129.

10. 颜巧元. 老龄化背景下我国老龄服务重点任务探讨. 护理研究，2015，29（12）：4353-4356.

11. 张艳，高珊，李辉，等. 延续护理对初发2型糖尿病病人血糖、血脂、血压及自我管理能力的影响. 护理研究，2015，29（35）：4421-4423.

12. 龚艳，金春莲，章小庆，等. 延续护理小组管理的实践与成效. 中华护理杂志，2013，48（1）：50-51.